T. COLIN CAMPBELL
& THOMAS M. CAMPBELL

L'enquête Campbell

Première préface du docteur Jérôme Bernard-Pellet

Seconde préface de Howard Lyman

Avant-propos de John Robbins

Traduit de l'anglais (États-Unis)
par Annie Ollivier

W0371738

J'AI LU
BIEN ÊTRE

Collection dirigée par Ahmed Djouder

Titre original
THE CHINA STUDY

Éditeur original
BenBella Books, Dallas

© 2006 by T. Colin Campbell, Ph D.,
and Thomas M. Campbell II, MD

La première édition en langue française a été publiée
par les Éditions Ariane sous le titre *Le Rapport Campbell*

Pour la présente édition
© Éditions Les Arèness, 2013

Le Code de la propriété intellectuelle interdit les copies ou reproductions destinées à une utilisation collective. Toute représentation ou reproduction intégrale ou partielle faite par quelque procédé que ce soit, sans le consentement de l'auteur ou de ses ayants droit ou ayants cause, est illicite et constitue une contrefaçon sanctionnée par les articles L335-2 et suivants du Code de la propriété intellectuelle.

À Karen Campbell dont l'amour incroyable et l'attention soutenue ont rendu ce livre possible.

Ainsi qu'à Thomas McIlwain Campbell et Betty DeMott Campbell, et à leur incroyable talent.

Préface

La grande étude épidémiologique, souvent citée comme « L'étude chinoise », menée avec brio par le professeur Campbell amène chacun d'entre nous à s'interroger sur la meilleure façon de se nourrir. Depuis trop longtemps, la médecine occidentale néglige l'alimentation comme moyen de prévention des maladies d'une part et comme véritable outil thérapeutique d'autre part. Moi-même médecin généraliste formé dans une prestigieuse faculté parisienne, je peux témoigner du fait que notre formation initiale en nutrition a été très rudimentaire, pour ne pas dire inexistante. Cette lacune se retrouve dans notre pratique médicale où nous omettons bien souvent d'utiliser ce formidable outil qu'est une alimentation saine pour prévenir et guérir les maladies. C'est regrettable car tout ce que je souhaite à mes patients, c'est de ne jamais tomber malade et d'avoir besoin le moins possible de mes services.

Ce qui est appréciable dans cet ouvrage, c'est qu'en aucun cas il n'a la volonté d'imposer un régime alimentaire particulier en vous dictant ce que vous devez manger ou pas, quand bien même il encourage le choix d'une alimentation végétarienne. Le temps est venu de défendre la vraie liberté du consommateur. Défaitistes, de nombreux médecins partent du principe qu'il est vain de parler en détail des bienfaits préventifs et thérapeutiques d'une alimentation conçue de façon optimale car de tels conseils seraient trop difficiles à appliquer dans la pratique quotidienne. Une telle attitude, quelle qu'en soit la motivation, ignore le droit de savoir du patient à qui seul incombe la décision de mettre en pratique ou non ces conseils ; elle signifie en outre que quelqu'un d'autre a déjà décidé à sa place. Il n'y a pas de vraie liberté sans une information claire et honnête. En France, le Programme national nutrition santé (PNNS) présente de nombreux travers car il n'ose pas aller contre la culture dominante. Or, le rôle des scientifiques ne devrait pas être de chercher un consensus mais bien de dire : voici ce que révèlent les études et voici comment il faudrait s'alimenter si l'on veut être en bonne santé. Après, chacun est libre d'appliquer une partie ou la totalité des conseils nutritionnels en fonction de ses objectifs personnels et de ses possibilités. C'est ça la vraie liberté.

Ce manque d'informations fiables et honnêtes mis à part, il existe, hélas, d'autres entraves à notre liberté de nous alimenter comme bon nous semble. Par exemple, l'indisponibilité des aliments bons pour la santé dans les collectivités, et plus largement dans les lieux de restauration publique comme les cafétérias et autres cantines. La publicité nous pousse également dans la mauvaise direction en nous incitant à consommer des aliments transformés, le plus souvent mauvais pour la santé. Par ailleurs, nous ne nous rendons pas compte de leur vrai prix, ce qui influence considérablement nos choix alimentaires. Par le biais des subventions européennes dans le cadre de la politique agricole commune (la fameuse PAC), certains aliments comme les céréales, la viande et le lait sont massivement subventionnés tandis que d'autres ne le sont pas. De ce fait, nous n'avons pas conscience que des technocrates ont décidé à notre place il y a plusieurs décennies de ce que nous devons manger. On estime qu'il faudrait multiplier le prix de la viande par dix si l'on était obligés de la payer à son vrai prix. Ne pouvons-nous pas y voir une forte incitation à consommer de la viande ? Ce choix est-il le plus pertinent ? Comme nous venons de le voir, notre liberté de manger ce que bon nous semble est donc très relative. De par notre culture et la disponibilité des aliments, nos choix alimentaires sont bien souvent des non-choix imposés par des contraintes extérieures. Cet ouvrage se propose de vous aider à recouvrer une partie de votre liberté en vous fournissant les données scientifiques qui font le lien entre notre alimentation et plusieurs maladies – fléaux de la santé publique. Par ailleurs, j'insiste sur le fait que le rôle d'un médecin n'est absolument pas de juger la façon dont les gens s'alimentent. Son rôle est d'informer de manière honnête et désintéressée afin d'aider les gens à être en meilleure santé.

Comme le montrent les travaux du professeur Campbell, l'humanité est allée trop loin dans la consommation d'aliments d'origine animale et est en train d'en payer les conséquences en termes de santé. Obésité, diabète de type 2, maladies cardio-vasculaires et cancers sont devenus légion dans les couloirs des hôpitaux. Or, ces maladies ne sont en aucun cas une fatalité. Avec une alimentation plus végétale, riche en légumes, en céréales complètes, en légumineuses (lentilles, pois, pois chiches, fèves, haricots secs, soja), en fruits entiers et en oléagineux (noix, noisettes, amandes), une grande partie de ces maladies seraient évitables. Même si une alimentation de qualité n'a pas la prétention de conférer une protection absolue contre ces fléaux, de nombreux décès prématurés ainsi que de nombreuses souffrances pourraient être évités. Une amélioration notable de la qualité de vie pourrait également être obtenue. Si les végétaux ont le pouvoir de prévenir nombre de maladies, il existe à l'inverse un lien étroit entre consommation de viande et obésité, diabète de type 2, cancers et maladies cardio-vasculaires.

Nous ne réalisons pas à quel point l'impact sociétal de notre alimentation est énorme et dépasse largement le seul cadre de la santé. Il faut en moyenne 10 kg de protéines végétales pour produire 1 kg de protéines d'origine animale. La conséquence directe est que les produits d'origine animale consomment d'énormes ressources. Dans la pratique, 70 % des terres cultivables sont consacrées à l'élevage – les surfaces agricoles nécessaires pour produire l'alimentation destinée aux animaux incluses. Comme ces terres cultivées ne suffisent toujours pas, nous avons recours à la déforestation intensive de l'Amazonie afin d'y faire pousser du soja OGM qui va ensuite servir à nourrir les animaux européens et d'autres continents. Il est donc légitime de s'interroger sur notre façon de nous alimenter. Nous devons prendre conscience que nos modèles alimentaires et agricoles actuels ne sont pas viables ; nous devons nous demander quelle planète nous voulons léguer à nos enfants.

Il est enthousiasmant de réaliser que tous ces problèmes ont des solutions que nous pouvons tous mettre en œuvre à titre individuel sans attendre l'aval d'un quelconque pouvoir central. Certains d'entre nous voudront diminuer leur consommation de produits d'origine animale alors que d'autres préféreront opter pour une alimentation 100 % végétarienne, voire 100 % végétalienne. Il faut savoir que de telles alimentations, si l'on respecte certaines règles, sont bonnes pour la santé et sont maintenant largement éprouvées par des études portant sur la mortalité, toutes causes confondues, appelée aussi mortalité globale. La masse de données scientifiques montrant les bienfaits des alimentations végétarienne et végétalienne est maintenant considérable. Il est important de le préciser car, souvent, les gens se demandent quel est le seuil minimal de viande qu'il faut consommer. La vérité est qu'il n'y a pas de seuil minimal. Non seulement la viande consommée en excès est néfaste mais, en plus, il est possible de s'en passer totalement pour ceux qui le souhaitent. Par conséquent, les obstacles à une adoption plus large d'une alimentation à tendance végétarienne ou purement végétarienne, voire végétalienne, ne sont pas d'ordre médical. Au fil de ces pages, vous découvrirez avec force détails et dans un langage accessible les incroyables avantages d'une telle alimentation.

– Dr Jérôme BERNARD-PELLET,
médecin nutritionniste

Préface

Dans l'âme, T. Colin Campbell est encore un petit fermier du nord de la Virginie. Lorsque nous passons du temps ensemble, nous nous racontons inévitablement nos histoires de ferme. Qu'il s'agisse de l'épandage de fumier, de la conduite du tracteur ou du rassemblement du bétail, nous avons tous les deux beaucoup de choses à partager en ce qui concerne le travail agricole.

Mais nous avons tous les deux quitté la ferme à un moment donné pour embrasser une autre carrière. Et c'est pour ses accomplissements dans son autre carrière que j'admire beaucoup Colin. Il a découvert une substance chimique plus tard appelée dioxine et a dirigé l'une des plus importantes études jamais entreprises sur le lien entre l'alimentation et la santé, le China Study. Entre-temps, il a rédigé des centaines d'articles scientifiques, a siégé à de nombreux comités d'experts gouvernementaux et a aidé à former des organisations nationales et internationales sur la santé et l'alimentation, tels le Fonds mondial de recherche contre le cancer et l'Institut américain de recherche contre le cancer. En tant que scientifique, il a joué un rôle clé dans la façon dont notre pays conçoit le lien entre l'alimentation et la santé.

En apprenant à connaître Colin sur un plan personnel, j'en suis venu à le respecter pour des raisons autres que professionnelles, soit pour son courage et son intégrité.

Colin remet sérieusement en question le statu quo, et même si les preuves scientifiques sont de son côté, aller à rebrousse-poil n'est jamais facile. Je le sais très bien, car j'étais dans la partie défenderesse avec Oprah Winfrey quand un groupe d'éleveurs a décidé de poursuivre cette dernière après qu'elle eut déclaré publiquement ne plus vouloir manger de viande. Je me suis rendu à Washington D.C. pour exercer des pressions afin que les pratiques agricoles s'améliorent et pour changer notre manière d'élever le bétail et de faire pousser les cultures. J'ai assumé la gestion des groupes de pression les plus influents et les mieux subventionnés du pays et je peux vous affirmer que ce n'est pas facile.

Comme Colin et moi avons des parcours semblables, je me sens de connivence avec son histoire. Nous avons commencé à la ferme, nous avons appris à devenir indépendants, honnêtes et intègres dans de petites collectivités, pour ensuite nous établir dans des professions plus traditionnelles. Après avoir tous deux réussi (je me souviens encore du premier chèque à sept chiffres que j'ai signé pour ma grande opération de bétail dans le Montana), nous en sommes venus à réaliser que le système dans lequel nous vivions pouvait être amélioré. Mettre au défi un système qui nous procure de tels retours a exigé une volonté de fer et une intégrité sans faille. Et Colin possède les deux. Ce livre est l'aboutissement d'une longue et digne carrière. Bien nous en prendrait d'apprendre de Colin, qui a atteint le sommet de sa profession et a eu le courage d'aller plus loin en voulant que certaines choses changent.

Que vous vous intéressiez à votre santé ou à la santé des États-Unis, ce livre sera un bienfait pour vous. Lisez-le attentivement, absorbez les informations qu'il renferme et appliquez-les dans votre vie.

– Howard LYMAN, auteur de *Mad Cowboy*

Avant-propos

Si vous êtes comme la plupart des Américains d'aujourd'hui, vous évoluez dans une société de fast-foods et vous êtes assailli par les publicités vantant la malbouffe. Certaines vous disent même que vous pouvez manger tout ce que vous voulez, sans devoir faire de l'exercice, et perdre du poids. Il est plus facile de trouver une tablette de chocolat, un Big Mac ou un Coca-Cola que de trouver une pomme. Et vos enfants mangent dans des cantines scolaires où la conception des légumes se limite au ketchup dans les hamburgers.

Vous allez consulter le médecin pour qu'il vous donne quelques trucs pour rester en bonne santé. Toutefois, dans la salle d'attente, vous trouvez un magazine à couverture glacée de 243 pages qui s'intitule *Family Doctor : Your Essential Guide to Health and Well being*. Publié par l'Académie américaine des médecins de famille et envoyé gratuitement aux 50 000 médecins des États-Unis en 2004, ce guide contient des pages entières de publicités pour McDonald's, Dr Pepper, les poudings au chocolat ou les biscuits Oreo.

Vous ramassez un numéro du *National Geographic Kids*, un magazine publié par le *National Geographic* pour les enfants de six ans et plus, en vous attendant à y trouver de bonnes lectures pour eux. Mais les pages regorgent de publicités pour Twinkies, M&M's, Frosted Flakes, Froot Loops, Hostess CupCakes et X-treme Jell-O Pudding Sticks.

C'est ce que les scientifiques et activistes de l'alimentation à l'université Yale appellent un milieu alimentaire toxique, milieu dans lequel la plupart d'entre nous vivent.

Nous sommes devant un fait inéluctable : un certain nombre de personnes gagnent énormément d'argent de nos jours en vendant des aliments malsains. Elles souhaitent que vous continuiez à manger les aliments qu'elles fabriquent, même si ces derniers vous font grossir, vous enlèvent toute vitalité, raccourcissent et dégradent votre vie. Ces gens vous veulent docile, soumis et ignare. Ils ne vous veulent pas informé, actif et plein de vie, et ils sont prêts à dépenser des milliards de dollars chaque année pour atteindre leurs objectifs.

Vous pouvez suivre le courant et succomber aux vendeurs d'aliments vides, de malbouffe, ou établir un rapport plus sain et plus vital entre votre corps et votre alimentation. Si vous désirez vivre en bonne santé, mince et plein de vitalité, vous avez besoin d'un coup de main dans notre société actuelle.

Fort heureusement, vous tenez entre vos mains le livre qui vous donnera ce coup de main. Le docteur T. Colin Campbell est très connu en tant que brillant érudit, chercheur dévoué et grand humanitaire. Comme j'ai le plaisir et le privilège d'être son ami, je ne peux que confirmer tout cela. Mais je peux aussi ajouter autre chose. Colin est un homme d'une grande profondeur et d'une grande humilité, un homme dont les pas sont guidés par l'amour qu'il porte à son prochain.

Ce nouveau livre de Colin, *L'enquête Campbell*, est un rayon de lumière dans l'obscurité de notre époque. Il fait si clairement et si complètement la lumière sur les liens qui existent entre l'alimentation et la santé que vous ne pourrez plus demeurer la proie des profiteurs qui vous désinforment, vous déconcertent, et vous rendent soumis afin que vous mangiez les aliments qu'ils vendent.

L'une des choses que j'apprécie au sujet de cet ouvrage, c'est que Colin Campbell ne vous livre pas uniquement ses conclusions. Il ne vous prend pas de haut, il ne vous dit pas quoi manger ou non, comme à un enfant. À l'instar d'un vieil ami de confiance qui a appris, découvert et fait plus que la plupart d'entre vous ne pourraient jamais l'imaginer, il vous fournit les données et les informations dont vous avez besoin pour comprendre pleinement de quoi il retourne actuellement entre l'alimentation et la santé. Et il le fait avec douceur, clarté et habileté. Il remet le pouvoir entre vos mains pour que vous fassiez des choix en toute connaissance de cause. Il donne certes des recommandations et des suggestions qui sont à mes yeux tout simplement formidables, mais il vous montre toujours comment il en est venu à ses conclusions. Les données et la vérité sont ce qui importe à ses yeux. Son seul objectif est de vous aider à mener une vie aussi avisée et saine que possible.

J'ai déjà lu ce livre deux fois et, chaque fois, j'ai énormément appris. C'est un ouvrage judicieux et courageux. *L'enquête Campbell* est incroyablement utile, magnifiquement écrit et profondément important. Le travail de Colin Campbell est révolutionnaire par ses répercussions et spectaculaire par sa clarté.

Si vous voulez manger du bacon et des œufs au petit déjeuner et ensuite avaler des médicaments pour réduire votre taux de cholestérol, libre à vous. Mais si vous désirez vraiment prendre votre santé en main, lisez *L'enquête Campbell* sans attendre ! Si vous suivez les conseils de ce guide remarquable, votre corps vous en sera reconnaissant pour le reste de votre vie.

– John ROBBINS, auteur de *Diet for a New America, Reclaiming Our Health,* et *The Food Revolution*

Introduction

Le public veut connaître le rôle de l'alimentation au chapitre de la santé, et cette soif d'informations ne cesse de m'étonner même si j'ai consacré toute ma vie professionnelle à mener des recherches expérimentales dans ce domaine. Les livres dédiés aux régimes sont d'immuables succès de librairie. La majorité des magazines populaires prodiguent des conseils en nutrition, les journaux y consacrent régulièrement des articles, et la télévision et la radio proposent constamment des émissions sur les régimes et la santé.

Malgré ce déluge d'informations, êtes-vous sûr de savoir ce que vous avez à faire pour améliorer votre santé ? Devriez-vous acheter des aliments étiquetés bio pour éviter d'ingérer des pesticides ? Les produits chimiques présents dans l'environnement sont-ils les principales causes de cancer ? Ou bien votre santé est-elle déterminée par les gènes hérités de vos parents ? Les hydrates de carbone vous font-ils vraiment grossir ? Devriez-vous vous préoccuper davantage de la quantité de matières grasses que vous ingérez ou simplement des graisses saturées ? Quelles vitamines prendre, s'il en est ? Achetez-vous de la nourriture enrichie en fibres ? Devriez-vous manger du poisson ? Et, dans l'affirmative, à quelle fréquence ?

La consommation de produits à base de soja prévient-elle les maladies cardiaques ?

Je suppose que vous n'êtes pas vraiment sûr des réponses à donner à ces questions. Si c'est le cas, vous n'êtes pas le seul. Même si l'information et les opinions fourmillent, *très peu de personnes savent vraiment ce qu'elles devraient faire pour améliorer leur état de santé*.

Non que la recherche ait négligé ce domaine, car elle l'a étudié. Nous détenons une immense quantité d'informations relatives à l'influence de l'alimentation sur la santé. Mais la démarche scientifique rigoureuse a été ensevelie sous une avalanche d'informations peu fiables ou même nuisibles sous la forme de pseudoscience, de régimes à la mode et de propagande industrielle.

Je veux changer tout cela et créer un nouveau cadre qui vous donne une meilleure compréhension du rapport qui existe entre l'alimentation et la santé, un cadre qui dissipe la confusion, prévient et traite la maladie, et vous permet d'avoir une vie plus satisfaisante.

Je fais partie des plus hautes sphères du « système » depuis près de cinquante ans, concevant et dirigeant de grands projets de recherche, décidant quel projet sera subventionné et quelles données figureront dans des rapports nationaux de comités d'experts.

Après une longue carrière consacrée à la recherche et à l'élaboration de politiques, je comprends maintenant pourquoi les Américains sont si troublés. En tant que contribuables défrayant le coût des politiques américaines sur la recherche et la santé, ils ont le droit de savoir que beaucoup d'idées communément répandues au sujet de l'influence de la nourriture sur la santé et la maladie sont fausses :

- aussi problématiques que soient les substances chimiques synthétiques présentes dans votre environnement et votre nourriture, elles ne sont pas la principale cause du cancer ;

- les gènes hérités de vos parents ne sont pas les facteurs principaux qui détermineront si vous serez victime d'une des dix causes de décès les plus importantes ;
- même si la recherche génétique laisse entendre qu'elle pourrait découvrir des médicaments destinés à guérir les maladies, il ne faut pas sous-estimer les solutions simples mais très efficaces dont nous disposons aujourd'hui ;
- le contrôle obsessionnel de chaque aliment que vous ingérez, tels les hydrates de carbone, les matières grasses, le cholestérol ou les acides gras riches en oméga-3, n'a pas un impact positif à long terme sur votre santé ;
- les vitamines et les compléments alimentaires ne protégeront pas votre organisme à long terme ;
- les médicaments et la chirurgie ne guérissent pas les maladies qui tuent la plupart des Américains ;
- votre médecin ne sait probablement pas ce dont vous avez besoin pour avoir la meilleure santé possible.

Dans cet ouvrage, je propose ni plus ni moins de redéfinir ce que nous entendons par une « bonne alimentation ». Les résultats déterminants de mes quatre décennies de recherche biomédicale, y compris les découvertes de vingt-sept années de travail en laboratoire (financé par les organismes les plus réputés), prouvent que bien manger peut vous sauver la vie.

Je ne vous demanderai pas de croire aux conclusions basées sur mes observations personnelles comme le font certains auteurs populaires. Il y a plus de sept cent cinquante références dans ce livre, la majorité provenant d'informations originales publiées dans des centaines de revues scientifiques. Elles sont le fruit du travail des chercheurs qui ont ouvert la voie à la prévention du cancer, à la diminution des maladies cardiaques, des attaques d'apoplexie, de l'obésité, du diabète, des maladies du système immunitaire, de l'ostéoporose, de la maladie d'Alzheimer, des calculs rénaux et de la cécité.

Certaines découvertes publiées dans les revues scientifiques les plus réputées permettent de tirer les conclusions suivantes :

- un changement d'habitudes alimentaires peut permettre aux patients diabétiques de se passer de leurs médicaments ;
- les maladies cardiaques sont possiblement réversibles juste en suivant un régime alimentaire approprié ;
- le cancer du sein est lié aux taux d'hormones féminines dans le sang qui sont, elles, déterminées par l'alimentation ;
- la consommation de produits laitiers est susceptible d'augmenter le risque de cancer de la prostate ;
- les antioxydants, que l'on trouve dans les fruits et les légumes, se traduisent par de meilleures performances mentales chez les personnes du troisième âge ;
- les calculs rénaux peuvent être évités par un régime sain ;
- le diabète de type 1, une des maladies les plus dévastatrices, susceptible de s'attaquer à un enfant, est certainement à mettre sur le compte d'une mauvaise alimentation infantile.

Ces découvertes confirment qu'un bon régime alimentaire est notre arme la plus puissante pour contrer les affections et les maladies. Comprendre cette évidence scientifique n'est pas seulement utile pour protéger notre santé ; elle a également des implications non négligeables sur l'ensemble de notre société. Nous devons savoir pourquoi les informations erronées pleuvent et pourquoi nous sommes aussi grossièrement leurrés quant à l'influence de l'alimentation sur la maladie. Nous devons savoir de quelle manière fortifier notre santé et comment traiter les dysfonctionnements de notre corps. Un bon nombre de mesures prises par le régime de santé américain s'avèrent un échec. Aux États-Unis, nous dépensons beaucoup plus pour les soins de santé par habitant que la plupart des autres pays du monde, ce qui n'empêche pas les deux tiers des Américains d'avoir encore de l'embonpoint. Plus de quinze millions d'Américains sont diabétiques, nombre qui est en augmentation rapide. Les maladies cardio-vasculaires sont aussi répandues qu'il y a trente ans, et la « guerre contre le cancer » amorcée dans les années 1970 est un fiasco. La moitié des Américains souffre d'un problème de santé nécessitant la prise hebdomadaire de médicaments sur ordonnance, et plus de cent millions ont un taux de cholestérol trop élevé.

Pour envenimer davantage la situation, nous contribuons à entraîner les jeunes sur la pente de la maladie de plus en plus tôt dans leur vie. Un tiers des jeunes gens de ce pays ont une surcharge pondérale ou en courent le risque. Ils développent de plus en plus fréquemment une forme de diabète qui ne touchait jusqu'alors que les adultes, et ils prennent plus de médicaments que jamais.

Tous ces problèmes se résument à trois choses : petit déjeuner, déjeuner et dîner.

Au début de ma carrière, il y a plus de quarante ans, je ne me serais jamais douté que l'alimentation avait de telles conséquences sur la santé. Pendant des années, je ne me suis jamais préoccupé de savoir quelle était la nourriture la plus saine. Je mangeais simplement ce que tout le monde mangeait et ce que l'on m'avait dit qu'il était bon de manger. En général, nous mangeons tout ce qui est savoureux ou commode, ou ce que nos parents nous conseillent de manger. La plupart d'entre nous vivent au sein d'une culture qui définit leurs préférences et leurs habitudes alimentaires.

Ce fut mon cas. J'ai été élevé dans une ferme laitière où le lait était l'épicentre de notre existence. À l'école, on nous apprenait que le lait de vache nous fortifiait et fortifiait nos os et nos dents. C'était le meilleur des aliments donnés par la nature. Dans notre ferme, nous produisions la plus grande partie de notre nourriture, que ce soit au jardin ou dans les pâturages.

J'ai été le premier de ma famille à poursuivre des études supérieures. J'ai fait des études préparatoires de médecine vétérinaire à l'université d'État de Pennsylvanie (Penn State), puis, pendant un an, j'ai fréquenté l'École vétérinaire de l'université d'État de Géorgie. C'est alors que l'université Cornell m'a proposé une bourse pour ma licence de recherche sur la nourriture pour animaux. J'ai accepté cette mutation en partie parce que l'université allait me payer pour étudier. C'est là que j'ai fait ma maîtrise. J'ai été le dernier étudiant du professeur Clive McCay, réputé pour prolonger la vie des rats en leur donnant moins de nourriture qu'ils n'en consomment normalement. Toujours à Cornell, j'ai consacré ma thèse de doctorat à trouver les meilleures façons de faire grossir plus rapidement les vaches et les moutons. Mon rôle était d'améliorer notre capacité à produire des protéines animales, pierre angulaire de ce que l'on m'avait dit être de la « nourriture saine ».

J'étais lancé sur une voie qui prônait les effets bénéfiques pour la santé de la consommation de viande, de lait et d'œufs en grande quantité. Je perpétuais de toute évidence mon style de vie à la ferme et j'étais heureux de croire que l'alimentation des Américains était la meilleure au monde. Pendant ces années de formation, j'en arrivais invariablement à la même conclusion : apparemment, la nourriture que nous mangions était saine, particulièrement celle qui contenait en grande quantité des protéines animales de bonne qualité.

Au début de ma carrière, je passais la plupart de mon temps à travailler avec deux des produits chimiques les plus toxiques jamais découverts, la dioxine et l'aflatoxine. Au départ, je travaillais pour l'Institut de technologie du Massachusetts (MIT), où l'on m'avait chargé de résoudre l'énigme d'un problème d'alimentation des poulets. Des millions de poussins mouraient chaque année après avoir ingurgité un produit chimique toxique inconnu présent dans leur nourriture. Ma responsabilité consistait à isoler et à déterminer sa composition. Deux ans et demi plus tard, je participai à la découverte de la dioxine, sans aucun doute le produit chimique le plus toxique jamais découvert. Depuis, il a attiré sur lui une attention considérable, spécialement parce qu'il entrait dans la composition de l'herbicide 2, 4,5-T, ou agent orange, et qu'il avait été utilisé pour défolier des forêts pendant la guerre du Vietnam.

Après avoir quitté le MIT et accepté un poste d'enseignant à l'université Virginia Tech, je me suis lancé dans la coordination d'un projet national d'assistance technique aux Philippines, lequel visait des enfants souffrant de malnutrition. Une partie de ce projet fut consacrée à une enquête sur l'apparition inhabituellement élevée du cancer du foie chez les enfants philippins, alors que cette maladie ne frappe généralement que les adultes. Au début, on a pensé que la consommation élevée d'aflatoxine, une toxine de moisissure présente dans les cacahuètes et le maïs, était responsable de ce problème. L'aflatoxine a donc été désignée comme l'une des substances cancérigènes les plus puissantes jamais découvertes.

Pendant dix ans, notre principal objectif aux Philippines fut de réduire la malnutrition infantile au sein de la population pauvre, un projet financé par l'Agence américaine pour le développement international (US Agency for International Development, ou USAID). Finalement, nous avons implanté dans tout le pays environ cent dix « groupes d'entraide », plus précisément dans des centres d'éducation axés sur la nutrition.

Le but de ces efforts était simple : s'assurer que les enfants recevaient le plus de protéines possible. Il était courant d'imputer les problèmes de malnutrition infantile dans le monde à un manque de protéines, particulièrement de protéines d'origine animale. Partout, les universités et les gouvernements cherchaient des solutions pour combler ce que l'on tenait pour un déficit protéique dans les pays en voie de développement.

Cependant, ce projet m'amena à la découverte d'un sombre secret. *Les enfants disposant d'un régime riche en protéines étaient en fait les plus menacés par le cancer du foie !* Et ces enfants faisaient partie des familles les plus aisées.

Puis j'ai lu un rapport qui exposait des découvertes surprenantes et importantes. Les chercheurs indiens avaient étudié deux groupes de rats. Ils avaient administré de l'aflatoxine cancérigène à l'un des deux groupes qu'ils avaient ensuite soumis à un régime composé de 20 % de protéines, quantité habituellement consommée par beaucoup d'êtres humains des pays occidentaux. Les chercheurs avaient administré la même quantité d'aflatoxine au second groupe de rats et lui avaient fait suivre un régime contenant à peine 5 % de protéines. Les résultats furent étonnants : chaque animal ayant consommé 20 % de protéines développa un cancer du foie, alors que chaque animal ayant été soumis à un régime contenant à peine 5 % de protéines fut épargné par la maladie. Ce résultat de cent à zéro ne laissait plus de place au doute : les aliments protègent des effets cancérigènes contenus dans les produits chimiques, même ceux à très haute teneur en substances cancérigènes.

Cette information allait à l'encontre de tout ce que l'on m'avait enseigné jusqu'alors. C'était déjà une folie de dire que les protéines étaient malsaines. Affirmer qu'elles provoquaient le cancer était une hérésie. Ce moment fut décisif pour ma carrière. Mener des recherches sur un sujet aussi épineux au début de ma vie professionnelle n'était pas un choix très judicieux. Le fait de mettre en doute les protéines et les aliments d'origine animale en général me faisait courir le risque d'être taxé d'hérétique, même si mes conclusions émanaient d'une démarche scientifique rigoureuse.

Mais je ne suis pas du genre à suivre des courants de pensée pour le seul plaisir de les suivre. Quand, tout jeune, j'ai appris à conduire un attelage de chevaux, à mener un troupeau de vaches, ou encore à chasser, à pêcher dans notre rivière ou à travailler dans les champs, je me suis rendu compte que prendre mes propres décisions faisait partie du travail. Quand des problèmes survenaient dans les champs, j'étais bien obligé d'y trouver seul une solution. Ce fut une bonne école, comme chaque enfant de fermier pourrait vous le dire. J'ai toujours gardé ce sens de l'autonomie.

Ainsi, je décidai de mettre sur pied un programme poussé de laboratoire consacré à la nutrition, plus particulièrement au rôle joué par les protéines dans le développement du cancer. Mes collègues et moi-même faisions preuve de prudence pour élaborer nos hypothèses, en étant à la fois rigoureux dans notre méthodologie et réservés dans l'interprétation de nos découvertes. J'ai choisi d'effectuer cette recherche à un niveau scientifique très fondamental, soit en étudiant les détails biochimiques de la formation du cancer. Il était important de comprendre non seulement *si* les protéines pouvaient favoriser l'apparition du cancer, mais aussi *comment*. C'était la meilleure chose à faire. En suivant une démarche scientifique rigoureuse, il m'a été possible d'étudier un sujet épineux sans provoquer les réactions en chaîne que des idées radicales auraient déclenchées. En fin de compte, et pendant vingt-sept ans, cette recherche fut généreusement financée par des organismes comptant parmi les plus renommés et les plus compétitifs, en particulier l'Institut national de la santé et de la recherche médicale (National Institutes of Health, ou NIH), la Société américaine contre le cancer (American Cancer Society, ou ACS) et l'Institut américain de recherche sur le cancer (American Institute for Cancer Research, ou AICR). Nos résultats furent révisés (une seconde fois) avant d'être publiés dans bon nombre de revues scientifiques sérieuses.

Ce que nous avons découvert était stupéfiant : les régimes pauvres en protéines empêchaient l'apparition du cancer dû à l'aflatoxine, peu importe la quantité de cette substance cancérigène absorbée par les animaux. Même après l'apparition du cancer, un régime pauvre en protéines bloquait de façon significative l'évolution de la maladie. En d'autres termes, les effets cancérigènes de ce produit chimique étaient rendus insignifiants grâce à un régime pauvre en protéines. *En fait, la preuve de la toxicité des protéines alimentaires était si évidente que nous pouvions à volonté provoquer ou arrêter l'évolution du cancer en modifiant tout simplement la quantité de protéines dans la nourriture.*

Mieux encore, la quantité de protéines absorbée était identique à celle consommée habituellement par les humains. Nous n'avons donc pas utilisé de doses massives, contrairement à ce que font la plupart des études sur les produits cancérigènes.

Mais ce n'est pas tout. Nous avons découvert que les protéines n'avaient pas toutes des effets cancérigènes. Quelles étaient donc les protéines susceptibles de provoquer à coup sûr un cancer ? C'était la caséine, cette protéine qui constitue plus de 87 % des protéines du lait de vache et qui augmente la prolifération des cellules cancéreuses à tous les stades. Et quelles étaient les protéines qui ne provoquaient pas le cancer, même absorbées à dose massive ? Les protéines provenant de plantes, entre autres des céréales comme le blé et le soja. Ces découvertes firent voler en éclats quelques-unes de mes hypothèses les plus chères.

Mais les expériences avec les animaux ne se sont pas arrêtées là. Je me suis investi dans la recherche la plus vaste qui soit sur l'alimentation, le mode de vie et les maladies. Dans l'histoire de la recherche biomédicale, cette étude d'envergure a été la plus importante jamais réalisée avec des humains. Elle fut menée conjointement par l'université Cornell, l'université Oxford et la Chinese Academy of Preventive Medicine. Le *New York Times* baptisa cette recherche « Grand Prix de l'épidémiologie ». Elle se penchait sur un vaste nombre de maladies imputables à la nourriture et à l'hygiène de vie en milieu rural en Chine et, plus récemment, à Taïwan. Plus connue sous le nom de « China Study » dans le monde anglophone, cette étude permit d'établir huit mille associations statistiquement significatives mettant en évidence le rapport entre les différents facteurs alimentaires et leurs répercussions sur la santé.

Ce qui rendait cette expérience remarquable, c'était que nombre de recherches effectuées sur l'importance des liens entre l'alimentation et la maladie pointaient dans la même direction : les personnes qui mangeaient une très grande quantité d'aliments d'origine animale étaient aussi celles qui souffraient le plus de maladies chroniques. Même une quantité minime d'aliments d'origine animale était associée à des effets néfastes. Les personnes qui ingéraient une très grande quantité d'aliments d'origine végétale étaient en meilleure santé et moins menacées par une maladie chronique. Ces conclusions ne pouvaient pas être passées sous silence. Les résultats des expériences faites sur les animaux avec les protéines animales et les conclusions de la vaste étude sur les habitudes alimentaires des humains concordaient absolument. Consommer des aliments d'origine animale ou d'origine végétale avait des répercussions totalement différentes sur la santé.

Tout aussi impressionnantes que fussent ces découvertes sur les animaux, je ne pouvais m'y arrêter, pas plus que sur l'importante étude menée en Chine sur les humains. J'étudiai donc les découvertes d'autres chercheurs et cliniciens, qui se sont trouvées parmi les plus passionnantes réalisées au cours des cinquante dernières années.

Ces découvertes, décrites dans la partie II de ce livre, prouvent que les maladies cardiaques, le diabète et l'obésité peuvent être résorbés grâce à un régime approprié. D'autres études mettent en évidence l'influence incontestable de l'alimentation sur le développement de différentes formes de cancer et de maladies auto-immunes, sur la santé des os, des reins, ainsi que sur les problèmes de vue et de mémoire qui surgissent à un âge avancé (dysfonctionnement cognitif et maladie d'Alzheimer). Plus important encore, le régime alimentaire qui se révéla à maintes reprises capable d'inverser l'évolution de ces maladies ou de les prévenir est le même régime à base d'aliments complets d'origine végétale qui, comme je l'avais découvert dans mon laboratoire de recherche et avec notre étude en Chine, favorisait la santé au plus haut point. Toutes ces révélations se tenaient.

En dépit du bien-fondé de cette information, de l'espoir né de ces découvertes et du besoin urgent de comprendre l'influence de l'alimentation sur la santé, les gens sont encore perdus. J'ai des amis malades du cœur qui sont résignés et découragés parce qu'ils se croient à la merci de ce qu'ils considèrent comme un mal inévitable. J'ai parlé avec des femmes à ce point terrifiées à l'idée de développer un cancer du sein qu'elles envisageaient l'ablation de leurs seins et de ceux de leurs filles, comme si c'était la seule façon de minimiser les risques. Nombre de gens que j'ai rencontrés se sont retrouvés sur la voie de la maladie en ne sachant que faire pour protéger leur santé.

Les gens doutent beaucoup et je vais vous dire pourquoi. La réponse à cette question, que j'élaborerai dans la partie IV de cet ouvrage, dépend de la façon dont sont propagées les informations concernant la santé et de qui contrôle ces divulgations. C'est justement parce que j'ai été longtemps dans les coulisses, là où est générée l'information ayant trait à la santé, que je peux me permettre de parler de ce qui se passe réellement et que je veux dénoncer publiquement ce qui cloche dans le système. Les responsabilités des divers intervenants le gouvernement, l'industrie, la science et la médecine – sont en fait devenues floues car il y a confusion entre les profits et la promotion de la santé. Les problèmes inhérents au système ne suscitent pas de scandale tapageur de corruption. Non, ils sont encore bien plus subtils et dangereux. L'Américain moyen paie deux fois le prix de la désinformation massive qui en résulte. Il paie d'abord les impôts qui financent la recherche, puis il paie pour ses soins de santé et pour traiter des maladies qui seraient par ailleurs largement évitables.

Le sujet de ce livre est une histoire qui commence par mon expérience personnelle et se termine par une nouvelle vision de l'alimentation et de la santé. Il y a six ans, à l'université Cornell, j'ai conçu un nouveau cours facultatif, intitulé « Alimentation végétarienne ». Premier du genre donné dans une université américaine, il a connu un succès bien plus grand que je ne l'aurais imaginé. Ce cours était consacré à la valeur de l'alimentation végétarienne et à ses répercussions sur la santé. Après avoir enseigné au MIT, à l'université Virginia Tech et à l'université Cornell, je fus chargé de créer un cours avancé sur la nutrition, rassemblant tous les principes de la chimie, de la biochimie, de la physiologie et de la toxicologie.

Après quarante ans de recherche scientifique, d'enseignement et d'élaboration de politiques aux plus hauts niveaux de notre société, je me sens maintenant capable de regrouper ces disciplines pour en élaborer une histoire convaincante. C'est ce que j'ai fait dans mon cours le plus récent, et un grand nombre de mes étudiants ont avoué à la fin du semestre que leur vie avait changé pour le mieux. C'est ce que j'ai l'intention de faire pour vous : j'espère que votre qualité de vie changera aussi pour le mieux.

Partie I

ÉTUDE EN CHINE

1

Les problèmes que nous affrontons, les solutions dont nous avons besoin

Comment comprendre les maladies de l'homme quand on ne connaît rien à l'alimentation ?

– HIPPOCRATE, le père de la médecine (v. 460-v. 377 av. J.-C.)

Par un beau matin ensoleillé de 1946, alors que l'été était à son déclin et que l'automne préparait son arrivée, la ferme laitière familiale baignait dans le silence. On ne percevait ni le grondement du moteur des voitures qui passaient, ni le vrombissement des avions lâchant leur traînée de condensation au-dessus de nos têtes. C'était tout simplement le silence. Bien sûr, les oiseaux chantaient et l'on entendait parfois le beuglement des vaches et le chant des coqs, mais ces bruits étaient nimbés de silence et de paix.

Je me tenais au deuxième étage de notre grange. Ses imposantes portes marron grandes ouvertes laissaient pénétrer le soleil. J'avais douze ans et j'étais un enfant très heureux. Je venais d'engloutir un copieux petit déjeuner campagnard composé d'œufs, de bacon, de saucisses et de pommes de terre rôties avec du jambon. Le tout arrosé de quelques verres de lait entier. Ma mère avait préparé un véritable festin. Je m'étais ouvert l'appétit depuis quatre heures et demie du matin, heure à laquelle je m'étais levé pour traire les vaches avec mon père, Tom, et mon frère, Jack.

Mon père, alors âgé de quarante-cinq ans, profitait avec moi de la douceur du soleil. Il défit un sac d'environ 22 kg de minuscules graines de luzerne, qu'il répandit devant nous sur le sol en bois de l'écurie. Puis il ouvrit une boîte contenant une fine poudre noire en nous expliquant que celle-ci était composée de bactéries qui aideraient la luzerne à germer. Ces bactéries allaient s'agglutiner aux graines et devenir partie intégrante des racines de la plante pendant toute sa durée de vie. Mon père, qui n'avait suivi que deux ans d'école élémentaire, était fier de savoir que les bactéries aidaient la luzerne à transformer l'azote contenu dans l'air en protéines. Il nous raconta que les protéines étaient bonnes pour les vaches qui finiraient par les manger. Ainsi, ce matin-là, notre travail consista à mélanger les bactéries et les graines de luzerne avant de les semer. Toujours curieux de nature, je demandai à mon père de m'expliquer pourquoi et comment cela fonctionnait. Il était content de me l'apprendre, et j'étais tout aussi content de l'écouter. C'était une information importante pour un garçon de ferme.

Dix-sept ans plus tard, en 1963, mon père fut victime d'une première crise cardiaque. Il était alors âgé de soixante et un ans. Il est mort à soixante-dix ans, d'une seconde attaque foudroyante. J'étais ravagé. Mon père était parti, lui qui avait vécu si longtemps à mes côtés et aux côtés de notre fratrie dans la campagne tranquille, lui qui nous avait enseigné les choses qui me sont toujours précieuses dans la vie.

Après des décennies de recherches expérimentales sur la nutrition et la santé, je sais aujourd'hui que la maladie cardiaque qui emporta mon père peut être prévenue et même soignée. La santé vasculaire (artères et cœur) peut être préservée sans traitement chirurgical et sans médicaments potentiellement dangereux. J'ai appris que cela était possible en suivant simplement un régime alimentaire approprié.

Je vais vous raconter une histoire qui vous révélera comment la nourriture peut changer votre vie. J'ai consacré ma carrière de chercheur à enseigner et à éclaircir le mystère complexe qui règne autour d'une interrogation : pourquoi la maladie choisit-elle ses victimes, et la santé ses élus ? Je sais maintenant que l'alimentation en est le facteur déterminant et cela ne pouvait pas mieux tomber : notre système de santé aux États-Unis nous coûte beaucoup trop cher, il exclut un trop grand nombre de citoyens et ne préserve pas la santé ni ne prévient la maladie. Des livres entiers ont été consacrés à trouver une solution à ce problème, mais les progrès sont très lents à se manifester.

L'UN D'ENTRE VOUS EST-IL MALADE ?

Si vous êtes un homme américain, les statistiques de la Société américaine contre le cancer (American Cancer Society) vous prédisent 47 % de risque d'en contracter un. Si vous êtes une femme, vous êtes légèrement moins menacée, mais vous avez tout de même 38 % de risque d'être atteinte du cancer au cours de votre vie[1]. Notre taux de mortalité dû à cette maladie est parmi les plus élevés du monde, et cela va de mal en pis (voir figure 1.1). Malgré les trente années de guerre intensive menée contre le cancer, les progrès ont été minimes.

Figure 1.1 : Taux de mortalité dû au cancer (par tranche de 100 000 personnes)[1]

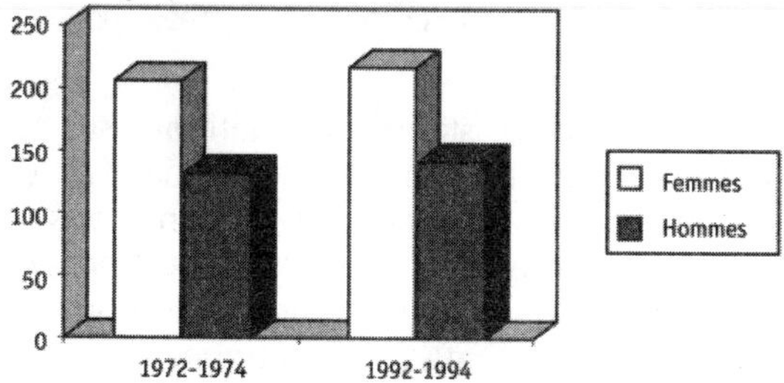

Contrairement à ce que beaucoup de gens pensent, le cancer ne tient pas du destin. En suivant les préceptes d'une bonne alimentation et en adoptant un mode de vie équilibré, la majorité des cancers pourraient être évités aux États-Unis. Le troisième âge peut et devrait être vécu sereinement.

Cependant, le cancer n'est qu'une des causes des maladies et de la mortalité en Amérique. Peu importe où l'on regarde, on trouve des gens en mauvaise santé. À titre d'exemple, nous devenons rapidement les individus les plus gros de cette planète. À l'heure actuelle, le nombre d'Américains anormalement gros dépasse significativement celui des individus de poids normal. Comme nous le voyons sur la figure 1.2, le nombre d'obèses est monté en flèche au cours des dernières décennies[2].

Figure 1.2 : Pourcentage de la population obèse[2]

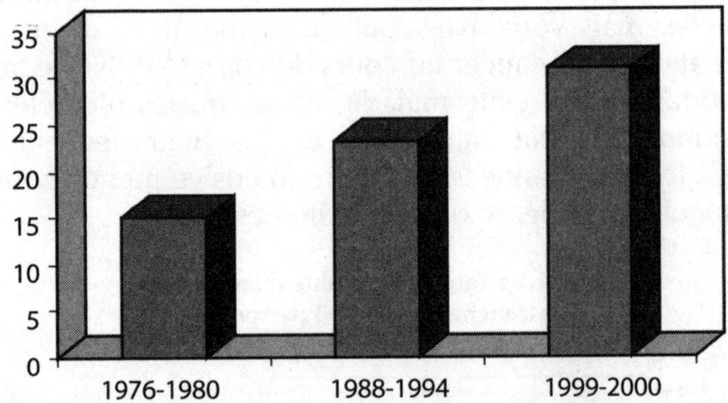

D'après le Centre de statistiques national sur la santé (National Center for Health Statistics), partout dans le pays, environ un tiers des adultes de vingt ans et plus sont obèses[3] ! On considère comme obèse une personne qui affiche un tiers de plus que son poids normal sur la balance. Des tendances aussi dramatiques ont été observées chez des enfants d'à peine deux ans[3].

Mais le cancer et l'obésité ne sont pas les seules maladies qui menacent l'état de santé des Américains. Le nombre de diabétiques augmente également dans des proportions inégalées. Actuellement, un Américain sur treize est diabétique, et cette tendance est à la hausse. Si nous ne tenons pas compte de l'importance de l'alimentation, des millions d'autres Américains souffriront, sans le savoir, du diabète et de ses conséquences (cécité, amputations, maladies cardio-vasculaires, problèmes rénaux), ou mourront prématurément. Malgré cela, les fast-foods ont définitivement pignon sur rue dans presque chaque ville et continuent de servir des aliments de mauvaise qualité. Nous mangeons plus que jamais[4] et la rapidité a pris le pas sur la qualité. Et comme nous passons davantage de temps à regarder la télévision, à jouer à des jeux vidéo et à utiliser l'ordinateur, nous sommes aussi moins actifs physiquement qu'avant.

Figure 1.3 : Qu'est-ce que l'obésité (pour les deux sexes) ?

Taille (m)	Excès de poids (en kilos)
1,52	69,55
1,58	74,55
1,63	79,09
1,68	84,09
1,73	89,55
1,77	95
1,83	100,45
1,88	105,91

En général, le diabète et l'obésité sont principalement des symptômes d'une mauvaise santé. Existant rarement de façon isolée, ces maladies sont les signes avant-coureurs de problèmes de santé plus profonds et plus graves, tels les maladies cardiaques, les cancers et les accidents vasculaires cérébraux. Deux des statistiques les plus alarmantes révèlent que le taux de diabète a augmenté de 70 % en moins de dix ans chez les trentenaires et que le pourcentage des obèses a presque doublé au cours des trente dernières années. Une telle recrudescence de ces signaux d'alarme prédit une catastrophe touchant la santé des jeunes Américains et de la population d'âge moyen dans les décennies à venir. Dans le futur, cette situation pourrait imposer un fardeau insupportable au système de santé déjà mis à rude épreuve aujourd'hui pour de multiples raisons.

Statistiques du diabète

Augmentation des pourcentages de 1990 à 1998[5] : 30-39 ans (70 %) • 40-49 ans (40 %) • 50-59 ans (31 %)
Pourcentage de diabétiques ignorant leur maladie[5] : 34 %
Conséquences du diabète[6] : maladies cardiaques et attaques d'apoplexie, maladies des reins, désordres du système nerveux, problèmes dentaires, amputations[7]
Coût annuel du diabète pour l'économie : 98 milliards de dollars

Mais les maladies les plus meurtrières frappant notre société ne sont pas l'obésité, le diabète ou le cancer. Ce sont les maladies coronariennes. En effet, celles-ci seront bientôt responsables de la mort d'un Américain sur trois. D'après l'Association contre les maladies de cœur (American Heart Association), plus de soixante millions d'Américains souffrent actuellement d'une forme quelconque de maladies cardio-vasculaires, soit l'hypertension, les accidents vasculaires cérébraux ou les maladies cardiaques[8]. Vous connaissez sans doute comme moi une personne décédée à la suite d'un problème cardiaque. Nous disposons de beaucoup plus de connaissances sur ces maladies qu'il y a trente ans, lorsque mon père est mort d'une crise cardiaque. Le fait que ces maladies puissent être prévenues et même résorbées grâce à un régime alimentaire sain représente la découverte récente la plus cruciale[9, 10]. Les personnes incapables d'accomplir la moindre activité physique à la suite d'une angine de poitrine grave peuvent améliorer leur qualité de vie en modifiant simplement leurs habitudes alimentaires. En adoptant cette idée révolutionnaire, nous pourrions collectivement vaincre les maladies les plus meurtrières aux États-Unis.

Oups... nous ne pensions pas que cela allait arriver

Devant le nombre croissant d'Américains victimes de maladies chroniques, tout ce que nous pouvons espérer c'est que nos hôpitaux et nos médecins fassent de leur mieux pour nous aider. Malheureusement, les histoires et les accusations de mauvaise qualité de soins font la une des journaux et sont devenues monnaie courante.

Figure 1.4 : Les causes de décès les plus fréquentes[12]

Principales causes de décès	Nombre de décès
Maladies cardiaques	710 760
Cancer (malin, tumeur)	533 091
Soins médicaux[11]	225 400
Attaques (maladies vasculaires cérébrales)	167 661
Problèmes respiratoires chroniques	122 009
Accidents	97 900
Diabète mellitus	69 301
Grippe et pneumonie	65 313
Maladie d'Alzheimer	49 558

L'un des organes les plus prisés de la communauté médicale, le *Journal de l'Association médicale américaine* (*Journal of the American Medical Association*, ou *JAMA*), a récemment publié un article de Barbara Starfield, docteur en médecine, déclarant que l'erreur médicale, l'erreur d'ordonnance et les effets néfastes dus aux médicaments ou aux chirurgies tuent annuellement deux cent vingt-cinq mille quatre cents personnes aux États-Unis (voir figure 1.5[11]). Les défaillances de notre système médical constituent donc la troisième cause de décès aux États-Unis, précédée uniquement du cancer et des maladies cardiaques (figure 1.4[12]).

Figure 1.5 : Décès dus aux soins médicaux[11]

Nombre annuel d'Américains décédés :	
D'erreurs médicales[13]	7 400
D'interventions chirurgicales inutiles[14]	12 000
D'autres erreurs évitables dans les hôpitaux[11]	20 000
D'infections en milieu hospitalier[11]	80 000
D'effets secondaires dus aux médicaments[15]	106 000

Les décès appartiennent en majorité à cette dernière catégorie. Il s'agit de patients hospitalisés et décédés à la suite des « effets secondaires nocifs, involontaires et indésirables[15] » d'un médicament administré conformément aux doses prescrites[16]. Même en suivant les procédures médicales appropriées et en respectant la posologie de produits agréés, plus de cent mille personnes décèdent chaque année à la suite de réactions imprévues aux médicaments censés leur redonner la santé[15]. Soit dit en passant, un rapport qui comptabilise et analyse trente-neuf études différentes a mis en évidence que près de 7 % de tous les patients hospitalisés (un sur quinze) avaient été victimes d'une réaction négative aux médicaments suffisamment grave pour « justifier une nouvelle hospitalisation, prolonger l'hospitalisation ou causer des effets irréversibles allant jusqu'à la mort[15] ». Il s'agissait de patients ayant suivi correctement leur traitement. Ce nombre n'inclut pas les dizaines de milliers de personnes victimes d'une mauvaise posologie et d'une utilisation incorrecte de ces médicaments. Il n'inclut pas non plus les patients qui subissent les effets indésirables « possibles » de leurs médicaments et de la prise de remèdes ne remplissant pas leur fonction initiale. En d'autres mots, un sur quinze constitue une donnée très en deçà de la réalité[15].

Si l'importance de la nutrition était mieux comprise, la prévention et les traitements naturels mieux acceptés par le corps médical, nous ne soumettrions pas nos organismes à autant de médicaments toxiques potentiellement meurtriers au dernier stade de la maladie. Nous ne chercherions pas désespérément à trouver de nouveaux médicaments pour soulager les symptômes, alors que, la plupart du temps, ils ne s'attaquent pas à la cause profonde de la maladie. Nous ne dépenserions pas notre argent à développer, breveter ou commercialiser des solutions miracles, ces prétendus médicaments qui ne font souvent qu'aggraver les problèmes. Le système actuel n'a pas tenu ses promesses. Il est temps de changer notre façon de penser pour adopter une attitude plus ouverte en matière de santé, une attitude qui comprenne l'importance d'une alimentation saine.

Si je regarde ce que j'ai appris, je reste consterné par les circonstances qui entourent la mort souvent inutilement précoce, douloureuse et onéreuse des Américains.

Une tombe qui revient cher

Nous dépensons davantage pour notre santé que tous les autres pays du monde (figure 1.6).

En 1997, nous avons déboursé plus d'un million de milliards de dollars pour nos frais médicaux[17]. En fait, le coût de notre santé est à tel point hors de contrôle que l'Administration des soins de santé (Health Care Financing Administration) prédit que vers 2030 notre système coûtera seize millions de milliards de dollars[17]. Les dépenses ont tellement dépassé la courbe de l'inflation qu'un dollar sur les sept générés par l'économie est dépensé en soins (voir figure 1.7). En moins de quarante ans, nous avons connu une hausse de 300 % du produit intérieur brut ! Mais à quoi sert ce financement supplémentaire ? Améliore-t-il la santé ? J'affirme que non, et beaucoup d'observateurs sérieux sont de mon avis.

Figure 1.6 : Dépenses en soins de santé par personne en dollars américains en 1997[17]

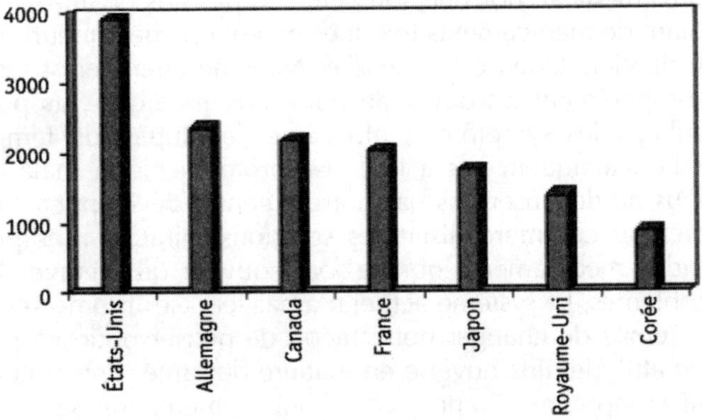

Figure 1.7 : Pourcentage du PIB consacré à la santé[17, 18]

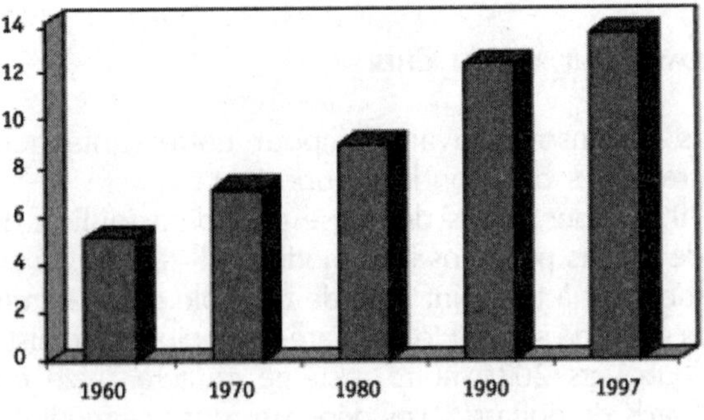

Récemment, l'efficacité du système de santé de douze pays, y compris les États-Unis, le Canada, l'Australie et plusieurs pays d'Europe de l'Ouest, a été comparée en fonction de seize facteurs différents[19]. D'autres pays dépensent en moyenne la moitié de ce que les États-Unis déboursent par habitant pour les soins. Dans ce cas, ne serait-il pas normal de s'attendre à ce que notre système soit plus efficace que le leur ? Malheureusement, ce n'est pas le cas : le système de santé des États-Unis s'affiche parmi les plus mauvais de ces douze pays[11]. Dans une analyse indépendante, les résultats de l'Organisation mondiale de la santé classent les États-Unis au trente-septième rang en matière de santé[20]. Il est bien évident que le système américain n'est pas le meilleur du monde, même si nous y allouons les plus grosses sommes.

Trop souvent, aux États-Unis, la décision prise par un médecin de prescrire un traitement est motivée par l'argent, non par la santé. Je soupçonne que le fait de ne pas avoir souscrit une assurance-maladie est angoissant pour les quelque quarante-quatre millions d'Américains qui ne sont pas assurés[21]. Il est inacceptable, à mes yeux, de dépenser plus d'argent pour la santé que n'importe quel autre pays de cette planète alors que des dizaines de millions de personnes n'ont pas même accès à des soins de base.

Quand on le considère sous les trois angles suivants, à savoir la maladie, l'efficacité des soins médicaux et l'économie, notre système de santé est profondément « malade ». Mais je serais injuste de ne traiter ce sujet qu'en m'appuyant sur les chiffres et les statistiques. Beaucoup d'entre nous ont passé des moments dramatiques dans les hôpitaux ou les cliniques au chevet d'un être aimé en train de mourir d'une maladie. Peut-être avez-vous été patient vous-même ? Dans ce cas, vous êtes bien placé pour connaître les nombreuses défaillances du système. N'est-il pas paradoxal qu'un système censé nous guérir nous fasse si souvent du mal ?

Les Américains doivent connaître la vérité. Ils doivent connaître le résultat de nos recherches. Les gens ont le droit de savoir pourquoi nous sommes inutilement malades, pourquoi autant d'entre nous meurent prématurément malgré les milliards de dollars consacrés à la recherche. L'ironie du sort veut que la solution soit simple et peu onéreuse : c'est la nourriture que chacun d'entre nous décide de mettre chaque jour dans son assiette. Voilà la solution à la crise de la santé américaine. C'est aussi simple que cela.

Bien que la plupart d'entre nous soient persuadés d'être bien informés sur ce qu'ils mangent, c'est loin d'être le cas. Nous avons tendance à suivre arbitrairement un régime après l'autre. Nous dédaignons les graisses saturées, le beurre et les hydrates de carbone, pour nous jeter sur la vitamine E, les suppléments de calcium, l'aspirine ou le zinc. Nous concentrons notre énergie et nos efforts sur le choix de composants alimentaires très spécifiques, comme si cela allait nous permettre de découvrir le secret de la santé. Bien trop souvent, la fantaisie prend le pas sur les faits. Peut-être vous souvenez-vous de cet engouement pour le régime à base de protéines qui avait saisi le pays à la fin des années 1970 ? Il promettait de vous faire perdre du poids en remplaçant la nourriture vivante par un mélange de protéines. En très peu de temps, une soixantaine de femmes sont mortes des séquelles de ce régime. Plus récemment, des millions de personnes ont adopté un régime à haute teneur en protéines et en graisses vanté dans des livres comme ceux du Dr Robert Atkins, *New Diet Revolution* et *Protein Power,* et un ouvrage d'Arthur Agatston, *The South Beach Diet*. (Voici quelques titres en français : *Le Régime anti-âge, Le Guide Atkins des compléments alimentaires, Atkins pour la vie, Le Nouveau Régime Atkins*.) Il est évident que cet engouement pour les protéines continue de faire courir de nombreux risques.

Ce que nous ignorons – ce que nous ne comprenons pas – au sujet de l'alimentation peut nous rendre malades.

Depuis plus de vingt ans, je suis aux prises avec cette confusion publique. En 1988, j'ai été invité à donner mon point de vue devant le Comité du Sénat américain (US Senate Governmental Affairs Committee), présidé par le sénateur John Glenn, sur les raisons de la confusion du public en matière d'alimentation. En examinant le résultat de cette intervention, je peux me permettre d'affirmer avec certitude que ce désarroi est principalement dû au fait que les scientifiques se concentrent bien trop souvent sur les détails et ignorent un contexte plus global. À titre d'exemple, nous mobilisons nos efforts et plaçons nos espoirs sur une substance nutritive isolée, que ce soit la vitamine A pour prévenir le cancer, ou la vitamine E pour prévenir les crises cardiaques. Nous simplifions à l'extrême et ne tenons pas compte de la complexité de la nature. Souvent, en examinant des composantes biochimiques microscopiques de nourriture et en essayant de tirer de grandes conclusions quant à l'influence des aliments sur la santé, nous arrivons à des résultats contradictoires qui sèment le trouble tant chez les scientifiques et les politiciens que chez le commun des mortels.

Une ordonnance médicale bien différente

La plupart des auteurs à succès dans le domaine de la nutrition prétendent être des chercheurs, mais je doute que leurs « recherches » comprennent des expériences chapeautées par des professionnels. Cela signifie qu'ils n'ont ni conçu ni dirigé leurs recherches en se soumettant à la vérification rigoureuse de leurs confrères ou de leurs pairs. Peu de leurs articles sont publiés dans des magazines scientifiques ou revus par des autorités en la matière, sans compter ceux qui n'ont rien publié. Ils n'ont pratiquement aucune formation reconnue en science de la nutrition, ne sont membres d'aucune société de recherche professionnelle et n'ont pas non plus révisé les travaux de leurs confrères. Néanmoins, les projets et les produits qu'ils mettent au point sont très lucratifs et ils se remplissent les poches tout en proposant au lecteur un régime éphémère et inutile.

Si vous connaissez un tant soit peu les livres sur la santé, vous avez sans doute entendu parler des livres suivants : *Dr. Atkins' New Diet Revolution, The South Beach Diet, Sugar Busters, The Zone,* ou *Eat Right for Your Type*. De plus en plus difficiles à comprendre, ces ouvrages sèment le trouble et conduisent à encore plus d'incompréhension. Si vous n'êtes pas épuisé, constipé ou à moitié affamé par les solutions de fortune qu'ils vous proposent, alors c'est votre tête qui explose à force de compter les calories, de mesurer les grammes d'hydrate de carbone, de protéines et de gras. Dans le fond, quel est le vrai problème ? Les graisses ? Les hydrates de carbone ? Quelle proportion d'éléments nutritifs fait perdre le plus de poids ? Les légumes crucifères sont-ils bons pour mon groupe sanguin ? Est-ce que je prends les bons compléments alimentaires ? De quelle quantité de vitamine C ai-je besoin par jour ? Se pourrait-il que j'aie trop de cétonémie lipidique dans mon organisme ? De combien de grammes de protéines ai-je besoin ?

Vous avez compris. Cela n'a rien à voir avec la santé. Ce sont des régimes à la mode qui font la honte de la médecine, de la science et des médias populaires.

Si vous voulez planifier des menus uniquement pour perdre du poids en deux semaines, alors ce livre n'est pas fait pour vous. J'en appelle à votre intelligence, non à votre capacité à suivre à la lettre une recette. Je veux vous proposer une vision plus large et bienfaisante de la santé. L'ordonnance médicale que je propose est la meilleure pour la santé ; elle est aussi la plus facile à suivre, la plus bénéfique et dénuée des effets secondaires des médicaments ou de la chirurgie. Ce que je propose n'est pas simplement une planification de menus ni un tableau de calories à consulter chaque jour ; ce n'est pas non plus quelque chose qui viendra remplir mes poches. Ce que je vous propose offre des résultats dépassant toute espérance. Ce que je vous propose pour être en bonne santé, c'est de changer vos habitudes alimentaires et votre mode de vie.

Il s'agit pour vous de prendre conscience des multiples bienfaits de la nourriture végétarienne et du danger trop souvent minimisé de l'alimentation d'origine animale, y compris de toutes les variétés de viande, de produits laitiers et d'œufs. Je n'en suis pas arrivé à cette conclusion en m'appuyant sur des idées philosophiques toutes faites qui prouvent le bien-fondé des régimes végétariens. Au contraire, j'ai commencé à brûler la chandelle par l'autre bout, d'abord en tant que fermier amateur de viande et de produits laitiers, puis dans ma vie professionnelle en tant que scientifique membre de l'ordre établi. Dans les cours de biochimie nutritionnelle que je donnais à des étudiants en cours préparatoire de médecine, je n'hésitais pas à ridiculiser les opinions des végétariens.

À l'heure actuelle, mon seul intérêt est de donner mon point de vue le plus simplement possible de façon à être compris de tous en m'appuyant sur des données scientifiques. Un changement d'habitudes alimentaires n'est possible et ne sera maintenu que si les gens en constatent les bienfaits évidents. Nous choisissons ce que nous mangeons pour toutes sortes de raisons, les effets sur la santé n'en étant qu'une parmi d'autres. Mon propos vise uniquement à présenter les preuves scientifiques sous une forme facile à comprendre. Ce que vous en ferez ensuite ne dépendra que de vous.

Les données scientifiques largement empiriques de mes points de vue sont étayées par des observations et des calculs méthodologiques. Il ne s'agit pas de thèses hypothétiques ou anecdotiques, mais de conclusions basées sur des recherches fondamentales. Il y a deux mille quatre cents ans, Hippocrate, le père de la médecine et le précurseur de cette science, identifiait deux façons de voir les choses : savoir, ou croire que l'on sait. Le savoir est science. Croire que l'on sait est ignorance. Je me propose de partager mon savoir avec vous.

La plupart de mes découvertes sont le fruit de recherches effectuées sur des humains, par mes étudiants, mes collègues et moi-même. Ces études ont eu une portée tant sur le plan des concepts que sur celui des buts qu'elles cherchaient à atteindre. Elles comprenaient une enquête menée aux Philippines sur le cancer du foie affectant les enfants ayant absorbé une toxine de moisissure, l'aflatoxine[22, 23], un programme national de centres d'entraide sur la nutrition pour les enfants philippins d'âge préscolaire souffrant de malnutrition[24], une étude sur les facteurs diététiques affectant la densité osseuse et portant sur l'ostéoporose, réalisée auprès de huit cents Chinoises[25-27], une étude sur les biomarqueurs caractérisant l'apparition du cancer du sein[28, 29], ainsi qu'une étude nationale détaillée sur les causes de mortalité associées aux habitudes alimentaires et au mode de vie dans cent soixante-dix villages de la Chine et de Taïwan. Cette étude est plus connue sous le nom de China Study (Étude en Chine)[30-33].

De portée extrêmement différente, ces recherches traitaient des maladies censées être inhérentes à différents régimes alimentaires. Elles nous ont par conséquent permis d'établir avec clarté l'effet marqué de la nourriture sur la santé. L'Étude en Chine, dont j'ai été le directeur, a commencé en 1983 ; elle se poursuit encore aujourd'hui.

En plus de ces études sur des humains, je me suis occupé d'un programme de recherche en laboratoire sur des animaux pendant vingt-sept ans. Cette recherche financée par les NIH à la fin des années 1960 a examiné en long et en large le lien entre l'alimentation et le cancer.

Publiées dans les journaux scientifiques reconnus, nos recherches remettaient en question les causes essentielles déclenchant l'apparition du cancer.

Lorsque tout fut dit et terminé, mes collègues et moi-même avons été très fiers d'avoir cumulé un total de soixante-quatorze années de recherches subventionnées. En effet, comme nous menions de front plusieurs programmes, nous avons donc réuni soixante-quatorze années de recherches fondamentales en moins de trente-cinq ans. Sur ces recherches, j'ai rédigé près de trois cent cinquante articles scientifiques que j'ai publiés en tant qu'auteur ou coauteur. De nombreux prix m'ont été décernés ainsi qu'à mes étudiants et collègues pour cette longue série d'études et de publications. Nous avons, entre autres, reçu le prix de l'American Institute for Cancer Research, en 1998, et ce « en reconnaissance d'une vie entière consacrée à d'importantes découvertes dans le domaine scientifique sur l'analyse de la relation entre l'alimentation et le cancer ». Toujours en 1998, un prix a été remis par le magazine *Self* aux vingt-cinq personnalités les plus influentes dans le domaine de la nutrition. En 2004, il y a eu le Burton Kallman Scientific Award, un prix scientifique décerné par une association privilégiant l'alimentation naturelle, la Natural Nutrition Food Association. En outre, j'ai été invité par des instituts de recherche et de médecine à donner des allocutions dans plus de quarante États et dans plusieurs pays étrangers, ce qui attestait bien de l'intérêt suscité par ces découvertes au sein des communautés scientifiques. Mon apparition lors de congrès tenus par des organismes fédéraux et gouvernementaux indiquait également le grand intérêt du public pour nos découvertes. Des interviews diffusées dans des émissions d'informations telles que *McNeil-Lehrer NewsHour* et plus de vingt-cinq autres programmes de télévision, des gros titres dans *USA Today*, le *New York Times* et le *Saturday Evening Post*, et enfin des documentaires télévisés sur notre travail ont fait partie intégrante de nos activités publiques.

À travers tout cela, j'ai réalisé à quel point les bienfaits d'une alimentation végétarienne étaient nombreux et bien plus impressionnants que toute la panoplie médicamenteuse et chirurgicale de la médecine traditionnelle. Nous pouvons éviter dans une large mesure les maladies cardiaques, le cancer, le diabète, les attaques vasculaires cérébrales, l'hypertension, l'arthrite, les cataractes, la maladie d'Alzheimer, l'invalidité et d'autres désordres chroniques. Ces maladies qui apparaissent souvent avec l'âge et la dégénérescence des tissus sont responsables de la mort prématurée de la majorité d'entre nous.

Des preuves supplémentaires impressionnantes existent aujourd'hui pour étayer la thèse selon laquelle les maladies cardiaques à un stade avancé, certains types de cancers avancés, le diabète et plusieurs autres maladies dégénératives peuvent être résorbés grâce à l'alimentation. Je me souviens, par exemple, de l'époque où mes supérieurs avaient accepté à contrecœur l'idée que l'alimentation pouvait prévenir une maladie cardiaque, mais niaient avec véhémence son pouvoir à la guérir du moment qu'elle était à un stade avancé. Mais cette évidence ne peut plus être ignorée. Les scientifiques ou les médecins qui se ferment à une telle vérité ne sont pas seulement entêtés mais irresponsables.

L'un des bienfaits les plus intéressants d'une bonne alimentation est la prévention de maladies que l'on croyait reliées à des prédispositions génétiques. Nous savons désormais qu'il est possible d'éviter ces maladies dans de très nombreux cas, même si nous sommes porteurs de gènes responsables de leur apparition. Les subventions dans le domaine de la recherche génétique continuent d'augmenter, parce qu'on croit que des gènes bien précis sont responsables de l'apparition de maladies précises et qu'on espère arriver, d'une façon ou d'une autre, à se débarrasser de ces hôtes dangereux. La direction des relations publiques des entreprises de produits pharmaceutiques envisage un futur où chacun d'entre nous possédera sa propre carte d'identité médicale renfermant la liste de ses bons et mauvais gènes. Selon ces entreprises, en présentant cette carte au médecin que nous consultons, ce dernier pourra nous prescrire un médicament apte à supprimer nos mauvais gènes. Je doute vraiment que ces miracles se réalisent un jour, ou si tel était le cas ils pourraient bien entraîner des conséquences graves et imprévisibles. Ces projets chimériques et futuristes relèguent dans l'ombre les solutions abordables et efficaces dont notre santé pourrait bénéficier dès à présent : des solutions basées sur l'alimentation.

Dans mon propre laboratoire, nous avons prouvé à partir d'expériences sur des animaux que la croissance du cancer pouvait être activée ou arrêtée par l'alimentation, et ce malgré des prédispositions génétiques très importantes. Nous avons étudié ce phénomène jusque dans les moindres détails et publié nos découvertes dans les meilleures revues scientifiques. Comme vous le verrez plus loin, ces découvertes sont vraiment spectaculaires et les mêmes effets ont été observés à maintes reprises chez les humains.

Nous nourrir sainement ne nous préserve pas uniquement des maladies, mais nous garde aussi en bonne santé et nous confère un sentiment de bien-être tant physique que mental. Certains athlètes de classe internationale, dont le champion de triathlon Dave Scott, les vedettes de l'athlétisme Carl Lewis et Edwin Moses, la grande championne de tennis Martina Navratilova, le champion du monde de catch Chris Campbell (sans relation avec moi !), ainsi que Ruth Heidrich, la championne de marathon âgée de soixante-huit ans, ne jurent que par les régimes végétariens pauvres en gras, assurant que cette nourriture améliore notablement leurs performances. Dans notre laboratoire, nous avons soumis des rats à un régime alimentaire identique à celui d'un Américain moyen, c'est-à-dire à une alimentation composée d'aliments riches en protéines animales. Nous avons comparé les résultats à ceux d'autres rats auxquels on avait donné des aliments à faible teneur en protéines animales. Devinez ce qui s'est passé lorsque les deux groupes se sont vu proposer de l'exercice sur une roue ? Les rats nourris avec très peu de protéines animales s'entraînèrent bien davantage et furent moins fatigués que ceux ayant ingéré la nourriture que la plupart d'entre nous mangent habituellement. En définitive, on a observé les mêmes effets que chez les sportifs de réputation mondiale.

Le corps médical aurait dû être depuis longtemps au courant de ces faits. Il y a un siècle, le professeur Russell Chittenden, célèbre nutritionniste de la faculté de médecine de l'université Yale, voulut savoir si les capacités physiques des étudiants seraient influencées par un régime végétarien[34, 35]. Il soumit quelques étudiants et collègues de sa faculté à un régime végétarien, puis il mesura la performance physique de chacun. Il parvint alors aux conclusions que nous avons tirées de nos expériences sur les rats pratiquement un siècle plus tard, ses résultats ayant été tout aussi spectaculaires que les nôtres.

Se pose également la question de notre dépendance excessive aux médicaments et de notre recours à la chirurgie afin de remédier à nos problèmes de santé. Pour résumer à l'extrême, disons que se nourrir de la bonne façon pourrait largement prévenir les énormes dépenses consacrées aux médicaments et à leurs effets secondaires. Dans les hôpitaux, moins de personnes s'engageraient dans de longues et coûteuses batailles contre des maladies chroniques pendant les dernières années de leur vie. Les coûts de santé diminueraient et le nombre d'erreurs médicales à l'origine de décès prématurés chuterait. En somme, notre système de santé jouerait enfin son rôle de protecteur et de gardien, comme il est censé le faire.

Quand je songe au passé, je revois souvent ma vie à la ferme et la façon dont elle a forgé ma pensée dans bien des domaines. Ma famille vivait immergée dans la nature à chaque instant de la journée. L'été, du lever au coucher du soleil, nous vivions dehors, plantant et récoltant les moissons et surveillant les animaux. Ma mère avait le plus beau jardin potager de la région et travaillait dur du matin au soir pendant l'été pour bien nourrir sa famille d'aliments frais produits dans notre ferme.

J'ai certainement suivi un itinéraire surprenant. J'ai été surpris à maintes reprises par ce que j'ai appris. J'aurais bien voulu que ma famille et d'autres personnes de notre entourage aient pu disposer au milieu du XXe siècle des informations dont nous bénéficions aujourd'hui sur le lien entre l'alimentation et la santé. Si cela avait été le cas, mon père aurait pu prévenir ou guérir sa maladie du cœur. Il aurait pu rencontrer mon plus jeune fils, son homonyme, qui collabore à ce livre. Il aurait pu vivre quelques années de plus et avoir une meilleure qualité de vie. Mon périple scientifique des quarante-cinq dernières années m'a convaincu qu'il est maintenant plus urgent que jamais d'expliquer aux gens comment ils peuvent éviter ces tragédies. Les informations scientifiques existent et elles doivent être dévoilées. Nous ne pouvons maintenir le statu quo et regarder souffrir inutilement les êtres que nous aimons. Il est temps de nous lever, de mettre les choses au point et de prendre en main notre santé.

2

Une histoire de protéines

Toute ma carrière, j'ai concentré mes recherches biomédicales sur les protéines. Un lien invisible m'attachait à ces dernières, peu importe où je me trouvais, que ce soit dans mon laboratoire ou lorsque je dirigeais des programmes de nutrition pour les enfants sous-alimentés sur le terrain, aux Philippines, ou encore dans les salles du gouvernement où notre politique nationale sur la santé était conceptualisée. Les protéines, qui font souvent une forte impression, servent de fil conducteur aux connaissances passées et actuelles de la science de la nutrition.

L'histoire des protéines fait partie de la science, de la culture et d'une bonne partie de la mythologie. Je me souviens de ces mots de Goethe, auxquels je prêtais pour la première fois attention grâce à mon ami Howard Lyman, un célèbre conférencier, auteur et ancien propriétaire de ranch : « Nous sommes particulièrement doués pour ne pas voir ce que nous avons sous les yeux. » Il n'y a jamais eu autant de non-dits qu'autour de l'histoire des protéines. En effet, la recherche biomédicale est directement ou indirectement censurée, influencée et contrôlée par la « religion » des protéines.

Depuis leur découverte en 1839 par le chimiste néerlandais Gerhard Mulder, les protéines, ces macromolécules organiques contenant de l'azote, se sont révélées la plus sacrée de toutes les substances nutritives. Le mot protéine vient du grec *prôtos*, qui signifie « de première importance ».

Au XIXe siècle, le mot protéine était synonyme de viande, et cette association est restée ancrée dans nos esprits pendant plus d'un siècle. Bien des gens l'assimilent encore aux aliments d'origine animale. Si c'est votre cas, vous n'êtes pas le seul.

La confusion règne en ce qui concerne bien des questions élémentaires sur les protéines :

- quelles sont les bonnes sources de protéines ?
- quelle quantité de protéines devrions-nous consommer ?
- les protéines végétales sont-elles aussi efficaces que les protéines animales ?
- est-il nécessaire de combiner certains aliments d'origine végétale à un repas pour combler tous nos besoins en protéines ?
- est-il conseillé d'ajouter des suppléments protéiniques ou des acides aminés en poudre à notre nourriture, en particulier si nous pratiquons un sport ou une activité physique intense ?
- devrions-nous prendre des suppléments protéiniques pour développer nos muscles ?
- certaines protéines sont dites de qualité supérieure et d'autres de qualité inférieure. Qu'en est-il vraiment ?
- comment les végétariens comblent-ils leurs besoins en protéines ?
- les enfants végétariens peuvent-ils se développer sainement sans manger de protéines animales ?

En fait, la croyance populaire selon laquelle la viande est synonyme de protéine, et la protéine synonyme de viande, est responsable de nombre de ces doutes et de ces inquiétudes. On doit cette croyance au fait que la protéine est l'« âme » des aliments d'origine animale. Nous pouvons supprimer la graisse de toutes sortes de viande et de produits laitiers, ils n'en gardent pas moins leur apparence de viande et de produits laitiers. Nous faisons cela tous les jours en consommant des morceaux de viande maigre et du lait écrémé. Par contre, si nous supprimons les protéines de la nourriture animale, il ne nous reste rien de l'aliment d'origine. Un steak sans protéines, par exemple, formerait une flaque d'eau et de graisse contenant une petite quantité de vitamines et de minéraux. Qui aurait envie de manger cela ? Autrement dit, pour qu'un aliment soit considéré comme de la nourriture d'origine animale, il doit contenir des protéines, elles en sont à la fois l'« âme » et le « corps ».

Les premiers scientifiques, tel Carl von Voit (1831-1908), un célèbre homme de science allemand, étaient des ardents défenseurs des protéines. Celui-ci découvrit que les besoins protéiniques de notre organisme étaient couverts par 48,5 g de protéines par jour. Influencé par les préjugés de son temps, Voit conseillait néanmoins l'apport de 118 g de protéines par jour, soit une quantité énorme. Le mot protéine étant synonyme de viande, chacun aspirait à servir de la viande à sa table, tout comme aujourd'hui nous voulons posséder des maisons toujours plus grandes et des voitures toujours plus rapides. Voit était d'avis que l'on ne peut pas avoir trop d'une bonne chose.

Voit devint le mentor de plusieurs chercheurs spécialisés en nutrition au début des années 1900, dont Max Rubner (1854-1932) et W. O. Atwater (1844-1907). Ces deux étudiants suivirent de près les préceptes de leur maître. Rubner affirma que la nourriture riche en protéines, donc la viande, était un des symboles de la civilisation et que « tout homme civilisé avait droit à sa grande ration de protéines ».

Atwater fut le fondateur du premier laboratoire de nutrition du Département américain de l'agriculture (United States Department of Agriculture, ou USDA). En tant que directeur de l'USDA, il recommandait l'apport de 125 g de protéines par jour (actuellement les recommandations ne sont plus que de 55 g par jour). Nous verrons plus tard à quel point ce précédent joua un rôle important dans cet organisme gouvernemental.

Une croyance populaire s'était solidement ancrée dans l'esprit des gens. Si vous étiez civilisé, vous mangiez des protéines en grande quantité. Si vous étiez riche, vous mangiez de la viande ; si vous étiez pauvre, vous mangiez des produits d'origine végétale, comme les pommes de terre et le pain. Certains adeptes de cette théorie se permettaient même de qualifier les gens des classes pauvres de paresseux et d'incompétents parce qu'ils ne mangeaient pas assez de viande. La science de la nutrition, en pleine expansion au XIXe siècle, était dominée par l'élitisme et l'arrogance. Toutes les idées qui prévalaient autour des protéines soutenaient, d'une part, la théorie selon laquelle « plus on en a, mieux on se porte » et considéraient, d'autre part, que la spiritualité même était liée à l'apport en protéines.

Le commandant McCay, célèbre médecin anglais du début du XXe siècle, fut l'instigateur d'un épisode certes drôle, mais aussi parmi les plus dramatiques de cette histoire. En poste dans la colonie anglaise des Indes en 1912, il avait pour mission d'identifier les bons soldats dans les tribus indiennes. Entre autres choses, il déclara que l'on ne pouvait rien tirer des individus qui consommaient peu de protéines, car ils étaient « dans une condition physique déplorable et présentaient des traits de caractère serviles et efféminés ».

UN BESOIN URGENT DE QUALITÉ

Les protéines, les graisses, les hydrates de carbone et l'alcool procurent pratiquement toutes les calories que nous consommons. Les macronutriments, soit les graisses (ou lipides), les hydrates de carbone (ou glucides) et les protéines (ou protides), représentent la presque totalité du poids de la nourriture, à l'exception de l'eau et de petits résidus de vitamines et de micronutriments minéraux. Pour être en bonne santé, nous n'avons besoin que d'une infime quantité de ces micronutriments (de quelques milligrammes à quelques microgrammes).

La protéine, la plus sacrée de toutes les substances nutritives, est l'un des éléments vitaux de notre corps, et il en existe des centaines de milliers de variétés. Elles servent d'enzymes, d'hormones, de tissus structurels et de molécules de transport, c'est-à-dire tout ce qui rend la vie possible. Les protéines sont ordonnées en longues chaînes composées de centaines ou de milliers d'acides aminés, dont il existe de quinze à vingt sortes, selon la façon dont elles sont comptées. Comme les protéines s'usent régulièrement, elles doivent être remplacées. Ce nouvel apport s'accomplit grâce à la consommation de nourriture qui en contient. Lorsque ces protéines sont digérées, elles nous offrent un nouveau supplément de composants d'acides aminés. À son tour, ce supplément servira à la fabrication de nouvelles protéines, en remplacement des stocks épuisés. Il est à noter que les protéines alimentaires ne sont pas toutes de qualité égale. En effet, cette qualité diffère en fonction de la propension des protéines à fournir les acides aminés nécessaires au remplacement des protéines usées.

Ce processus d'assemblage et de désassemblage des acides aminés à l'intérieur de la protéine ressemble aux perles multicolores d'un collier que l'on nous offrirait à la place d'un vieux collier de perles que l'on aurait perdu. Cependant, les perles du nouveau bijou n'étant pas dans l'ordre de celui perdu, nous cassons le nouveau et nous enfilons les perles multicolores dans l'ordre de l'ancien. Mais s'il nous manque des perles bleues, par exemple, la fabrication de notre nouveau collier sera ralentie ou interrompue en attendant de recevoir de nouvelles perles bleues. Le procédé servant à la fabrication de nouveaux tissus protéiniques destinés à remplacer nos protéines « hors d'usage » est identique à cet exemple.

Environ huit acides aminés (perles de couleur) sont nécessaires à la fabrication de nos tissus protéiniques. Ils doivent nous être fournis par la nourriture que nous mangeons. On leur donne le nom d'acides aminés « essentiels » parce que notre corps est incapable de les produire lui-même. Comme dans notre exemple du collier de perles, si nos protéines alimentaires ou l'un de ces huit acides aminés essentiels viennent à manquer, la production des nouvelles protéines sera ralentie ou même interrompue. C'est ici que la notion de qualité de la protéine entre en jeu. Les protéines alimentaires haut de gamme sont tout simplement celles qui, en traversant notre système digestif, procurent les bonnes sortes et les bonnes quantités d'acides aminés indispensables à une synthèse efficace de nos nouveaux tissus protéiniques. Par qualité, j'entends l'« intelligence » des protéines alimentaires à fournir les bonnes sortes et les bonnes quantités d'acides aminés nécessaires à la fabrication de nos nouvelles protéines.

Devinez de quelle nourriture nous aurions besoin pour obtenir les meilleurs composants destinés à remplacer nos protéines hors d'usage ? De chair humaine. Ses protéines contiennent la proportion parfaite d'acides aminés. Mais comme nous ne mangeons pas nos semblables, nous nous procurons les protéines les plus semblables aux nôtres en mangeant les animaux. Les protéines animales sont très similaires aux nôtres ; elles contiennent la plupart du temps la proportion exacte de chaque acide aminé dont nous avons besoin. Ces protéines peuvent être utilisées à très bon escient, et c'est la raison pour laquelle on leur appose l'étiquette de « qualité supérieure ». Dans la nourriture d'origine animale, l'acide aminé le mieux assorti à nos protéines se trouve dans les protéines du lait et des œufs. C'est pourquoi on le considère comme étant de qualité supérieure. Le concept de qualité des protéines alimentaires est donc lié à leur efficacité à favoriser notre croissance. Tout cela serait bien beau si efficacité rimait avec bonne santé. Mais il n'en est rien. Voilà pourquoi les termes efficacité et qualité nous induisent en erreur. En fait, et pour vous donner un avant-goût de ce qui suivra, il existe un nombre impressionnant de recherches irréfutables démontrant que les protéines végétales jugées de qualité moindre sont en réalité les meilleures pour la santé. Elles permettent une synthèse du renouvellement protéinique certes plus lent, mais néanmoins constant. On détermine la qualité protéinique d'un aliment spécifique en observant la vitesse à laquelle grandissent les animaux qui le consomment. Il en résulte que certains aliments, en particulier d'origine animale, contiennent une valeur et une proportion protéinique très élevées[1].

Cette concentration sur la vitesse de croissance du corps encourage la consommation de protéines dites de « qualité supérieure », comme si elles étaient synonymes de bonne santé. Tous les spécialistes en marketing vous le diront : un produit étiqueté de « qualité supérieure » gagne automatiquement la confiance du consommateur. Il y a plus de cent ans que nous nous laissons prendre à ce discours trompeur et nous avons à maintes reprises commis la regrettable erreur de croire que meilleure qualité rimait avec meilleure santé.

Le public n'était pas vraiment au courant de cette notion de qualité des protéines, toutefois, cela a été – et est toujours – lourd de sens. Par exemple, aujourd'hui encore, les personnes qui choisissent un régime végétarien poseront souvent la question : « Où vais-je trouver les protéines dont j'ai besoin ? », comme si les végétaux n'en contenaient pas. Même si l'on sait que les plantes renferment des protéines, il n'en reste pas moins que l'on s'inquiète de leur prétendue « qualité inférieure ». C'est donc pour combler ce qui est perçu comme un manque que certaines personnes se sentent obligées de combiner méticuleusement à chaque repas les protéines de plusieurs végétaux pour combler les déficits en acides aminés. Cela n'est toutefois qu'exagération. Nous savons désormais que le corps humain, par le truchement d'un système métabolique très complexe, est capable de soutirer tous les acides aminés essentiels dont il a besoin chaque jour, à partir d'une variété naturelle de protéines végétales. Il n'est donc pas nécessaire d'en manger de grandes quantités ou de concevoir méticuleusement chaque repas. Malheureusement, la notion de qualité des protéines persiste et jette beaucoup d'ombre sur cette information.

Le déficit en protéines

Au début de ma carrière, le défi de la recherche en nutrition et en agriculture consistait à trouver les moyens d'augmenter la consommation de protéines tout en s'assurant de la meilleure qualité possible. Mes collègues et moi-même étions tous convaincus de la valeur de cet objectif commun. Depuis mon enfance à la ferme jusqu'à mes études supérieures, j'avais implicitement accepté la vénération que l'on portait aux protéines. Je me rappelle, lorsque j'étais un jeune garçon à la ferme, que les suppléments protéiniques étaient ce qui coûtait le plus cher dans la nourriture que nous donnions à nos vaches et à nos cochons. Plus tard, à l'université, j'ai passé trois ans, de 1958 à 1961, dans le cadre de ma thèse de doctorat, à trouver un moyen de développer une protéine de qualité supérieure qui permettrait d'accélérer le processus de croissance des vaches et des moutons pour que nous puissions en manger davantage[2, 3].

Pendant toute la durée de mes études universitaires, j'ai été profondément convaincu qu'encourager la production d'une protéine de qualité supérieure, telle qu'elle existe dans la nourriture d'origine animale, était un but très important à atteindre. Mes recherches universitaires, bien que citées quelquefois en exemple dans les décennies qui suivirent, ne représentaient qu'une infime partie des efforts fournis par d'autres groupes de chercheurs pour s'occuper globalement de la situation des protéines dans le monde. Entre 1960 et 1970, j'entendais constamment parler du prétendu déficit en protéines des pays en voie de développement[4].

La thèse du déficit protéinique soutenait que la faim dans le monde et les problèmes de malnutrition des enfants du tiers-monde étaient causés par le manque de protéines dans la nourriture, surtout de protéines de « qualité supérieure », donc d'origine animale[1, 4, 5]. Un peu partout, des projets visant à répondre à ce déficit protéinique virent le jour. En 1976, un éminent professeur du MIT, assisté de son jeune collègue, arriva à la conclusion qu'une source adéquate de protéines viendrait résoudre le problème central de la nutrition dans le monde[5]. De plus, disait-il, « sans de modestes suppléments de lait, d'œufs, de viande ou de poisson, les régimes essentiellement à base de céréales des pays pauvres ne contenaient pas les protéines indispensables aux enfants en pleine croissance ».

Afin de pourvoir à ce problème grave :

- le MIT mit au point un riche supplément protéinique, l'Incaparina ;
- l'université Purdue produisit du maïs contenant davantage de lysine, l'acide aminé déficitaire dans les protéines de maïs ;
- le gouvernement américain subventionna la production de lait en poudre pour procurer des protéines de qualité supérieure aux nations pauvres ;
- l'université Cornell envoya une profusion de gens talentueux aux Philippines pour, d'une part, mettre au point une variété de riz riche en protéines et, d'autre part, promouvoir l'industrie de l'élevage ;
- l'université d'Auburn et le MIT broyèrent du poisson pour obtenir un concentré protéinique destiné à nourrir le tiers-monde.

Les Nations unies, le Programme de nutrition pour la paix du gouvernement américain (US Government Food for Peace Program) ainsi que les plus grandes universités et un nombre incalculable d'organisations et d'universités prirent part au tollé général, déclarant la guerre à la faim dans le monde en proposant des protéines de qualité supérieure. J'avais directement accès aux informations de la plupart de ces projets et je connaissais les personnes qui les montaient et les dirigeaient.

Par l'Organisation de l'alimentation et de l'agriculture (Food and Agriculture Organization, ou FAO), les Nations unies exercent une influence considérable dans les pays en voie de développement. En 1970, deux de ses représentants[6] ont déclaré ceci : « Le manque de protéines est de loin la carence alimentaire la plus importante dans les pays en voie de développement. La majorité de la population de ces pays survit essentiellement grâce à la consommation de nourriture végétarienne, souvent déficiente en protéines. L'état de santé des gens est mauvais et leur productivité, basse. » M. Autret, un homme très influent au sein de la FAO, ajoutait que « la qualité des protéines est insatisfaisante dans les pays en voie de développement en raison de leur faible teneur en protéines animales et du manque de diversité des aliments[4] ». À son avis, un rapport non négligeable existait entre la consommation de nourriture animale et le revenu annuel de la population. Cet homme prêchait donc l'augmentation de la production et de la consommation de protéines animales pour pallier le « déficit protéinique » grandissant dans le monde. Il recommandait également que « toutes les ressources de la science et de la technologie soient mobilisées afin de trouver de nouveaux aliments riches en protéines, ou pour tirer de meilleurs profits des ressources insuffisamment utilisées dont nous disposons pour nourrir le genre humain[4] ».

Bruce Stillings, de l'université d'État du Maryland et du Département américain du commerce (US Department of Commerce), un autre partisan de la nourriture d'origine animale, reconnaissait en 1973 que « bien que les protéines animales ne soient pas une nécessité en soi, elles sont généralement considérées comme révélatrices de la qualité de la nourriture[1] ». Il poursuivait encore en disant ceci : « On reconnaît que l'apport d'une quantité adéquate d'aliments d'origine animale est la solution idéale pour résoudre les problèmes du manque de protéines dans le monde. »

Il est bien évident qu'un apport de protéines contribuerait grandement à améliorer la situation alimentaire dans le tiers-monde, où la population tire souvent toutes ses calories d'une seule source végétale. Toutefois, ce n'est pas l'unique option et, comme nous allons le voir, ni la solution la mieux adaptée pour résoudre les problèmes de santé à long terme.

Nourrir les enfants

C'était donc les courants d'opinion qui dominaient à cette époque et j'y adhérais comme n'importe qui d'autre. En 1965, j'ai quitté le MIT pour occuper un poste à Virginia Tech. Le professeur Charles Engel, qui était à la tête du Département de biochimie et de nutrition, cherchait à mettre au point un programme international de nutrition pour les enfants sous-alimentés. Il voulait mettre sur pied des groupes d'entraide en puériculture aux Philippines. Ce programme ciblait l'éducation des mères d'enfants souffrant de carences alimentaires, d'où l'appellation « puériculture ». Son idée était d'apprendre aux mères les vertus des produits de l'agriculture locale pour maintenir leurs enfants en bonne santé. Ainsi, elles n'auraient plus à compter sur les rares médicaments qui existaient ni à recourir aux services des médecins par ailleurs quasiment inexistants dans leur pays. Le programme d'Engel démarra en 1967. Vivant à plein temps à Manille, il m'invita à être le coordonnateur de son projet et à le rejoindre pour un séjour prolongé aux Philippines.

L'accent étant constamment mis sur la consommation de protéines pour résoudre les problèmes de malnutrition, nous en avons fait la pièce maîtresse de notre programme de centres d'entraide en puériculture tout en cherchant les moyens d'en augmenter la consommation par la même occasion. Comme source de protéines, le poisson était généralement limité aux régions côtières. Notre priorité consistait à promouvoir la cacahuète comme source de protéines, car il s'agit d'un produit agricole capable de pousser partout. L'arachide est une légumineuse, comme la luzerne, les graines de soja, le trèfle, les pois et autres haricots. À l'instar de ces autres fixateurs d'azote, la cacahuète est riche en protéines.

Cette légumineuse savoureuse posait toutefois un grave problème. En Angleterre[7-9], puis plus tard au MIT (dans le laboratoire où j'avais travaillé auparavant[10, 11]), on avait trouvé des preuves irréfutables de contamination des cacahuètes par une toxine de moisissure, l'aflatoxine. Ces révélations étaient alarmantes, car il était prouvé que l'aflatoxine causait le cancer du foie chez les rats. On prétendait que c'était le produit chimique le plus carcinogène jamais découvert.

Ainsi, nous avons dû nous attaquer en même temps à deux projets étroitement liés : soulager la malnutrition infantile et résoudre le problème de contamination par l'aflatoxine.

Avant de me rendre aux Philippines, j'étais allé à Haïti pour tirer des enseignements des quelques centres d'expérimentation en puériculture mis sur pied par mes collègues de Virginia Tech, les professeurs Ken King et Ryland Webb. C'était mon premier voyage dans un pays en voie de développement et Haïti en était l'exemple parfait. En effet, « Papa Doc » Duvalier, alors président, utilisait les maigres ressources de son pays pour s'enrichir personnellement. À cette époque, 54 % des enfants haïtiens mouraient avant même d'avoir atteint leur cinquième anniversaire, en majeure partie des conséquences de la malnutrition.

Je me rendis d'ailleurs ultérieurement aux Philippines pour y trouver une situation semblable. Nous avons décidé de l'emplacement des centres de puériculture en fonction des stades de malnutrition de chaque village. Nous avons concentré nos efforts sur ceux qui avaient le plus besoin d'aide. Lors d'une enquête préliminaire dans chaque village, nous avons pesé les enfants et comparé leur poids par rapport à leur âge, puis nous avons établi des parallèles avec les standards des pays occidentaux. Nous avons ensuite réparti nos découvertes selon trois degrés de malnutrition. Les cas les plus graves, ceux du troisième degré, étaient représentés par les enfants au-dessous du 65e percentile. Sachez qu'un enfant au 100e percentile est la moyenne aux États-Unis. Un enfant qui se situe au-dessous du 65e percentile est aux portes de l'inanition.

Dans les zones urbaines de quelques grandes villes, de 15 à 20 % des enfants de trois à six ans souffraient du troisième degré de malnutrition. Je me souviens très bien de quelques-unes de mes premières observations. Une mère, elle-même légère comme une plume, essayait d'enfourner un peu de porridge dans la bouche de ses jumeaux de trois ans qui pesaient respectivement cinq et six kilos. D'autres enfants que la faim avait rendus aveugles étaient amenés par leurs jeunes frères et sœurs dans l'espoir d'une aumône. Des enfants auxquels il manquait une jambe ou un bras sautillaient autour de nous pour recueillir une bouchée de nourriture.

Une révélation pour l'amour du ciel !

Inutile de dire que ce spectacle nous motiva encore davantage pour faire avancer notre projet. Comme je l'ai déjà mentionné, nous avions jeté notre dévolu sur la cacahuète et nous devions tout d'abord résoudre le problème de sa contamination par l'aflatoxine.

Il nous fallait donc en premier lieu recueillir des informations au sujet de cette toxine. Qui aux Philippines consommait de l'aflatoxine et qui était sujet au cancer du foie ? Pour répondre à ces questions, j'ai demandé et reçu une subvention des NIH. Nous avons également adopté une deuxième stratégie pour nous permettre d'élucider la question suivante : de quelle façon l'aflatoxine influe-t-elle vraiment sur le cancer du foie ? Nous voulions étudier cette question au niveau moléculaire en utilisant des rats de laboratoire. J'ai réussi à bénéficier d'une deuxième subvention des NIH pour cette recherche biochimique poussée. Ces aides ont permis d'étudier deux champs d'investigation en même temps : la recherche élémentaire et la recherche appliquée. J'ai continué à travailler de cette façon tout au long de ma carrière. L'étude de ces questions d'une perspective élémentaire d'une part et d'une perspective appliquée d'autre part était très gratifiante. Cela nous permettait non seulement de comprendre l'effet de la nourriture et des produits chimiques sur la santé, mais également les raisons de cet effet. Nous pouvions ainsi mieux saisir les fondements biochimiques de la nourriture et de la santé et également le rôle qu'ils pouvaient jouer sur les humains dans leur vie quotidienne.

Nous avons commencé par une série de sondages progressifs. Nous voulions tout d'abord savoir quels étaient les aliments qui contenaient le plus d'aflatoxine. Nos recherches nous montrèrent que c'étaient la cacahuète et le maïs. Par exemple, les vingt-neuf pots de beurre de cacahuètes que nous avons achetés dans les épiceries locales étaient contaminés par l'aflatoxine à un niveau plus de trois cents fois supérieur aux normes estimées acceptables dans l'alimentation des Américains. Par contre, les cacahuètes entières étaient moins contaminées, ne dépassant pas la quantité d'aflatoxine admise selon ces mêmes normes. Les usines de cacahuètes étaient donc responsables de cette différence de qualité entre le beurre de cacahuètes et les cacahuètes entières. Les meilleures étaient sélectionnées à la main sur un tapis roulant, puis mises dans de petits pots, alors que les cacahuètes moisies arrivant en bout de chaîne étaient destinées à la fabrication du beurre de cacahuètes.

Notre seconde préoccupation était de déterminer quelles étaient les personnes susceptibles d'être contaminées par l'aflatoxine, donc les plus exposées à ses effets cancérigènes. Nous avons appris qu'il s'agissait des enfants, car c'étaient eux qui mangeaient le beurre de cacahuètes contenant de l'aflatoxine. Nous avons évalué la consommation d'aflatoxine en analysant les sécrétions de produits métaboliques qui en contenaient dans l'urine des enfants vivant dans un foyer où l'on avait découvert un pot de beurre de cacahuètes déjà entamé[12]. En comparant nos informations, nous avons fait une découverte intéressante : les deux régions du pays les plus touchées par le cancer du foie étaient les villes de Manille et de Cebu, soit précisément les régions où l'on ingurgitait la plus grande quantité d'aflatoxine. Le beurre de cacahuètes était presque exclusivement consommé dans la région de Manille, alors que le maïs l'était à Cebu, deuxième ville des Philippines la plus peuplée.

Mais il y avait plus à tirer de ces résultats, et c'est ce qui émergea de ma rencontre avec un célèbre médecin, José Caedo, l'un des conseillers du président Marcos. Il me dit que le problème du cancer du foie aux Philippines était gravissime. La situation était d'autant plus désastreuse que cette maladie s'attaquait aux enfants n'ayant même pas atteint l'âge de dix ans, alors que dans les pays occidentaux, cette maladie ne frappe que les adultes de plus de quarante ans. Caedo me confia qu'il avait personnellement opéré des enfants de moins de quatre ans souffrant d'un cancer du foie !

À elle seule, cette révélation était déjà incroyable, mais ce qu'il m'apprit ensuite était encore plus surprenant, *à savoir que les enfants atteints d'un cancer du foie étaient issus des familles les mieux nourries*. Ces familles riches étaient censées manger la nourriture la plus saine, donc à base de viande comme la plupart des Américains. *Elles consommaient davantage de protéines que n'importe qui dans le pays (de la protéine animale de la meilleure qualité en plus), et c'étaient elles que le cancer du foie dévastait !*

Comment cela était-il possible ? Partout dans le monde, le taux de cancer du foie était plus important dans les pays où l'on consommait moins de protéines. On prônait partout que ce cancer devait être mis sur le compte d'un déficit protéinique. Et c'était précisément ce déficit en protéines qui expliquait notre présence aux Philippines ; notre objectif visait justement à procurer davantage de protéines au plus grand nombre d'enfants possible. Et voilà maintenant que le Dr Caedo et ses collègues venaient me dire que les enfants consommant le plus d'aliments riches en protéines étaient aussi ceux qui avaient le plus haut pourcentage de cancer du foie ! Au début, j'ai trouvé cela étrange mais, par la suite, mes propres informations confirmèrent leurs dires.

À la même époque, une étude effectuée en Inde fut publiée par une revue médicale inconnue[13]. Il s'agissait d'une expérience concernant le cancer du foie et la consommation de protéines, menée sur deux groupes de rats de laboratoire. On fit absorber de l'aflatoxine à un premier groupe de rats, puis de la nourriture contenant 20 % de protéines. Le second groupe reçut la même quantité d'aflatoxine, puis de la nourriture contenant seulement 5 % de protéines.

Le cancer du foie, ou tout au moins des lésions précancéreuses, apparut chez chacun des rats ayant consommé 20 % de protéines. Par contre, aucun des animaux en ayant reçu 5 % ne fut victime du cancer, ni même de lésions précancéreuses. Le rapport de 0 % à 100 % était flagrant. Ces résultats montraient bien des similitudes avec les observations que j'avais faites sur les enfants philippins. Les plus vulnérables au cancer du foie étaient aussi ceux qui consommaient le plus de protéines.

Personne ne semblait accepter les résultats de cette étude indienne. Au cours d'un vol qui me ramenait de Detroit où je venais de prononcer une allocution, j'étais en compagnie de l'un de mes anciens collègues plus âgé, le professeur Paul Newberne, du MIT. À cette époque, Newberne était une des rares personnes qui accordaient de l'importance au rôle de l'alimentation dans le développement du cancer. Je lui fis donc part de mes découvertes aux Philippines et de cette étude indienne. Il balaya sommairement le contenu de l'article en question en deux phrases : « Ils doivent avoir inversé les chiffres correspondant aux cages des animaux. Il est impossible qu'un régime à haute teneur en protéines puisse augmenter l'incidence de développement du cancer. »

Je réalisai que j'avais mis le doigt sur une idée pour le moins sulfureuse puisqu'elle avait le pouvoir de provoquer l'incrédulité et même le courroux chez mes collègues de travail. Devais-je entreprendre de sérieuses investigations tendant à prouver que les protéines favorisaient le développement du cancer et courir le risque d'être ridiculisé, ou oublier cette histoire ?

Ce furent en quelque sorte des événements de ma vie privée qui déterminèrent la suite de ma carrière. Lorsque j'avais cinq ans, ma tante, qui vivait avec nous, se mourait du cancer. Mon oncle nous emmena, mon frère Jack et moi, à l'hôpital pour rendre visite à sa femme. Même si j'étais trop jeune pour comprendre tout ce qui se passait, je me rappelle avoir été frappé par le mot Cancer, avec une majuscule. Je m'étais dit que lorsque je serais grand, je trouverais un moyen de le guérir.

Bien plus tard, quelques années à peine après mon mariage et au début de mon travail aux Philippines, la mère de ma femme mourut prématurément à cinquante et un ans d'un cancer du côlon. À cette époque, celle de mes premières recherches, je commençais à soupçonner une relation entre le cancer et l'alimentation. Le cas de ma belle-mère fut particulièrement difficile. Elle n'avait pas reçu les soins appropriés, car elle n'avait pas d'assurance-maladie. Comme mon épouse, Karen, était son unique fille et qu'elles étaient très proches, cette expérience douloureuse facilita mon choix de carrière : pour aider à mieux comprendre cette terrible maladie, j'étais prêt à aller partout où mes recherches me conduiraient.

En y repensant, cet épisode a marqué le début d'une carrière consacrée au lien entre l'alimentation et le cancer. La décision de me lancer dans la recherche sur la relation entre les protéines et le cancer en fut le virage déterminant. Si je voulais continuer sur ma lancée, il n'y avait qu'une solution : il fallait que je commence par des recherches fondamentales en laboratoire pour découvrir si les protéines pouvaient bel et bien stimuler le développement du cancer. Je devais également trouver comment ce phénomène se produisait. Et c'est exactement par là que j'ai débuté. Cette décision m'a entraîné bien plus loin que je ne l'aurais imaginé. Les découvertes extraordinaires que nous avons faites, mes collègues, mes étudiants et moi-même, devraient vous donner à réfléchir à deux fois sur votre régime alimentaire habituel. En plus, elles ont soulevé des questions plus importantes encore qui pourraient bien ébranler toutes nos idées sur le rapport entre l'alimentation et la santé.

NATURE DE LA SCIENCE : CE QU'IL FAUT SAVOIR POUR POURSUIVRE LA RECHERCHE

Dans le domaine de la science, il est difficile de parler de preuves absolues. Les sciences « pures » comme la biologie, la chimie ou la physique ont déjà du mal à fournir des preuves irréfutables, mais en médecine et en santé, c'est presque impossible. L'objectif des recherches est de déterminer principalement ce qui *pourrait* être vrai. S'il en est ainsi, c'est avant tout parce que les recherches dans le domaine de la santé se basent sur des statistiques.

Lorsque vous lancez une balle en l'air, va-t-elle retomber ? Oui, bien sûr, et à chaque fois. C'est une loi de la physique ! Si vous fumez quatre paquets de cigarettes par jour, allez-vous éventuellement souffrir d'un cancer du poumon ? La réponse est « peut-être ». Nous savons que les risques d'avoir un cancer du poumon sont beaucoup plus grands si vous fumez que dans le cas contraire. C'est ce que prétendent ces statistiques singulières, mais nous ne pouvons pas dire avec précision si vous avez ou non des prédispositions pour le cancer du poumon.

En science nutritionnelle, il n'est pas aussi simple d'éclaircir les liens entre les aliments et la santé. Les humains vivent de toutes sortes de manières. Ils ont des patrimoines génétiques différents et mangent toutes sortes d'aliments. Par ailleurs, des obstacles importants freinent le bon déroulement des recherches, notamment limitées par le temps, les restrictions budgétaires et les erreurs de mesures. Et même si vous avez le meilleur échantillon de sujets possible, du temps et des moyens financiers illimités, l'alimentation, le style de vie et la santé sont reliés par des systèmes si complexes et une telle multitude de facettes qu'il est quasiment impossible d'établir des preuves pour chacun de ces facteurs et chacune de ces maladies.

Ces restrictions nous obligent à établir d'autres stratégies dans nos recherches. Dans certains cas, nous allons faire une évaluation de causes « hypothétiques » à effets « hypothétiques » en *observant* et en mesurant les différences qui existent déjà entre divers groupes de personnes. Par exemple, nous pourrions *observer* le comportement alimentaire de sociétés qui consomment diverses quantités de gras, puis *observer* si ces différences correspondent à des différences semblables dans les taux de cancer du sein, de l'ostéoporose ou d'autres formes de maladie. Nous pourrions également *observer* les caractéristiques alimentaires de personnes déjà touchées par la maladie et les comparer à un groupe analogue de personnes non malades. Nous pourrions *observer* le taux de maladie en

1950 et le comparer à celui de 1990, puis *observer* si les modifications correspondent à des changements d'habitudes alimentaires.

En plus d'*observer* ce qui existe déjà, nous pourrions *intervenir* en expérimentant un traitement hypothétique pour voir ce qui se passe. Par exemple, nous pourrions expérimenter l'innocuité et l'efficacité de médicaments. Nous pourrions donner un médicament à un groupe de personnes, alors que l'autre groupe ne recevrait qu'un placebo (une substance inactive du médicament). Par contre, il est beaucoup plus difficile d'*intervenir* sur les questions ayant trait à l'alimentation. Dans ce cas, nous sommes obligés de compter sur les personnes qui nous ont servi de cobayes en espérant qu'elles ont suivi à la lettre le régime alimentaire que nous leur avons prescrit.

Dans nos recherches *observationnelles* et *interventionnistes,* nous commençons par regrouper les découvertes et peser le pour et le contre de certaines hypothèses. Lorsqu'une théorie a fait ses preuves au point de ne plus pouvoir être contestée, nous la déclarons plausible. Voilà ce qui me permet de plaider en faveur des régimes végétariens. Pendant que vous poursuivez votre lecture, soyez conscient qu'il serait décevant et déconcertant de chercher la preuve absolue d'une alimentation idéale par les résultats d'une ou deux études. Peu importe, je suis confiant ; ceux qui cherchent la vérité en ce qui concerne l'alimentation et la santé en analysant le poids de l'évidence de toutes les études disponibles seront étonnés et informés. Lorsque l'on évalue le poids de l'évidence, il convient de garder quelques idées à l'esprit.

Corrélation et causalité

Vous pourrez constater que plusieurs études parlent de corrélation et d'association pour décrire la relation entre deux facteurs. On pourrait même parler de relation de cause à effet. Cette idée est bien mise en évidence dans notre étude en Chine. Nous avons cherché à savoir s'il y avait des associations typiques et répétitives parmi les habitudes alimentaires, les maladies et les modes de vie divers de soixante-cinq régions, cent trente villages et six mille cinq cents adultes et leurs familles que nous avons étudiés. Ainsi, si la consommation de protéines est plus élevée chez la population très touchée par le cancer du foie, nous pouvons alors affirmer qu'il existe une corrélation ou association positive entre les protéines et un facteur de cancer. Si l'une apparaît, l'autre apparaît aussi. Par contre, si la consommation de protéines est plus élevée parmi la population peu touchée par le cancer du foie, nous dirons alors que l'absorption de fortes doses de protéines est inversement proportionnelle aux risques du cancer du foie. En d'autres termes, les deux facteurs prennent des directions opposées : lorsque l'un augmente, l'autre diminue.

Comme dans notre exemple hypothétique, si les protéines jouent un rôle dans le cancer du foie, cela ne prouve pas que les protéines provoquent ou préviennent ce cancer. Un exemple classique illustre bien cette théorie : les pays qui possèdent le plus grand nombre de poteaux téléphoniques sont également les pays qui présentent le plus haut risque de maladies cardiaques. Par conséquent, les poteaux téléphoniques et les maladies cardiaques sont en corrélation positive. Mais cela ne prouve toujours pas que les poteaux téléphoniques sont responsables des maladies cardiaques. En fait, corrélation ne veut pas dire cause, ce qui ne signifie pas que cette corrélation est inutile. Bien interprétées, les corrélations peuvent s'avérer d'une grande utilité pour étudier les relations entre la nutrition et la santé. À titre d'exemple, notre étude en Chine a mis en évidence plus de huit mille corrélations statistiques d'une valeur inestimable. Lorsque le nombre de corrélations atteint de tels chiffres, les chercheurs peuvent cerner les grandes lignes des rapports que les habitudes alimentaires, le mode de vie et la maladie pourraient avoir entre eux. Ces grandes lignes deviennent, à leur tour, représentatives de la façon dont fonctionne vraiment le processus complexe du lien entre l'alimentation et la santé. Quoi qu'il en soit, si quelqu'un cherche à prouver qu'un seul facteur est responsable d'un seul résultat, une unique corrélation ne suffit pas.

SIGNIFICATION STATISTIQUE

Vous pourriez penser qu'il est facile de décider si deux facteurs sont en corrélation ou non, qu'en fait soit ils le sont, soit ils ne le sont pas. Mais cela n'est pas aussi simple. Lorsque vous examinez un grand nombre de données, vous devez les soumettre à une analyse statistique afin de déterminer si les deux facteurs sont en corrélation. La réponse n'est donc ni oui ni non. Il s'agit d'une probabilité, ce que l'on appelle une *signification statistique*, laquelle est une mesure permettant de s'assurer de la fiabilité d'une observation expérimentale ou, par opposition, de considérer cette observation comme étant le fruit du hasard.

Si vous lancez trois fois une pièce de monnaie et qu'elle retombe chaque fois du côté face, il s'agit sans doute d'un coup de chance. Par contre, si vous lancez cent fois la pièce et qu'elle retombe à chaque fois du côté face, vous pouvez presque être sûr que les deux côtés de la pièce sont identiques. Voilà l'idée qui se cache derrière le concept de *signification statistique* : ce sont les détails qui déterminent si la corrélation (ou une autre découverte) est bel et bien réelle ou si ces résultats sont simplement imputables au hasard.

On considère une découverte comme « statistiquement significative » lorsque les probabilités qu'elle soit due à la chance sont inférieures à 5 %. Par exemple, il y a 95 % de chance d'obtenir le même résultat si l'expérience est répétée. Cette limite de 95 % est certes arbitraire, mais néanmoins acceptée comme standard. Une autre limite arbitraire est 99 %. Dans ce cas, lorsque le résultat atteint ce pourcentage, on dit qu'il est *statistiquement hautement significatif*. Dans ce livre, des statistiques significatives sur le thème de l'alimentation et la maladie apparaissent de temps à autre et peuvent nous aider à décider de la fiabilité des résultats ou du « poids » de leur évidence.

Les mécanismes en action

Bien souvent, les corrélations sont jugées d'une plus grande fiabilité si d'autres recherches viennent soutenir que deux facteurs en corrélation sont biologiquement associés. Dans notre exemple précédent, les poteaux téléphoniques et les maladies cardiaques sont en corrélation positive, mais aucune recherche ne démontre que les poteaux téléphoniques sont biologiquement reliés aux maladies cardiaques. Quoi qu'il en soit, certaines recherches expliquent que les processus de consommation de protéines et l'apparition du cancer du foie pourraient être reliés biologiquement et causalement (ainsi que vous pourrez le lire au chapitre 3). Comprendre le processus en fonction duquel quelque chose se passe dans notre corps signifie connaître son « mode d'action ». Et connaître son mode d'action renforce l'évidence. On pourrait aussi dire que les deux facteurs en corrélation sont reliés d'une façon biologiquement plausible. Si un rapport est biologiquement plausible, il est considéré comme beaucoup plus fiable.

Méta-analyse

Enfin, il serait important de comprendre le concept de la méta-analyse, laquelle compile les données de multiples études et les analyse comme s'il ne s'agissait que d'un seul ensemble de données. En compilant et en analysant une quantité massive de données, le résultat a beaucoup plus de poids. C'est pourquoi les résultats de la méta-analyse sont bien plus probants que les résultats de recherches isolées, bien qu'il y ait, comme pour tout, des exceptions à la règle.

Après avoir obtenu les résultats d'une variété d'études, nous pouvons alors commencer à utiliser ces outils et ces concepts pour évaluer le poids de l'évidence. Grâce à tout ce travail, nous comprenons petit à petit ce qui se rapproche de la vérité et nous pouvons agir en conséquence. Des hypothèses secondaires ne semblent plus probables et nous pouvons vraiment avoir confiance en nos résultats. De toute façon, l'obtention de preuves absolues dans le sens technique du terme est impossible et sans importance. Ce dont nous disposons, ce sont des preuves de bon sens ayant un degré de fiabilité de 99 %. Par exemple, les recherches à l'origine de nos convictions sur la cigarette et la santé partaient du même principe. Il n'a jamais été totalement prouvé que la fumée provoque le cancer du poumon. Mais la probabilité que la fumée n'ait aucune influence sur ce type de cancer est si minime que la question est réglée depuis longtemps.

3

Arrêter le cancer

Les Américains redoutent le cancer plus que toute autre maladie. Se consumer lentement et douloureusement pendant des mois ou des années pour ensuite en mourir est une perspective terrifiante. Voilà pourquoi le cancer est probablement la plus redoutée des grandes maladies.

Alors, quand les médias annoncent la découverte d'un nouveau cancérigène, le public dresse l'oreille et réagit immédiatement. Certains cancérigènes déclenchent tout simplement la panique. Ce fut le cas il y a quelques années avec l'Alar, le produit chimique que l'on vaporisait habituellement sur les pommes afin d'en réguler la croissance. Peu après la parution d'un rapport par le Conseil de défense des ressources naturelles (Natural Resources Defense Council, ou NRDC), intitulé « Risque intolérable : Les pesticides dans la nourriture de nos enfants[1] », l'émission de télévision *60 Minutes* fit passer un court documentaire sur l'Alar. Puis, en février 1989, un représentant du NRDC déclara dans le cadre de la même émission que ce produit chimique employé par l'industrie de la pomme « était le plus puissant cancérigène jamais employé dans l'industrie alimentaire[2, 3] ».

La réaction du public ne se fit pas attendre. Une femme appela la police de son État pour que l'on prenne en chasse l'autobus scolaire où avait pris place son enfant de quatre ans, à qui elle avait donné une pomme comme goûter[4]. Puis ce fut au tour des commissions scolaires un peu partout dans le pays, à New York, Los Angeles, Atlanta et Chicago entre autres, d'arrêter de servir des pommes et ses sous-produits. Selon John Rice, ex-président de l'Association américaine de la pomme, cette industrie subit un gros contrecoup économique, perdant plus de deux cent cinquante millions de dollars[5]. Finalement, pour faire écho au tollé du public, la production et l'emploi de l'Alar cessèrent au mois de juin 1989[3].

L'histoire de l'Alar n'est pas la seule du genre. Au fil des dernières décennies, plusieurs produits chimiques ont été dénoncés par la presse populaire comme étant des agents cancérigènes. Vous avez peut-être entendu parler de certains d'entre eux, dont :

- l'aminotriazole, cet herbicide utilisé sur les canneberges et qui a causé la « grande panique de la canneberge » en 1959 ;
- le DDT, ce produit largement connu de la population depuis la parution du livre de Rachel Carson, *Silent Spring* ;
- les nitrites (ou azotites), ces agents de conservation de la viande qui intensifient le goût et la couleur des saucisses pour hot dogs et du bacon ;
- le colorant rouge numéro 2 ;
- les édulcorants artificiels (cyclamates et saccharine inclus) ;
- la dioxine, un agent polluant issu des processus industriels et de l'agent orange, un défoliant employé pendant la guerre du Vietnam ;
- l'aflatoxine, une toxine de champignon découverte sur les arachides et le maïs moisis.

Je connais très bien ces produits chimiques douteux. En effet, j'ai été membre du comité d'experts de l'Académie nationale des sciences sur la saccharine et les politiques concernant la sécurité alimentaire (1978-1979), académie chargée d'évaluer le danger potentiel de la saccharine à une époque où le public s'élevait contre l'autorité sanitaire fédérale américaine (la Food and Drug Administration, ou FDA) après qu'elle eut proposé de bannir cet édulcorant artificiel. Je fus aussi l'un des premiers scientifiques à isoler la dioxine. J'ai donc eu connaissance des toutes premières informations du laboratoire du MIT, lequel a réalisé des travaux de recherche sur les nitrites ; j'ai passé de nombreuses années à effectuer des recherches et à publier des articles sur l'aflatoxine, un des produits chimiques les plus cancérigènes jamais découverts, du moins en ce qui concerne les rats.

Tandis que ces produits chimiques divergent significativement quant à leurs propriétés, ils ont une histoire commune en ce qui a trait au cancer. Dans chacun des cas, sans exception, les recherches ont démontré que ces produits chimiques peuvent faire augmenter le taux de cancer chez les animaux de laboratoire. Le cas des nitrites en est un excellent exemple.

Un missile dangereux : le hot dog

Si vous pensez être d'un âge mûr ou plus vieux encore, quand je dis « nitrites, hot dogs et cancer », il se peut que vous vous caliez dans votre rocking-chair tout en secouant la tête et en disant : « Ah oui, je me souviens de cette histoire ! » Mais je vais la raconter aux plus jeunes, puisque l'histoire a une curieuse tendance à se répéter.

Nous sommes au début des années 1970 ; à cette époque la guerre du Vietnam commence à perdre du souffle, Richard Nixon va être à tout jamais lié au scandale du Watergate, la crise de l'énergie va occasionner des queues sans fin aux pompes à essence et les nitrites font la une des journaux.

Nitrite de sodium : un agent de conservation utilisé pour la viande depuis les années 1920[6]. Ce produit chimique tue les bactéries et ajoute une belle couleur rosée ainsi que du goût aux hot dogs, au bacon et aux viandes en conserve.

En 1970, le magazine *Nature* rapporta dans un article que le nitrite que nous ingérions pouvait réagir dans notre corps et former des nitrosamines[7].

Nitrosamines : elles forment une dangereuse famille de produits chimiques. Selon le Programme national américain de toxicologie[8], pas moins de dix-sept nitrosamines sont considérées comme étant probablement des cancérigènes pour l'humain.

Attendez un peu ! Pourquoi ces effrayantes nitrosamines sont-elles « probablement des cancérigènes pour l'humain » ? La réponse est rapide à donner : des expériences menées sur des animaux ont indiqué que plus l'exposition à ce produit chimique augmente, plus le risque de cancer augmente. Mais cette explication ne suffit pas. Il faut faire le tour de la question.

Prenons par exemple une nitrosamine particulière, la N-nitrosarcosine. Au cours d'une étude, vingt rats ont été divisés en deux groupes et exposés à des concentrations différentes de N-nitrosarcosine. Les rats ayant reçu une dose élevée de cette substance en avaient eu le double des autres. Parmi ceux ayant reçu la faible dose de N-nitrosarcosine, à peine plus de 35 % sont morts d'un cancer de la gorge. Parmi les rats ayant absorbé la dose plus élevée, 100 % sont morts d'un cancer au cours de la seconde année de l'expérience[9-11].

Quelle est la dose de cette substance prise par les rats ? Les deux groupes en ont reçu une dose faramineuse ! Laissez-moi transposer cette expérience sous forme d'anecdote. Supposons que vous allez manger chez un ami à chaque repas et que celui-ci ne veut plus vous voir, qu'il veut même vous inoculer le cancer de la gorge en vous servant de la nitrosarcosine. Il vous donne donc l'équivalent de la faible dose administrée aux rats. Cet ami vous offre un sandwich comprenant un demi-kilo de saucisson, et vous le mangez. Il vous en offre un deuxième, puis un autre, et d'autres encore, jusqu'à ce que vous ayez mangé deux cent soixante-dix mille sandwichs au saucisson. Seulement alors votre ami vous laisse partir[9, 12]. Mieux vaut pour vous que vous aimiez le saucisson, parce qu'il va vous refiler ce même nombre de sandwichs chaque jour pendant trente ans ! Ce faisant, vous aurez dans le corps le même niveau de nitrosarcosine (en fonction de votre poids) que les rats du groupe à faible dose.

Étant donné que des taux encore plus élevés de cancer ont aussi été découverts chez les souris et les rats à la suite de l'emploi de méthodes d'exposition diverses, on « peut sans doute affirmer » que la nitrosarcosine est un cancérigène humain. Bien qu'aucune étude humaine n'ait été faite pour en arriver à cette conclusion, il est probable qu'un tel produit chimique, qui cause en permanence le cancer chez les souris et les rats, puisse déclencher le cancer chez les humains à un niveau ou à un autre. Il est cependant impossible de connaître ce niveau d'exposition, vu que les doses administrées aux animaux étaient énormes. Néanmoins, les expériences sur les animaux sont à elles seules considérées comme suffisantes pour conclure que la nitrosarcosine est « probablement » un cancérigène humain[9].

Alors, en 1970, quand cet article publié dans le prestigieux magazine *Nature* conclut que les nitrites aidaient les nitrosarcosines à se former dans le corps, sous-entendant ainsi qu'ils contribuaient à causer le cancer, les gens ont commencé à s'inquiéter. La prise de position officielle était la suivante : « La diminution d'ingestion de nitrites et d'amines permet de réduire l'apparition du cancer chez l'humain[7]. » Tout d'un coup, les nitrites devenaient des tueurs en puissance. Comme nous, les Américains, sommes exposés aux nitrites puisque nous ingérons de la viande transformée comme les hot dogs et le bacon, certains produits se sont retrouvés sous les feux de la rampe. En plus de contenir des additifs tels que les nitrites, les hot dogs sont faits de babines, de truffes, de rates, de langues, de gorges et d'autres « viandes variées[13] ». Alors que la polémique sur les nitrites et nitrosarcosines battait son plein, les hot dogs refroidissaient dans les assiettes ! Ralph Nader qualifia même ces derniers de « plus dangereux missiles américains[14] ». Comme certains groupes jouant le rôle de porte-parole des consommateurs demandèrent de bannir les nitrites, le gouvernement décida d'entreprendre une sérieuse étude sur les dangers potentiels des nitrites pour les humains[3].

Cette question surgit de nouveau en 1978 quand une étude menée au MIT révéla que les nitrites faisaient augmenter le cancer du système lymphatique chez les rats. Ainsi que le rapportait un numéro du magazine *Science* en 1979[15], cette étude précisait que, en moyenne, les rats ayant ingéré des nitrites avaient 10,2 % plus de cancer, alors que ceux qui n'en avaient pas ingéré avaient un taux de 5,4 % de cancer. Cette découverte suffit à générer un tumulte dans la population. Des débats enflammés eurent lieu au sein du gouvernement, de l'industrie et de la recherche. Une fois la poussière retombée, les comités d'experts firent leurs recommandations, l'industrie réduisit de beaucoup l'usage des nitrites et la question tomba dans l'oubli.

Pour résumer la situation, je dirai que des résultats scientifiques très marginaux peuvent faire beaucoup de vagues parmi le public quand il s'agit de produits chimiques susceptibles d'occasionner le cancer. Une augmentation de 5 à 10 % de l'apparition du cancer chez des rats ayant pris de grandes quantités de nitrites a causé une controverse explosive. Il ne fait aucun doute que des millions de dollars ont été dépensés après l'étude du MIT pour disséquer et analyser les résultats. Et, après des expériences où des animaux avaient ingéré des doses exceptionnellement élevées de cette substance pendant presque la moitié de leur vie, on en conclut que la nitrosarcosine, une nitrosamine peut-être formée à partir de nitrites, était « probablement un cancérigène humain ».

RETOUR AUX PROTÉINES

Il ne s'agit pas ici d'affirmer que les nitrites ne sont pas dangereux. Ce n'est que la possibilité, aussi infime soit-elle, qu'ils puissent causer le cancer qui alarme le public. Et si les chercheurs arrivaient à des résultats scientifiques beaucoup plus substantiels et impressionnants ? Et si dans la totalité des tests effectués sur les animaux il existait un produit chimique qui cause le cancer et que, par ailleurs, son absence se traduisait par l'absence de cancer chez les animaux ? Et, qui plus est, si cette substance chimique agissait ainsi à des doses quotidiennes banales et non aux doses extraordinaires utilisées au cours de ces expériences ? Trouver une telle substance chimique serait un peu comme trouver le Saint Graal de la recherche sur le cancer, et les répercussions d'une telle découverte seraient capitales pour la santé humaine. On peut donc supposer que cette substance chimique susciterait beaucoup plus d'émoi que les nitrites, l'Alar ou encore l'aflatoxine, qui est un grand cancérigène.

J'ai effectivement découvert l'équivalent de ce Saint Graal en lisant les résultats de cette recherche[16] menée en Inde alors que j'étais aux Philippines. Cette substance chimique n'était rien d'autre que les protéines que l'on administrait à des rats dans des proportions qui se rapprochent assez de la consommation normale. Les protéines, imaginez un peu ! Les résultats de cette recherche étaient absolument effarants. Au cours de cette étude indienne, alors que tous les rats étaient prédisposés à développer un cancer, vu qu'on leur avait administré de l'aflatoxine, seuls les rats ayant consommé 20 % de protéines eurent le cancer alors que ceux qui n'en avaient consommé que 5 % n'en développèrent aucun.

Les scientifiques, dont je suis, sont du genre sceptique, surtout s'ils sont confrontés à des découvertes qui les laissent ébahis. En fait, il est de notre responsabilité en tant que chercheurs de passer ces découvertes provocantes au peigne fin. Peut-être que ces résultats ne valaient que pour des rats exposés à l'aflatoxine, non pour les autres espèces, ni pour les humains. Peut-être aussi que des ingrédients inconnus avaient faussé les données. Il se peut encore que mon ami, ce distingué professeur du MIT, ait eu raison d'affirmer que les animaux des deux groupes de la recherche indienne avaient été confondus.

Toutes ces hypothèses avaient besoin d'être confirmées ou infirmées. Pour approfondir la question, on m'accorda deux subventions de recherche que j'avais demandées aux National Institutes of Health (Instituts nationaux de la santé), subventions dont il a été question un peu plus tôt. Une subvention était destinée à une étude sur les humains et l'autre à une étude expérimentale sur les animaux. Tout au long de ces deux recherches, je gardai pour moi que les protéines pouvaient être une cause de cancer. J'avais tout à perdre, et rien à gagner, en agissant comme un hérétique. Par ailleurs, je n'étais pas convaincu que les protéines pouvaient réellement avoir un effet nocif. Pour ce qui est de l'étude expérimentale sur les animaux, je proposai de fouiller les « effets de divers facteurs sur le métabolisme de l'aflatoxine ». Quant à celle portant sur les humains, je me concentrai principalement sur les effets de l'aflatoxine sur le cancer du foie aux Philippines. Cette étude, brièvement résumée au dernier chapitre, prit fin trois ans plus tard. Elle fut réitérée dans le cadre d'une expérience beaucoup plus sophistiquée en Chine (voir chapitre 4).

Il fallait que cette étude quant à l'effet des protéines sur le développement des tumeurs soit extrêmement bien menée, sans quoi elle n'aurait convaincu personne et surtout pas mes pairs, qui devaient passer en revue toute demande de subvention subséquente que je pouvais faire. Avec le recul, je dois dire que nous avons réussi notre coup ! Les Instituts nationaux de la santé nous ont gratifiés de ces subventions pendant encore dix-neuf ans, qui ont abouti à d'autres aides accordées par d'autres agences de recherche (l'American Cancer Society, l'American Institute for Cancer Research et la Cancer Research Foundation of America). À elle seule, l'étude sur les expériences avec les animaux s'est traduite par la rédaction de plus de cent rapports scientifiques publiés dans certaines des meilleures revues, des conférences et des invitations à faire partie de comités d'experts.

Les droits des animaux

La suite de ce chapitre traite des recherches expérimentales faites sur des animaux, recherches qui comportaient toutes des rongeurs (rats ou souris). Je sais pertinemment que nombre de gens s'opposent à l'idée de se servir des animaux en recherche expérimentale. Je respecte cette vision, mais je les invite cependant à prendre ce qui suit en considération : il est fort probable que je ne me ferais actuellement pas le défenseur d'un régime alimentaire purement végétarien si je n'avais pas effectué ces expériences. Les découvertes et les principes qui en ont découlé ont grandement contribué aux interprétations faites plus tard dans mes travaux, notre étude en Chine y compris, comme vous pourrez le constater plus loin.

La question était de savoir s'il existait effectivement une autre méthode que celle recourant aux animaux de laboratoire. À ce jour, je n'en ai trouvé aucune, même après avoir demandé conseil auprès de mes amis ardents défenseurs des droits des animaux. En fait, ces expériences ont permis d'élaborer de très importants principes sur le déclenchement du cancer, principes qui ne pouvaient s'obtenir par des recherches effectuées auprès d'humains. Ces principes ont dorénavant l'énorme potentiel de servir à toutes les créatures, à notre environnement et à nous-mêmes.

Les trois phases du cancer

Le cancer se développe en trois phases : l'initiation, la promotion et la progression. Si je me sers d'une analogie simpliste avec la pousse du gazon pour décrire le processus du cancer, disons que l'initiation correspond à l'ensemencement, la promotion à la germination et à la pousse, et la progression à la prolifération de l'herbe qui envahit l'allée et le trottoir.

Alors, quel est le processus qui « implante » avec succès les graines de gazon dans la terre au début, qui prédispose les cellules au cancer ? Les substances chimiques responsables de ce processus sont appelées des cancérigènes ou carcinogènes. Ces substances sont le plus souvent des dérivés de processus industriels, même si des quantités infimes de ces substances peuvent tout de même se former dans l'environnement, comme c'est le cas pour l'aflatoxine. Ces cancérigènes transforment génétiquement (font muter) les cellules normales en cellules prédisposées au cancer. Une telle mutation cause une altération permanente des gènes de la cellule, ce qui endommage l'ADN.

Figure 3.1 : L'initiation d'une tumeur par l'aflatoxine dans une cellule du foie

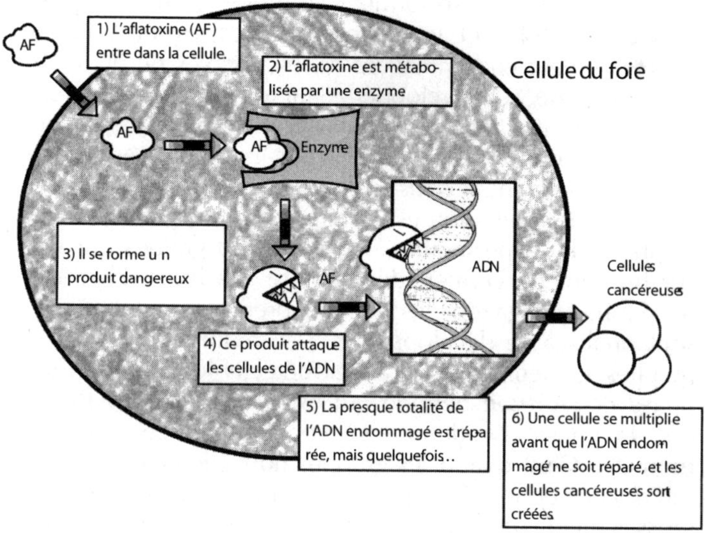

Après avoir pénétré dans nos cellules (étape 1), la plupart des carcinogènes ne déclenchent pas eux-mêmes le processus cancéreux. Il faut tout d'abord qu'ils soient convertis en produits davantage réactifs (étapes 2 et 3) avec l'aide d'enzymes. Ces substances carcinogènes se lient ensuite étroitement à l'ADN de la cellule pour former des complexes carcinogènes-ADN, ou adduits (étape 4).
À moins qu'il n'y ait réparation ou élimination de ces complexes, ces derniers ont le potentiel de générer le chaos au sein du fonctionnement génétique de la cellule. Mais comme la nature est intelligente, ces adduits peuvent effectivement être réparés et le sont pour la plupart assez rapidement (étape 5). Cependant, s'ils persistent, pendant que les cellules se divisent en formant de nouvelles cellules filles, des dommages génétiques se produisent, et ce nouveau défaut génétique (ou mutation) est désormais transmis à toutes les nouvelles cellules (étape 6[17]).

Toute la phase de l'initiation (voir figure 3.1) peut s'effectuer en un laps de temps très court, même en quelques minutes. C'est le temps qu'il faut pour que la substance carcinogène soit ingérée, absorbée dans le sang, transportée vers les cellules, changée en substance active, mêlée à l'ADN et transmise aux cellules filles. Lorsque de nouvelles cellules filles se forment, le processus est complet : les cellules filles et leurs descendantes seront à jamais génétiquement endommagées et susceptibles de permettre au cancer de se développer. Sauf en de très rares cas, la phase de l'initiation est considérée comme irréversible.

Si l'on s'en tient à l'analogie du gazon, les graines se trouvent maintenant dans la terre et sont prêtes à germer. La phase de l'initiation est terminée. Nous passons alors à la phase de la promotion. À l'instar des graines qui sont sur le point de germer, de produire des brins d'herbe et de donner du gazon, les cellules prédisposées au cancer sont prêtes à se développer et à se multiplier jusqu'à ce qu'elles deviennent un cancer détectable à l'œil. Cette phase couvre une période qui est beaucoup plus longue que la phase d'initiation, souvent des années chez les humains. C'est quand les grappes nouvellement créées se multiplient et se développent en masses de plus en plus grosses que la tumeur se forme et devient visible à l'œil nu.

Mais, à l'instar des semences, les cellules cancéreuses initiales ne se développeront et ne se multiplieront que si les conditions nécessaires sont présentes. Par exemple, les graines semées ont besoin d'eau, de soleil et d'autres nutriments pour former par la suite un beau tapis vert. Si l'un de ces facteurs manque, les semences ne germeront pas. Si n'importe lequel de ces facteurs manque après la germination, la croissance s'arrêtera jusqu'à ce que les éléments manquants soient de nouveau présents. La réversibilité est donc un des aspects essentiels de la promotion, selon que le développement initial du cancer s'accompagne de conditions qui lui sont propices ou non. C'est là que certains facteurs alimentaires prennent toute leur importance. Certains facteurs alimentaires, appelés promoteurs, entretiennent la croissance du cancer ; d'autres, dits antipromoteurs, la ralentissent. Le cancer se développe lorsqu'il y a plus de promoteurs que d'antipromoteurs.

Quand ces derniers sont plus nombreux, le cancer ralentit ou arrête tout simplement de se développer. On ne mettra jamais trop l'accent sur cette réversibilité.

La troisième phase, celle de la progression, s'enclenche lorsqu'un groupe de cellules cancéreuses avancées progresse jusqu'au point où celles-ci causent un dommage irréparable. Si l'on reprend l'analogie, c'est quand le gazon a tout envahi dans le jardin, l'allée et le trottoir. Les cellules cancéreuses fonctionnent de façon similaire dans le corps : une tumeur en croissance peut s'éloigner de l'endroit initial où elle s'est développée et envahir des tissus voisins ou éloignés. Quand le cancer a ces propriétés néfastes, on dit qu'il est malin. Quand il se diffuse et se répand ailleurs, il se métastase. La phase terminale du cancer se traduit par la mort.

Au début de notre recherche, les phases du cancer n'étaient que vaguement connues. Par contre, nous en savions assez sur celles-ci pour structurer notre recherche plus intelligemment. Les questions ne manquaient pas. Nous était-il possible de confirmer la découverte faite en Inde, à savoir qu'une alimentation à faible teneur en protéines bloque la formation d'une tumeur ? Mais, chose plus importante encore, pourquoi les protéines affectent-elles le développement du cancer ? Quels sont les mécanismes de leur fonctionnement ? C'est la tête remplie de questions que nous avons amorcé notre recherche expérimentale avec méticulosité afin que les résultats obtenus puissent résister à un examen minutieux.

Les protéines et l'initiation

Comment l'ingestion de protéines peut-elle affecter l'initiation du cancer ? Avec notre premier test, nous avons voulu déterminer si l'ingestion de protéines affectait l'enzyme principalement responsable du métabolisme de l'aflatoxine, c'est-à-dire l'oxydase à fonction mixte (OFM).

Cette enzyme est très complexe, car elle métabolise également les produits pharmaceutiques et chimiques, qu'ils soient amis ou ennemis du corps. Paradoxalement, cette enzyme détoxique et active l'aflatoxine. C'est donc une substance de transformation extraordinaire.

L'usine à enzymes

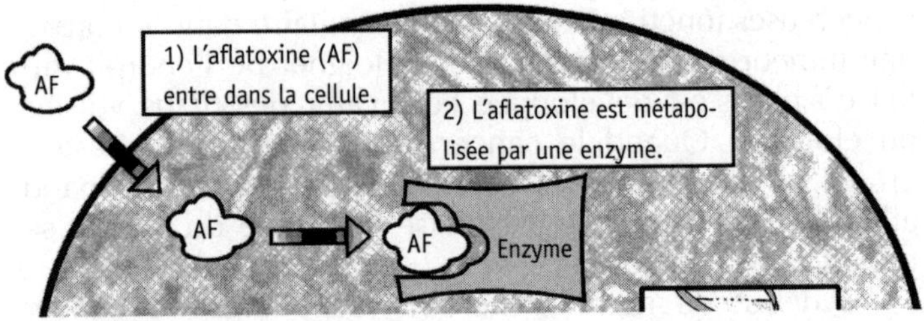

Pour dire les choses simplement, l'enzyme OFM est un peu comme une usine au sein même du fonctionnement interne de la cellule. Cette usine, où s'effectuent toutes sortes de réactions complexes, réceptionne les diverses substances chimiques brutes. Celles-ci peuvent ainsi être assemblées ou démantelées. Après un processus de transformation, ces substances chimiques brutes sont prêtes à quitter l'usine en tant que produits normaux et sûrs. Mais il se peut aussi qu'apparaissent des sous-produits extrêmement dangereux. Il vous suffit de penser à la cheminée d'une usine. Si quelqu'un vous disait de mettre la tête dans cette cheminée pendant quelques heures et de respirer bien à fond, vous refuseriez fort probablement. S'ils ne sont pas contenus, les sous-produits dangereux présents dans la cellule constituent les métabolites d'aflatoxine hautement réactifs qui attaquent l'ADN de la cellule et endommagent son code génétique.

Au moment où nous avons entrepris notre recherche, nous avons émis l'hypothèse que les protéines que nous ingérons modifient les tumeurs en changeant la façon dont les enzymes présentes dans le foie détoxiquent l'aflatoxine.

Au début, nous avons cherché à déterminer si la quantité de protéines ingérées pouvait modifier l'activité enzymatique. Après toute une série d'expériences (voir figure 3.2[18]), la réponse fut claire. L'activité enzymatique pouvait facilement être modifiée en changeant tout simplement la quantité de protéines ingérées[18-21].

La réduction de protéines ingérées, comme cela avait été expérimenté dans la recherche initiale en Inde (20 % à 5 %), fit baisser l'activité enzymatique, et ce très rapidement[22]. Qu'est-ce que cela signifiait ? Que la réduction de l'activité enzymatique découlant d'une réduction d'ingestion de protéines sous-entendait que moins d'aflatoxine se transformait en ce dangereux métabolite d'aflatoxine pouvant se lier à l'ADN et le faire muter.

Nous avons donc décidé de tester la chose suivante. Un régime faible en protéines pouvait-il réellement réduire la liaison à l'ADN et donc générer moins d'adduits ? C'est une étudiante de premier cycle, Rachel Preston, qui fit les expériences dans mon laboratoire (voir figure 3.3) et prouva que moins il y a ingestion de protéines, moins il y a d'adduits aflatoxine-ADN[23].

Nous détenions alors une preuve concluante : un régime réduit en protéines pouvait faire diminuer de façon marquée l'activité enzymatique et empêcher les liaisons dangereuses d'éléments cancérigènes à l'ADN. À coup sûr, cette découverte était plus qu'impressionnante et pouvait à elle seule peut-être expliquer que moins de protéines consommées se traduisait par moins de cancers. Mais nous voulions en savoir davantage et être doublement assurés de cet effet. C'est pourquoi nous avons cherché d'autres explications. Avec le temps, nous avons appris quelque chose de tout à fait remarquable. Presque à chaque fois que nous avons cherché un mécanisme à partir duquel les protéines fonctionnent pour produire ces effets, nous en avons trouvé un ! Par exemple, nous avons découvert que les régimes à faible teneur en protéines, ou leurs équivalents, réduisaient les tumeurs selon les mécanismes suivants :

- moins d'aflatoxines entraient dans la cellule[24-26] ;
- les cellules se multipliaient plus lentement[18] ;
- de multiples changements se produisaient dans le complexe enzymatique pour réduire son activité[27] ;
- la quantité de composants critiques des enzymes en question était réduite[28, 29] ;
- et moins d'adduits aflatoxine-ADN s'étaient formés[23, 30].

Le fait d'avoir découvert que les régimes pauvres en protéines fonctionnent sur plusieurs plans fut révélateur et vint grandement renforcer les résultats des chercheurs indiens. Cette découverte indiquait également que les effets biologiques que l'on suppose être des réactions simples s'effectuent plus probablement par une variété de réactions simultanées, de façon hautement concertée et harmonisée. Cela voulait-il dire que le corps avait de nombreux systèmes de rechange au cas où l'un d'entre eux serait contourné d'une manière ou d'une autre ? La recherche suivant son cours, la véracité de cette thèse devint de plus en plus évidente au fil des années.

Figure 3.2 : Effet d'un régime à base de protéines sur l'activité enzymatique

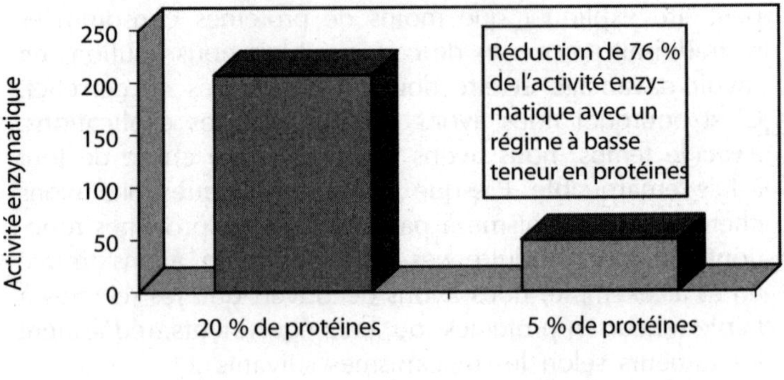

De notre vaste recherche, il ressortit ce concept clair : un régime alimentaire pauvre en protéines réduit de façon spectaculaire l'initiation des tumeurs. Même si elle était bien démontrée, cette découverte pouvait devenir une provocation aux yeux de bien des gens.

Figure 3.3 : Réduction de la liaison des carcinogènes aux composants nucléiques avec une alimentation à faible teneur en protéines

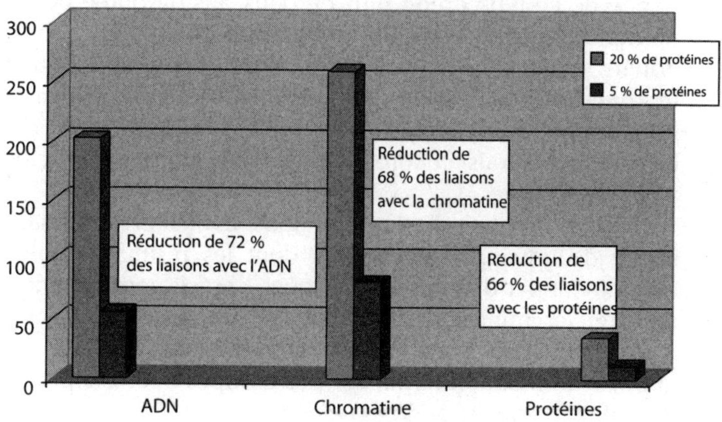

Les protéines et la promotion

Pour revenir à l'analogie avec le gazon, l'ensemencement de la terre constituait le processus d'initiation. Grâce à une série d'expériences, nous avons découvert et conclu qu'un régime à faible teneur en protéines pouvait réduire, au moment de la semence, le nombre de graines dans notre gazon cancéreux. Même s'il s'agissait d'une découverte incroyable, nous avions besoin d'aller plus loin. Nous nous sommes donc demandé ce qui se passait dans la phase de promotion du cancer, si importante puisque réversible. Les avantages du régime à faible teneur en protéines mis en évidence au cours de la phase d'initiation se perpétueraient-ils au cours de la phase de promotion ?

Sur le plan pratique, il était difficile d'étudier cette étape : le temps et l'argent manquaient. Les recherches qui visent à étudier les rats jusqu'à ce qu'ils aient des tumeurs bien développées coûtent très cher. Chaque expérience de ce type prend plus de deux ans (la durée de vie normale d'un rat) et coûte au bas mot plus de cent mille dollars (davantage aujourd'hui). Pour répondre à toutes les questions que nous nous posions, nous ne pouvions nous permettre de suivre de A à Z le développement des tumeurs. Je serais encore dans le laboratoire trente-cinq ans plus tard !

C'est à ce moment-là que nous avons pris connaissance de travaux passionnants dont les résultats publiés récemment par d'autres scientifiques[31] précisaient comment mesurer les minuscules groupes de cellules semblables à celles du cancer qui apparaissent immédiatement une fois la phase d'initiation terminée. Ces groupes microscopiques de cellules étaient appelés « foyers ».

Les foyers sont des groupes précurseurs de cellules qui se transforment plus tard en tumeurs. Bien que tous les foyers ne deviennent pas des cellules cancéreuses, ils laissent présager un développement cancéreux.

En observant les foyers se multiplier et en évaluant leur nombre et leur grosseur[32], nous savions que nous pourrions indirectement apprendre comment les tumeurs se développaient et quels effets les protéines avaient sur elles. En étudiant les effets des protéines sur la promotion des foyers à la place des tumeurs, nous pourrions ainsi éviter de passer toute notre vie dans un laboratoire à dépenser des millions de dollars.

Ce que nous avons découvert fut tout à fait remarquable. Le développement des foyers dépendait presque entièrement de la quantité de protéines ingérées, quelle que soit la quantité d'aflatoxines absorbée !

Tout cela a été consigné de manière fort intéressante par deux de mes étudiants, Scott Appleton[33] et George Dunaif[34] (une comparaison typique est fournie à la figure 3.4). Après l'initiation avec l'aflatoxine, les foyers grossissaient beaucoup plus avec le régime à base de 20 % de protéines qu'avec celui à 5 %[33, 34].

Jusque-là, tous les animaux étaient exposés à la même quantité d'aflatoxines. Nous nous sommes alors demandé ce qui se passerait si nous variions cette quantité. Les protéines auraient-elles encore un effet ? Nous nous sommes penchés sur la question en administrant respectivement à deux groupes de rats, soit une dose hautement concentrée d'aflatoxine, soit une dose peu concentrée. Et nous les avons nourris de façon standard et identique. Ainsi, les deux groupes de rats commençaient le processus du cancer avec des quantités différentes de « graines » cancéreuses. Puis, pendant la phase de promotion, nous avons nourri les rats du groupe à haute concentration d'aflatoxine avec des aliments à faible teneur en protéines et ceux du groupe à faible concentration d'aflatoxine avec des aliments à haute teneur en protéines. Nous nous demandions si les animaux qui commençaient par une grande quantité de graines cancéreuses sauraient mieux surmonter leur handicap en ingérant une alimentation à faible teneur en protéines.

Et, une fois de plus, les résultats furent remarquables (voir figure 3.5). Les animaux ayant eu la plus forte initiation de cancer (dose élevée d'aflatoxine) développèrent beaucoup moins de foyers lorsqu'on les nourrissait avec 5 % de protéines. Par contre, les animaux ayant eu une dose plus faible d'aflatoxine au départ produisaient ensuite beaucoup plus de foyers quand ils étaient nourris avec 20 % de protéines.

Nous venions ainsi d'établir un principe : le développement des foyers, à l'origine déterminé par le degré d'exposition aux cancérigènes, est en fait bien plus contrôlé par les protéines alimentaires ingérées pendant la promotion que toute autre chose. Quelle que soit l'exposition d'origine, les protéines modifient la donne.

Forts de cette information de base, nous avons conçu une expérience encore plus élaborée. Voici étape par étape l'enchaînement des expériences menées par mon étudiante Linda Youngman[35]. Tous les animaux ont reçu la même quantité de carcinogènes, puis ils ont été nourris alternativement avec 5 ou 20 % de protéines pendant la phase de douze semaines de la promotion. Nous avons divisé cette phase en quatre périodes de trois semaines. La période une représentait les trois premières semaines, la période deux, les trois semaines suivantes, et ainsi de suite.

Figure 3.4 : Alimentation protéinique et formation de foyers

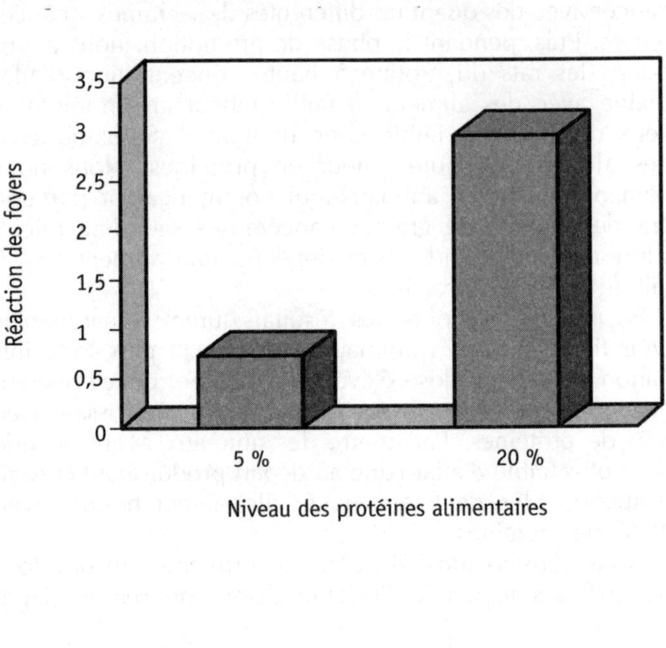

Figure 3.5 : Dose carcinogène et ingestion de protéines

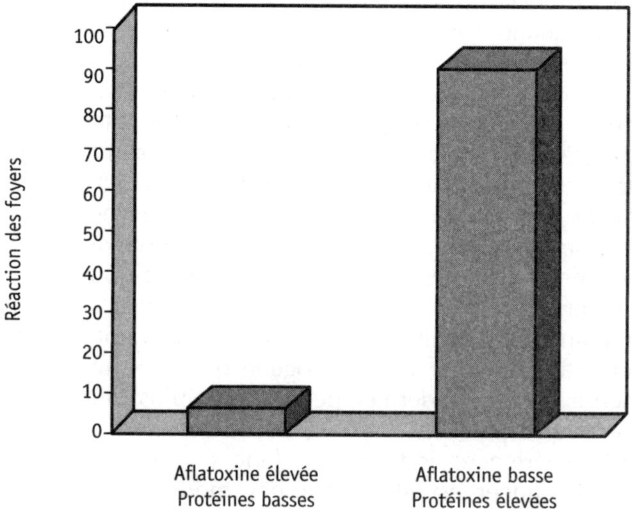

Lorsque les animaux ont reçu 20 % de protéines au cours des périodes une et deux (20-20), les foyers ont continué de grossir, comme nous nous y attendions. Mais quand on leur a donné seulement 5 % de protéines au début de la période trois (20, 20, 5), il y a eu une diminution flagrante du développement de foyers. Et quand les animaux sont revenus à 20 % de protéines pendant la période quatre (20, 20, 5, 20), le développement des foyers a repris de plus belle.

Au cours d'une autre expérience, alors que les animaux avaient été nourris avec 20 % de protéines pendant la période une et avec 5 % de protéines pendant la période deux (20, 5), le développement des foyers chuta. Mais lorsqu'on redonna aux animaux 20 % de protéines pendant la période trois (20, 5, 20), nous n'avons pu que constater le pouvoir faramineux des protéines alimentaires à développer des foyers. Prises dans leur ensemble, ces expériences étaient plus que significatives. Le développement de foyers pouvait être inversé en modifiant simplement la quantité de protéines ingérées, et ce à tous les stades de développement des foyers.

Ces expériences ont également prouvé que le corps des animaux pouvait se souvenir des anciennes attaques de cancérigènes[35, 36] même lorsque ces derniers se trouvent à l'état latent, quand le régime protéique est à 5 %. Autrement dit, l'exposition à l'aflatoxine laissait un engramme génétique qui restait latent avec un régime protéique à 5 % et qui, neuf semaines plus tard, reprenait vie pour former des foyers quand le régime protéique passait à 20 %. En simplifiant, cela signifie que le corps se souvient : si l'on a déjà été exposé à un carcinogène qui initie un cancer demeuré latent, ce dernier peut revenir plus tard si l'on ne se nourrit pas bien.

Ces expériences indiquaient donc que le développement du cancer est altéré par des modifications relativement modestes de consommation de protéines. Mais qu'est-ce que trop ou pas assez de protéines ? Avec les rats, nous avons joué avec une alimentation allant de 4 à 24 % de protéines (voir figure 3.6[37]). Les foyers ne se sont pas développés avec une alimentation contenant jusqu'à 10 % de protéines. Mais avec une alimentation qui en contenait plus, le développement des foyers a augmenté de façon marquée. Cette même expérience a été répétée une seconde fois dans mon laboratoire par un professeur japonais, Fumiyiki Horio[38].

Mais voici quelle fut la découverte la plus significative de cette expérience : les foyers se développaient seulement quand les animaux ingéraient la quantité nécessaire de protéines (12 %) pour assurer leur croissance ou qu'ils en consommaient plus que nécessaire[39]. La maladie commençait donc quand les animaux ingéraient plus de protéines que nécessaire.

Il se peut que ces résultats aient des incidences considérables sur les humains, même si ces expériences ont été faites sur des rats. J'avance cela parce que la quantité de protéines nécessaire à la croissance chez les rats et les humains, ainsi que celle nécessaire au maintien de la santé chez les rats et les humains adultes sont étonnamment semblables[40, 41].

Selon la ration quotidienne de protéines recommandée, les humains ne devraient consommer que 10 % de protéines par jour. Mais c'est en fait une quantité qui est plus élevée que la ration nécessaire. Cependant, étant donné que les besoins varient d'une personne à une autre, ce pourcentage est recommandé pour s'assurer que tout le monde en ingère suffisamment. Il faut alors se poser la question suivante : quelle est la quantité de protéines que la plupart d'entre nous, Américains, consommons ? Il fallait s'y attendre, elle dépasse largement les 10 % recommandés. En effet, l'Américain moyen consomme de 15 à 16 % de protéines par jour. Cette consommation nous fait-elle courir le risque d'un cancer ? C'est ce que ces expériences faites sur les rats semblent laisser entendre.

Une quantité de 10 % de protéines équivaut à une consommation de 50 à 60 g de protéines par jour, selon le poids et le volume total de calories ingérées. La moyenne nationale américaine de 15 à 16 % correspond à 70 à 100 g de protéines par jour, la consommation des hommes se situant vers les 100 g et celle des femmes vers les 70 g. Il y a environ 12 g de protéines dans 100 g d'épinards et 5 g dans 100 calories de pois chiches crus (un peu plus de deux cuillerées à soupe). Il y a environ 13 g de protéines dans 100 calories de steak (environ 50 g).

Autre question cependant : l'ingestion de protéines pouvait-elle modifier le rapport très important entre la dose d'aflatoxine et la formation de foyers ? Une substance chimique n'est habituellement pas considérée comme un cancérigène, à moins que des doses élevées de cette substance ne causent une apparition marquée du cancer. Par exemple, plus la dose d'aflatoxine augmente, plus la

Figure 3.6 : Promotion des foyers avec un régime protéinique

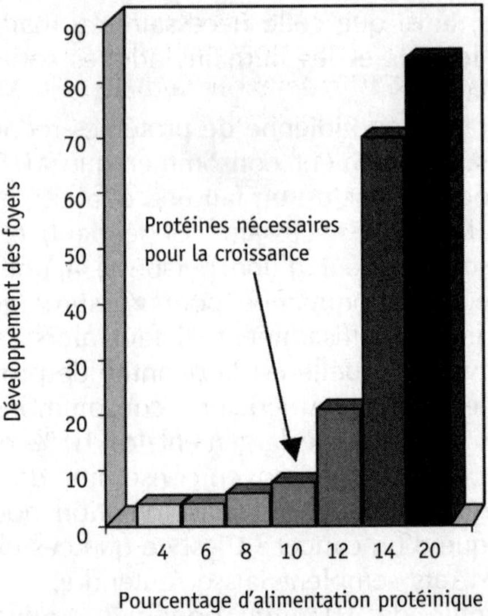

formation de foyers et de tumeurs devrait augmenter. Si cette augmentation n'est pas observée en présence d'un carcinogène chimique suspect, de sérieux doutes subsistent quant à savoir si cette substance est réellement cancérigène.

C'est justement pour clarifier cette réaction à la dose que nous avons mené l'expérience suivante : nous avons administré à dix groupes de rats des doses d'aflatoxine de plus en plus élevées. Puis nous leur avons donné soit 20 % de protéines (doses normales), soit de 5 à 10 % de protéines (faibles doses) pendant la période de promotion (voir figure 3.7[34]).

Chez les animaux ayant reçu 20 % de protéines, les foyers ont augmenté en nombre et en taille, comme prévu, à mesure que la dose d'aflatoxine augmentait. La réaction à la dose a donc été forte et claire. Cependant, chez les animaux ayant reçu 5 % de protéines, la réaction a complètement disparu. Il n'y avait plus de formation de foyers, même lorsque les animaux recevaient la dose maximale d'aflatoxine tolérée. Une fois de plus, ce résultat venait démontrer qu'une alimentation faible en protéines pouvait faire cesser les effets d'un cancérigène très puissant, nommément l'aflatoxine.

Est-il possible que les cancérigènes en général ne causent pas le cancer, pourvu que l'alimentation soit juste ? Est-il possible que, pour la plus grande partie de notre vie, nous soyons exposés à de petites doses de substances cancérigènes, mais que le cancer ne se déclare pas à moins que nous n'ingérions des aliments qui déclenchent et alimentent la tumeur ? Autrement dit, est-il possible de contrôler le cancer par l'alimentation ?

Les protéines ne sont pas toutes semblables

Si vous avez bien suivi jusqu'à maintenant, vous avez compris à quel point ces résultats sont renversants. Le contrôle du cancer par l'alimentation a toujours été et est encore une idée très marginale. Mais comme si cela ne suffisait pas, une autre question allait révéler des informations explosives : le type de protéines employé fait-il une différence ? Pour toutes nos expériences, nous avons utilisé de la caséine, qui constitue 87 % des protéines du lait de vache. Logiquement, la question suivante était de savoir si les protéines végétales, employées de la même façon, avaient les mêmes effets que la caséine pour la promotion du cancer. La réponse est un retentissant NON. Dans ces expériences, les protéines végétales n'ont déclenché aucune croissance de cancer, même au pourcentage le plus élevé de consommation. L'un de mes étudiants, David Schulsinger, s'occupa de cette expérience (voir figure 3.8[42]). Le gluten, soit la protéine de blé, ne donnait pas les mêmes résultats que la caséine, même avec une consommation de 20 %.

Figure 3.7 : Dose d'aflatoxine et réaction des foyers

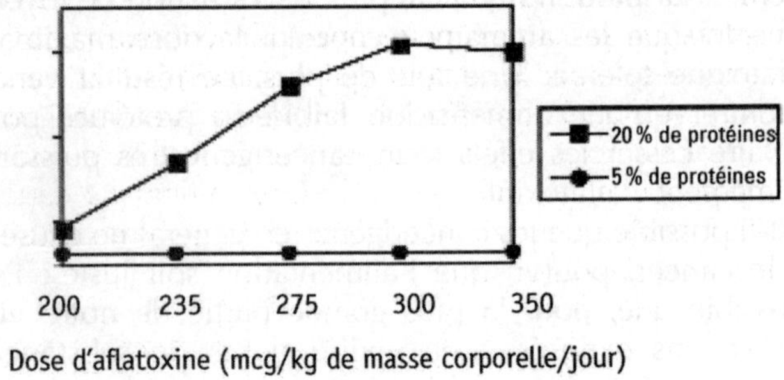

Figure 3.8 : Type de protéine et réaction des foyers

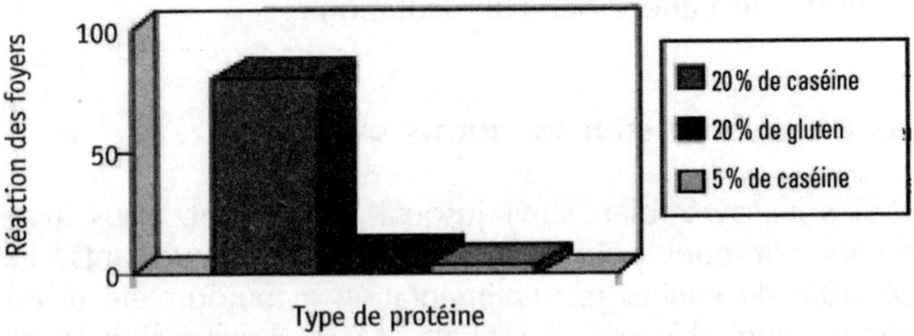

Nous avons également vérifié si les protéines de soja avaient le même effet que la caséine sur le développement des foyers. Les rats recevant 20 % de protéines de soja n'avaient pas de foyers précoces, pas plus que ceux recevant 20 % de protéines de blé. Tout d'un coup, les protéines de lait en prenaient pour leur grade. Nous avions donc découvert qu'une faible ingestion de protéines réduisait l'initiation du cancer et avait de multiples effets synchrones. Comme si cela ne suffisait pas, nous avions découvert que l'ingestion d'une dose élevée de protéines, c'est-à-dire une quantité excédant celle dont le corps a besoin pour se développer, stimulait le cancer après l'initiation. Et comme quand on baisse et remonte l'interrupteur pour allumer et éteindre, nous avons pu contrôler la promotion du cancer en modifiant simplement la quantité de protéines, peu importe le volume initial de cancérigènes. Mais le facteur qui occasionnait le cancer dans ce cas était la protéine du lait de vache. Il était déjà assez difficile pour mes collègues d'accepter l'idée que les protéines pouvaient stimuler le développement du cancer, mais la protéine du lait, c'était trop ! Ils se demandaient si j'étais en train de devenir fou...

Questions supplémentaires

Pour les lecteurs désireux d'en savoir un peu plus, j'ai ajouté des questions à l'annexe A.

La cerise sur le gâteau

Jusqu'alors, nous nous étions fiés à des expériences où nous avions mesuré uniquement les indicateurs précoces de développement de tumeurs, c'est-à-dire les foyers précoces semblables au cancer. Cette fois, il était temps de passer à la grande expérience, celle où nous pourrions mesurer la tumeur en formation complète. Nous avons donc prévu une recherche très vaste sur plusieurs centaines de rats et examiné, grâce à une variété de méthodes, la formation de tumeurs tout au long de leur vie[36, 43].

Les effets de l'absorption des protéines sur le développement des tumeurs furent tout aussi spectaculaires. La durée de vie des rats étant en général de deux ans, notre recherche fut donc étalée sur cent semaines. Tous les animaux ayant reçu de l'aflatoxine et 20 % de caséine étaient morts de tumeurs au foie, ou tout près de l'être, à la centième semaine[36, 43]. Tous les animaux ayant reçu la même dose d'aflatoxine, mais 5 % de protéines, étaient vivants, actifs et pleins de vie à la centième semaine, leur fourrure étant par ailleurs bien brillante. Il s'agissait là d'un résultat de cent à zéro, qui ne se voit presque jamais en recherche et était presque identique aux résultats finaux de la recherche menée en Inde[16].

Au cours de cette même expérience[36], nous avons interverti l'alimentation des rats, à la quarantième ou à la soixantième semaine, pour vérifier si la promotion du cancer était effectivement réversible. Chez les rats à qui l'on avait donné 20 % puis 5 % de protéines, il y eut de 35 à 40 % moins de croissance de tumeurs que chez les rats à qui l'on avait donné 5 % puis 20 % de protéines. En effet, les tumeurs recommençaient à grossir dès que les rats reprenaient une consommation importante de protéines vers la quarantième ou la soixantième semaine. Ces découvertes sur des tumeurs malignes sont venues confirmer nos résultats sur les foyers : l'alimentation peut arrêter ou déclencher de nouveau le cancer.

Nous avons aussi mesuré les foyers précoces lors de ces expériences étalées sur cent semaines pour vérifier si les réactions aux protéines étaient semblables à celles des réactions dans le cas des tumeurs. La correspondance entre la croissance des foyers et celle des tumeurs ne pouvait être plus grande (voir figure 3.9a)[36, 43].

Figure 3.9a : Développement de la tumeur à 100 semaines

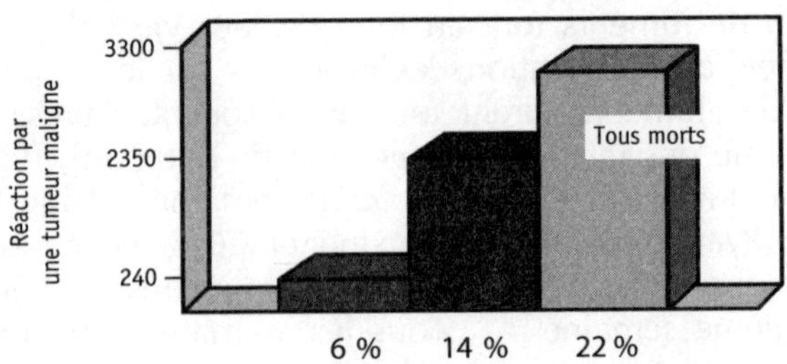

Figure 3.9b : Développement précoce des foyers (100 semaines ou plus)

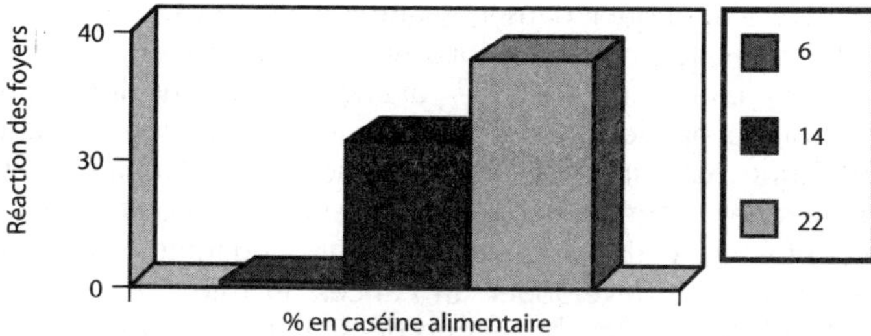

Avions-nous encore besoin de découvrir autre chose ? Je n'aurais jamais pu imaginer que les résultats de nos recherches seraient aussi incroyablement cohérents, biologiquement plausibles et statistiquement satisfaisants. Nous avions vérifié tous les travaux effectués en Inde, et ce en profondeur.

Aucun doute ne peut subsister : la protéine du lait de vache est un promoteur exceptionnellement puissant de cancer chez les rats ayant ingéré de l'aflatoxine. Le fait que cet effet de promotion se produise quand le pourcentage de protéines se situe entre 10 et 20 %, taux communément ingéré par les rongeurs et les humains, rend l'action de cette protéine particulièrement alarmante.

Autres cancers, autres cancérigènes

Voici maintenant la grande question : de quelle façon cette recherche peut-elle s'appliquer à la santé humaine et au cancer du foie en particulier ? Un moyen de le découvrir consiste à effectuer des recherches sur d'autres espèces, avec d'autres cancérigènes et d'autres organes. Si l'effet de la caséine sur le cancer est le même dans ces autres catégories, alors il vaudrait mieux que les humains y prêtent attention. C'est ainsi que notre recherche prit davantage d'ampleur afin de vérifier si nos découvertes allaient s'appliquer dans ces autres catégories.

Pendant que nous menions nos recherches sur les rats, d'autres études publiées[44, 45] avançaient qu'une infection chronique par le virus de l'hépatite B (VHB) représentait le risque majeur de cancer du foie chez l'humain. Ces recherches estimaient que les personnes chroniquement atteintes du VHB couraient de vingt à quarante fois plus de risques de développer un cancer du foie.

Au fil des années, beaucoup de recherches ont été faites sur la façon dont ce virus cause le cancer du foie[46] : un élément du gène du virus s'insère dans les gènes du foie de la souris, où il amorce le cancer du foie. Quand on provoque cette expérience, on qualifie les animaux de transgéniques.

Presque toutes les études faites dans d'autres laboratoires sur des souris transgéniques à VHB, et il y en eut beaucoup, ont avant tout été effectuées pour comprendre le mécanisme du fonctionnement moléculaire du VHB. À cette époque, on n'a accordé aucune attention à l'alimentation et à ses effets sur le développement du cancer. J'ai observé avec amusement pendant plusieurs années comment une partie des chercheurs étaient partisans de l'aflatoxine comme cause de cancer du foie chez l'humain, et une autre partie du VHB. Personne dans les deux groupes n'a jamais osé suggérer que l'alimentation avait quelque chose à voir dans tout cela.

Nous voulions en savoir plus sur l'effet de la caséine sur le cancer du foie déclenché par le VHB chez les souris. C'était là toute une étape. Nous passions à autre chose que l'aflatoxine en tant que cancérigène et les rats en tant qu'espèce. C'est un brillant étudiant tout juste diplômé et arrivé de Chine, Jifan Hu, qui lança les recherches pour répondre à cette question et qui reçut par la suite la collaboration du professeur Zhiqiang Cheng. Nous avions besoin de toute une colonie de souris transgéniques. Il existait aux États-Unis deux espèces de ces souris, une à La Jolla, en Californie, et une autre à Rockville, dans le Maryland. Ces espèces avaient deux éléments génétiques différents du VHB dans leur foie, ce qui les prédisposait toutes deux grandement au cancer. Je suis donc entré en communication avec les chercheurs et leur ai demandé de l'aide pour créer notre propre colonie de souris. Dans les deux cas, ils m'ont demandé ce que nous voulions faire, et, quand ils l'ont su, ils ont laissé entendre qu'étudier l'effet des protéines avait peu d'intérêt. J'ai même déposé une demande de subvention, mais elle a été rejetée. Les examinateurs n'avaient pas vraiment apprécié l'idée de l'effet de l'alimentation sur un cancer induit par un virus, surtout l'effet d'une protéine alimentaire. Je commençais sérieusement à me demander si je n'étais pas trop explicite dans ma remise en question de la valeur des protéines sur la santé. Les commentaires faits à propos de ma requête laissaient clairement entendre que cela pouvait être le cas.

Finalement, nous avons réussi à obtenir une subvention ; nous avons fait les recherches sur les deux colonies de souris et avons obtenu essentiellement les mêmes résultats qu'avec les rats[47, 48]. Vous pouvez le constater sur la figure 3.10[47]. Y sont présentées des coupes transversales de foie de souris observées au microscope. Les parties foncées indiquent un cancer (ne pas tenir compte du trou qui n'est que la section d'une veine). La formation cancéreuse est intense chez les animaux nourris à 22 % de caséine (D), moins intense chez les animaux nourris à 14 % de caséine (C) et totalement absente chez ceux nourris à 6 % de caséine (B). L'autre photo (A) illustre un foie ne contenant aucun gène du virus (foie de contrôle).

La figure 3.11 indique l'activité des deux gènes de VHB implantés dans le foie des souris et causant le cancer. Les photos, tout autant que le graphique, indiquent la même chose : l'alimentation à 22 % de caséine a fait en sorte que le gène viral cause le cancer, alors que l'alimentation à 6 % de caséine n'a indiqué presque aucune activité de ce genre.

Nous détenions alors suffisamment d'informations pour conclure que la caséine, cette protéine sacrée du lait de vache, déclenchait radicalement le cancer chez :

- les rats à qui l'on avait administré de l'aflatoxine ;
- les souris à qui l'on avait inoculé le VHB.

Figure 3.10 : Effets de la caséine sur le cancer du foie des souris transgéniques (VHB)

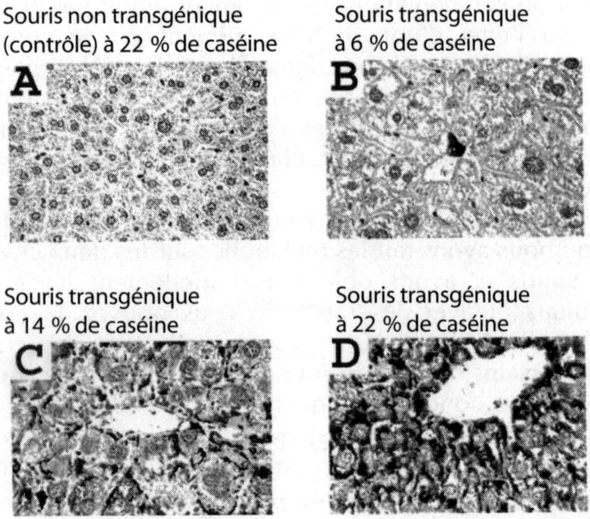

Nous avons non seulement constaté que ces effets étaient marqués, mais également qu'il existait tout un réseau de réactions complémentaires indiquant leurs modes de fonctionnement.

Figure 3.11 : Effets de la caséine sur l'activation des gènes (souris)

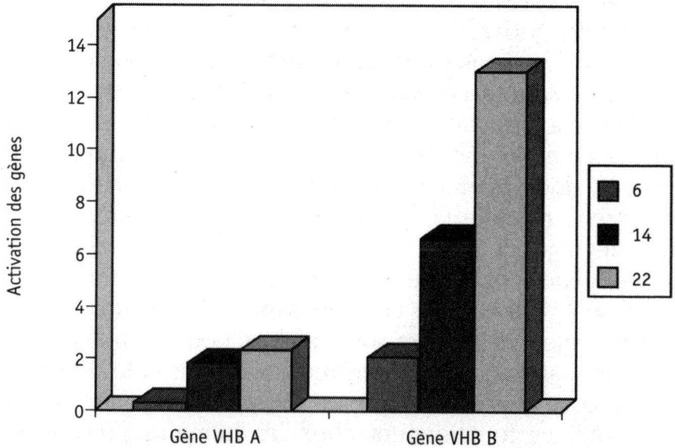

La question suivante se posait alors : pouvons-nous généraliser ces découvertes aux autres cancers et cancérigènes ? Au centre médical de l'université de l'Illinois à Chicago, un autre groupe de recherche travaillant sur le cancer mammaire chez les rats[49-51] découvrit qu'une ingestion accrue de caséine faisait augmenter le développement dudit cancer. Selon eux, une ingestion accrue de caséine :

- favorise le cancer mammaire chez les rats à qui l'on a inoculé deux cancérigènes expérimentaux (le diméthylbenzanthracène et la N-nitrosométhylurée) ;
- met en œuvre un réseau de réactions qui se combinent pour augmenter le cancer ;
- et met en œuvre le même système hormonal féminin que chez les humains.

Un scénario cohérent très impressionnant émergeait petit à petit. Pour deux différents organes, quatre différents cancérigènes et deux différentes espèces, la caséine accélère la croissance du cancer en mettant en œuvre un système de mécanismes hautement sophistiqué. Cet effet est donc puissant, probant et constant. Par exemple, la caséine modifie la façon dont les cellules interagissent avec les carcinogènes, la manière dont l'ADN réagit aux cancérigènes, et la façon dont les cellules cancéreuses grossissent. L'envergure et la constance de ces découvertes laissent entendre qu'elles sont valables pour les humains, et ce pour quatre raisons : premièrement, les rats et les humains ont presque le même besoin en protéines ; deuxièmement, les protéines fonctionnent chez les humains presque de la même manière que chez les rats ; troisièmement, la quantité de protéines ingérée qui cause le développement de la tumeur est la même que celle que les humains consomment ; enfin, quatrièmement, chez les rongeurs comme chez les humains, la phase d'initiation du cancer est nettement moins importante que la phase de promotion. La raison à cela ? Nous sommes fort probablement exposés à une certaine quantité de cancérigènes chaque jour, mais il faut qu'il y ait promotion pour que cette quantité déclenche une tumeur.

Même si j'étais convaincu qu'une dose accrue de caséine occasionnait le cancer, je devais encore me méfier de trop généraliser. Cette découverte exceptionnelle était provocante et s'attirait un scepticisme déroutant. Toutefois, l'ensemble des découvertes annonçait ce qui allait venir. Je voulais obtenir davantage de preuves. Quels effets les autres aliments avaient-ils sur le cancer, et comment interagissaient-ils avec différents cancérigènes et organes ? Se pouvait-il que les effets d'autres nutriments, cancérigènes ou organes s'annulent les uns les autres, ou qu'il y ait constance d'effets pour les nutriments contenus dans certains types d'aliments ? La promotion pouvait-elle encore être réversible ? Si c'était le cas, alors le cancer pouvait être contrôlable, renversé même, simplement en réduisant l'ingestion de nutriments promoteurs ou en augmentant l'ingestion de nutriments antipromoteurs.

Nous avons donc entrepris des recherches complémentaires en nous servant d'autres nutriments, y compris des protéines de poisson, des acides gras et des antioxydants connus sous le nom de caroténoïdes. Deux de mes excellents étudiants, Tom O'Connor et Youping He, mesurèrent la capacité de ces nutriments à causer le cancer du foie et du pancréas. Les résultats de ces recherches et de nombreuses autres indiquèrent que la nutrition jouait un rôle bien plus important pour contrôler la promotion du cancer que la quantité initiale de cancérigènes. Le concept voulant que les nutriments aient un effet primordial sur le développement des tumeurs pendant la promotion commençait à devenir une propriété générale du lien entre l'alimentation et le cancer. Le *Journal of the National Cancer Institute* (la publication officielle de l'Institut national américain du cancer) prit note de ces recherches et en reproduisit certaines sur une page de couverture[52].

Qui plus est, une constante se dégageait peu à peu de toutes ces recherches : les nutriments d'origine animale augmentaient le développement des tumeurs, alors que ceux d'origine végétale le faisaient diminuer. Dans notre longue étude de deux ans sur les rats aux tumeurs induites par l'aflatoxine, une constante se dégageait. Dans celle sur les souris aux gènes modifiés par le VHB, il y avait aussi une constante. Dans les études menées par d'autres groupes de recherche, entre autres sur le cancer du sein et les divers cancérigènes, la même constante ressortait. Dans les observations sur le cancer du pancréas et divers autres nutriments, il y avait encore la même constante[52, 53]. Dans les études sur les antioxydants caroténoïdes et l'initiation du cancer, on remarquait une fois de plus la même chose[54, 55]. De la première phase du cancer, celle de l'initiation, à la deuxième phase, celle de sa promotion, la même constante apparaissait. D'un mécanisme à un autre, celle-ci revenait sans cesse.

Le fait que cette constante soit toujours et encore présente était plus qu'impressionnant. Cependant, un aspect de cette recherche exigeait de nous la prudence : toutes ces preuves avaient été accumulées dans le cadre de travaux expérimentaux exécutés sur des animaux. Bien que les éléments de ces découvertes stupéfiantes soient qualitativement pertinents quant à la santé humaine, nous ne pouvions en connaître quantitativement la pertinence. Autrement dit, les principes concernant les protéines animales et le cancer sont-ils très importants pour tous les humains, dans toutes les situations, ou bien sont-ils marginalement importants pour une minorité de gens, dans des situations plutôt uniques ? Ces principes entrent-ils en jeu pour un millier de cancers humains, un million, ou bien plus ? Il nous fallait donc des preuves provenant directement de recherches effectuées auprès d'humains. Idéalement, ces preuves devraient être assemblées d'après une méthodologie rigoureuse et se pencher en profondeur et en détail sur de grandes constantes alimentaires, tout en faisant appel à un grand nombre de personnes ayant un style de vie similaire, un passé génétique semblable, mais à la fois des incidences fort différentes.

Même s'il est extrêmement rare d'avoir l'occasion de faire une telle recherche, c'est ce qui nous est arrivé. En 1980, la chance a voulu que nous accueillions dans notre laboratoire un scientifique professionnel fort sympathique en provenance de Chine, le professeur Junshi Chen. Grâce à cet homme remarquable, les occasions se présentèrent les unes après les autres pour réaliser cette grande enquête. Nous avions donc la chance de faire une étude humaine qui tiendrait compte de tous les principes que nous avions découverts en laboratoire. Une autre étape allait s'amorcer. Le temps était venu d'examiner le rôle de l'alimentation, du mode de vie et des maladies de la façon la plus exhaustive possible, une première dans toute l'histoire de la médecine. Notre étude en Chine venait de commencer.

4

Leçons à tirer de la Chine

INSTANTANÉS

Avez-vous jamais eu la sensation de vouloir saisir un moment pour toujours, comme un appareil photo saisit un instantané ? De tels moments vous prennent d'une façon telle que vous ne les oublierez jamais. Pour certaines personnes, ces instants tournent autour de la famille, des amis intimes ou des activités liées aux proches. Pour d'autres, ils concernent la nature, la spiritualité ou la religion. Et, pour la plupart d'entre nous, j'imagine qu'il peut s'agir d'un peu tout cela. Ces moments deviennent personnels, heureux ou tristes – constituant nos souvenirs. Ce sont en quelque sorte des morceaux de temps qui façonnent notre expérience de vie.

Ces instantanés ont également de la valeur pour nous, chercheurs. Nous élaborons des expériences, espérant préserver et analyser les détails précis d'un certain moment pendant des années. J'ai donc eu le grand privilège de me trouver dans une telle situation au début des années 1980, quand le professeur Junshi Chen est venu travailler dans mon laboratoire à l'université Cornell. Il était à l'époque le directeur du plus grand laboratoire de recherche sur la santé en Chine et l'un des premiers érudits chinois à venir aux États-Unis à la suite de l'ouverture des relations entre nos deux pays.

La carte du cancer en Chine

Au début des années 1970, le dirigeant de la Chine, Chou En-lai, se mourait d'un cancer. Aux prises avec cette maladie mortelle, il demanda qu'on effectue un sondage à l'échelle du pays afin que de l'information soit recueillie sur ce mal peu compris. L'enquête fut monumentale, car elle visait le taux de décès pour douze types de cancer dans plus de deux mille quatre cents comtés regroupant huit cent quatre-vingts millions (96 %) de citoyens. Ce sondage fut remarquable sous bien des aspects. Tout d'abord, il fit appel à six cent cinquante mille employés, ce qui constituait le plus grand projet de recherche biomédicale jamais entrepris. Le résultat se concrétisa sous la forme d'une carte en couleurs indiquant les endroits où certains types de cancer étaient fréquents et d'autres où ils ne l'étaient pas (voir figure 4.1[1]).

Cette carte ne laisse aucun doute quant à la réalité : en Chine, le cancer est géographiquement localisé. Selon ce sondage, certains cancers étaient beaucoup plus communs dans certains endroits que d'autres. Des recherches préalables avaient pavé la voie en ce sens, indiquant que la fréquence du cancer varie en général également beaucoup entre divers pays[2-4]. Mais les données de cette vaste étude menée en Chine étaient beaucoup plus remarquables parce que les variations géographiques du taux de cancer étaient bien plus grandes (voir figure 4.2) et existaient dans un pays où 87 % de la population fait partie du même groupe ethnique, les Han.

Figure 4.1 : Une carte du cancer en Chine

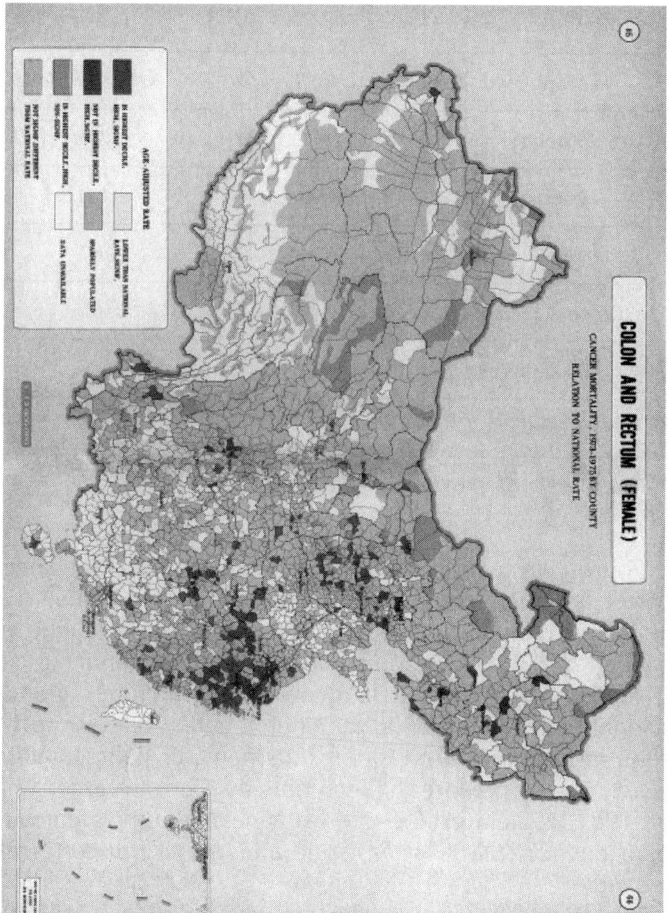

Figure 4.2 : Variations des taux* de cancer dans les comtés chinois

Localisation du cancer	Hommes	Femmes
Tous les cancers	35-721	35-491
Nez et pharynx	0-75	0-26
Œsophage	1-435	0-286
Estomac	6-386	2-141
Foie	7-248	3-67
Côlon et rectum	2-67	2-61
Poumons	3-59	0-26
Sein	–	0-20

* Taux de décès en fonction de l'âge et représentant le nombre de cas par 100 000 personnes par an.

Pourquoi y avait-il une telle variation du taux de cancer parmi les différents comtés, alors que la génétique était la même d'un endroit à l'autre ? Était-il possible que le cancer soit dû en grande partie au milieu ambiant, au style de vie, et non à la génétique ? Quelques grands scientifiques étaient déjà parvenus à cette conclusion. En effet, les auteurs d'un rapport important sur l'alimentation et le cancer, préparé à l'intention du Congrès américain en 1981, avaient estimé que les gènes ne comptaient que pour environ 2 à 3 % *du risque total en ce qui concerne le cancer*[4].

Les données fournies par ce vaste sondage chinois allaient loin. En effet, les comtés ayant les plus hauts taux de certains cancers avaient des chiffres cent fois plus élevés (ou plus encore) que les comtés ayant les taux les moins élevés de ces mêmes cancers. Ces chiffres sont vraiment impressionnants si l'on établit une comparaison avec les États-Unis, puisque les taux de variation n'y sont que de deux ou trois fois plus ou moins élevés d'un État à l'autre.

En fait, d'infimes et relativement peu importantes différences dans les taux de cancer font couler l'encre, rouler l'argent et activer les politiciens. Il existe depuis longtemps dans mon État, celui de New York, une histoire sur l'augmentation du taux de cancer du sein à Long Island. Des sommes d'argent considérables (environ trente millions de dollars[5]) et de nombreuses années de travail ont été consacrées à examiner la question. Quels étaient ces fameux taux qui suscitaient une telle démesure ? Deux comtés de Long Island avaient des taux de cancer du sein de 10 à 20 % seulement plus élevés que celui de la moyenne de l'État de New York. À elle seule, cette différence fit la une des journaux, effraya les gens et incita les politiciens à passer à l'action. En Chine, dans certaines parties du pays, les résultats étaient cent fois plus élevés (10 000 %) que dans d'autres !

Étant donné que la Chine a un cheptel génétique relativement homogène, il était clair que ces différences devaient être expliquées par des causes dues à l'environnement. Voici les questions qui furent soulevées :

- pourquoi le cancer était-il si élevé dans certains comtés ruraux et pas dans d'autres ?
- pourquoi les variations étaient-elles si incroyablement énormes ?
- pourquoi le cancer pris dans son ensemble était-il moins commun en Chine qu'aux États-Unis ?

Plus nous discutions, le professeur Chen et moi, plus nous aurions voulu avoir un instantané du quotidien alimentaire et environnemental de ces personnes dans la Chine rurale. Nous aurions aimé plonger dans leur vie, noter comment ils vivaient, ce qu'ils mangeaient, ce qui circulait dans leur sang et leur urine. Nous aurions aimé voir comment ils mouraient. Nous aurions aimé avoir un cliché de leur expérience de vie aussi clair et détaillé que possible, pour nous pencher sur ces données pendant des années. Si cela était possible, alors nous serions en position de proposer certaines réponses à nos questions.

Il arrive de temps en temps que la science, la politique et les subventions convergent de manière à permettre à une recherche vraiment extraordinaire d'avoir lieu. C'est ce qui s'est passé dans notre cas : nous avons pu faire tout ce que nous voulions, et plus encore. Nous avons pu réaliser l'instantané le plus vaste jamais pris sur l'alimentation, le style de vie et la maladie.

Mise en place

Nous avons formé une équipe scientifique composée de spécialistes de calibre mondial. Il y avait le professeur Chen, directeur du plus grand laboratoire de recherches alimentaires et sanitaires en Chine. Puis nous avons recruté le professeur Junyao Li, un des auteurs du *Cancer Atlas Survey* (« Sondage pour l'atlas du cancer »), et un scientifique clé de l'Académie des sciences médicales du ministère de la Santé en Chine. Le troisième membre de l'équipe était Richard Peto de l'université d'Oxford. Considéré comme l'un des plus grands épidémiologistes du monde, celui-ci a été fait chevalier et s'est vu décerner plusieurs prix pour sa recherche sur le cancer. La dernière personne de l'équipe était moi-même, et j'occupais le poste de directeur de recherche.

Tout se mettait en place pour cette première grande recherche menée en collaboration entre la Chine et les États-Unis. Nous avons résolu tous les petits accrochages liés aux subventions, surmonté l'ingérence de la CIA et la réticence du gouvernement chinois. Nous étions bien partis.

D'emblée, nous avons décidé que cette étude serait la plus exhaustive possible. Grâce à l'*Atlas chinois du cancer*, nous disposions des taux de décès résultant de plus de quatre douzaines de types de maladie, y compris les cancers, les maladies cardiaques et les maladies infectieuses[6]. Nous avons regroupé les données concernant trois cent soixante-sept variables pour les comparer. Nous sommes allés dans soixante-cinq comtés disséminés un peu partout en Chine, puis nous avons distribué des questionnaires et fait des prises de sang à six mille cinq cents personnes adultes. Nous avons recueilli des échantillons d'urine, pris note sur place pendant trois jours de tout ce que les familles mangeaient, et analysé des échantillons de nourriture provenant de divers marchés dans tout le pays.

Les soixante-cinq comtés sélectionnés pour l'étude se trouvaient dans des zones rurales ou semi-rurales de la Chine. Cette sélection était intentionnelle, car nous voulions étudier les gens qui vivaient et mangeaient dans une zone donnée depuis presque toujours. Cette stratégie s'avéra ingénieuse puisque nous devions apprendre par la suite qu'en moyenne de 90 à 94 % des adultes habitaient encore dans le comté où ils étaient nés.

Une fois ces données rassemblées, nous disposions de *plus de huit mille associations statistiquement significatives* entre les modes de vie, l'alimentation et les maladies. L'étude que nous avions entreprise n'avait pas sa pareille tant par son envergure et sa qualité que par son unicité. Cette enquête était ce que le *New York Times* qualifia de « Grand Prix de l'épidémiologie ». Bref, nous avions réussi à créer cet instantané révélateur dont nous avions rêvé au tout début.

C'était l'occasion parfaite de tester les principes que nous avions distingués durant nos expériences avec les animaux. Les découvertes effectuées en laboratoire allaient-elles concorder avec les résultats obtenus dans le monde réel ? Nos découvertes sur le cancer du foie déclenché par l'aflatoxine chez les rats allaient-elles pouvoir être appliquées à d'autres formes de cancer et à d'autres types de maladies humaines ?

Pour plus de renseignements

Nous sommes très fiers de l'envergure et de la qualité de notre étude en Chine. Si vous désirez en connaître la raison, je vous suggère de lire l'annexe B à la fin de ce livre. Vous y découvrirez une description détaillée du concept et des caractéristiques de base de cette étude.

Étude de l'alimentation en Chine

La pierre angulaire de notre étude fut la nature de l'alimentation en Chine rurale. Nous avions là l'occasion rare d'étudier les effets d'une alimentation presque totalement végétale sur la santé des habitants.

Aux États-Unis, de 15 à 16 % de la totalité de nos calories proviennent des protéines, et jusqu'à 80 % de ces dernières sont d'origine animale. Par contre, en Chine rurale, seulement de 9 à 10 % de la totalité des calories proviennent des protéines, et 10 % sont d'origine animale. Cela veut dire qu'il existe des différences alimentaires énormes entre la Chine et les États-Unis, ainsi que la figure 4.3 l'indique.

Les résultats indiqués sur la figure 4.3 sont indiqués pour une masse corporelle de 65 kg. C'est la façon standardisée qui permet aux autorités chinoises de rassembler l'information et qui nous permet de comparer facilement diverses populations. (Pour un homme américain de 77 kg, la consommation quotidienne de calories est de deux mille quatre cents. Pour un homme chinois rural moyen du même poids, cette consommation est d'environ trois mille.)

Figure 4.3 : Apports alimentaires en Chine et aux États-Unis

Nutriments	Chine	États-Unis
Calories (kcal/jour)[7]	2641	1989
Gras total (% de calories)	14,5	34-38
Fibres alimentaires (g/jour)	33	12
Protéines au total (g/jour)	64	91
Protéines animales (% des calories)	0,8	10-11
Fer total (mg/jour)	34	18

Dans chaque catégorie mentionnée ci-dessus, il y a d'énormes différences alimentaires entre les Chinois et les Américains. Beaucoup plus de calories, moins de gras, moins de protéines, moins d'aliments d'origine animale, plus de fibres alimentaires et beaucoup plus de fer sont consommés en Chine. Ces différences sont d'une importance capitale.

Même si les habitudes alimentaires des Chinois sont extrêmement différentes de celles des Américains, il existe tout de même de grandes disparités en Chine. Quand on observe les associations entre l'alimentation et la santé, il est essentiel d'étudier des variations (fourchette de valeurs). Fort heureusement, en ce qui concerne notre étude en Chine, il existait de grandes variations pour la plupart des facteurs mesurés. Elles étaient exceptionnellement importantes pour les taux de maladie (voir figure 4.2) et plus qu'adéquates pour les mesures cliniques et l'apport alimentaire. Par exemple, le taux de cholestérol variait du simple au double (moyenne par comté), le bêta-carotène du sang variait de un à neuf, les lipides sanguins de un à trois, l'ingestion de gras de un à six et l'ingestion de fibres de un à cinq. Ces variations étaient cruciales, car nous voulions surtout pouvoir comparer les différents comtés de la Chine.

Notre étude était la plus vaste à analyser cette fourchette particulière de l'alimentation, ainsi que ses conséquences sur la santé en Chine. Dans ce cadre, nous avons en effet comparé des régimes alimentaires riches en aliments d'origine végétale à des régimes très riches en aliments d'origine végétale. Dans presque toutes les autres études du genre, qui sont occidentales, les scientifiques comparent des régimes alimentaires riches en aliments d'origine animale à des régimes alimentaires très riches en aliments d'origine animale. Par conséquent, la différence entre l'alimentation de la Chine rurale et l'alimentation occidentale est énorme, tout comme le sont les tendances aux maladies. C'est en fait cette distinction qui rendit entre autres cette enquête aussi importante.

Les médias ont qualifié notre étude en Chine d'« étude de référence ». Dans un article du *Saturday Evening Post*, il était même dit que celle-ci « allait secouer les chercheurs du secteur médical et nutritionniste partout dans le monde[8] ». Certains représentants de l'ordre établi médical ont avancé qu'une autre étude de ce genre ne pourrait jamais être faite. Tout ce que je savais, c'est que la nôtre nous donnait l'occasion de nous pencher sur plusieurs idées très contestées que j'étais en train d'élaborer sur le lien entre l'alimentation et la santé.

Je veux maintenant vous montrer ce que nous avons appris grâce à cette étude et comment vingt autres années de recherches, de réflexions et d'expériences ont changé non seulement la façon dont je conçois le lien entre l'alimentation et la santé, mais aussi la manière dont ma famille et moi nous nourrissons.

Maladies de la pauvreté et maladies de la prospérité

Nul besoin d'être savant pour comprendre que l'échéance de la mort est inéluctable. J'ai souvent rencontré des gens qui se servaient de cette évidence pour justifier leur ambivalence face à l'information sur la santé. Quant à moi, j'adopte un autre point de vue. Je n'ai jamais voulu être en bonne santé parce que j'espérais devenir immortel. À mes yeux, une bonne santé est un passeport qui permet de jouir pleinement du temps dont nous disposons sur terre. La santé, c'est être aussi actif que possible tout au long de sa vie et éviter de longues, débilitantes et souffrantes batailles contre la maladie. Il existe de bien meilleures façons de mourir et de vivre !

Comme l'*Atlas chinois du cancer* faisait état de plus de quatre douzaines de types de maladie, nous avions eu la très rare occasion d'étudier les nombreuses façons dont les gens mouraient. Nous nous demandions si certaines maladies avaient tendance à se regrouper dans certaines régions du pays. Par exemple, le cancer du côlon apparaissait-il dans les mêmes régions que le diabète ? Si tel était le cas, nous pourrions supposer que le diabète et le cancer du côlon (ou d'autres maladies qui se regroupaient) avaient des causes communes. Parmi ces causes pouvaient figurer de nombreuses possibilités, allant de l'aspect géographique ou environnemental à l'aspect biologique. Cependant, vu que toutes les maladies sont des processus biologiques (qui vont de travers), nous pouvons supposer que, quelles que soient les causes observées, elles finissent toujours par être déclenchées par des processus biologiques.

Quand les maladies furent répertoriées de manière à ce que chaque taux puisse être comparé à tous les autres[9], deux groupes de maladies émergèrent : le groupe des maladies trouvées typiquement dans les régions économiquement développées (maladies de la prospérité) et le groupe des maladies trouvées typiquement dans les régions rurales et agricoles (maladies de la pauvreté[10]) (voir figure 4.4).

Figure 4.4 : Regroupements des maladies observées en Chine rurale

Maladies de la prospérité (alimentation abondante)	Cancers (côlon, poumon, sein, leucémie, cerveau chez l'enfant, estomac, foie), diabète, maladies coronariennes
Maladies de la pauvreté (alimentation inadéquate et mauvaise hygiène)	Pneumonie, occlusion intestinale, ulcère gastro-duodénal, maladies digestives, tuberculose, maladies parasitaires, maladies cardiaques, rhumatismales, maladies métaboliques et endocrines autres que le diabète, maladies liées à la grossesse et bien d'autres

Dans ce tableau, on peut constater que chaque maladie appartenant à l'une ou l'autre liste a tendance à être associée à des maladies de sa propre liste, et non à celle de l'autre. Par exemple, une région rurale de Chine où le taux de pneumonie est élevé n'aura pas un taux élevé de cancer du sein, mais plutôt de maladies parasitaires. Le mal qui tue le plus d'Occidentaux, la maladie des artères coronaires, est plus commun dans les zones où le cancer du sein est également plus répandu. La maladie des artères coronaires est, soit dit en passant, relativement peu répandue dans les pays en voie de développement. Mais ce n'est pas parce que les gens meurent plus jeunes qu'ils échappent à ces maladies occidentales, puisque les comparaisons ont été faites avec des personnes du même âge.

On connaît ces associations de maladies depuis un certain temps. Mais ce que notre étude en Chine a révélé cependant, c'est une quantité inégalée de données sur les taux de décès pour de nombreuses maladies différentes et une gamme alimentaire unique. Comme prévu, certaines maladies se regroupent en effet dans les mêmes zones géographiques, laissant entendre qu'elles ont des causes communes.

Ces deux groupes ont habituellement été qualifiés de maladies de la prospérité et de maladies de la pauvreté. Quand un peuple en développement devient riche, les gens changent d'habitudes alimentaires, de style de vie et d'hygiène de vie. Plus ils deviennent riches, plus ils meurent de maladies de la prospérité et moins de celles de la pauvreté. Étant donné que ces maladies de la prospérité sont intimement liées aux habitudes alimentaires, on peut les qualifier de « maladies d'alimentation abondante ». La majorité des habitants aux États-Unis et dans les autres pays occidentaux meurt de maladies de la prospérité. Voilà pourquoi on les qualifie souvent de « maladies occidentales ». Certains comtés ruraux en comptaient seulement quelques-unes et d'autres beaucoup plus. La question cruciale était la suivante : était-ce dû aux différences d'habitudes alimentaires ?

Importance statistique

Au fil de ce chapitre, je soulignerai l'importance statistique de diverses observations. Le chiffre romain(I) veut dire plus de 95 % de certitude ; le chiffre romain(II) plus de 99 % ; le chiffre romain(III) plus de 99,9 % de certitude. Une absence de chiffre romain signifie que l'association se situe en dessous de 95 % de certitude[11]. Ces probabilités peuvent aussi indiquer que l'observation est réelle. Une certitude de 95 % veut dire qu'il y a une probabilité de 19 sur 20 que l'observation soit réelle ; une certitude de 99 % qu'il y a une probabilité de 99 sur 100 ; et une certitude de 99,9 % signifie qu'il y a une probabilité de 999 sur 1 000.

Le cholestérol et la maladie

Nous avons comparé la présence de maladies occidentales dans chaque comté avec les variables de l'alimentation et du style de vie. À notre surprise, nous avons découvert qu'un des plus grands précurseurs des maladies occidentales était le cholestérol[III].

Si c'est dans les aliments, c'est dans le sang !

Il existe deux grandes catégories de cholestérol. Tout d'abord, le cholestérol alimentaire, qui se trouve dans les aliments que nous ingérons. Il en est une composante au même titre que le sucre, le gras, les protéines, les vitamines et les minéraux. On trouve ce type de cholestérol uniquement dans les aliments d'origine animale, et c'est celui qui figure sur les étiquettes des produits que nous achetons. Quand vous consultez le médecin pour vérifier votre taux de cholestérol, ce dernier ne peut pas savoir la quantité de cholestérol que vous ingérez. Il lui est impossible de mesurer le cholestérol alimentaire et de déterminer le nombre de hot dogs et de poitrines de poulet que vous avez mangés. À la place, il mesure la quantité de cholestérol que vous avez dans le sang. Ce second type de cholestérol est fabriqué par le foie. Le cholestérol du sang et le cholestérol alimentaire, même s'ils sont chimiquement identiques, ne représentent pas du tout la même chose. Il existe quelque chose de semblable pour les corps gras. Les corps gras alimentaires sont ceux que vous ingérez, comme l'huile de vos frites. Le gras du corps, par contre, est le gras fabriqué par votre corps. Il est très différent de celui que vous étalez sur votre tartine le matin (beurre ou margarine). Les gras et cholestérol alimentaires ne se transforment pas automatiquement en cellules adipeuses et en cholestérol sanguin. La manière dont le corps fabrique du gras et du cholestérol est extrêmement complexe, car des centaines de réactions chimiques et des douzaines de nutriments entrent en jeu. En raison de cette complexité, les effets sur la santé de l'ingestion de gras et de cholestérol alimentaires peuvent être très différents des effets du taux élevé de cholestérol sanguin (mesuré par votre médecin) et de l'excès de gras dans le corps.

Quand le taux de cholestérol sanguin augmentait dans certains comtés de la Chine rurale, les maladies dites occidentales augmentaient également. Ce qui était très surprenant dans tout cela, c'est que les taux chinois étaient beaucoup plus bas que ce à quoi nous nous attendions. Le taux moyen de cholestérol sanguin était de seulement 127 mg/dl (décilitre), ce qui diffère de presque cent unités par rapport à la moyenne américaine, qui est de 215 mg/dl[12] ! Certains comtés avaient des taux moyens de 94 mg/dl, et deux groupes d'environ vingt-cinq femmes du centre de la Chine présentaient un taux moyen de cholestérol sanguin aussi bas que 80 mg/dl.

Si vous connaissez votre taux de cholestérol, vous comprenez facilement à quel point ceux-ci sont bas. Aux États-Unis, le taux se situe entre 170 et 290 mg/dl. Par conséquent, notre taux le plus bas correspond au taux le plus haut en Chine rurale. Bien entendu, il a existé aux États-Unis un mythe voulant que des problèmes de santé pouvaient survenir si le taux de cholestérol se situait en dessous de 150 mg/dl. Si nous le croyons, cela signifierait que 85 % des Chinois pourraient avoir des problèmes. Mais la vérité est tout autre. *Quand le taux de cholestérol est bas, le taux de maladies cardiaques, de cancers et d'autres maladies occidentales est bas aussi, même lorsque ce taux se situe bien en dessous de ceux recommandés en Occident.*

Au début de notre recherche, personne n'aurait pu, ni voulu, prédire qu'il y aurait un lien entre le cholestérol et n'importe quel taux de maladie. Quelle surprise nous avons eue ! Quand le taux de cholestérol passait de 170 mg/dl à 90 mg/dl, les cancers du foie[II], du rectum[I], du côlon[II], du poumon chez les hommes[I], du poumon et du sein chez les femmes, la leucémie infantile, la leucémie adulte[I], le cancer du cerveau chez l'enfant, le cancer du cerveau chez l'adulte[I], le cancer de l'estomac et de l'œsophage baissaient. Comme vous pouvez le constater, la liste est longue. La plupart des Américains savent que si leur taux de cholestérol est élevé, ils devraient s'inquiéter de la santé de leur cœur. Mais ils ne savent pas qu'ils devraient aussi s'inquiéter du cancer.

Il existe plusieurs types de cholestérol sanguin, dont le LDL et le HDL, le premier étant le mauvais cholestérol et le second, le bon cholestérol. Dans notre étude en Chine, les taux élevés de cholestérol LDL étaient aussi associés aux maladies occidentales.

Il faut également garder à l'esprit que ces maladies, selon les standards occidentaux, étaient relativement rares en Chine et que le cholestérol sanguin était relativement bas. Notre découverte venait clairement établir que de nombreux Chinois profitaient d'un avantage avec des taux de cholestérol bas, même à 170 mg/dl. Imaginez maintenant un pays où les habitants ont un taux de cholestérol bien plus élevé que celui de la moyenne chinoise. Vous vous attendrez sans l'ombre d'un doute à ce que ces maladies relativement rares en Chine, comme les maladies cardiaques et certains cancers, prédominent et soient même des tueurs de première ordre !

Bien entendu, c'est le cas en Occident. Pour donner quelques exemples, au moment où nous avons mené notre étude, le taux de décès dus aux maladies des artères coronaires était *dix-sept fois plus élevé* chez les hommes américains que chez les hommes chinois ruraux[13]. Le taux de décès dus au cancer du sein aux États-Unis était *cinq fois plus élevé* que celui en Chine rurale.

Mais furent encore plus remarquables les faibles taux de maladies des artères coronaires dans les provinces du sud-ouest de la Chine (Sichuan et Guizhou). Pendant une période d'observation de trois ans (1973-1975), personne n'est mort de ces maladies avant l'âge de soixante-quatre ans, parmi les deux cent quarante-six mille hommes de la province de Guizhou et les cent quatre-vingt et une mille femmes de la province de Sichuan[14] !

Quand ces données sur ce faible taux de cholestérol ont été rendues publiques, j'ai appris de trois grands chercheurs et médecins dans le domaine des maladies cardiaques, William Castelli, Bill Roberts et Caldwell Esselstyn, que dans toute leur longue carrière ils n'avaient jamais vu un décès, à la suite d'une maladie cardiaque, chez ceux de leurs patients qui avaient un taux de cholestérol inférieur à 150 mg/dl. Le docteur Castelli était depuis longtemps directeur de la célèbre étude de Framingham en cardiologie menée par les Instituts nationaux de la santé (NIH) ; le docteur Esselstyn, chirurgien réputé en poste à la clinique de Cleveland, avait mené une remarquable étude sur la réversibilité des maladies cardiaques (voir chapitre 5) ; le docteur Roberts a pendant longtemps été rédacteur en chef de la prestigieuse revue médicale américaine *Cardiology*.

Le cholestérol sanguin et l'alimentation

Le cholestérol sanguin est selon toute évidence un important indicateur de risque de maladies. Mais la grande question est de savoir quels sont les aliments qui contiennent ce cholestérol. Pour résumer, les aliments d'origine animale ont été associés à une augmentation du taux de cholestérol (voir figure 4.5). Sans presque aucune exception, les aliments d'origine végétale ont été associés à une baisse du taux de cholestérol.

Figure 4.5 : Aliments associés au cholestérol dans le sang

Quand l'apport en viande[I], lait, œufs, poisson[I-II], gras[I] et protéines animales augmente,	le cholestérol augmente dans le sang.
Quand l'apport d'aliments et de nutriments végétaux – protéines végétales[I], fibres alimentaires[II], cellulose[II], hémicellulose[I], hydrates de carbone solubles[II], vitamines B provenant de plantes (carotène, vitamines B2 et B3[I]), légumineuses, légumes de couleur claire, fruits, carottes, pommes de terre et nombreuses céréales – augmente,	le taux de cholestérol dans le sang diminue.

Plusieurs études ont montré depuis, aussi bien chez les animaux de laboratoire que chez les humains, que la consommation de protéines animales augmente le taux de cholestérol dans le sang[15-18]. Le gras saturé et le cholestérol alimentaire font également augmenter le taux de cholestérol dans le sang, mais à un degré moindre que les protéines animales. Par contre, les aliments d'origine végétale ne contiennent aucun cholestérol et, de façons diverses, aident à faire baisser le taux de cholestérol fabriqué par le corps. Tous ces éléments concordaient parfaitement avec les résultats de notre étude en Chine.

Ces associations de maladies avec le cholestérol sanguin étaient remarquables du fait que le cholestérol dans le sang et la consommation de protéines animales étaient très faibles selon les standards américains. Dans la Chine rurale, l'apport en protéines animales (chez le même individu) atteint seulement 7,1 g/jour, alors qu'il est de 70 g/jour chez les Américains. Pour concrétiser les choses, précisons que sept grammes de protéines animales équivalent à trois croquettes de poulet chez McDonald. Nous nous attendions à ce que, avec un apport très bas en protéines animales et un taux de cholestérol aussi faible, il n'y aurait plus aucune association possible avec les maladies occidentales. Mais nous avions tort de penser ainsi. Même ces petites quantités d'apport en protéines animales en Chine rurale augmentaient le risque d'apparition de maladies occidentales.

Nous avons aussi étudié les effets de l'alimentation sur les différents types de cholestérol sanguin, et les mêmes effets marqués ont été constatés. La consommation de protéines animales était associée à une augmentation du mauvais cholestérol[III], alors que la consommation de protéines végétales était associée à une baisse de ce même cholestérol[II].

Allez chez n'importe quel médecin et demandez-lui quels sont les aliments qui ont un effet sur le taux de cholestérol, et il vous répondra à coup sûr : les gras saturés et le cholestérol alimentaire. Au cours des dernières décennies, il se peut que certains médecins aient aussi mentionné que le soja et les produits contenant beaucoup de son diminuent le taux de cholestérol. Par contre, très peu diront que les protéines animales ont quelque chose à voir avec le taux de cholestérol.

Les choses ont toujours été ainsi. Alors que je prenais une année sabbatique à l'université d'Oxford, j'ai assisté à une conférence donnée par un de ses éminents professeurs de médecine sur les causes alimentaires des maladies cardiaques. Cet homme s'est éternisé sur les effets nuisibles des gras saturés et du cholestérol alimentaire sur les maladies des artères coronaires comme s'il s'agissait des seuls facteurs alimentaires importants. Il n'était pas du tout disposé à admettre que la consommation de protéines animales avait quelque chose à voir avec le taux de cholestérol dans le sang, même si les preuves à l'époque indiquaient clairement que les protéines animales étaient plus fortement liées au taux de cholestérol dans le sang que les gras saturés et le cholestérol alimentaire[15]. Comme bien d'autres, son allégeance aveugle au statu quo ne le prédisposait pas à un changement d'état d'esprit. À mesure que les découvertes affluaient, je réalisais de plus en plus que l'ouverture d'esprit n'était plus un luxe, mais une nécessité.

Si l'on faisait un défilé des aliments et que chaque nutriment avait son propre char, le plus imposant serait celui du gras. Un nombre incalculable de gens ont étudié le gras et se sont prononcés : des chercheurs aux enseignants en passant par les politiciens et les représentants de l'industrie. D'innombrables personnes de toutes sortes de groupes ont participé à la construction du mythe depuis plus d'un siècle.

Quand le défilé a commencé dans « Américaville », les gens assis sur les trottoirs tournaient inévitablement la tête vers le char du gras. En l'apercevant, ils se disaient qu'ils ne devraient pas manger de ça, mais ils en mangeaient quand même un bon morceau. D'autres montaient sur la partie du char où trônaient les gras non saturés en disant qu'ils étaient bons pour la santé et que seuls les gras saturés étaient mauvais. De nombreux scientifiques pointaient sans doute du doigt le char du gras en affirmant que les clowns des cancers et des maladies cardiaques se cachaient quelque part là-dedans. Entre-temps, les soi-disant gourous de l'alimentation, tel feu Robert Atkins, étaient montés sur le char pour y vendre des livres. À la fin de la journée, l'Américain moyen qui s'était empiffré de gras se grattait la tête tout en ayant la nausée et en se demandant ce qu'il aurait dû faire, et pour quelle raison.

Il est tout à fait normal que le consommateur moyen soit perdu : ces questions sont restées sans réponse pendant quarante ans. Quelle quantité de gras est permise dans notre alimentation ? Et quel genre de gras ? Les gras polyinsaturés sont-ils meilleurs que les gras saturés ? Le gras monosaturé est-il meilleur que les deux autres gras ? Et qu'en est-il des gras spéciaux comme les oméga-3, oméga-6, les gras trans et la déhydroépiandrostérone (DHA) ? Devrions-nous éviter la consommation de noix de coco ? Et qu'en est-il des huiles de poisson ? Y a-t-il quelque chose de spécial au sujet de l'huile de lin ? Qu'est-ce qu'une alimentation à haute teneur en lipides, à faible teneur en lipides ?

Il y a de quoi être perdu, même pour les scientifiques bien formés. Lorsqu'on considère isolément ces questions, les détails propres à celles-ci sont très trompeurs. Comme vous le verrez, il est beaucoup plus important d'examiner la façon dont les réseaux de substances chimiques fonctionnent plutôt que les substances isolées comme telles.

D'une certaine manière cependant, c'est cette manie stupide de considérer les aspects isolés de la consommation des gras qui nous donne les meilleures leçons. Par conséquent, penchons-nous un peu plus sur cette histoire de gras, telle qu'elle est apparue au cours des quarante dernières années. Elle illustre clairement la raison pour laquelle le public est à ce point perdu quant aux gras et à l'alimentation en général.

En moyenne, nous consommons de 35 à 40 % du total de nos calories sous forme de gras[19]. Notre alimentation est fondée sur un grand apport de gras depuis la fin du XIXe siècle, époque qui a marqué le début de l'ère industrielle. Comme nous avions plus d'argent, nous nous sommes mis à consommer davantage de viandes et de produits laitiers, dont le contenu en gras est relativement élevé. En consommant de tels aliments, nous montrions aux autres que nous étions prospères.

Puis, du milieu à la fin du xxe siècle, les scientifiques ont peu à peu remis en question la consommation de tant de gras. Autant sur le plan national qu'international, les recommandations alimentaires[20-23] changèrent. On proposa alors aux gens de ramener leur consommation à un pourcentage inférieur à 30 % de la totalité de leurs calories. Cette tendance s'est poursuivie durant quelques décennies, mais à ce jour les peurs concernant les régimes à haute teneur en gras s'étiolent. Certains auteurs de livres populaires prônent même l'augmentation de la consommation de gras ! Et certains chercheurs expérimentés ont laissé entendre qu'il n'est pas nécessaire de descendre en deçà de 30 %, pourvu que nous ingérions la bonne sorte de gras.

Figure 4.6 : Contenu en gras d'aliments choisis

Aliments	Pourcentage de calories contenues dans le gras
Beurre	100 %
Cheeseburger double de McDonald	67 %
Lait entier de vache	64 %
Jambon	61 %
Hot dog	54 %
Soja	42 %
Lait demi-écrémé (2 %)	35 %
Poulet	26 %
Épinards	14 %
Céréales du matin Wheaties	8 %
Lait écrémé	5 %
Petits pois	5 %
Carottes	4 %
Haricots verts	3,5 %
Pommes de terre au four	1 %

Ce pourcentage est donc devenu la référence, même si aucune preuve n'indique qu'il s'agit là d'un seuil vital. Tentons de relativiser tout cela à l'aide de la figure 4.6, en tenant compte du contenu en gras de quelques aliments.

À part quelques rares exceptions, les aliments d'origine animale contiennent considérablement plus de gras que les aliments d'origine végétale[24]. Cela est très clairement illustré par la comparaison des régimes alimentaires de pays différents. La corrélation entre l'apport en gras et l'apport en protéines animales s'élève à plus de 90 %[25]. En somme, l'apport en gras augmente parallèlement à l'apport en protéines animales. Autrement dit, le gras alimentaire est un indicateur quasi assuré de la quantité de protéines animales contenues dans le régime alimentaire. C'est presque un recoupement parfait.

Le gras et le cancer

Le rapport de 1982 de l'Académie nationale des sciences (National Academy of Sciences, ou NAS) sur l'alimentation, la nutrition et le cancer, dont j'ai été le coauteur, fut le premier d'un comité d'experts à se pencher sur l'association entre gras alimentaire et cancer. Ce rapport fut le premier à recommander un apport maximal de 30 % de gras dans le but de prévenir le cancer. Auparavant, le Comité sur la nutrition du Sénat américain, présidé par le sénateur George McGovern[26], convoqua des audiences largement rendues publiques sur l'alimentation et les maladies cardiaques, et recommanda un apport maximal de 30 % de gras. Même si le rapport McGovern suscita un débat public sur le lien entre l'alimentation et la maladie, ce fut celui de l'Académie nationale des Sciences de 1982 qui donna à ce débat son envol. Le fait qu'il ait été axé sur le cancer plutôt que sur les maladies cardiaques intensifia l'intérêt et la préoccupation des citoyens. Et c'est ce qui a occasionné d'autres recherches et suscité l'intérêt du public sur l'importance de l'alimentation quant à la prévention des maladies.

Nombre de rapports[20, 27, 28] se concentraient alors sur la question de la quantité de lipides à ingérer pour avoir la meilleure santé possible. Cette attention accordée exclusivement aux gras naissait des études faites un peu partout dans le monde, qui indiquaient que la quantité de gras ingérée était étroitement associée à l'apparition du cancer du sein, du côlon, et des maladies cardiaques. Ces maladies étaient celles qui tuaient en général la majorité des gens dans les pays occidentaux. Il était clair que cette corrélation était vouée à attirer l'attention du grand public. Notre étude en Chine fut entreprise à ce moment-là.

Selon moi, l'étude la plus connue[29] est celle de Ken Carroll, professeur à l'université Western Ontario, au Canada. Ses découvertes indiquaient un lien très marqué entre le gras alimentaire et le cancer du sein (voir figure 4.7).

Figure 4.7 : Apport total en gras et cancer du sein

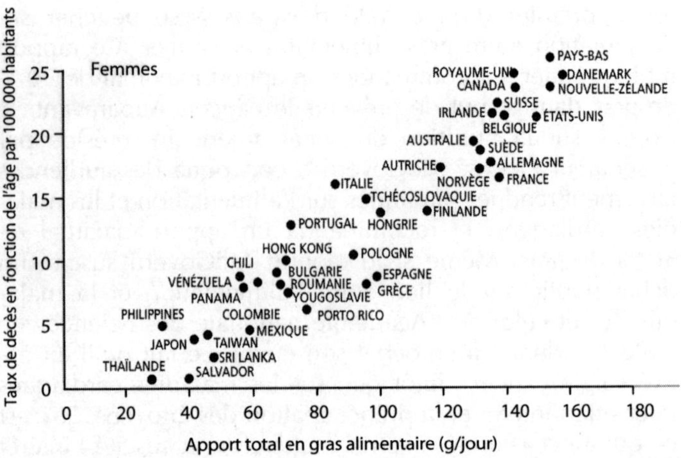

Cette découverte, qui correspondait aux rapports présentés auparavant par d'autres[3, 30], devint particulièrement intrigante une fois comparée à des études menées sur des émigrants[31, 32]. Selon ces études, les gens qui émigraient et se mettaient à consommer les aliments généralement consommés dans leur nouveau lieu de résidence présentaient également le risque de maladies propres à celui-ci.

Cette constatation laissait entendre que l'alimentation et le mode de vie étaient les principales causes de ces maladies. Elle suggérait aussi que les gènes ne sont pas nécessairement si importants que cela. Comme il a été mentionné plus haut, un rapport capital publié par sir Richard Doll et sir Richard Peto de l'université d'Oxford (Royaume-Uni), soumis au Congrès américain, proposait un résumé de toutes ces études et concluait que seulement 2 à 3 % des cancers pouvaient être attribués aux gènes[4].

Ces données provenant d'études internationales et sur les émigrants veulent-elles dire que l'on peut faire baisser le taux de cancer du sein à presque zéro si l'on fait des choix de vie parfaits ? C'est en tout cas ce que l'information contenue dans ces rapports laisse entendre. Comme la figure 4.7 le démontre, la solution semble évidente : si nous mangeons moins de gras, le risque de cancer diminue. La plupart des scientifiques en sont venus à cette conclusion, et certains sont même allés plus loin en présumant que le gras alimentaire causait le cancer du sein. Mais cette déduction était un peu rapide et simpliste. D'autres diagrammes préparés par le professeur Carroll furent presque totalement ignorés (voir figures 4.8 et 4.9). Ils montraient que le cancer du sein était associé à la consommation de gras animal, non de gras végétal.

En Chine rurale, l'apport en gras (au moment du sondage en 1983 du moins) était très différent de celui aux États-Unis, et ce de deux façons. En premier lieu, en Chine, le gras ne constituait que 14,5 % de l'apport en calories, alors qu'il représentait 36 % aux États-Unis. En deuxième lieu, la quantité de gras dans l'alimentation de la Chine rurale dépendait presque entièrement de la quantité ingérée d'aliments d'origine animale, ainsi que les résultats de la figure 4.7 l'indiquent. En Chine rurale, la corrélation entre le gras alimentaire et les protéines animales était très élevée, soit entre 70 et 84 %[33], ce qui se rapproche des 93 % notés dans d'autres pays[25].

Cela est important, car en Chine et dans les études menées dans d'autres pays, la consommation de gras était seulement une indication de la consommation d'aliments à base de protéines animales. Par conséquent, l'association entre le gras et le cancer du sein peut réellement signifier que lorsque la consommation d'aliments d'origine animale augmente, le cancer du sein augmente aussi. Ce n'est pas le cas aux États-Unis, où nous ajoutons ou retirons de manière sélective les matières grasses de notre alimentation. Nous ingérons autant, si ce n'est plus, de gras végétal (chips, frites) que de gras animal (lait écrémé, viande maigre). La Chine ne joue pas comme nous le faisons avec le gras dans l'alimentation.

Figure 4.8 : Apport en gras animal et cancer du sein

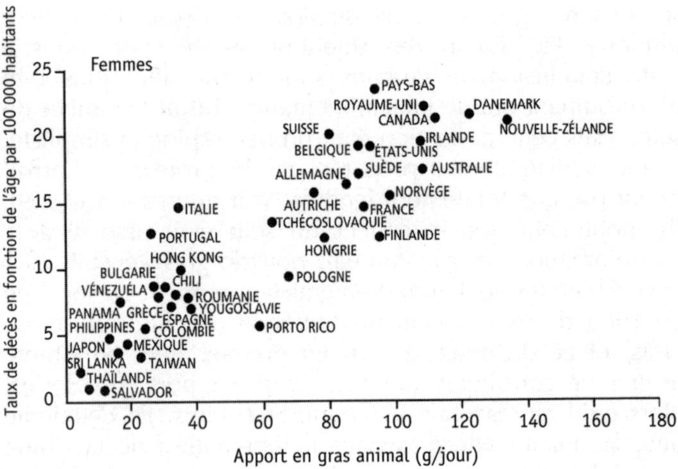

Figure 4.9 : Apport en gras végétal et cancer du sein

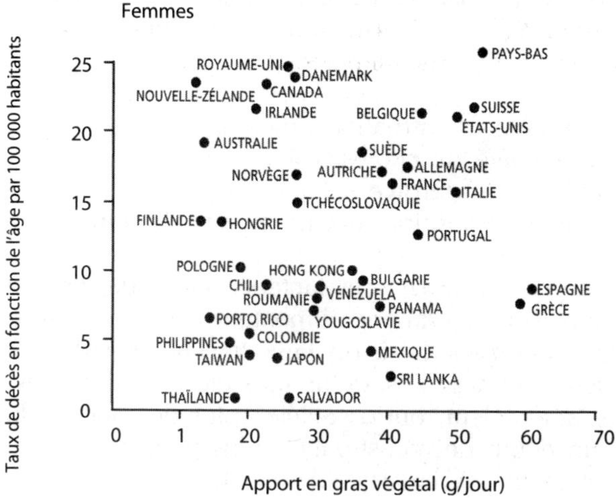

Quand j'ai constaté ce faible taux de consommation de gras en Chine (de 6 à 24 %), j'ai d'abord pensé que le gras des aliments n'était pas lié aux maladies cardiaques, ni aux divers cancers, comme c'est le cas en Occident. Certaines personnes aux États-Unis, entre autres nombre de mes collègues dans le domaine des sciences et de la médecine, qualifient une alimentation comportant 30 % de gras d'alimentation « à faible teneur en gras ». Par conséquent, une alimentation à faible teneur en gras (25 à 30 %) était considérée comme suffisamment basse pour que les bienfaits sur la santé soient les plus élevés. Cela impliquait qu'un taux inférieur à celui-ci ne procurerait aucun autre avantage pour la santé. Surprise !

Les résultats obtenus en Chine ont prouvé que la réduction d'apport en gras de 24 à 6 % était associée à une diminution de risque du cancer du sein. Dans les régions rurales cependant, moins de gras dans l'alimentation voulait dire non seulement moins de gras consommé, mais aussi, chose plus importante encore, moins d'aliments provenant d'animaux.

Ce lien entre le cancer du sein et le gras alimentaire, gras provenant par conséquent d'animaux, mit en évidence d'autres facteurs qui font courir le risque aux femmes d'avoir le cancer du sein :

- première menstruation précoce ;
- taux élevé de cholestérol ;
- ménopause tardive ;
- grande exposition aux hormones féminines.

En ce qui concerne ces facteurs de risque, notre étude en Chine indique qu'une alimentation à plus haute teneur en gras est associée à un taux de cholestérol élevé[1], et ces deux facteurs, ainsi qu'un taux élevé d'hormones féminines, sont à leur tour associés à plus de cancers du sein et à un début de menstruation plus précoce[1].

Une chose est remarquable en Chine, c'est la menstruation tardive. Nous avons demandé à vingt-cinq femmes, dans les cent trente villages faisant l'objet de notre étude, quand elles avaient eu leurs premières règles. La fourchette sur l'ensemble des villages était de quinze à dix-neuf ans, la moyenne étant donc de dix-sept ans, tandis qu'aux États-Unis elle est d'environ onze ans !

De nombreuses études ont montré qu'une menstruation précoce se traduit souvent par un risque plus élevé de cancer du sein[34]. La menstruation est déclenchée par le rythme de croissance de la jeune fille : plus elle grandit vite, plus les règles se déclenchent tôt. Il est également bien établi qu'une croissance rapide se traduit souvent par une taille plus grande, un poids plus élevé et plus de gras dans le corps, tous ces éléments étant associés à un risque plus élevé de cancer du sein. Une menstruation précoce, en Chine comme en Occident, entraîne aussi un taux d'hormones plus élevé, surtout l'œstrogène. Ce taux d'hormones reste élevé pendant toutes les années reproductives si la femme continue de consommer des aliments d'origine animale. Dans de telles conditions, l'âge de la ménopause est repoussé de trois ou quatre ans[I], ce qui prolonge la période de reproduction de la femme de neuf à dix ans et augmente grandement la durée de l'exposition aux hormones féminines. D'autres études ont montré qu'une augmentation des années de reproduction était associée à un risque accru du cancer du sein[35, 36].

Ce réseau d'interdépendances ne s'arrête pas là. Une consommation élevée de lipides est associée à un taux d'œstrogènes plus élevé dans le sang pendant les années critiques se situant entre trente-cinq et quarante-quatre ans[III], et un taux plus élevé de l'hormone féminine prolactine entre cinquante-cinq et soixante-quatre ans[III]. Ces hormones sont hautement associées à l'ingestion de protéines animales[III], de lait[III] et de viande[III]. Mais nous n'avons pu déterminer si ces taux d'hormones étaient directement liés au cancer du sein en Chine, car le taux de cette maladie est très bas[37].

Néanmoins, lorsque les taux d'hormones chez les femmes chinoises ont été comparés à ceux des femmes britanniques[38], le taux d'œstrogènes chez les premières représentaient la moitié de celui des secondes, dont le profil hormonal équivaut à celui des Américaines. Étant donné que la durée de vie reproductive de la femme chinoise correspond seulement à 75 % de celle de la femme britannique (ou américaine), cela veut dire que, avec un taux plus bas d'œstrogènes, la femme chinoise ne connaît que 35 à 40 % de l'exposition aux œstrogènes de la femme britannique (ou américaine). C'est pourquoi le taux de cancer du sein chez les Chinoises ne représente qu'un cinquième de celui des Occidentales.

Cette forte association entre une alimentation riche en protéines animales et en gras, et les hormones de reproduction et une menstruation précoce, deux facteurs qui font augmenter le risque de cancer du sein, est un élément important à observer. Il est clair que nous ne devrions pas donner à nos enfants une alimentation comprenant beaucoup de produits d'origine animale. Si vous êtes une femme, avez-vous jamais envisagé qu'une telle alimentation pourrait prolonger votre vie reproductive de neuf à dix ans ? Soit dit en passant, cette observation a une implication intéressante, ainsi que l'a fait remarquer Gloria Steinem, fondatrice du magazine *Ms.*, à savoir que le fait de se nourrir des bons aliments pourrait faire baisser le risque de grossesse chez les adolescentes en retardant l'arrivée des règles !

Mais au-delà des découvertes concernant les hormones, existe-t-il une façon de prouver que l'alimentation d'origine animale est reliée au taux de cancer en général ? Voilà une chose assez difficile à établir. Par contre, l'un des facteurs que nous avons mesurés dans chaque famille était la présence de cancer. Dans notre étude en Chine, l'ingestion de protéines animales était absolument associée à l'apparition du cancer[III]. Cette association est une observation impressionnante et significative, étant donné l'ingestion inhabituellement faible de protéines animales dans ce pays.

L'alimentation et les facteurs de maladie comme la consommation de protéines animales, ou l'apparition du cancer du sein, modifient les concentrations de certaines substances chimiques dans le sang. Ces substances sont appelées biomarqueurs. Par exemple, le cholestérol est un biomarqueur en ce qui a trait aux maladies cardiaques. Nous avons mesuré six biomarqueurs du sang associés à l'ingestion de protéines animales[39]. Ces mesures viennent-elles confirmer que l'ingestion de protéines animales est liée au cancer dans les familles ? Oui, absolument. Chaque biomarqueur relié à de la protéine animale est associé à la présence de cancer dans une famille[II-III].

Dans ce cas, de multiples observations constituant un canevas très serré montrent que l'alimentation à base de protéines animales est fortement liée au cancer du sein. Deux types de preuves rendent cette conclusion encore plus évidente. Tout d'abord, les parties individuelles de ce réseau étaient constamment en lien et, dans la plupart des cas, statistiquement significatives. Ensuite, cet effet s'est produit à la suite d'*ingestions inhabituellement faibles d'aliments à base de protéines animales.*

Notre recherche sur le cancer du sein (plus détaillée au chapitre 7) est un parfait exemple de ce qui rend cette étude en Chine aussi convaincante. Au lieu de trouver une association simple entre le gras et le cancer[1], nous avons découvert un réseau d'informations beaucoup plus vaste sur la manière dont l'alimentation influe sur ce type de cancer. Nous avons également pu examiner de multiples façons le rôle de l'alimentation et du cholestérol, sur la menstruation et le taux d'hormones féminines, tous ces éléments représentant des facteurs de risque de cancer du sein. En constatant que chaque nouvelle découverte pointait dans la même direction, nous avons pu voir émerger une image convaincante, constante et biologiquement plausible.

Importance des fibres alimentaires

Le professeur Denis Burkitt, autrefois rattaché au Trinity College de Dublin, avait formulé les choses sans équivoque. Son bon sens, sa renommée scientifique et son humour m'avaient vraiment laissé une forte impression lors de notre première rencontre, lors d'un colloque de l'université Cornell. Son travail était consacré aux fibres alimentaires, et il avait fait plus de quinze mille kilomètres en jeep sur des terrains cahoteux pour étudier les habitudes alimentaires des Africains.

Selon lui, même si les fibres ne sont pas digérées, elles sont vitales pour la bonne santé humaine. Ce sont elles qui soutirent l'eau du corps pour l'amener dans les intestins afin que les matières digérées continuent d'avancer. À la façon des papiers tue-mouches, ces fibres non digérées ramassent les substances chimiques nocives présentes dans les intestins et susceptibles d'être cancérigènes. Selon Denis Burkitt, si nous n'ingérons pas suffisamment de fibres, nous serons prédisposés aux maladies associées à la constipation, dont le cancer du côlon, la diverticulose, les hémorroïdes et les varices.

En 1993, Denis Burkitt reçut le prestigieux prix Bower, qui se classe juste après le Nobel. Il m'invita à prononcer une allocution lors de la remise de son prix à l'Institut Franklin, à Philadelphie, deux mois seulement avant son décès. Au cours de cette même cérémonie, il affirma que notre étude en Chine était le travail le plus important jamais réalisé dans le monde sur la corrélation entre l'alimentation et la santé.

Les fibres alimentaires se trouvent exclusivement dans les aliments d'origine végétale. Cette matière, qui donne une rigidité aux parois cellulaires des plantes, existe sous des milliers de formes chimiques. Les fibres sont faites presque entièrement de molécules hautement complexes d'hydrates de carbone. Nous digérons très peu, voire pas du tout, les fibres alimentaires. Néanmoins, comme elles ne contiennent que peu ou pas de calories, elles aident entre autres à diluer la densité calorique de nos aliments, à nous donner le sentiment de satiété et à diminuer l'appétit. Ce faisant, notre faim est satisfaite et nous évitons ainsi de consommer excessivement de calories.

L'apport moyen en fibres (voir figure 4.10) est trois fois plus élevé en Chine qu'aux États-Unis[40]. Cette différence est énorme, surtout si l'on considère que la moyenne de plusieurs comtés était encore plus élevée que cet apport moyen.

Figure 4.10 : Apport moyen en fibres alimentaires (g/jour)

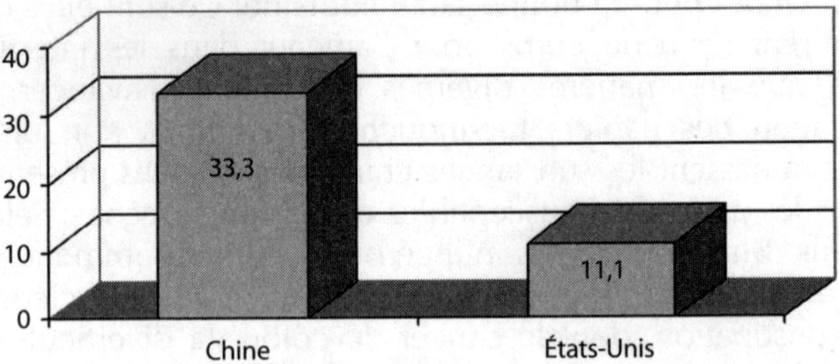

Mais, selon certains experts américains, il y a un revers de la médaille. Ceux-ci avancent en effet que si l'apport en fibres est trop élevé, notre corps ne réussira pas à absorber autant de fer et d'autres minéraux, des éléments pourtant essentiels à la santé. S'ils se lient aux fibres, ces éléments traversent notre système digestif et en sortent avant que nous ayons pu les absorber. Selon ces experts, la dose quotidienne maximale de fibres alimentaires devrait être de 30 à 35 g, ce qui ne correspond environ qu'à l'apport moyen en Chine rurale.

Dans notre étude en Chine, nous nous sommes penchés en détail sur ce rapport entre le fer et les fibres alimentaires. Et nous avons découvert que ces dernières ne sont pas l'ennemi en ce qui concerne l'absorption du fer, ainsi que le prétendent de nombreux experts. Nous avons mesuré la consommation de fer chez les Chinois et la quantité de fer dans leur corps, et ce de six manières (quatre biomarqueurs et deux estimations d'apport en fer). Quand nous avons comparé les résultats avec l'apport en fibres, nous avons constaté qu'il n'y avait *aucune évidence prouvant que l'augmentation de fibres alimentaires empêchait l'absorption du fer dans le corps*. En fait, nous avons découvert l'effet contraire. L'hémoglobine étant un bon indicateur de la quantité de fer dans le sang, celle-ci augmentait quand il y avait un apport accru de fibres alimentaires[I]. En fait, les aliments riches en fibres, tels le blé et le maïs (mais pas le riz poli consommé en Chine), le sont aussi en fer. Autrement dit, plus l'ingestion de fibres est grande, plus l'apport en fer l'est également[III]. L'apport en fer en Chine rurale (34 mg/jour) était étonnamment élevé comparé à l'apport moyen américain (18 mg/jour). Il était en outre beaucoup plus associé aux aliments d'origine végétale qu'à ceux d'origine animale[41].

À l'instar de bien d'autres observations faites dans cette étude en Chine, les découvertes effectuées concernant les fibres alimentaires et le fer ne concordaient pas du tout avec les opinions habituelles des scientifiques occidentaux. Les gens qui ingèrent davantage de végétaux, par conséquent plus de fibres, ingèrent également davantage de fer[III]. Cela se traduit par des taux statistiquement plus significatifs d'hémoglobine. Malheureusement, une confusion s'est produite quant au fait que certaines personnes en Chine rurale, femmes et enfants compris, avaient un faible taux de fer dans le sang. C'est particulièrement le cas dans les zones où les maladies parasitaires sont plus répandues, puisque le taux de fer y était plus bas[I]. C'est ce qui a permis à certains d'affirmer que ces personnes avaient besoin de plus de viande. De toute évidence, il vaut mieux corriger le problème en réduisant ces maladies parasitaires !

L'intérêt porté aux fibres alimentaires a commencé quand Burkitt, voyageant en Afrique, a avancé que le cancer du côlon est plus rare chez les populations qui en ingèrent beaucoup. Burkitt a certes fait connaître cette réalité, mais il ne l'a pas inventée, car cela existait depuis au moins deux cents ans. En Angleterre, vers la fin du XVIIIe siècle et au début du XIXe, des médecins renommés disaient que la constipation, affection liée à un manque de fibres alimentaires, était associée à un risque élevé de cancer (habituellement le cancer du sein et des intestins).

Au début de notre étude en Chine, la croyance selon laquelle les fibres alimentaires pouvaient prévenir le cancer du côlon prédominait, même si le Comité sur l'alimentation, la nutrition et le cancer de l'Académie nationale des sciences (1982) n'a trouvé aucune preuve concluante indiquant que « les fibres alimentaires exercent un effet protecteur contre le cancer colorectal chez les humains ». Le rapport de ce comité conclut en disant que « si un tel effet existe, ce sont des composantes spécifiques des fibres plutôt que les fibres dans leur totalité qui en sont probablement responsables[20] ». Avec du recul, nous avons compris que notre position quant à cette question était inappropriée. L'analyse de la recherche et l'interprétation des preuves cherchaient trop à trouver une fibre particulière comme cause. Puisque aucune cause ne fut trouvée, l'hypothèse fut mise de côté.

Ce fut une erreur. Notre étude en Chine a fourni la preuve d'un lien réel entre les fibres alimentaires et certains cancers. Nous avons vu qu'un apport élevé en fibres était constamment associé à des taux bas de cancer du rectum et du côlon. Il était aussi associé à un taux de cholestérol plus bas[I, II]. Bien entendu, cette consommation élevée de fibres alimentaires concordait avec la consommation de végétaux comme les haricots, les légumes à feuilles et les grains entiers, qui en contiennent tous beaucoup.

Les antioxydants, toute une palette de couleurs

Une des caractéristiques les plus évidentes des plantes est leur vaste gamme de couleurs. Si vous aimez la façon dont les aliments sont présentés, rien de tel qu'un plat de fruits ou de légumes. Les rouges, les verts, les jaunes, les violets et les orangés des végétaux sont très appétissants et très bons pour la santé. On a souvent remarqué ce lien entre les beaux légumes colorés et leurs avantages exceptionnels pour la santé. Il s'avère qu'une belle histoire très scientifique explique le rapport entre la couleur et la santé.

Les couleurs des fruits et des légumes proviennent de diverses substances chimiques appelées antioxydants. Ces substances sont presque exclusivement dans les plantes ; elles ne se retrouvent chez les animaux que si ces derniers en ont consommé. Les animaux en détiennent ainsi une petite quantité dans leurs tissus.

Les plantes vivantes sont l'illustration même de la beauté de la nature, que ce soit pour leur couleur ou leur chimie. Elles absorbent l'énergie du soleil et la transforment en vie grâce à la photosynthèse. Au cours de ce phénomène, l'énergie solaire est tout d'abord transformée en sucres simples, puis en hydrates de carbone, en gras et en protéines plus complexes.

Ce phénomène complexe se résume à une activité très puissante à l'intérieur de la plante, activité menée par l'échange d'électrons entre les molécules. Les électrons sont les éléments qui permettent le transfert d'énergie. L'endroit où la photosynthèse s'effectue est en quelque sorte comparable à un réacteur nucléaire. Les électrons qui fusent partout dans la plante et qui transforment l'énergie solaire en énergie chimique doivent être manipulés avec soin. S'ils sortent de leur trajectoire, ils peuvent créer des radicaux libres qui détraquent complètement la plante. On pourrait comparer cela au centre du réacteur nucléaire qui perdrait de la substance radioactive (radicaux libres), substance très dangereuse pour l'environnement immédiat.

Alors, comment les plantes gèrent-elles ces réactions complexes et se protègent-elles des électrons errants et des radicaux libres ? Elles construisent un bouclier autour des substances et des réactions potentiellement dangereuses. Ce bouclier, qui absorbe ces substances hautement réactives, est constitué d'antioxydants, lesquels interceptent et phagocytent les électrons possiblement sortis de leur trajectoire.

Les antioxydants sont en général colorés, car la propriété même qui absorbe l'excès d'électrons crée également des couleurs visibles. Certains de ces antioxydants sont appelés caroténoïdes, et il en existe des centaines. Leur couleur va du jaune du bêta-carotène (carotte) au rouge du lycopène (tomate), en passant par l'orange des cryptoxanthines (orange). D'autres antioxydants sont incolores, dont l'acide ascorbique (vitamine C) et la vitamine E. Ils servent d'antioxydants dans d'autres parties de la plante qui ont besoin d'être protégées contre les dangers posés par les électrons capricieux.

Ce phénomène est particulièrement pertinent pour nous, animaux qui produisons de faibles taux de radicaux libres tout au long de notre vie. Le seul fait d'être exposés aux rayons du soleil, à certains polluants industriels et à une alimentation mal équilibrée crée des dommages par le truchement de radicaux libres non désirés. Les radicaux libres sont nocifs, car ils peuvent rigidifier nos tissus et limiter leurs fonctions. C'est semblable au vieillissement, quand notre corps craque de partout et que nous devenons raides. Les radicaux libres accélèrent le vieillissement car, lorsqu'ils ne sont pas contrôlés, ils génèrent des cataractes, durcissent les artères, causent le cancer, l'emphysème, l'arthrite et bien d'autres maux qui deviennent communs avec l'âge.

Mais il y a un hic : nous ne fabriquons pas naturellement ces boucliers pour nous défendre contre les radicaux libres. Comme nous ne sommes pas des plantes, nous ne bénéficions pas de la photosynthèse et, par conséquent, nous ne fabriquons pas nos propres antioxydants. Fort heureusement, les antioxydants présents dans les plantes fonctionnent dans notre corps comme ils le font avec les plantes. N'est-ce pas merveilleux ? Les plantes créent ces boucliers et en même temps les rendent très attrayants en créant de belles couleurs appétissantes. À notre tour, nous, animaux, sommes attirés par les plantes et les mangeons. Ainsi, nous empruntons leurs boucliers antioxydants pour rester en bonne santé. Que vous croyiez en Dieu, en l'évolution ou simplement aux coïncidences, vous devez admettre qu'il s'agit là d'un bel exemple, je dirais presque spirituel, de la sagesse de la nature.

Dans notre étude en Chine, nous avons évalué le statut des antioxydants en notant les apports en vitamines C et en bêta-carotène, et en mesurant le taux de vitamines C et E, et de caroténoïdes dans le sang. C'est la vitamine C qui a fourni les preuves les plus flagrantes parmi ces antioxydants.

L'association la plus significative entre le cancer et la vitamine C concerne le nombre de familles prédisposées au cancer dans chaque zone[42]. Lorsque le niveau de vitamine C dans le sang était bas, ces familles étaient *plus prédisposées au cancer*[III] : leucémie, cancers de l'œsophage[III], des sinus et du pharynx, du sein, de l'estomac, du foie, du rectum, du côlon et du poumon. Ce fut le cancer de l'œsophage qui incita les producteurs de la chaîne de télévision TV Nova à produire une émission sur la mortalité due au cancer en Chine. Cette même émission nous encouragea à aller vérifier ce que l'histoire cachait. La vitamine C provient surtout des fruits, et le cancer de l'œsophage est lié à une faible consommation de fruits[II, 43]. Le taux de cancer était cinq à huit fois plus élevé dans les zones où l'ingestion de fruits était le plus bas. L'effet de la vitamine C existant pour ces cancers existait aussi pour les maladies coronariennes, les maladies dues à l'hypertension et les attaques d'apoplexie[II]. L'apport en vitamine C des fruits indiquait clairement que cette substance protège de bien des maladies.

Les autres mesures d'antioxydants, les taux d'alpha et de bêta-carotène (un précurseur de vitamine) et le taux des tocophérols alpha et gamma (vitamine E) sont de mauvais indicateurs des effets des antioxydants. En effet, ces derniers sont transportés dans le sang par les lipoprotéines, substances qui transportent également le mauvais cholestérol. Ainsi, chaque fois que nous mesurions ces antioxydants, nous mesurions en même temps des biomarqueurs malsains. Il s'agissait là d'un compromis expérimental qui diminuait cependant notre capacité à déceler les effets bénéfiques des caroténoïdes et des tocophérols, même si l'on sait pertinemment que ces bienfaits existent bel et bien[44]. Nous avons cependant découvert que le cancer de l'estomac était plus élevé lorsque le taux de bêta-carotène était bas[45].

Pouvons-nous dire que la vitamine C, le bêta-carotène et les fibres alimentaires réussissent à eux seuls à prévenir le cancer ? En d'autres mots, une pilule contenant ces trois ingrédients peut-elle donner la santé ? Non. La santé ne peut fleurir grâce à des nutriments isolés. Elle peut seulement fleurir grâce aux aliments entiers qui contiennent ces nutriments, c'est-à-dire des aliments de provenance végétale. Dans une salade de feuilles d'épinard, par exemple, nous avons les fibres, les antioxydants et les innombrables autres nutriments qui orchestrent merveilleusement bien la santé parce qu'ils *travaillent de concert* dans notre corps. Le message ne pourrait être plus simple : mangez autant de fruits, de légumes et de grains entiers que vous le pouvez, et vous bénéficierez de tous les avantages mentionnés ci-dessus, et de bien d'autres encore.

Depuis que les suppléments vitaminés sont distribués à grande échelle, je répète sans cesse à quel point il est crucial de se nourrir d'aliments végétaux entiers. Mais j'ai observé avec consternation que l'industrie et les médias ont convaincu les Américains que ces suppléments équivalent aux aliments entiers végétaux. Comme nous le verrons dans les chapitres suivants, cette promesse selon laquelle les suppléments peuvent remplacer les aliments entiers est de plus en plus remise en question. Voici une petite suggestion : si vous voulez prendre de la vitamine C ou du bêta-carotène, n'allez pas acheter des pilules, mais plutôt des fruits ou des légumes à feuillage vert foncé.

La crise Atkins

Au cas où vous ne l'auriez pas remarqué, il y a une bombe à retardement dans les parages et elle porte le nom de « régime à faible teneur en hydrates de carbone ». Ce genre de régime est devenu très à la mode. Presque tous les livres sur le sujet sont une variation du thème suivant : mangez autant de protéines, de viande et de gras que vous voulez, mais tenez-vous loin de ces hydrates de carbone qui font grossir. Comme vous l'avez déjà vu dans cet ouvrage, mes découvertes et mes opinions indiquent clairement qu'une telle alimentation est sans doute la plus grande menace à affronter en ce qui concerne la santé des Américains. Voici comment je vois la chose.

Un des arguments prônés au début de la plupart des livres sur les régimes à faible teneur en hydrates de carbone et en haute teneur en protéines, c'est que les Américains ont mené une guerre contre les mauvaises graisses avec des régimes à faible teneur en gras en suivant les conseils d'experts depuis vingt ans. Malgré cela, ils sont plus gros que jamais. Cet argument a quelque chose d'aguicheur, mais il fait fi d'un fait constamment ignoré : selon un rapport[46] qui résume les statistiques gouvernementales sur l'alimentation, « les Américains ont consommé six kilos de plus de graisse et d'huile ajoutées (par personne) en 1997 qu'en 1970, passant ainsi de vingt-quatre à trente kilos ». Il est certes vrai que nous avons eu tendance à consommer moins de nos calories totales sous forme de gras, quand on le considère en pourcentage, mais c'est seulement parce que nous avons déplacé notre gloutonnerie pour les gras vers les aliments sucrés. Il suffit de regarder les chiffres. Et n'importe qui peut constater de ses propres yeux que l'Amérique n'a pas adopté le régime à faible teneur en gras. Pas le moins du monde !

En fait, prétendre que le « lavage de cerveau » concernant les régimes à faible teneur en gras a été fait et a échoué est souvent une des premières affirmations « factuelles » soutenues dans les livres actuels sur les régimes. Il s'agit là soit d'une grande ignorance, soit d'une tromperie opportuniste. Il est difficile de savoir par où commencer pour trancher dans la désinformation et les fausses promesses communément faites par des auteurs qui ne sont pas formés en nutrition et n'ont jamais mené de recherches expérimentales professionnelles, passées en revue par leurs pairs. Et pourtant, ces livres font fureur. Pourquoi ? Parce que les gens *perdent effectivement du poids*... du moins à court terme.

Dans une étude[47] subventionnée et publiée par le Atkins Center for Complementary Medicine (Centre Atkins pour la médecine complémentaire), des chercheurs ont fait suivre le régime Atkins[48] à cinquante et une personnes obèses. Les quarante et une personnes ayant observé le régime pendant plus de six mois ont perdu en moyenne de neuf à dix kilos. De plus, le taux moyen de cholestérol a baissé légèrement[47], chose encore plus importante peut-être que la perte de poids. Étant donné ces deux résultats, cette étude a été présentée dans les médias comme la preuve réelle et scientifique que le régime Atkins fonctionne bel et bien, et en toute sécurité. Malheureusement, les médias n'ont pas cherché très loin.

Le premier signe indiquant que tout n'était pas rose dans cette étude, c'est que les personnes restreignaient sérieusement leur apport en calories pendant l'expérience. L'Américain moyen consomme environ deux mille deux cent cinquante calories par jour[49]. Les personnes obèses faisant l'objet de l'étude en consommaient seulement mille quatre cent cinquante, ce qui correspond à une réduction de 35 % ! Peu importe que vous ingériez du carton ou des vers, une réduction de 35 % de calories vous fera à coup sûr maigrir et votre taux de cholestérol s'améliorera[50] à court terme. Mais cela ne veut pas dire que les vers et le carton constituent une alimentation saine. On pourrait objecter que ces mille quatre cent cinquante calories sont si satisfaisantes que les gens se sentent rassasiés. Mais si vous comparez l'apport et les dépenses en calories, les chiffres parlent d'eux-mêmes : une personne ne peut supporter une telle restriction de calories au fil des ans sans devenir invalide ou fondre totalement. Il est bien connu que les gens ne réussissent pas à restreindre de manière importante leur apport en calories durant de longues périodes. C'est pourquoi il faudrait mener une étude à long terme pour prouver le bien-fondé des régimes à faible teneur en hydrates de carbone. Mais c'est là que les autres problèmes commencent.

Dans la même étude subventionnée par le groupe Atkins, les chercheurs rapportent les éléments suivants : « À un certain moment au cours des vingt-quatre semaines, vingt-huit des personnes (68 %) ont signalé être constipées, vingt-six (63 %) ont signalé avoir mauvaise haleine, vingt et une (51 %) ont signalé des maux de tête, quatre (10 %) ont signalé la perte de cheveux, et une femme (1 %) a signalé une augmentation du flot sanguin pendant ses règles[47]. » Ces chercheurs renvoient à d'autres recherches en disant que « parmi les effets nocifs de ce régime alimentaire sur les enfants figurent des néphrites oxaliques, des calculs rénaux, des vomissements, de l'aménorrhée (absence de règles), de l'hypercholestérolémie (taux élevé de cholestérol) et… des déficiences en vitamines[47] ». En plus, ces chercheurs ont découvert que les personnes suivant ce régime connaissaient une impressionnante augmentation (53 %) de la quantité de calcium rejeté dans leur urine[47], ce qui annonçait une catastrophe pour leurs os. La perte de poids, qui n'est au début qu'une perte de fluide[51], se paie donc très cher.

Un autre rapport sur les régimes à faible teneur en hydrates de carbone publié par des chercheurs en Australie conclut que « des complications, entre autres l'arythmie cardiaque, l'empêchement de la fonction contractile du cœur, la mort soudaine, l'ostéoporose, les dommages aux reins, un risque accru de cancer, une activité physique restreinte et des anormalités lipides, peuvent être liés à la restriction à long terme d'hydrates de carbone dans l'alimentation[51] ». Une adolescente est récemment décédée subitement après avoir suivi un régime à haute teneur en protéines[52, 53]. Autrement dit, la plupart des gens seront totalement incapables de poursuivre ce régime pour le reste de leur vie, et même si quelqu'un réussit à le faire, ce sera au prix de sérieux problèmes de santé. J'ai entendu un médecin qualifier les régimes à haute teneur en protéines et en gras, et à basse teneur en hydrates de carbone, de « régimes parfaits pour se rendre malade ». Je pense que cette définition convient parfaitement. Vous pouvez aussi perdre du poids en subissant une chimiothérapie ou en prenant de l'héroïne, mais je ne vous recommande ni l'un ni l'autre.

Une dernière chose. Le régime n'est pas tout ce que Atkins recommande. Il va de soi que les livres sur les régimes alimentaires ne constituent qu'une infime partie de l'énorme empire commercial que représentent l'alimentation et la santé. Dans le cas du régime Atkins, ledit docteur déclare que nombre de ses patients ont besoin de prendre des compléments alimentaires, certains de ces compléments servant à combattre « les problèmes communs aux gens qui font un régime[54] ». Dans un passage, après avoir mis en doute de façon arbitraire l'efficacité des suppléments d'antioxydants et avoir contredit les études récentes menées sur ces derniers[55], il écrit que « si vous ajoutez aux antioxydants les suppléments connus pour soulager les myriades de problèmes médicaux éprouvés par mes patients, vous comprendrez pour quelle raison nombre d'entre eux prennent plus de trente pilules de vitamines par jour[56] ». *Trente pilules par jour ?*

En somme, d'un côté il y a les charlatans qui n'ont effectué aucune recherche professionnelle, n'ont aucune formation et n'ont jamais rien publié dans le domaine de la nutrition. De l'autre, il y a les scientifiques qui ont reçu une formation en bonne et due forme, ont fait des recherches et ont publié leurs découvertes dans des revues professionnelles. Qu'un homme obèse ayant une maladie cardiaque et de l'hypertension[57] devienne un des plus riches charlatans jamais vus et qu'il vende un régime qui vous promet de perdre du poids, d'avoir un cœur en bonne santé et de réguler votre tension artérielle, voilà peut-être le témoignage parfait du pouvoir du marketing moderne.

Hélas, la récente popularité des livres sur les régimes alimentaires fait que les gens sont plus perdus que jamais en ce qui concerne la valeur des hydrates de carbone pour la santé. Comme vous le verrez dans cet ouvrage, il existe une foison de preuves scientifiques voulant que le régime alimentaire le plus sain à adopter en soit un à haute teneur en hydrates de carbone. Il a été prouvé qu'un tel régime réduit les maladies cardiaques et le diabète, et qu'il prévient toute une flopée de maladies chroniques. Eh oui, il a été démontré qu'un tel régime alimentaire peut se traduire par une perte importante de poids. Mais ce n'est pas si simple que ça !

Au moins 99 % des hydrates de carbone que nous consommons proviennent des fruits, des légumes et des céréales. Lorsque ces aliments sont consommés à leur état naturel, c'est-à-dire non raffinés et non traités, une grande partie de ces hydrates de carbone prennent la forme dite complexe. Cela signifie qu'ils sont désintégrés de façon contrôlée et régulée pendant la digestion. Dans cette catégorie d'hydrates de carbone figurent les nombreuses formes de fibres alimentaires qui, pour la plupart, ne sont pas digérées mais procurent tout de même de grands avantages sur le plan de la santé. De plus, ces hydrates de carbone complexes, qui proviennent d'aliments complets, renferment également de généreuses quantités de vitamines, de minéraux et d'énergie. Composés presque uniquement d'hydrates de carbone, les fruits, les légumes et les céréales complètes sont les aliments les plus sains à consommer.

À l'opposé, les hydrates de carbone hautement raffinés ont été vidés de leurs fibres, de leurs minéraux et de leurs vitamines. Ces hydrates de carbone typiques se retrouvent dans le pain blanc, les collations tels les chips et les biscuits faits de farine blanche, les pâtisseries, les confiseries en barre et les boissons gazeuses surchargées en sucre.

Ces hydrates de carbone hautement raffinés proviennent de céréales ou de plantes sucrières comme la canne à sucre ou la betterave. Ils sont désintégrés au moment de la digestion et sont donc directement absorbés dans le sang, où ils se transforment en glucose.

Malheureusement, la plupart des Américains consomment une quantité faramineuse de ces hydrates de carbone raffinés et une infime quantité d'hydrates de carbone complexes. Par exemple, en 1996, 42 % des Américains ont mangé des gâteaux, des biscuits, des pâtisseries et de la tarte chaque jour, alors que seulement 10 % d'entre eux ont mangé des légumes à feuilles vert foncé[46]. Et notons cet autre signe inquiétant : seulement trois légumes comptaient pour la totalité des portions de légumes en 1996[46] : les pommes de terre, consommées en majorité sous forme de frites et de chips, la laitue « Iceberg », qui est un des légumes les moins nourrissants, et les tomates en boîte, qui reflètent sans aucun doute la consommation de pizzas et de pâtes alimentaires. Si vous ajoutez que l'Américain moyen a consommé l'équivalent de *trente-deux cuillerées à thé (160 ml) de sucres ajoutés par jour* en 1996[46], il est clair que les Américains se gavent presque exclusivement d'hydrates de carbone raffinés et simples, délaissant totalement les hydrates de carbone complexes.

Ce n'est pas une bonne nouvelle, et c'est pourquoi, dans une large mesure, les hydrates de carbone ont eu si mauvaise presse. La majorité des hydrates de carbone consommés aux États-Unis se trouvent dans la *junk food* (malbouffe, aliments vides) ou dans des céréales à ce point traitées qu'il faut leur ajouter des minéraux et des vitamines. À ce sujet, les auteurs populaires de régimes alimentaires et moi-même sommes d'accord. Par exemple, vous pourriez adopter un régime alimentaire à faible teneur en gras et à haute teneur en hydrates de carbone en vous nourrissant exclusivement des aliments suivants : pâtes alimentaires faites de farine raffinée, chips cuites au four, eau gazeuse, céréales sucrées et bonbons à faible teneur en gras. Manger ainsi est une *mauvaise* idée, car vous ne retirez aucun des bienfaits d'une alimentation composée de végétaux. En recherche expérimentale, les bienfaits d'un régime à haute teneur en hydrates de carbone proviennent de l'ingestion d'hydrates de carbone complexes contenus dans les grains entiers, les fruits et les légumes. Alors, mangez une pomme, une courgette ou une assiette de riz complet accompagné de haricots et d'autres légumes.

NOTRE ÉTUDE EN CHINE VAUT SON PESANT D'OR

En ce qui concerne la perte de poids, certaines découvertes surprenantes découlant de cette étude font la lumière sur ce débat. Lorsque nous avons entrepris cette étude, je pensais que la Chine avait le problème contraire à celui des États-Unis. J'avais entendu dire qu'elle ne pouvait pas se nourrir, qu'elle était prédisposée à la famine, qu'il n'y avait pas assez de nourriture pour que tous ses citoyens puissent atteindre leur taille adulte maximale. En termes simples, il était dit qu'il n'y avait pas assez de calories pour tout le monde. Même si, au cours des cinquante dernières années, la Chine a eu son quota de problèmes sur le plan alimentaire, nous allions apprendre que ce point de vue sur les calories en Chine était complètement erroné.

Nous voulions donc comparer la consommation de calories entre la Chine et les États-Unis. Mais il y avait un piège. Pourquoi ? Parce que les Chinois sont physiquement plus actifs que les Américains, surtout dans les zones rurales où le travail manuel est la norme. Par conséquent, comparer un ouvrier chinois extrêmement actif à un Américain moyen aurait faussé la donne. C'est comme si nous avions comparé la quantité d'énergie consommée par un ouvrier très actif à celle d'un comptable. L'énorme différence en apport de calories devant exister entre ces deux exemples, cela ne nous apprendrait rien de valable, si ce n'est confirmer que l'ouvrier est plus actif que le comptable.

Pour surmonter ce problème, nous avons réparti les Chinois en cinq groupes, selon leur niveau d'activité physique. Après avoir établi l'apport en calories chez les Chinois du groupe le *moins actif* (équivalant à des employés de bureau), nous avons comparé leur apport en calories à celui de l'Américain moyen. Ce que nous avons découvert fut tout simplement incroyable !

L'apport moyen en calories par kilo de la masse corporelle était *30 % plus élevé* chez le Chinois le moins actif que chez l'Américain moyen ! Pourtant, sa masse corporelle était *20 % plus basse* (voir figure 4.11). Comment se pouvait-il que même le moins actif des Chinois consomme plus de calories que l'Américain sans avoir de problèmes d'embonpoint ? Quel était leur secret ?

Il y a deux explications possibles à cet apparent paradoxe. Tout d'abord, même les Chinois qui sont fonctionnaires sont plus actifs physiquement que l'Américain moyen. Il est bien connu que la plupart des Chinois se rendent sur leur lieu de travail à vélo. Par conséquent, ils brûlent plus de calories. Même à cela, nous ne pouvons déterminer quelle quantité de calories les Chinois brûlent par cette activité et quelle quantité est nécessaire à autre chose (la nourriture par exemple).

Nous savons cependant que certaines personnes utilisent les calories qu'elles consomment de manière différente. Nous disons souvent qu'elles ont « un métabolisme plus élevé » ou que « c'est dans leurs gènes ». Vous savez de qui je parle : ce sont ces gens qui semblent pouvoir manger tout ce qu'ils veulent sans jamais prendre un gramme. Puis il y a les autres, ceux qui doivent toujours faire attention. Du moins, c'est ce qu'ils pensent, mais cette interprétation est la plus simpliste.

J'ai quant à moi une interprétation plus approfondie, fondée sur notre recherche et sur les études menées par d'autres chercheurs. Je vous en fais part ici. Partant du point de vue que nous ne nous imposons aucune restriction calorique, ceux d'entre nous qui ont un régime à haute teneur en gras et en protéines retiennent tout simplement plus de calories qu'ils n'en ont besoin. Ils entreposent ces calories sous forme de graisse, laquelle peut s'infiltrer dans les fibres musculaires (d'où le terme « persillé » pour décrire une viande comportant du gras) et s'accumuler dans les endroits les plus évidents comme les fesses, le tronc, le visage et le haut des cuisses.

Voici le grand secret : une petite quantité de calories seulement a besoin d'être retenue dans notre corps pour apporter des changements significatifs dans la masse corporelle. Par exemple, si nous retenons cinquante calories excédentaires par jour, cela peut se traduire par environ cinq kilos supplémentaires par an. Vous avez peut-être l'impression que ce n'est pas beaucoup mais, en cinq ans, cela représente vingt-cinq kilos !

En entendant cela, certaines personnes se diront qu'il leur suffit d'ingérer cinquante calories de moins par jour. En théorie, il est possible que cela fasse une différence mais, sur le plan pratique, c'est impossible. Pourquoi ? Parce qu'on ne peut contrôler l'apport quotidien en calories avec une telle précision. Pensez à un repas au restaurant. Comment savoir le nombre de calories contenues dans chaque plat ? Qu'en est-il du ragoût que vous avez envie de préparer ? Du steak que vous voulez acheter ? Bien entendu, vous ne pouvez pas le savoir.

En vérité, malgré toutes les restrictions caloriques à court terme que nous sommes en mesure d'entreprendre, notre corps, parce qu'il est doté de nombreux mécanismes, décidera lui-même du nombre de calories dont il a besoin et de l'utilisation qu'il veut en faire. Toutes nos tentatives en vue de limiter notre apport en calories sont de courte durée et imprécises, que nous limitions les hydrates de carbone ou les corps gras.

Le corps met en œuvre une délicate fonction d'équilibre et certains mécanismes très complexes pour décider de la façon d'utiliser les calories consommées. Lorsque nous rendons service à notre corps en le nourrissant de bons aliments, il sait éloigner les calories de la graisse corporelle et les diriger vers des fonctions plus essentielles, entre autres le maintien de la température du corps, du métabolisme, de l'activité physique et du rejet de l'excès. Par des mécanismes divers et complexes, le corps décide donc comment les calories sont utilisées, entreposées ou brûlées.

Figure 4.11 : Consommation de calories (kcal/kg) et masse corporelle

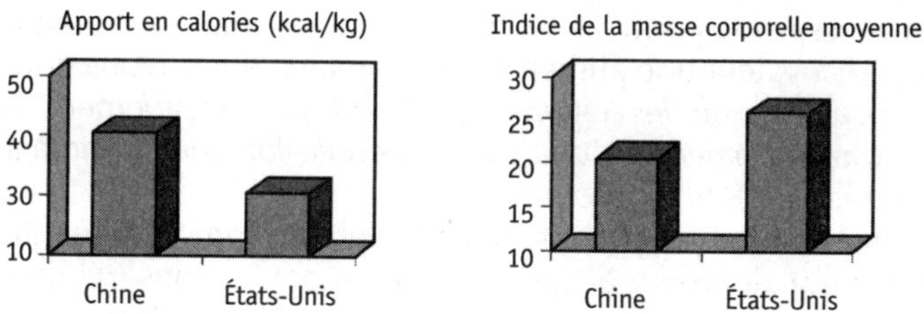

L'adoption d'un *régime à haute teneur en protéines et en gras* entraîne les calories à se transformer en gras plutôt qu'en chaleur, à moins qu'une réduction significative des calories ne cause une perte de poids. Par contre, les *régimes à faible teneur en protéines et en gras* font que les calories se perdent sous forme de chaleur corporelle. Dans le domaine de la recherche, nous disons qu'il est plus efficace d'entreposer les calories sous forme de gras que de les perdre sous forme de chaleur. Je mettrais ma main au feu que vous préféreriez être un peu moins efficace en fabriquant plus de chaleur que de gras, n'est-ce pas ? Ce n'est pas difficile à faire : il suffit de consommer moins de gras et moins de protéines.

C'est ce que notre étude en Chine nous a révélé. Les Chinois consomment plus de calories parce qu'ils sont physiquement plus actifs et que leur consommation réduite de gras et de protéines aide ces calories à se transformer en chaleur plutôt qu'en gras. Et cela est vrai même pour le Chinois le moins actif physiquement. Rappelez-vous qu'avec seulement cinquante calories par jour, vous changez la quantité de gras dans votre corps et, par conséquent, votre poids[58].

Nous avons observé le même phénomène dans le cadre de nos expériences sur les animaux qui recevaient une alimentation faible en protéines. Chaque jour, ils consommaient légèrement plus de calories, prenaient moins de poids, se débarrassaient des calories supplémentaires sous forme de chaleur[59], faisaient volontiers plus d'exercice[60] et finissaient par avoir moins de cancers que les animaux qui recevaient une alimentation normale. Nous avons donc découvert que *les calories brûlaient plus rapidement et se transformaient en chaleur corporelle lorsque davantage d'oxygène était consommé*[59].

Il est donc important et essentiel de comprendre que l'alimentation peut occasionner des modifications minimes dans le métabolisme, modifications des calories qui peuvent se traduire par de grands changements de poids. Bonne nouvelle ! Cela veut dire qu'un processus soutenu de contrôle de la masse corporelle existe et fonctionne avec le temps, à l'inverse des régimes miracles qui ne fonctionnent pas. C'est ce qui explique (voir chapitre 6) que les gens mangeant peu de viande et peu de gras, mais des végétaux non raffinés, ont beaucoup moins de problèmes de poids, même si leur apport total en calories est le même, voire plus élevé.

L'alimentation et la stature

Nous savons maintenant qu'un régime à faible teneur en gras et en protéines, mais à teneur élevée en hydrates de carbone complexes provenant de fruits et de légumes, vous aidera à perdre du poids. Mais qu'en est-il si vous désirez être plus costaud ? La plupart des cultures prônent une grande stature. À l'époque du colonialisme en Asie et en Afrique, les Européens considéraient les gens de petite taille comme moins civilisés. La taille semble donc être une marque de prouesse, de virilité et de domination.

La plupart des gens pensent pouvoir devenir plus grands et plus forts en adoptant une alimentation à base de protéines animales. Cela est dû à la croyance selon laquelle la consommation de protéines (c'est-à-dire de viande) est nécessaire pour donner de la force physique. Cette idée perdure dans le monde depuis très longtemps. En Chine, on a même recommandé aux athlètes devant participer aux jeux Olympiques de 2008 de manger plus de protéines pour être plus costauds et plus compétitifs ! Les aliments d'origine animale contiennent plus de protéines, et celles-ci sont considérées comme étant de « meilleure qualité ». Les protéines animales jouissent de la même réputation qu'ailleurs dans une Chine qui se modernise rapidement.

Il existe cependant un problème quant à l'idée qu'une plus grande consommation de protéines animales est un bon moyen de devenir plus fort. Les gens qui consomment surtout des protéines animales sont les plus susceptibles de souffrir par la suite de maladies cardiaques, de cancers et du diabète. Dans notre étude en Chine par exemple, nous avons constaté que la consommation de protéines animales était associée à une taille plus grande et à une masse corporelle plus importante[I]. Mais nous avons également noté que cette consommation était associée à des taux plus élevés de cholestérol total et de mauvais cholestérol[II]. Qui plus est, la masse corporelle, toujours liée à l'apport en protéines animales[I], était associée à plus de cancers[II-III] et de maladies coronariennes[II]. Il semble donc qu'être plus costaud et apparemment plus fort revienne très cher sur le plan de la santé. Alors, on peut se poser la question suivante : est-il possible d'atteindre une stature maximale tout en minimisant les risques de maladies ?

Le taux de croissance chez les enfants n'a pas été mesuré dans l'étude menée en Chine, mais le poids et la taille des adultes l'ont été. Cette information s'est avérée surprenante par la suite. La consommation de plus de protéines était associée à une plus grande corpulence (chez les hommes[III] et chez les femmes[II 61]). Par contre, cet effet était principalement lié aux *protéines végétales* vu que celles-ci constituent 90 % de la consommation totale de protéines chez les Chinois. Certes, la consommation de protéines animales était associée à une masse corporelle plus importante[I] tout comme l'était la consommation de lait[II]. Mais voici la bonne nouvelle : *un apport plus élevé en protéines végétales était étroitement lié à une taille et à un poids supérieurs*[II]. La croissance du corps est en général associée aux protéines, et les protéines végétales fonctionnent aussi bien que les protéines animales !

Autrement dit, les individus peuvent atteindre leur plein potentiel génétique sur le plan de la croissance et de la taille en ne consommant que des végétaux. Mais alors, pourquoi les gens qui vivent dans des pays en voie de développement et consomment donc peu ou pas de protéines animales sont-ils toujours plus petits que les Occidentaux ? C'est parce que l'alimentation végétarienne dans les zones pauvres est en général insuffisamment variée, inadéquate sur les plans de la qualité et de la quantité, et souvent conjuguée à de mauvaises conditions sanitaires et à un fort taux de maladies infantiles. Dans de telles conditions, la croissance est restreinte et les gens n'atteignent pas leur potentiel génétique maximal pour ce qui est de la taille. Dans notre étude en Chine, une taille et un poids réduits étaient fortement associés à des régions où le taux de mortalité était élevé en ce qui a trait à la tuberculose[III], aux maladies parasitaires[III], à la pneumonie[III] (pour la taille), aux occlusions intestinales[III] et aux maladies du système digestif[III].

Ces découvertes laissent donc entendre qu'on peut atteindre sa stature maximale quand on adopte un régime à faible teneur en gras et d'origine végétale, pourvu qu'il y ait un contrôle des conditions générales de santé sur les maladies liées à la pauvreté. Dans de telles conditions, les maladies liées à la prospérité (maladies cardiaques, cancers, diabète, etc.) peuvent simultanément être minimisées.

En définitive, cette alimentation faible en gras et en protéines animales prévient l'obésité et permet aussi aux gens d'optimiser leur croissance. Mais ses bienfaits ne s'arrêtent pas là puisqu'une telle alimentation alimentation régularise le cholestérol dans le sang et réduit les maladies cardiaques et divers cancers.

Quelles sont les probabilités que toutes les associations (et bien d'autres) donnant l'avantage à une alimentation d'origine végétale soient dues au pur hasard ? Quasiment aucune, pour ne pas dire aucune. Une telle constance de preuves dans un si vaste éventail d'associations est très rare dans le domaine de la recherche scientifique. Cette constance annonce un nouveau paradigme, défie le statu quo, promet de nouveaux bienfaits pour la santé et exige toute notre attention.

La boucle est bouclée

Au début de ma carrière, je me suis concentré sur les processus biochimiques propres au cancer du foie. Le chapitre 3 donne les grandes lignes des travaux de laboratoire que nous avons effectués sur des animaux pendant plusieurs décennies, travaux qui ont satisfait aux exigences de la science. Notre découverte, c'est que la caséine et, fort probablement aussi, toutes les protéines animales sont les substances les plus susceptibles de causer le cancer. La modification de la quantité de caséine dans l'alimentation a le pouvoir d'arrêter ou de déclencher le cancer, ainsi que d'annuler les effets cancérigènes de l'aflatoxine, un cancérigène très puissant. Bien que prouvées, ces découvertes ne concernaient que des animaux de laboratoire.

C'est donc avec grand enthousiasme que je me suis tourné vers notre étude en Chine pour trouver les preuves des causes du cancer du foie chez les humains[62].

Le taux de cancer du foie était très élevé en Chine rurale, et exceptionnellement élevé dans certaines régions. Quelle en était la raison ? La plus grande cause semblait tenir de l'infection au VHB (virus de l'hépatite B). En moyenne, de 12 à 13 % des sujets étudiés avaient une infection chronique au VHB. Dans certaines zones, la moitié en était infectée ! Par besoin de comparaison, sachez que seulement 0,2 à 0,3 % des Américains ont une infection au VHB.

Mais ce n'est pas tout ! En plus de ce virus comme facteur de cancer en Chine, il semblerait que l'alimentation ait aussi un rôle majeur à jouer. Comment le savons-nous ? C'est le taux de cholestérol qui nous a donné le principal indice. En effet, le cancer du foie est étroitement associé à un taux élevé de cholestérol[III] dans le sang, et l'alimentation d'origine animale cause une augmentation du cholestérol.

Comment le VHB trouve-t-il sa place dans tout ça ? Les études expérimentales sur les souris nous ont guidés. Chez les souris, c'est le VHB qui a déclenché le cancer du foie. Par contre, l'alimentation à haute teneur en caséine en a assuré la progression. De plus, le taux de cholestérol chez les souris a également augmenté. Ces observations concordent parfaitement avec les découvertes faites sur les humains. Les personnes chroniquement atteintes du VHB et qui consomment des aliments d'origine animale ont un taux élevé de cholestérol et de cancer du foie. Le virus peut se comparer à un pistolet, et la mauvaise alimentation à la détente.

Une histoire très intéressante était en train de prendre forme, du moins à mes yeux. Cette histoire significative laissait entrevoir que d'importants principes pourraient s'appliquer à d'autres associations entre régimes alimentaires et cancers. C'était une histoire qui n'avait jamais été révélée au public et qui, pourtant, pouvait sauver bien des vies. Une histoire qui semblait aboutir à l'idée que l'arme la plus importante contre le cancer est notre alimentation quotidienne.

Nous y étions ! Les années passées à mener des expériences sur les animaux de laboratoire mettaient en évidence de profonds processus et principes biochimiques qui aidaient vraiment à expliquer l'effet de l'alimentation sur le cancer du foie. Nous avons pu voir alors que ces processus valaient également pour les humains. Les humains ayant une infection chronique au VHB avaient aussi un risque élevé de cancer du foie. Nous avons également découvert que les personnes ayant ce virus et consommant davantage d'aliments d'origine animale présentaient un taux de cholestérol plus élevé et plus de cancers du foie que celles ayant le virus et consommant des aliments d'origine végétale. Les études sur les animaux et sur les humains concordaient parfaitement.

Conclusion

Presque tout le monde aux États-Unis mourra d'une maladie de la prospérité. Dans notre étude en Chine, nous avons vu que l'alimentation a un impact très fort sur ces maladies. L'alimentation d'origine végétale est associée à un faible taux de cholestérol, tandis que celle d'origine animale est associée à un taux élevé. L'alimentation d'origine végétale est liée à un faible taux de cancer du sein, alors que l'alimentation d'origine animale est synonyme d'un taux élevé de cancer du sein. Les fibres alimentaires et les antioxydants provenant de végétaux sont associés à un faible taux de cancer du système digestif. Les régimes alimentaires composés de végétaux couplés à un style de vie actif se traduisent par un poids idéal qui permet en outre aux gens d'être forts et grands. Notre étude a été exhaustive dans sa conception et ses résultats. Depuis les laboratoires des universités Virginia Tech et Cornell jusqu'au fin fond de la Chine, la science semblait nous lancer le même message : il est possible de minimiser les risques de contracter des maladies mortelles en mangeant de bonnes choses.

Lorsque nous avons entrepris ce projet d'envergure, nous avons rencontré pas mal de résistance de la part de certaines personnes. Un de mes collègues à Cornell, qui avait fait partie de l'équipe de la planification de cette étude au début, s'est enflammé au cours d'une de nos réunions. J'avais avancé l'idée qu'il fallait vérifier comment un grand nombre de facteurs alimentaires, certains connus et d'autres inconnus, fonctionnent ensemble pour causer la maladie. Il nous fallait donc mesurer un grand nombre de facteurs, peu importe qu'ils aient été validés ou non par d'autres recherches antérieures. Ce collègue s'est donc mis en colère et nous a dit que si c'était ce que nous voulions faire, il ne voulait rien entendre d'une méthodologie à « l'emporte-pièce ».

Son opinion correspondait davantage à la tendance générale de la pensée scientifique. En effet, certains chercheurs estiment que la science est mieux assurée quand on étudie les facteurs isolément, c'est-à-dire un à la fois. Quand on a tout un éventail de facteurs non spécifiés, cela ne prouve rien. Selon eux, il n'y a pas de problème à mesurer l'effet spécifique, disons, du sélénium sur le cancer du sein, mais il y a un problème si l'on veut mesurer les multiples conditions alimentaires de la même recherche dans l'espoir de cerner des schèmes alimentaires importants.

En ce qui me concerne, je préfère une étude d'envergure puisque nous nous penchons sur l'incroyable complexité et subtilité de la nature elle-même. Je voulais donc effectuer des recherches sur la façon dont ces schèmes alimentaires sont liés à la maladie, ce qui est l'objectif le plus important de ce livre. *Tout, dans l'alimentation, fonctionne de concert pour créer la santé ou la maladie*. Plus nous pensons qu'une seule substance chimique caractérise un aliment dans son intégralité, plus nous nous égarons dans la stupidité. Comme nous le verrons dans la partie IV de cet ouvrage, ce mode de pensée a trop souvent engendré une science de piètre qualité.

Ce que j'affirme, en somme, c'est que nous avons davantage besoin de la méthodologie à l'« emporte-pièce », et pas moins. Nous avons besoin de réfléchir plus en profondeur sur les grands schèmes alimentaires et les aliments complets. Est-ce à dire que cette méthodologie est la seule pour effectuer une recherche selon moi ? Bien sûr que non ! Est-ce que je pense que les résultats de notre étude en Chine constituent des preuves scientifiques absolues ? Bien sûr que non ! Cette étude nous fournit-elle suffisamment d'informations pour prendre des décisions d'ordre pratique ? C'est certain !

Un ensemble impressionnant et précieux d'informations a donc émergé de cette vaste étude. Mais chaque association émanant de cette étude cadre-t-elle avec cet ensemble d'informations ? Non. Même si la plupart des associations statistiquement significatives cadrent avec cet ensemble, il y a tout de même eu quelques surprises. La plupart d'entre elles, mais pas toutes, ont été expliquées depuis.

Certaines associations observées dans notre étude en Chine ne cadraient pas au premier abord avec ce à quoi on aurait pu s'attendre de notre expérience d'Occidentaux. J'ai dû user de prudence et isoler les résultats qui avaient pu être le fait du hasard et de manquements expérimentaux de ceux qui apportaient vraiment du nouveau dans nos vieilles manières de penser. Comme je l'ai mentionné plus haut, la fourchette du taux de cholestérol en Chine rurale fut une véritable surprise. À l'époque où cette étude a été entreprise, on considérait une fourchette de cholestérol de 200 à 300 mg/dl comme normale et on regardait d'un œil suspect les taux plus faibles. En fait, certains membres de la communauté scientifique et médicale estimaient qu'un taux de cholestérol inférieur à 150 mg/dl était dangereux. Et mon propre taux de cholestérol vers la fin des années 1970 était de 260 mg/dl, comme celui des autres membres de ma famille. Le médecin m'avait dit que c'était dans la moyenne, donc sans problème.

Mais lorsque nous avons mesuré les taux de cholestérol en Chine, nous avons eu un choc. Ils variaient de 70 à 170 mg/dl ! Le taux le plus élevé correspondait à notre taux le plus bas et le taux le plus bas ne figurait sur aucune fiche de cabinet médical américain ! Il fallait en venir à l'évidence : notre conception de la fourchette normale des taux de cholestérol ne valait que pour les Occidentaux mangeant à l'occidentale. Le fait est, par exemple, que notre taux normal de cholestérol présente un risque significatif pour les maladies cardiaques. Malheureusement, il est également normal d'avoir des maladies cardiaques en Amérique ! Au fil des années, les standards ont donc été établis en lien avec la réalité occidentale. Nous adoptons trop souvent l'opinion selon laquelle les valeurs américaines sont normales car nous avons tendance à croire que l'expérience occidentale est la bonne.

Mais, à la fin, la force et la constance de la majorité des preuves suffisent pour nous permettre de tirer des conclusions valables, à savoir que l'alimentation à base de produits végétaux complets est bénéfique, alors que l'alimentation à base de produits animaux ne l'est pas. Peu de régimes alimentaires peuvent nous offrir l'incroyable bienfait de se sentir en forme, de grandir au maximum et d'éviter la majorité des maladies de notre culture occidentale !

Notre étude en Chine a été un point de repère important dans ma façon de penser. À elle seule, elle ne prouve pas que l'alimentation cause le cancer. En science, les preuves absolues sont presque impossibles. Non, cette étude avance une théorie et l'argumente jusqu'à ce que le poids de l'évidence soit tel que chacun accepte la véracité, fort probable, de cette théorie. Dans le cas de l'alimentation et de la maladie, cette étude menée en Chine vient grandement renforcer cette évidence. En raison de ces caractéristiques expérimentales (régimes multiples, maladies et styles de vie caractéristiques, ainsi que la vaste gamme inhabituelle d'aliments, ce qui est une bonne façon de mesurer la qualité des données), nous avons eu l'occasion inespérée d'élargir nos conceptions du lien qui existe entre l'alimentation et les maladies. Cette étude est comparable à une torche qui éclaire un sentier que je n'avais jamais bien vu auparavant.

Les résultats de cette étude, appuyés par une montagne d'autres recherches, dont celles d'autres scientifiques et les miennes, m'ont convaincu de modifier complètement mon alimentation. J'ai arrêté de manger de la viande il y a quinze ans et, depuis environ sept ans, j'ai cessé de consommer des aliments d'origine animale, incluant les produits laitiers. Je n'en mange qu'en de très rares occasions. Mon taux de cholestérol a chuté, même en vieillissant. Je suis plus en forme physiquement que je ne l'étais à vingt-cinq ans. J'ai vingt kilos de moins qu'à trente ans et j'ai un poids idéal pour ma taille. Ma famille a également adopté ce régime alimentaire, grâce à ma femme, Karen, qui a réussi à créer pour notre famille une alimentation appétissante, savoureuse et saine. Tout cela s'est fait pour des raisons de santé puisque les résultats de mes recherches me sommaient de me réveiller. D'une enfance où je buvais deux litres de lait par jour, je suis passé à un style de vie totalement opposé, après avoir regardé de haut les végétariens au début de ma carrière.

Mais c'est bien plus que mes propres recherches qui ont changé ma vie. Au fil des ans, j'ai étudié aussi les recherches d'autres personnes sur le lien entre l'alimentation et la santé ; je ne suis pas resté fixé sur nos résultats. À mesure que ces derniers se sont généralisés, ma vue d'ensemble s'est davantage élargie. Nous pouvons maintenant utiliser les travaux d'autres chercheurs pour insérer nos découvertes dans un contexte plus vaste. Comme vous le verrez, les surprises ne s'arrêtent pas là.

Partie II

LES MALADIES DE LA PROSPÉRITÉ

En Amérique, nous vivons dans l'abondance et nous en mourrons aussi. Chaque jour de la semaine, nous mangeons comme des rois, et cela finira par nous tuer. Vous connaissez sans doute une personne de votre entourage souffrant d'une maladie cardiaque, d'un cancer, des suites d'une attaque d'apoplexie, de la maladie d'Alzheimer, d'obésité ou de diabète. Il est même possible que vous souffriez vous-même de l'un de ces maux, ou que l'un d'eux sévisse dans votre famille. Ainsi que nous l'avons vu précédemment, ces maladies sont relativement peu courantes dans les cultures traditionnelles qui se nourrissent avant tout d'aliments entiers d'origine végétale, comme c'est le cas en Chine rurale. Toutefois, ces affections apparaissent dès qu'un milieu culturel traditionnel se met à vivre dans l'opulence et à manger de plus en plus de viande, de produits laitiers et de produits végétaux raffinés (biscuits et boissons gazeuses).

Lorsque je donne des conférences, je commence toujours par mon histoire personnelle, ainsi que je l'ai fait dans ce livre. À la fin de la conférence, il y a toujours quelques personnes qui me demandent quelle est l'influence de la nourriture sur une maladie spécifique liée à la prospérité. Il y a bien des chances qu'une telle question vous brûle également les lèvres et que la maladie qui vous préoccupe soit également liée à la prospérité, car c'est de cela que l'on meurt ici en Amérique.

Vous seriez sans doute surpris de savoir que la maladie qui vous préoccupe a beaucoup de points communs avec d'autres maladies dites de la prospérité, spécialement si elle a trait au domaine de l'alimentation. Il n'existe aucune alimentation spécifique contre le cancer, pas plus qu'il n'en existe contre les maladies cardiaques. Aujourd'hui, les résultats des expériences faites par les chercheurs du monde entier prouvent que la nourriture bonne pour prévenir le cancer l'est également pour prévenir les maladies cardiaques, l'obésité, toutes les formes de diabète, les cataractes, la dégénérescence musculaire, la maladie d'Alzheimer, les dysfonctions cognitives, la sclérose en plaques, l'ostéoporose et d'autres maladies. Qui plus est, ce régime alimentaire ne peut être que bénéfique pour tout le monde, peu importe les dispositions génétiques ou personnelles de chacun.

Toutes ces maladies et d'autres encore apparaissent à cause des mêmes facteurs : un régime alimentaire et un mode de vie extrêmement malsains, ainsi qu'une déficience des éléments favorisant la santé. Autrement dit, il s'agit de la nourriture consommée par les Occidentaux. À l'opposé, il existe un régime alimentaire qui peut contrebalancer tous ces inconvénients : c'est une alimentation composée uniquement d'aliments entiers d'origine végétale.

Les chapitres qui suivent sont organisés par maladie ou par groupe de maladies. Chaque chapitre contient des éléments mettant en évidence l'influence de la nourriture sur chacune de ces maladies. En lisant un chapitre après l'autre, vous saisirez l'étendue et la profondeur de l'argumentation scientifique favorisant le régime à base d'aliments complets d'origine végétale. Pour moi, l'aspect le plus convaincant de ces recherches a été la constance des vérifications faites sur des maladies d'origine aussi diverse. Les humains sont-ils donc censés manger autre chose que des aliments entiers d'origine végétale, puisqu'il est prouvé qu'une telle nourriture est bénéfique contre autant de maladies différentes ? Je prétends que non et je pense d'ailleurs que vous m'approuverez.

L'Amérique et d'autres nations occidentales se sont trompées quant à l'influence de la nourriture sur la santé, et le prix à payer pour cette erreur est élevé. Nous sommes malades, obèses et désemparés. Lorsque j'ai cessé mes expériences en laboratoire pour entreprendre cette étude en Chine, j'ai été sidéré par les informations découvertes et dont il sera question dans cette deuxième partie du livre. J'ai réalisé que quelques-unes de nos sacro-saintes coutumes étaient non seulement basées sur un tissu de mensonges, mais qu'en plus la vérité sur la santé était grossièrement masquée. Malheureusement, le public qui ne se doutait de rien en a payé le prix ultime. Cet ouvrage est dans une large mesure ma contribution personnelle en vue de redresser ces erreurs. Comme vous le verrez dans les chapitres qui suivent, il y a un meilleur chemin à prendre pour optimiser notre santé sans être obligé de passer des maladies cardiaques au cancer, ou de l'obésité à la cécité.

5

Cœurs blessés

Posez la main sur votre poitrine et sentez battre votre cœur. Puis posez-la à l'endroit où vous percevez votre pouls. C'est votre vie même qui se manifeste à travers lui. Votre cœur, le moteur de ce pouls, travaille pour vous chaque minute de chaque jour, chaque jour de l'année et chaque année jusqu'à la fin de vos jours. Le cœur battra environ trois milliards de fois au cours de la durée moyenne d'une vie[1].

Maintenant, accordez-vous un instant de réflexion pour prendre conscience qu'en moins de temps qu'il vous en a fallu pour lire le paragraphe ci-dessus, une artère du cœur d'un Américain s'encrassait, empêchant le sang de circuler librement, enclenchant aussi un processus rapide de désintégration des tissus et de mort des cellules. Ce processus est mieux connu sous le nom de crise cardiaque. À peine le temps de terminer la lecture de cette page, et quatre Américains seront foudroyés par une crise cardiaque alors que quatre autres seront victimes d'une attaque d'apoplexie ou d'une défaillance cardiaque[2]. Au cours des vingt-quatre prochaines heures, trois mille Américains seront terrassés par une crise cardiaque[2], grosso modo le même nombre de personnes qui ont péri dans les attaques terroristes du 11 septembre 2001.

Le cœur est la force motrice de la vie et la plupart du temps également celle de la mort. Les défaillances du cœur et du système circulatoire tueront 40 % d'Américains[3], un pourcentage bien plus élevé que celui des morts à la suite d'un accident ou d'une maladie, y compris le cancer. Depuis près de cent ans, les maladies cardiaques sont en tête du palmarès des décès[4]. Ce mal ne tient compte ni du sexe ni de l'origine géographique de ses victimes. Il touche tout le monde. Si vous interrogiez les femmes sur ce qu'elles estiment être le plus grand danger pour elles, des affections cardiaques ou du cancer du sein, la plupart vous répondraient à coup sûr le cancer du sein. Mais elles se trompent. Chez les femmes, le pourcentage de décès dus à une maladie cardiaque est *huit fois plus élevé* que celui du cancer du sein[5, 6].

Le jeu définissant l'Amérique est incontestablement le base-ball ; quant au dessert, c'est la tarte aux pommes. Mais lorsqu'on parle de maladie caractérisant l'Amérique, c'est de la défaillance cardiaque dont il s'agit sans aucun doute.

Cela peut arriver à tout le monde

En 1950, Judy Holliday apparaissait sur le grand écran, Ben Hogan dominait le monde du golf, et la comédie musicale *South Pacific* remportait haut la main le Tony Award. Le 25 juin, la Corée du Nord envahissait la Corée du Sud. L'administration américaine fut prise par surprise, néanmoins sa réaction fut rapide. En quelques jours, le président Truman envoyait ses troupes et ses bombardiers sur le terrain pour repousser l'armée nord-coréenne. Trois ans plus tard, en juillet 1953, on négociait un cessez-le-feu qui mettait fin à la guerre de Corée. Entre-temps, plus de trente mille Américains étaient morts dans la bataille.

À la fin de la guerre, le *Journal of the American Medical Association* publiait une étude scientifique qui fit date. Des experts médicaux de l'armée avaient examiné le cœur de trois cents soldats tués en Corée. Aucun problème cardiaque n'avait jamais été décelé chez ces soldats âgés de vingt-deux ans en moyenne. En disséquant ces cœurs, les chercheurs furent cependant surpris de trouver des traces de dégénérescence dans un nombre exceptionnel de cas. Les cœurs examinés présentaient une « preuve flagrante » de dégénérescence dans 77,3 % des cas[7]. (En l'occurrence, « flagrante » signifie importante.)

Ce pourcentage est impressionnant. À une époque où l'ennemi public américain numéro un était encore un grand inconnu, cette étude attestait que la maladie cardiaque se développait au cours de toute une vie et, plus grave encore, que presque tout le monde était menacé ! Ces soldats n'étaient ni des fainéants ni des empotés. Au contraire, ils étaient en pleine forme et au meilleur de leur condition physique. Depuis, plusieurs autres études ont confirmé que les maladies cardiaques étaient omniprésentes chez les jeunes Américains[8].

La crise cardiaque

Mais que signifie au juste l'expression maladies cardiaques ? La plaque en est l'une des composantes essentielles. Il s'agit d'une couche poisseuse de protéines, de lipides (cholestérol y compris), de cellules du système immunitaire et d'autres éléments qui s'accumulent sur les parois intérieures des artères coronaires. J'ai entendu un chirurgien dire que palper du doigt une artère enduite de plaque était comme caresser du doigt un gâteau au fromage chaud. Un enduit de plaque qui s'accumulerait sur la paroi de vos artères signifierait, à un degré ou à un autre, que vous souffrez d'un problème cardiaque. L'autopsie des soldats de la guerre de Corée a révélé qu'un corps sur vingt présentait une quantité de plaque telle qu'elle obstruait 90 % d'une artère[7]. On pourrait comparer cela à un nœud que l'on aurait fait sur un tuyau d'arrosage tout en essayant désespérément d'arroser un jardin de roses avec le filet d'eau encore capable de s'en écouler !

Pourquoi ces soldats n'avaient-ils pas encore fait de crise cardiaque ? Car, après tout, une de leurs artères n'était ouverte qu'à 10 % de sa capacité. Comment était-il possible que cela soit suffisant ? On a constaté que si la plaque recouvrant les parois intérieures de l'artère s'accumulait lentement au fil de plusieurs années, la circulation du sang parvenait à s'ajuster. Imaginez que le sang qui coule dans vos artères est comme l'eau d'une rivière tumultueuse. Si vous déposiez chaque jour, et ce des années durant, quelques pierres sur ses rives, comme c'est le cas pour la plaque qui se dépose lentement sur les parois de vos artères, l'eau devrait alors se frayer un autre chemin pour poursuivre sa route. Peut-être la rivière se séparerait-elle en plusieurs petits cours d'eau au milieu des pierres. Peut-être s'écoulerait-elle en dessous des pierres, façonnant ainsi de minuscules tunnels, ou peut-être encore formerait-elle plusieurs petits courants secondaires qui suivraient un parcours différent. On qualifie ces nouveaux passages minuscules autour ou à travers les pierres de « collatéraux ». Il en va de même pour le cœur. Lorsque la plaque s'accumule pendant plusieurs années, il y a suffisamment de voies collatérales pour permettre au sang de continuer son chemin vers le cœur. Quoi qu'il en soit, une formation trop importante de plaque peut entraver gravement la circulation sanguine au point de provoquer une restriction du flot sanguin et d'atroces douleurs dans la poitrine, ou une angine de poitrine. Mais ces accumulations sont rarement à l'origine des crises cardiaques[9, 10].

Alors, quel est donc le processus qui conduit à une attaque coronarienne ? Il se trouve que les accumulations de plaque les moins graves, celles qui bloquent moins de 50 % des artères, sont souvent à l'origine des crises cardiaques[11]. Chacune de ces accumulations possède une couche de cellules appelées « cap » qui sépare le centre de la plaque du sang qui s'écoule. Le cap de ces plaques dangereuses est fragile et fin. Par conséquent, lorsque le sang se rue dans une artère, il peut endommager cette couche jusqu'à la déchirer. Lorsque le cap est rompu, le contenu du centre de la plaque se mélange au sang. Le sang commence alors à coaguler près du point de rupture. Le caillot devient de plus en plus gros et peut bloquer rapidement toute l'artère. Lorsque l'artère se bloque dans un laps de temps aussi court, le flot sanguin n'a aucune chance de se créer un système de circulation collatéral. Lorsque cela se produit, le flot de sang en aval du point de rupture est dangereusement réduit et les muscles du cœur ne peuvent plus recevoir l'oxygène dont ils ont besoin. C'est à partir de là que les cellules du muscle cardiaque se mettent à dépérir et le système de pompage du cœur à s'affaiblir. Il se peut alors que la personne ressente une forte oppression dans la poitrine ou qu'une douleur vive lui traverse le bras en remontant vers le cou et la mâchoire. En peu de temps, la victime commence à mourir. Voilà le scénario tragique qui se cache derrière les un million cent mille cas de crises cardiaques qui frappent chaque année les Américains. Une personne sur trois en mourra[9, 10]. Nous savons aujourd'hui que la concentration de plaque la plus mortelle est celle qui bloque moins de 50 % de l'artère[11, 12].

Mais alors, comment pouvons-nous prédire le moment où une crise cardiaque aura lieu ? La technologie ne nous le permet pas encore. Il nous est actuellement impossible de savoir quelle plaque va se détacher et à quel moment, ni de présager de la gravité de cet accident. Nous pouvons néanmoins connaître notre *risque* relatif de subir une crise cardiaque. La science a fini par « démystifier » ce qui était autrefois perçu comme une mort mystérieuse, fauchant les personnes dans la force de l'âge. L'étude la plus remarquable accomplie sur le cœur fut sans conteste la Framingham Heart Study.

FRAMINGHAM

Après la Seconde Guerre mondiale, les NHI[13] virent le jour avec un modeste budget[4] et une mission difficile. Les scientifiques savaient que la plaque qui s'agglutinait sur les parois des artères d'un cœur endommagé était constituée de cholestérol, de phospholipides et d'acides gras[14], mais ils ignoraient pourquoi et comment ces lésions se développaient ou, plus précisément encore, pourquoi elles déclenchaient une crise cardiaque. C'est pour tenter de répondre à ces questions que les NIH décidèrent de suivre un groupe de personnes pendant plusieurs années et de tenir à jour un dossier médical détaillé sur chacune d'elles. Le but était de vérifier qui serait victime d'un problème cardiaque et qui ne le serait pas. Les scientifiques se sont rendus à Framingham, dans le Massachusetts.

Située à la périphérie de Boston, la ville de Framingham est bien ancrée dans l'histoire américaine. Les colons européens occupèrent d'abord le territoire au XVIIe siècle. Au cours des années, la ville a tenu un rôle de soutien pendant la guerre d'indépendance, la chasse aux sorcières de Salem et le mouvement contre l'esclavage.

Plus récemment, en 1948, la ville joua son rôle le plus célèbre. Plus de cinq mille habitants de Framingham, hommes et femmes, acceptèrent de jouer les cobayes durant plusieurs années pour les scientifiques qui espéraient ainsi en apprendre davantage sur les maladies du cœur.

Et quelles ne furent pas nos découvertes ! Car c'est en observant qui était victime d'un problème cardiaque et qui ne l'était pas, puis en comparant les dossiers médicaux, que l'étude de Framingham imagina le concept de facteurs de risque, tels le cholestérol, la tension artérielle, le manque d'activité physique, la cigarette et l'obésité. Grâce à cette expérience, on connaît aujourd'hui l'importance des facteurs de risque à l'origine des maladies cardiaques. Des années durant, les médecins ont utilisé le modèle prévisionnel de Framingham pour départager les personnes à haut risque de maladies cardiaques de celles qui ne l'étaient pas. Plus de mille articles scientifiques furent publiés à partir de cette étude, laquelle se poursuit aujourd'hui encore après avoir déjà examiné quatre générations de résidents de Framingham.

La pierre angulaire de l'étude de Framingham est la découverte portant sur le cholestérol. En 1961, les chercheurs ont établi avec certitude une corrélation importante entre un taux de cholestérol élevé et les maladies cardiaques. Ils ont mis en évidence que les hommes dont le sang contenait « plus de 244 mg/dl (milligrammes par décilitre) couraient trois fois plus de risque d'être victimes de coronaropathie que ceux dont le taux de cholestérol était inférieur à 210 mg/dl[15] ». La question litigieuse de savoir si le taux de cholestérol dans le sang pouvait être précurseur d'une crise cardiaque était enfin résolue. Il est aujourd'hui reconnu que le taux de cholestérol y joue effectivement un rôle. Le même article mettait aussi en évidence que l'hypertension pouvait déclencher une maladie cardiaque.

L'importance attribuée aux facteurs de risque était un concept révolutionnaire. En effet, lorsque cette étude en était à ses débuts, la plupart des médecins croyaient encore que les maladies cardiaques étaient un mal inévitable dû à l'« usure » de l'organisme et qu'il n'y avait pas grand-chose à faire. Selon eux, notre cœur est semblable à un moteur de voiture : en vieillissant, diverses parties de notre corps ne fonctionnent plus aussi bien et nous lâchent même parfois. C'est en démontrant que l'on pouvait prédire la maladie en mesurant les facteurs de risque que l'idée de prévention des maladies cardiaques a enfin été validée. Des chercheurs ont écrit « qu'il semblerait qu'un programme de prévention soit indispensable[15] ». Il suffit donc de réduire les facteurs de risque comme le cholestérol ou l'hypertension pour réduire le risque de maladies cardiaques.

Dans l'Amérique des temps modernes, cholestérol et tension artérielle sont des termes courants. Nous dépensons plus de trente milliards de dollars par an pour des médicaments qui permettent de contrôler ces facteurs de risque et d'autres aspects des maladies cardio-vasculaires[2]. Aujourd'hui, presque tout le monde sait qu'on peut diminuer le risque de crise cardiaque en maintenant les facteurs de risque à un niveau adéquat. Cette conscience n'existe que depuis cinquante ans environ. Dans une large mesure, elle est le mérite des scientifiques et de ceux qui ont collaboré à l'étude de Framingham.

En dehors de nos frontières

Framingham est sans doute l'étude sur le cœur la plus réputée. Néanmoins, elle ne représente qu'une des innombrables recherches menées en Amérique au cours des soixante dernières années. Des recherches antérieures ont abouti à la conclusion alarmante que le taux de maladies cardiaques aux États-Unis était l'un des plus élevés du monde. Une étude publiée en 1959 a comparé, dans vingt pays, les taux de décès par suite d'une maladie coronarienne (voir figure 5.1[16]).

Ces études se sont concentrées sur des sociétés occidentalisées. Mais si nous observons la fréquence des maladies cardiaques dans des sociétés plus traditionnelles, les disparités sont encore plus flagrantes. Les hauts plateaux de la Nouvelle-Guinée, entre autres, sont souvent cités en exemple dans les recherches parce que les maladies du cœur y sont rares[17]. Souvenez-vous du taux très bas de maladies cardiaques en Chine rurale. Les hommes américains meurent presque dix-sept fois plus d'un problème cardiaque que leurs congénères chinois[18].

Pourquoi, nous les Américains, mourions-nous déjà de maladies cardiaques dans les années 1960 et 1970, alors que le reste du monde n'était pratiquement pas affecté ?

Figure 5.1 : Taux de décès par suite d'une maladie cardiaque parmi les hommes âgés de 55 à 59 ans dans 20 pays, vers 1955[16]

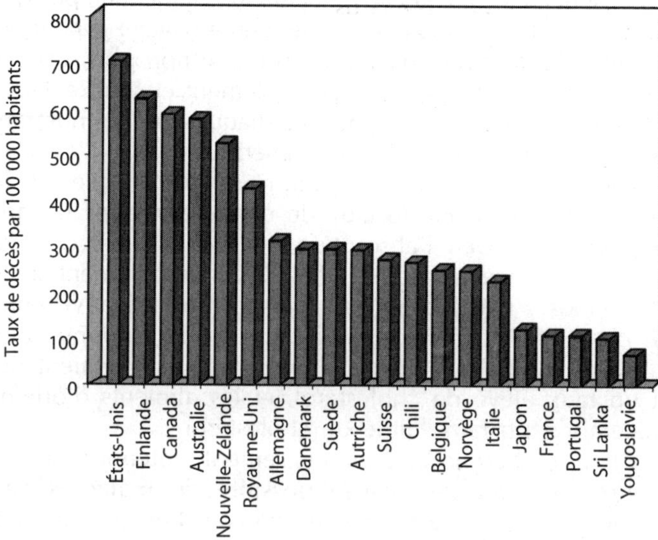

La réponse est simple : à cause de la nourriture. Dans les communautés traditionnelles les moins touchées par les maladies du cœur, on mange moins de gras saturés et moins de protéines d'origine animale, leur préférant les céréales entières, les fruits et les légumes. En d'autres mots, ces populations se nourrissent principalement d'aliments végétaux alors que nous mangeons avant tout de la nourriture animale.

Mais se pourrait-il que les prédispositions génétiques d'un groupe particulier le rendent plus vulnérable aux maladies du cœur ? Nous savons que cela n'est pas le cas, parce que au sein d'un groupe possédant le même héritage génétique, la relation entre la nourriture et la maladie reste la même. Par exemple, les hommes japonais vivant à Hawaii ou en Californie ont un taux de cholestérol plus élevé et sont davantage sujets aux maladies coronariennes que des hommes japonais vivant au Japon[19, 20].

Il est évident que la cause est environnementale puisque la plupart de ces hommes ont le même bagage génétique. L'habitude de fumer n'est pas en cause non plus, car, au Japon, les hommes fument généralement et souffrent tout de même moins de problèmes cardiaques que les hommes d'origine japonaise vivant en Amérique[19].

Les chercheurs ont mis la nourriture au banc des accusés en affirmant que le taux de cholestérol dans le sang augmentait « avec l'absorption de gras saturés, de protéines d'origine animale et de cholestérol alimentaire ». À l'opposé, il n'y avait pas d'association négative entre le cholestérol et l'ingestion d'hydrates de carbone complexes[20]. Bref, les aliments d'origine animale étaient liés à un taux élevé de cholestérol, et les aliments d'origine végétale à un taux faible de cholestérol.

Cette recherche laissait clairement entendre que la nourriture était une cause possible de maladies cardiaques. Qui plus est, un scénario constant ressortait des résultats : plus les gens mangeaient de gras saturés et de cholestérol (ce qui indique la consommation d'aliments d'origine animale), plus le risque de maladies cardiaques était grand. D'autres cultures qui se sont mises à copier nos modes alimentaires voient leur taux de maladies cardiaques monter en flèche. Depuis peu, quelques pays enregistrent même un taux de décès plus élevé qu'aux États-Unis.

La recherche en avance sur son temps

Maintenant que nous connaissons mieux les maladies cardiaques et les facteurs qui en déterminent les risques, que faisons-nous lorsque ces maladies nous frappent ? Tandis que l'étude de Framingham en était à ses débuts, les médecins cherchaient comment prévenir ces maladies cardiaques plutôt que simplement les traiter. De bien des façons, ces chercheurs étaient en avance sur leur temps. Les traitements qu'ils proposaient étaient les plus avancés et les plus efficaces de leur époque.

Ces médecins ont fait une synthèse des recherches disponibles, ce qui leur a permis de tirer des conclusions pleines de bon sens. Ils réalisèrent notamment[21] :

- que la consommation excessive de lipides et de cholestérol provoquait de l'artériosclérose (durcissement des artères et accumulation de plaque) chez les animaux de laboratoire ;
- qu'ingérer du cholestérol alimentaire augmentait le taux de cholestérol dans le sang ;
- qu'un taux élevé de cholestérol pouvait être le signe avant-coureur d'une maladie cardiaque ou la causer ;
- que la plupart des peuples du monde non touchés par les maladies cardiaques avaient des habitudes alimentaires totalement différentes et qu'ils consommaient moins de lipides et de cholestérol.

Ils ont ainsi décidé d'améliorer l'état de santé de leurs patients cardiaques en diminuant le cholestérol et les lipides dans leur nourriture.

Un des médecins les plus avant-gardistes fut le docteur Lester Morrison, de Los Angeles. Il entreprit une recherche en 1946 (deux ans avant l'étude de Framingham) pour « cerner le rapport existant entre la consommation d'aliments riches en lipides et l'athérosclérose[22] ». Il étudia le cas de cinquante personnes ayant survécu à une crise cardiaque et leur demanda de ne pas changer d'habitudes alimentaires, tandis qu'il prescrivit un régime alimentaire expérimental à cinquante autres « survivants ».

Ce régime alimentaire expérimental comportait une réduction de lipides et de cholestérol. Dans l'un des repas types rendus publics, le patient n'était autorisé à consommer qu'une petite quantité de viande deux fois par jour : pour le déjeuner, 55 g d'agneau rôti maigre et froid agrémenté de gelée de menthe, et pour le dîner, encore 55 g de viande maigre[22]. Même si vous étiez friand d'agneau rôti froid à la gelée de menthe, vous n'étiez toutefois pas autorisé à en manger beaucoup. En fait, la liste des aliments interdits dans ce régime expérimental était très longue et comportait les soupes à base de crème, le porc, les viandes grasses, les graisses animales, le lait entier, la crème, le beurre, les jaunes d'œufs ainsi que le pain et les desserts contenant du beurre, des œufs ou du lait entier[22].

Ce régime avant-gardiste a-t-il eu des résultats probants ? Après huit ans, seuls douze des cinquante patients n'ayant pas changé d'habitudes alimentaires étaient encore vivants (24 %). Vingt-huit patients du groupe ayant suivi les nouvelles consignes alimentaires vivaient encore (56 %), soit presque deux fois et demie le nombre de survivants du groupe témoin. Douze ans plus tard, tous les patients du groupe témoin étaient morts, alors que dix-neuf personnes du groupe soumis au régime expérimental étaient toujours en vie, représentant donc un taux de survie de 38 %[22]. Il était certes regrettable qu'un tel nombre de patients du groupe suivant le régime expérimental n'ait pas survécu, mais il était aussi réjouissant que ces personnes aient été capables de tenir leur maladie en échec en mangeant un peu moins de nourriture animale et un peu plus de nourriture végétale (voir figure 5.2).

Lorsque cette étude débuta en 1946, la plupart des scientifiques croyaient que les maladies cardiaques faisaient inévitablement partie du processus de vieillissement et qu'il n'y avait pas grand-chose à faire. Si Morrison n'a pas été en mesure de guérir les maladies du cœur, il a néanmoins prouvé qu'un simple changement d'habitudes alimentaires pouvait significativement en altérer le cours, et ce même si le stade de la maladie était avancé au point d'avoir déclenché une crise cardiaque.

Figure 5.2 : Taux de survie des patients du Dr Morrison

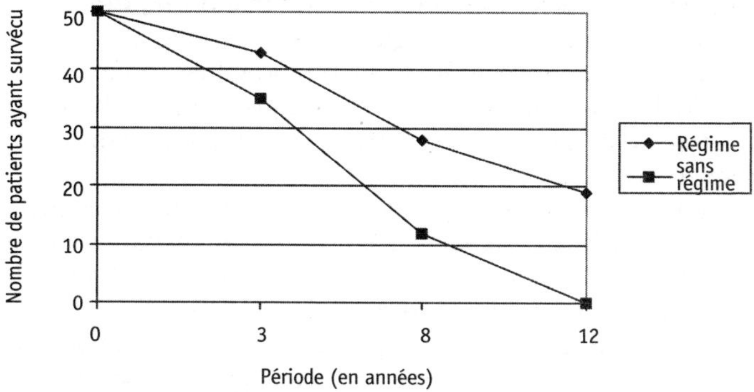

À peu près à la même époque, des chercheurs étaient parvenus aux mêmes résultats. Un groupe de médecins de la Californie du Nord imposa un régime pauvre en lipides et en cholestérol à un nombre important de patients souffrant de maladies cardiaques à un stade avancé. Ces médecins ont alors constaté que les patients qui suivaient ce régime décédaient *quatre fois moins rapidement* que ceux qui n'avaient pas suivi ces directives[23].

L'espoir était désormais permis : les maladies cardiaques ne faisaient donc pas partie des maux inévitables dus à la vieillesse. Et même si une personne en était déjà gravement atteinte, un régime pauvre en gras et en cholestérol pouvait prolonger sa vie de manière appréciable. Cette découverte remarquable permit de cerner de plus près l'ennemi public numéro un des États-Unis. Elle a prouvé en outre que l'alimentation et les facteurs environnementaux constituent le noyau même de la prévention des maladies du cœur. À partir de là, tous les débats sur les régimes alimentaires se sont mis à tourner strictement autour des lipides et du cholestérol. Ces deux éléments isolés devinrent les boucs émissaires de toutes les maladies cardiaques.

Nous savons aujourd'hui que nous nous sommes trompés sur la façon d'aborder la nocivité des gras et du cholestérol.

Personne n'a voulu admettre que le gras et le cholestérol provenaient avant tout de la consommation de nourriture d'origine animale. Prenez à titre d'exemple le lien qui existe entre la consommation de protéines animales et les décès dus à une maladie cardiaque chez les hommes âgés de cinquante-cinq à cinquante-neuf ans dans vingt pays (voir figure 5.3[16]).

Cette étude met surtout en évidence que plus vous mangez de protéines animales, plus vous êtes menacé par les maladies cardio-vasculaires. Par ailleurs, des douzaines de recherches expérimentales démontrent que les rats, les lapins et les cochons ayant été nourris aux protéines animales (la caséine entre autres) voient leur taux de cholestérol augmenter de façon spectaculaire, alors que celui-ci diminue de façon tout aussi spectaculaire avec la consommation de protéines d'origine végétale (le soja entre autres[24]). Les études menées auprès des humains appuient non seulement ces découvertes, mais prouvent également que les protéines d'origine végétale diminuent bien plus efficacement le taux de cholestérol dans le sang que la simple réduction de notre consommation de lipides ou de cholestérol alimentaire[25].

Alors que certaines études sur les protéines animales ont été réalisées dans les trente dernières années, d'autres l'avaient déjà été il y a plus de cinquante ans lorsque le monde commençait à découvrir la corrélation entre la nourriture et les maladies cardiaques. Toutefois, alors que les gras saturés et le cholestérol alimentaire sont toujours la proie de toutes les critiques, les protéines animales, elles, sont restées dans l'ombre. Ces trois substances nutritives (gras, protéines animales et cholestérol alimentaire) sont pourtant essentiellement les caractéristiques d'une nourriture d'origine animale. N'est-il donc pas tout à fait indiqué de se demander si ce n'est pas la nourriture d'origine animale qui provoque des maladies cardiaques, et pas uniquement ces substances nutritives isolées ?

Bien entendu, personne ne se permettait de critiquer la nourriture d'origine animale en général. Cela aurait aussitôt provoqué un isolement professionnel et la calomnie (pour les raisons débattues dans la partie IV). À cette époque, la controverse faisait rage dans le monde de la nutrition. Une révolution conceptuelle était en train de voir le jour, révolution qui était loin d'être au goût de tous. Le fait même de parler de nutrition faisait sortir beaucoup de scientifiques de leurs gonds. L'idée de soigner les maladies du cœur par un régime alimentaire approprié était trop menaçante puisqu'elle remettait en question le bon vieux régime alimentaire à base de viande, si néfaste qu'il nous tuait en détruisant nos cœurs. Les partisans du statu quo n'appréciaient pas du tout.

Un des scientifiques partisans du statu quo prit même plaisir à se moquer des personnes les moins menacées par les maladies du cœur. En 1960, il ridiculisa les découvertes réalisées[26] alors en écrivant le texte « humoristique » qui suit.

Description de l'homme qui ne risque pas de mourir d'une crise cardiaque

C'est un employé municipal efféminé ou un embaumeur manquant totalement de vivacité tant d'esprit que physique, totalement dénué d'entrain, d'ambition ou d'esprit de compétition, et incapable de respecter un délai. Il a peu d'appétit et sa nourriture est médiocre. Il survit de fruits et de légumes additionnés de maïs et d'huile de baleine. Il déteste le tabac et rejette l'idée de posséder un poste de radio, un téléviseur ou une voiture. Il porte les cheveux longs et son apparence squelettique n'a absolument rien d'athlétique. Il se soumet néanmoins régulièrement à des efforts physiques pour entraîner ses muscles chétifs. Ses revenus sont bas, ainsi que sa tension artérielle, son taux de sucre dans le sang, son acide urique et son cholestérol. Depuis sa castration prophylactique, il prend régulièrement de l'acide nicotinique, de la pyridoxine et des anticoagulants à long terme.

Figure 5.3 : Taux de décès par maladies cardio-vasculaires chez les hommes de 55 à 59 ans et consommation de protéines animales dans 20 pays[16]

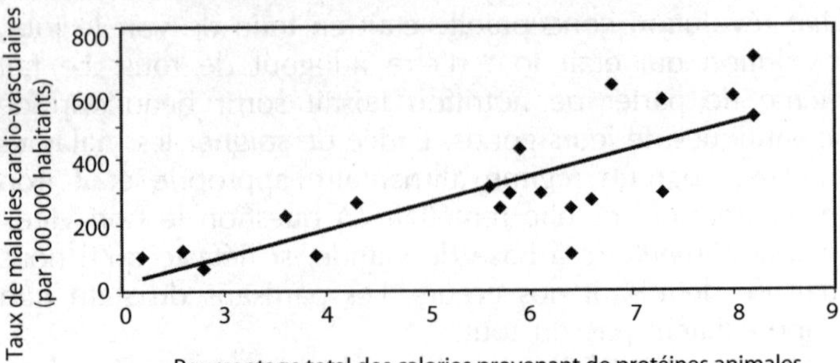

L'auteur de ce pamphlet aurait tout aussi bien pu dire que « seuls les VRAIS hommes sont victimes de crise cardiaque ». Notez également les termes « nourriture médiocre » pour décrire les fruits et les légumes, quand bien même l'auteur de ces lignes est obligé d'admettre que cette nourriture est consommée précisément par les personnes les moins enclines aux maladies cardio-vasculaires. L'idée regrettable que l'on se fait du rôle de la consommation de viande en ce qui a trait à la forme physique, à la virilité en général, à l'identité sexuelle et au bien-être économique obscurcit à son tour la vision des scientifiques partisans du statu quo, qui n'accordent aucune attention aux répercussions négatives évidentes de ce régime sur la santé. Ce point de vue a été transmis par les premiers pionniers de la recherche dans le domaine des protéines (voir chapitre 2).

Cet auteur aurait sans doute dû rencontrer mon ami, Chris Campbell (sans relation avec moi !). Chris a été deux fois champion de la première division de catch (lutte libre) de l'association d'athlétisme (National Collegiate Athletic Association, ou NCAA), trois fois champion de catch senior des États-Unis, deux fois champion olympique de catch et diplômé en droit de l'université Cornell. À trente-sept ans, il fut l'Américain le plus âgé à avoir gagné une médaille olympique en catch avec un poids de quatre-vingt-dix kilos. En tant que végétarien et personne ne courant quasiment aucun risque de mourir d'une crise cardiaque, Chris Campbell ne serait sans doute pas d'accord avec ce texte « humoristique ».

Le différend qui opposait les partisans du statu quo aux représentants de la prévention par l'alimentation était passionné. Je me souviens d'avoir assisté à une conférence à l'université Cornell vers la fin des années 1950, alors que le célèbre chercheur Ancel Keys était venu parler de la prévention des maladies cardiaques par l'alimentation. Dans l'auditoire, plusieurs scientifiques avaient secoué la tête en signe de désapprobation, prétendant que la nourriture n'avait probablement pas d'effet sur les affections cardiaques. Au cours de ces premières décennies de recherche sur les maladies cardiaques, ce différend passionné condamna toute ouverture d'esprit.

Histoire récente

Aujourd'hui, la bataille héroïque opposant les partisans du statu quo aux défenseurs des régimes alimentaires est plus forte que jamais. Mais il y a tout de même eu des changements importants dans le domaine des maladies cardio-vasculaires. Où en sommes-nous et quelles mesures avons-nous prises pour combattre ces affections ? Le statu quo a été maintenu la plupart du temps. Malgré le potentiel de l'alimentation comme moyen préventif contre les maladies, on s'est davantage intéressé à les combattre par des interventions mécaniques ou chimiques. L'alimentation a été mise de côté, et la chirurgie, les médicaments, les appareillages électroniques et les nouvelles techniques de diagnostic ont volé la vedette.

Nous disposons à ce jour d'une chirurgie de pontages coronariens qui permet de « greffer » une artère saine sur une artère malade et de contourner la partie obstruée par la dangereuse plaque. La transplantation cardiaque et même à l'occasion celle d'un cœur artificiel sont évidemment le recours suprême de la chirurgie. Il existe également une technique qui ne nécessite pas de scier la cage thoracique, soit l'angioplastie coronarienne. Elle consiste à introduire un petit ballon, lequel est ensuite dilaté dans l'artère rétrécie en vue d'améliorer le flot sanguin. Nous disposons maintenant de défibrillateurs pour réanimer le cœur, de stimulateurs cardiaques et d'imageries techniques qui nous permettent d'observer chacune des artères sans être obligé de dénuder le cœur.

Au cours des cinquante dernières années, on a voué un culte aux substances chimiques et à la technologie, mais non à la nutrition ni à la prévention. Récemment, un médecin résumant la recherche sur les maladies coronariennes en a souligné l'aspect mécanique :

« On espérait que la force de la science et de la technique après la Seconde Guerre mondiale serait mise à contribution pour lutter contre (les maladies cardio-vasculaires). Les énormes progrès des génies mécanique et électronique suscités par la guerre semblaient particulièrement bien se prêter à l'étude du système cardio-vasculaire[4]. »

Il est certain que ces grands progrès ont joué leur rôle dans la diminution de 58 % du taux de mortalité par suite de maladies cardiaques aux États-Unis, par rapport à 1950[2]. Cette réduction du taux de mortalité semble conférer une grande victoire à la chimie et à la technologie. Un des plus grands progrès pour les victimes de crises cardiaques a été fait dans l'amélioration des soins prodigués dans les salles d'urgence des hôpitaux. En 1970, si vous étiez âgé de plus de soixante-cinq ans, que vous aviez été victime d'une crise cardiaque et que vous aviez eu la chance d'y survivre jusqu'à votre arrivée à l'hôpital, vous aviez encore 38 % de risque d'en mourir. Aujourd'hui, si vous parvenez en vie à l'hôpital, ce risque ne dépasse pas les 15 %[2].

De plus, le nombre de fumeurs baisse sans cesse[27, 28], ce qui diminue également le taux de mortalité à la suite d'une maladie cardio-vasculaire. Si l'on tient compte des progrès réalisés dans les hôpitaux, des appareillages, de la découverte de nouveaux médicaments, de la réduction du nombre de fumeurs et de la multiplication des solutions chirurgicales, on a de quoi se réjouir. Il semblerait que nous ayons fait des progrès. Mais est-ce vraiment le cas ?

Après tout, les maladies cardiaques restent toujours en tête des causes de mortalité. Malgré tous les progrès réalisés, près de deux mille Américains meurent chaque jour d'une maladie du cœur[2].

En fait, la fréquence des maladies cardiaques[29] (nous ne parlons pas ici du taux de mortalité) est à peu près celle du début des années 1970[2]. En d'autres termes, si nous mourons moins de maladies cardiaques, nous sommes tout aussi souvent touchés par elles qu'auparavant. Il semblerait que nous soyons simplement mieux outillés pour repousser l'échéance de la mort, mais que *nous n'avons rien fait pour diminuer le nombre de cœurs malades*.

La chirurgie, ce sauveur imaginaire

Les interventions mécaniques utilisées aux États-Unis sont bien moins efficaces que la plupart des gens ne le croient. Les pontages chirurgicaux sont devenus très fréquents. En effet, quelque trois cent quatre-vingt mille pontages chirurgicaux ont été effectués en 1990[30], ce qui signifie qu'environ un Américain sur sept cent cinquante s'est soumis à cette chirurgie extrême. Au cours de cette opération, la cage thoracique est ouverte, la circulation sanguine est déviée par une série de pinces, de pompes et de machines, et une veine de la jambe ou une artère de la poitrine est sectionnée puis cousue par-dessus la partie endommagée du cœur, permettant ainsi au sang de contourner les artères les plus encrassées.

Les coûts d'une telle intervention sont énormes. Plus d'un patient sur cinquante décédera des suites de complications[31] à cette intervention qui coûte quarante-six mille dollars[32]. D'autres effets secondaires pourront apparaître, telles des crises cardiaques, des complications respiratoires, des complications hémorragiques, des infections, de l'hypertension et des attaques d'apoplexie. Lorsque les vaisseaux entourant le cœur sont fermés par des pinces pendant l'opération, la plaque se décolle des parois intérieures. Le sang transporte alors ces débris dans le cerveau, où ils provoquent des sortes de « mini-attaques ». Après avoir comparé les capacités intellectuelles de patients avant et après l'opération, les chercheurs ont été stupéfaits de découvrir que 79 % « présentaient des déficiences de certaines de leurs fonctions cognitives » sept jours après l'intervention[33].

Pourquoi serions-nous obligés d'en passer par là ? Le plus grand avantage de cette intervention est le soulagement de l'angine pectorale et les douleurs que cette dernière occasionne dans la poitrine. Environ 70 à 80 % des patients qui ont subi un pontage ne ressentent plus de douleurs paralysantes dans la poitrine pendant un an[34]. *Mais cela ne dure pas.* Au cours des trois ans suivant l'opération, les douleurs dans la poitrine réapparaissent chez plus d'un tiers d'entre eux[35]. Dix ans après, la moitié des patients ayant subi un pontage seront morts, auront été victimes d'une crise cardiaque ou auront de nouveau des douleurs dans la poitrine[36]. Des études menées sur de longues périodes ont montré que seuls certains sujets parmi les malades vivent plus longtemps grâce à un pontage[12]. De plus, ces études révèlent que *le nombre d'infarctus chez les patients ayant subi un pontage n'est pas inférieur à celui des malades n'étant pas passés par la chirurgie*[12].

Vous souvenez-vous du type de plaque qui est à l'origine des attaques cardiaques ? Les plaques qui comportent les plus petites accumulations sont les plus mortelles, car elles sont fragiles et ont tendance à se décoller. Toutefois, le pontage chirurgical ne tiendra compte que des plaques les plus importantes et les plus visibles, susceptibles de déclencher des douleurs dans la poitrine, mais pas de celles qui déclenchent les crises cardiaques.

L'histoire de l'angioplastie est similaire. Le procédé est coûteux et comporte des risques importants. Après avoir identifié des obstructions dans une artère coronaire, un ballon est introduit puis gonflé à l'intérieur de l'artère. La plaque est pour ainsi dire compressée contre le vaisseau, ce qui permet au sang de circuler en plus grande quantité. Pendant cette intervention, environ un patient sur seize sera victime d'une « occlusion soudaine d'un vaisseau », qui pourra entraîner la mort, une crise cardiaque ou encore le recours à un pontage d'urgence[37]. Même en supposant que rien de tout cela ne se produise, il y a bien des possibilités que cette opération échoue. Dans les quatre mois qui suivront l'intervention, 40 % des artères qui avaient été ouvertes par la force se refermeront, rendant finalement l'intervention inutile[38]. Néanmoins, et si l'on excepte ces cas extrêmes, l'angioplastie fait un bon travail puisqu'elle supprime temporairement les douleurs pectorales. Évidemment, l'angioplastie ne s'occupe pas des petites obstructions bien plus susceptibles de provoquer une attaque cardiaque.

Si l'on examine la situation de plus près, nos supposés progrès mécaniques dans le domaine des maladies coronariennes sont donc plus que décevants. *La chirurgie de pontage et l'angioplastie ne résolvent pas les maladies cardiaques, ni ne préviennent les infarctus. Elles ne prolongent pas la vie, si ce n'est celle des patients les plus gravement atteints.*

Mais que se passe-t-il donc ? Même si les responsables des relations publiques vantent les mérites de la recherche de ces cinquante dernières années dans le domaine des maladies cardiaques, nous devrions tout de même nous poser une question essentielle : sommes-nous en train de emporter la victoire ? Peut-être même serait-il utile de nous demander s'il y a autre chose à faire. Par exemple, quelles leçons avons-nous tirées de ce que nous avons appris sur l'alimentation il y a cinquante ans ? Qu'est-il advenu des traitements alimentaires découverts par le docteur Lester Morrison dont il a été question précédemment ?

Ces découvertes ont été reléguées dans l'ombre. Ce n'est que récemment que j'ai pris connaissance de ces recherches qui datent des années 1940 et 1950. Je suis sidéré de constater que les professionnels qui s'exprimaient au temps de mes études universitaires, à la fin des années 1950 et au début des années 1960, niaient purement et simplement que de tels travaux avaient été accomplis ou même envisagés. Entre-temps, les mauvaises habitudes alimentaires des Américains ont continué de se détériorer. Si l'on en croit le ministère américain de l'Agriculture, nous consommons bien davantage de viande et de gras ajoutés qu'il y a trente ans[39]. Il est évident que nous ne sommes pas sur la bonne voie.

Lorsque ces informations sont remontées à la surface ces vingt dernières années, la bataille contre le statu quo a repris de plus belle. Toutefois, quelques rares médecins démontrent qu'il existe des moyens bien plus efficaces pour lutter contre les maladies cardiaques. Avec un succès sans précédent, ils utilisent le plus simple des traitements : la nourriture.

Le docteur Caldwell B. Esselstyn Jr

Si l'on vous demandait où se situe le meilleur centre de cardiologie aux États-Unis, et peut-être dans le monde, quelle ville vous viendrait à l'esprit ? New York ? Los Angeles ? Chicago ? Ou peut-être une ville de Floride où la population est âgée ? Il n'en est rien, car d'après le magazine *US News and World Report*, le meilleur centre de cardiologie est situé à Cleveland, dans l'État de l'Ohio. Des patients du monde entier s'envolent pour la clinique de Cleveland, où ils bénéficieront des traitements de pointe prescrits par des médecins prestigieux.

Le curriculum vitæ de l'un de ces médecins, le docteur Caldwell B. Esselstyn Jr, est plus qu'impressionnant. Alors qu'il étudiait à l'université Yale, ce dernier a remporté la médaille d'or en aviron aux jeux Olympiques de 1956. Puis, après avoir été formé à la clinique de Cleveland, il s'est engagé comme chirurgien dans l'armée et est parti pour le Vietnam, où on lui a décerné l'Étoile de bronze (The Bronze Star), la médaille du mérite. Puis il est devenu un médecin de renom dans l'une des institutions médicales les plus réputées du monde, la clinique de Cleveland. Il y a occupé le poste de chef du personnel, de membre du Conseil des gouverneurs, de président du Groupe de travail sur le cancer du sein (Breast Cancer Task Force), et de directeur de la Section chirurgicale de la thyroïde et de la parathyroïde (Section of Thyroid and Parathyroid Surgery). Le docteur Esselstyn a publié plus de cent articles scientifiques et a été proclamé un des meilleurs médecins d'Amérique en 1994-1995[40]. Cet homme, que j'ai personnellement connu, m'a donné l'impression d'avoir excellé dans presque tout ce qu'il a entrepris. Il a atteint l'apogée du succès dans sa vie professionnelle et personnelle, et il l'a fait avec grâce et humilité.

La qualité qui m'a le plus touché chez lui n'a rien à voir avec son curriculum vitæ, ni avec les médailles qu'il a décrochées. Ce qui m'a le plus touché, c'est avant tout sa quête de vérité. Le docteur Esselstyn a eu le courage d'affronter l'ordre établi. À l'occasion du deuxième congrès national sur les lipides et l'élimination et la prévention des maladies coronaires (Second National Conference on Lipids in the Elimination and Prevention of Coronary Artery Disease), qu'il organisa et auquel il me pria de participer, le docteur Esselstyn écrivit ceci :

Après onze ans de carrière en chirurgie, j'ai perdu mes illusions sur le paradigme de la médecine américaine en ce qui concerne le traitement du cancer et des maladies cardiaques. Bien peu de choses ont changé en cent ans dans le traitement du cancer. Aucun effort sérieux n'a été déployé dans sa prévention, et pas davantage dans celle des maladies cardio-vasculaires. De toute façon, j'ai trouvé la qualité de l'épidémiologie de ces maladies déplorable : les trois quarts de l'humanité ne souffrent pas de problèmes cardio-vasculaires, fait fortement associé à l'alimentation[41].

Le docteur Esselstyn a donc entrepris de réexaminer les pratiques médicales standardisées. « Conscient du fait que les interventions médicales, angiographiques et chirurgicales ne traitaient que les symptômes des maladies cardiaques, et persuadé qu'une approche différente du traitement était indispensable », il a décidé de tester les effets d'un régime à base d'aliments complets d'origine végétale sur des patients souffrant d'une maladie coronaire tangible[42]. Il a obtenu des résultats spectaculaires jamais égalés dans le traitement des maladies cardiaques en prescrivant une quantité minime de médicaments pour diminuer le cholestérol et un régime végétarien très pauvre en lipides[42, 43].

En 1985, il entreprit une étude dans le but principal de réduire le taux de cholestérol de ses patients à moins de 150 mg/dl. Il pria ceux-ci de prendre note de tout ce qu'ils mangeaient. Pendant les cinq années qui suivirent, il les rencontra tous les quinze jours afin de parler du processus, faire des prises de sang, prendre leur tension artérielle et surveiller leur poids. Ces rencontres, qui avaient lieu pendant la journée, étaient suivies le soir d'une conversation téléphonique pour parler des résultats des prises de sang et du succès du régime alimentaire. De plus, tous ces patients se réunissaient plusieurs fois par an pour parler du programme, socialiser, échanger des informations utiles et se soutenir les uns les autres. En d'autres termes, le docteur Esselstyn était plein de zèle, engagé, d'un grand soutien et plein de compassion pour ses patients.

Ce régime, auquel se sont également soumis le docteur Esselstyn lui-même et sa femme, Ann, ne comportait aucun gras ajouté et pratiquement aucun produit d'origine animale. Esselstyn et ses collègues ont rapporté que « les participants devaient absolument éviter les huiles, la viande, le poisson, la volaille et les produits laitiers, à l'exception du lait écrémé et du yaourt sans gras[42] ». Au bout de cinq ans environ de ce régime, le docteur Esselstyn a demandé à ses patients d'arrêter totalement de consommer du lait écrémé et du yaourt.

Cinq de ses patients ayant abandonné le programme au cours des deux premières années, il en restait donc dix-huit. Au départ, ces dix-huit personnes avaient consulté ce spécialiste pour des maladies graves. *Pendant les huit ans qui avaient précédé ce programme d'étude, ces dix-huit personnes avaient été victimes de quarante-neuf problèmes cardiaques*, y compris angines pectorales, pontages coronariens, crises cardiaques, attaques d'apoplexie, attaques cérébrales et angioplasties. Aucune d'elles n'avait un cœur en bon état. On peut donc imaginer à quel point l'état de panique que causait l'idée d'une mort précoce les motivait à participer à cette étude[42, 43].

Ces dix-huit patients ont obtenu des résultats remarquables. Au début de l'expérience, leur taux moyen de cholestérol était de 246 mg/dl. Durant l'étude, cette moyenne est descendue à 132 mg/dl, soit *bien au-dessous de l'objectif des 150 mg/dl*[43] ! Leur taux de « mauvais » cholestérol avait diminué de façon spectaculaire[42]. À la fin de l'étude, le résultat le plus impressionnant n'était plus l'abaissement du taux de cholestérol dans le sang, mais celui du nombre de problèmes coronaires survenus depuis le début du programme.

Dans les onze années suivantes, il y eut UN *seul problème coronaire parmi les dix-huit participants soumis à ce régime alimentaire*. Et même dans le cas de cet unique accident, il s'agissait d'un patient qui avait cessé de suivre ce régime durant une période de deux ans. Après avoir abandonné ses bonnes habitudes alimentaires, celui-ci souffrit de douleurs dans la poitrine (angine pectorale) et décida alors de reprendre une alimentation végétarienne. Depuis, il a guéri son angine et n'a plus eu à se plaindre de ce type de problème[43].

Non seulement l'affection de ce patient a disparu, mais elle a également été inversée. *Dans 70 % des cas, les artères encrassées de ces malades se sont débloquées*[43]. Onze de ces patients ont accepté de se soumettre à une angiographie, technique permettant de radiographier des artères spécifiques du cœur. On a pu ainsi constater que l'encrassement des artères de ces onze personnes avait été réduit de 7 % en moyenne au cours des cinq premières années de cette étude. À première vue, cela peut paraître minime, mais il faut tenir compte du fait que le volume du sang s'améliore d'au moins 30 % lorsque le diamètre de l'artère est augmenté de 7 %[44]. Mieux encore, c'est la différence qui existe entre la présence de douleur (provenant de l'angine) et l'absence de douleur, entre la vie et la mort. Les auteurs du rapport quinquennal ont noté que « cette étude consacrée à une alimentation contenant un minimum de lipides, combinée à la prise de médicaments destinés à diminuer le taux de cholestérol, est la plus longue menée jusqu'à ce jour, et que les résultats prouvant une diminution importante de sténose artérielle (blocage) de 7 % sont meilleurs que tous ceux rapportés par des recherches antérieures[42] ».

L'étude d'Esselstyn a été particulièrement prise au sérieux par un médecin. Ce dernier n'était alors âgé que de quarante-quatre ans et semblait en bonne santé lorsqu'il se découvrit un problème cardiaque qui le menait directement à l'infarctus. Vu la nature de son problème, il ne pouvait attendre aucun secours de la médecine conventionnelle sans courir de risques. Il a donc consulté le docteur Esselstyn et décidé de suivre son programme alimentaire. *Ainsi, après trente-deux mois, et sans médicament d'aucune sorte, son problème cardiaque a été inversé et son taux de cholestérol est tombé à 89 mg/dl.* La figure qui suit présente la transformation spectaculaire de l'artère malade de ce patient avant et après avoir suivi les conseils alimentaires du spécialiste (voir figure 5.4[8]). La partie claire de l'illustration représente le flot sanguin dans l'artère. Sur l'image de gauche (A), la section marquée d'une parenthèse indique une grave maladie coronarienne qui réduit la quantité de flot sanguin. Après avoir adopté un régime végétarien composé d'aliments entiers, la même artère s'est ouverte, inversant les ravages causés par la maladie cardiaque. On peut voir un flot sanguin bien plus normalisé sur l'image de droite (B).

Figure 5.4 : Artères coronaires avant et après un régime végétarien

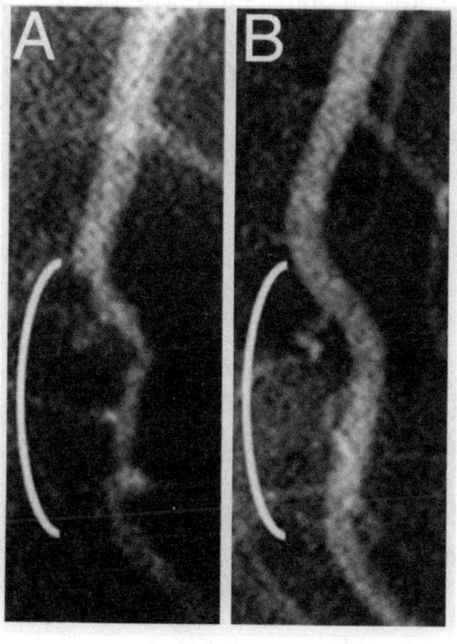

Serait-il possible que le docteur Esselstyn soit tout simplement tombé sur un groupe de patients chanceux ? La réponse est non. Des personnes dont le cœur est aussi gravement atteint par la maladie ne peuvent guérir spontanément. On peut également vérifier le degré de fiabilité de ce succès en regardant ce qu'il est advenu des cinq patients ayant abandonné le programme alimentaire pour s'en tenir aux soins médicaux standardisés. *En 1995, ces cinq personnes avaient subi dix nouveaux accidents coronariens*[42]. En contrepartie, en 2003, alors que l'étude en était à sa dix-septième année, tous les patients soumis au régime végétarien étaient encore en vie et dans leur soixante-dixième ou quatre-vingtième année, à l'exception d'un seul[45].

Existe-t-il une personne saine d'esprit capable de contredire ces découvertes ? Cela semble fort improbable. Si vous ne deviez retenir qu'une seule chose de ce chapitre, c'est le score de quarante-neuf à zéro : quarante-neuf accidents cardio-vasculaires avant le régime végétarien contre zéro pour les patients qui s'y sont soumis. Esselstyn a accompli ce que la « Grande science » tente sans succès depuis plus de cinquante-cinq ans : *faire échec aux maladies cardiaques*.

Le docteur Dean Ornish

Ces quinze dernières années, le docteur Ornish, autre géant de la nutrition, a joué un rôle déterminant en plaçant l'alimentation au premier plan des préoccupations médicales.

Diplômé de la faculté de médecine de Harvard, cet homme a été encensé par les médias populaires, est parvenu à faire porter les coûts de ses traitements des maladies cardio-vasculaires par diverses entreprises d'assurances et a écrit plusieurs livres à succès. Si vous avez entendu parler de la relation entre l'alimentation et les maladies du cœur, il y a bien des chances que le mérite lui revienne.

Sa recherche la plus connue est son étude sur le cœur et le mode de vie (Lifestyle Heart Trial), étude au cours de laquelle il tenta de guérir vingt-huit patients cardiaques en changeant uniquement leur mode de vie[46]. Il les soumit à un traitement expérimental tout en en observant vingt autres qui suivaient un traitement médical standardisé. Il observa soigneusement l'évolution des deux groupes en surveillant plusieurs indicateurs de santé, tels que les blocages artériels, le taux de cholestérol et le poids.

Le déroulement du traitement du docteur Ornish était très différent des modèles standardisés de la médecine moderne à haute technologie. La première semaine, il fit héberger les vingt-huit patients dans un hôtel pour les instruire des mesures à suivre afin de prendre en main leur santé. Il leur demanda de ne manger que de la nourriture pauvre en lipides et d'origine végétale pendant un an au minimum. Dix pour cent seulement de leur apport en calories devaient provenir des lipides. Ils pouvaient manger autant qu'ils le désiraient, du moment que les aliments figuraient sur la liste qui leur avait été remise, laquelle comportait des fruits, des légumes et des céréales. Les chercheurs précisaient qu'« aucun aliment d'origine animale n'était accepté, exception faite du blanc d'œuf et d'une tasse (125 ml) de lait écrémé ou de yaourt sans gras par jour[46] ». En plus du régime à suivre, le groupe devait pratiquer, au moins une heure par jour, diverses méthodes de gestion du stress, comme la méditation, des exercices de respiration et de relaxation. On demandait également aux patients de s'entraîner trois heures par semaine en accomplissant des exercices physiques compatibles avec la gravité de leur maladie. Pour soutenir les patients dans ces changements de mode de vie, le groupe se réunissait quatre heures, deux fois par semaine. Le docteur Ornish et son groupe de recherche ne recouraient à aucun médicament ni à la chirurgie ou à la technologie pour traiter ces personnes[46].

Les patients se sont pratiquement soumis à tout ce que les chercheurs leur ont demandé et ont été récompensés en voyant leur état de santé et leur vitalité s'améliorer. En moyenne, leur taux de cholestérol total passa de 227 mg/dl à 172 mg/dl et leur mauvais cholestérol de 152 mg/dl à 95 mg/dl. Ainsi, un an plus tard, la fréquence, la durée et la gravité de leurs douleurs dans la poitrine avaient chuté. Plus tard, il est devenu évident que plus les patients suivaient les recommandations concernant leur mode de vie, plus leur cœur guérissait. Les patients les plus constants au cours de l'année ont vu l'obstruction de leurs artères diminuer de plus de 4 %. Ce chiffre peut paraître minime, mais rappelez-vous que les maladies cardiaques se développent au cours de toute une vie et qu'une diminution de 4 % en une seule année est déjà un résultat formidable. *En tout, 82 % des patients de ce groupe expérimental ont vu leur maladie du cœur régresser au cours de cette même année.*

Le groupe de contrôle ne s'est pas aussi bien porté pendant ce temps, malgré le recours aux traitements standardisés. Chez ces personnes, la fréquence, la durée et la gravité des douleurs dans la poitrine ont augmenté. À titre d'exemple, alors que le groupe d'expérimentation voyait une réduction de 91 % de la fréquence des douleurs dans la poitrine, le groupe de contrôle voyait une augmentation de 165 % de la fréquence de ces mêmes douleurs. Le taux de cholestérol avait considérablement augmenté par rapport à celui des patients expérimentaux, et l'obstruction artérielle avait augmenté de 8 % au cours de cette année chez le groupe de patients qui n'avait pas accordé d'importance à son régime alimentaire ou aux changements de mode de vie[46].

Avec les découvertes du docteur Ornish, du docteur Esselstyn et d'autres avant eux, tel le docteur Morrison, je crois que nous avons trouvé notre stratégie de bataille contre les maladies cardiaques. Non seulement le régime alimentaire des patients sous expérimentation a-t-il soulagé leurs douleurs dans la poitrine, mais il a également permis de traiter la cause de leur maladie et d'éliminer les accidents cardio-vasculaires. Que ce soit à la clinique de Cleveland ou ailleurs, aucun traitement chirurgical ou médicamenteux ne peut se targuer de résultats aussi impressionnants.

L'AVENIR

L'avenir est donc rempli d'espoir. Aujourd'hui, nous en savons assez pour pratiquement éliminer les maladies cardiaques. Nous savons non seulement prévenir ces maux, mais également les traiter avec succès. Nous n'avons pas à nous laisser scier les côtes de la cage thoracique pour dévier nos artères, ni à gorger notre sang de médicaments puissants pendant notre vie entière. En nous nourrissant de façon appropriée, nous pouvons conserver un cœur en bonne santé.

L'étape suivante consiste à mettre cette approche alimentaire en application à grande échelle, et c'est précisément ce sur quoi travaille le docteur Dean Ornish. Son groupe de recherche a mis sur pied un projet de mode de vie (Multi-center Lifestyle Demonstration Project) qui représente le futur thérapeutique des maladies cardiaques. Des équipes de professionnels de la santé de huit lieux différents ont été formées pour apprendre aux patients à procéder aux changements de mode de vie préconisés par Dean Ornish. Le dossier médical des patients sélectionnés fait état d'affections suffisamment graves pour justifier une intervention chirurgicale. On leur propose de s'engager à suivre un programme de changements de mode de vie d'une durée de un an, en lieu et place du bistouri. Ce programme a débuté en 1993 et, vers 1998, quarante compagnies d'assurances acceptaient de couvrir les frais de traitement des patients sélectionnés[32].

Près de deux cents personnes avaient déjà participé à ce projet en 1998, et les résultats étaient extraordinaires. Après un an de traitement, 65 % des patients ne se plaignaient plus de douleurs dans la poitrine. Un effet à long terme, car trois ans plus tard, plus de 60 % des patients déclaraient toujours que leurs douleurs n'étaient pas réapparues[32].

Les avantages de ce programme sur la santé sont comparables à ceux sur l'économie. Plus d'un million de chirurgies cardiaques sont effectuées chaque année[32]. En 2002, les dépenses en frais médicaux et hospitaliers pour les maladies cardiaques représentaient près de soixante-dix-huit milliards de dollars (ce chiffre n'inclut pas les médicaments, les services de santé à domicile et les soins infirmiers à domicile[2]). Les angioplasties coûtent à elles seules trente et un mille dollars chacune, et les pontages chirurgicaux quarante-six mille dollars[32]. En contrepartie, un an de programme de changements de mode de vie ne représente que sept mille dollars par personne. Le docteur Ornish et ses collègues ont donc pu prouver que, comparé à la chirurgie traditionnelle, le programme d'intervention sur le mode de vie diminuait les dépenses en traitement d'environ trente mille dollars par patient[32].

Il reste encore bien du travail à faire, car dans le domaine de la santé l'ordre établi est structuré pour tirer profit des médicaments et des interventions chirurgicales. L'alimentation est toujours reléguée à l'arrière-plan. Un des arguments sans cesse invoqué par les détracteurs de l'alternative alimentaire est que les patients ne sont pas disposés à apporter de tels changements. Un médecin prétend même que les patients du docteur Esselstyn n'ont changé d'habitudes alimentaires que pour satisfaire les « croyances zélées de ce spécialiste[47] ». Ces critiques sont non seulement inexactes, mais également insultantes pour les malades. En plus, elles ont un effet d'entraînement. En fait, si les médecins ne croient pas que leurs patients vont changer d'habitudes alimentaires, ils vont éviter d'en parler ou le feront avec mépris et désinvolture. Un médecin ne peut faire preuve d'un plus grand manque de respect envers ses patients qu'en taisant des informations susceptibles de leur sauver la vie sur la simple hypothèse qu'ils ne veulent pas changer de mode de vie.

Les institutions bien intentionnées ne sont pas exemptes d'une telle étroitesse d'esprit. Le régime que l'Association américaine du cœur (American Heart Association) recommande aux malades du cœur est la modération plutôt que la vérité scientifique. Le Programme national d'éducation sur le cholestérol (National Cholesterol Education Program, ou NCEP) agit de même. Ces organismes conseillent des régimes modérés sans changements fondamentaux d'habitudes alimentaires, régimes qu'ils présentent comme des objectifs sains. Si vous présentez un haut risque de maladies cardiaques, ou si vous en êtes déjà atteint, ces organismes vous recommandent donc d'adopter un régime contenant 30 % de calories sous forme de lipides (un total de 7 % des calories provenant de gras saturés est admis) et moins de 200 mg/jour de cholestérol alimentaire[48, 49]. Si l'on en croit ce qu'ils disent, nous devrions également maintenir notre taux de cholestérol sous le niveau « souhaitable » de 200 mg/dl[49].

Ces vénérables organismes ne fournissent pas au public américain les informations scientifiques les plus récentes. Tandis que l'on nous dit qu'un niveau total de cholestérol sanguin de 200 mg/dl est « souhaitable », *nous savons que 35 % des crises cardiaques touchent les Américains dont le taux de cholestérol se situe entre 150 et 200 mg/dl*[50] (un taux de cholestérol totalement inoffensif se situerait en dessous de 150 mg/dl). Nous savons également que le renversement le plus étonnant d'une maladie cardiaque que l'on connaisse se produit alors que les lipides ne représentent que 10 % de l'apport total en calories. Des études ont clairement démontré que beaucoup de patients qui suivent le régime modéré recommandé par le gouvernement connaissent une *progression de leur maladie cardiaque*[51]. Ces victimes crédules sont des Américains soucieux de leur santé qui croient bien faire en maintenant leur taux de cholestérol entre 180 et 190 mg/dl, tel qu'il est conseillé. Ces victimes ne seront récompensées que par une crise cardiaque, qui annonce une mort prématurée.

Pour couronner le tout, le Programme national d'éducation sur le cholestérol (National Cholesterol Education Program) tient ce discours dangereux : « Le changement de mode de vie est la façon la plus efficace pour réduire les risques de maladies cardio-vasculaires. Mais même en s'y conformant pour en tirer le maximum de bienfaits, beaucoup de personnes auront besoin de médicaments pour réduire leur taux de cholestérol (LDL[49]). » Il n'est donc pas surprenant que le système américain de santé soit un échec. Les institutions censées être les plus réputées donnent aux malades du cœur les plus gravement atteints des recommandations alimentaires dangereusement diluées et les préviennent qu'ils devront de toute façon consommer des médicaments toute leur vie.

Nos organismes craignent que personne ne les écoute s'ils proposent autre chose que de modestes changements. Les régimes recommandés par l'ordre établi n'ont donc rien à voir avec les régimes de santé proposés par Esselstyn ou Ornish. En réalité, un taux de cholestérol de 200 mg/dl n'est pas sain. Nos organismes de santé induisent intentionnellement en erreur le public sur les maladies cardiaques, et tout cela au nom de la « modération ».

Peu importe que les scientifiques, les médecins et les politiciens pensent que le public change ou pas. Le commun des mortels doit être conscient que les aliments entiers d'origine végétale sont de loin les meilleurs pour sa santé. Dans la principale publication du célèbre programme de changements de mode de vie (Lifestyle Heart Trial), les auteurs, le docteur Ornish et ses collègues, écrivent ceci : « L'objectif de notre étude était de déterminer ce qui est vrai, et non ce qui est faisable[46]. »

Nous savons aujourd'hui ce qui est vrai : une nourriture à base d'aliments complets d'origine végétale peut prévenir et traiter les maladies cardiaques, sauvant ainsi la vie de milliers d'Américains chaque année.

Le docteur William Castelli, un intervenant fondamental de la recherche sur les maladies cardio-vasculaires, longtemps directeur de l'étude de Framingham, avalise l'alimentation végétale à base d'aliments complets.

Le docteur Esselstyn, à qui l'on doit le plus important renversement des maladies cardiaques de toute l'histoire de la médecine, avalise aussi l'alimentation végétarienne à base d'aliments complets.

Le docteur Ornish, pionnier du renversement des maladies cardiaques sans médicament ni chirurgie, faisant ainsi la preuve que l'on pouvait réduire considérablement le coût des traitements tant pour le patient que pour les compagnies d'assurances, reconnaît à son tour l'alimentation végétarienne à base d'aliments complets.

Voici venue l'époque de l'espoir et du défi, une époque où les gens peuvent prendre en main leur propre santé. Un des meilleurs et des plus généreux médecins que j'aie rencontrés le formule encore mieux :

La conscience collective et la volonté de notre profession sont plus que jamais mises sur la sellette aujourd'hui. Désormais, il est temps pour nous d'avoir le courage d'accomplir ce travail légendaire.

– Caldwell B. Esselstyn Jr[8]

6

L'obésité

Vous avez sans doute entendu parler de l'obésité, ainsi que des statistiques sans cesse croissantes concernant l'obésité chez les Américains.

Vous avez peut-être simplement remarqué dans les magasins que, comparé à il y a quelques années, de plus en plus de gens souffrent d'embonpoint.

Vous avez peut-être eu l'occasion d'aller dans une classe, sur un terrain de jeux ou dans une garderie, et de remarquer le nombre incroyable d'enfants déjà touchés par des problèmes de poids et incapables de courir dix mètres sans s'essouffler.

Il est difficile de passer à côté de ce problème ces temps-ci aux États-Unis. Il suffit d'ouvrir un journal ou un magazine, d'allumer la télévision ou la radio pour savoir que les Américains ont un problème de poids. En fait, deux Américains adultes sur trois ont de l'embonpoint et un tiers de la population adulte est obèse. Non seulement ces chiffres sont élevés, mais ils augmentent à un rythme inquiétant (voir figure 1.2, p.18[1]).

Mais que signifient donc les termes « embonpoint » et « obésité » ? L'expression normalisée du poids est l'indice de masse corporelle (IMC). Cet indice représente le rapport du poids du corps (en kilos) et la taille (en mètre) au carré. En fonction de la majorité des standards officiels, avoir de l'embonpoint, c'est avoir un IMC supérieur à vingt-cinq, et être obèse, c'est avoir un IMC supérieur à trente. On utilise les mêmes barèmes pour les hommes et les femmes. Vous pouvez déterminer votre propre IMC en vous servant de la figure 6.1.

Figure 6.1 : Indice de masse corporelle

	Normal						**Embonpoint**					**Obèse**		
IMC (kg/m)	19	20	21	22	23	24	25	26	27	28	29	30	35	40
Taille (cm)	**Poids (kg)**													
147	41	43	45	47	50	52	54	56	58	61	62	65	76	87
149	43	45	47	49	51	54	56	58	60	62	64	67	78	89
152	44	46	48	51	53	55	58	60	62	64	67	69	81	92
154	45	48	50	52	55	57	60	62	64	67	69	71	84	95
157	47	49	52	54	57	59	61	64	66	69	71	74	86	99
160	48	51	53	56	59	61	64	66	69	71	74	76	89	102
162	50	52	55	58	60	63	65	68	71	74	76	79	92	105
165	52	54	57	60	62	65	68	70	73	76	79	81	95	108
167	53	56	59	61	64	67	70	73	75	78	81	84	98	112
170	55	57	60	63	66	69	72	75	78	80	84	86	101	115
172	57	59	62	65	68	71	74	77	80	83	86	89	104	118
175	58	61	64	67	70	73	76	80	82	85	89	92	107	122
177	60	63	66	69	72	75	79	82	85	88	91	94	110	126
180	62	65	68	71	75	78	81	84	87	90	94	97	113	129
182	63	66	70	73	76	80	83	86	90	93	96	100	117	133
185	65	68	72	75	79	82	85	89	92	96	99	103	120	137
187	67	70	74	77	81	84	88	91	95	99	102	105	123	141
190	69	72	76	80	83	87	90	94	98	101	105	108	126	144
193	71	74	78	81	85	89	93	96	100	104	108	111	130	148

L'aspect le plus désolant de cette catastrophe nationale qui touche les États-Unis – et l'Occident en général – est le nombre croissant d'enfants obèses, ou ayant de l'embonpoint. Environ 15 % de la jeunesse américaine (de six à dix-neuf ans) présente une surcharge pondérale. Et 15 % de ces jeunes risquent de devenir obèses[2].

Les enfants ayant une surcharge pondérale se retrouvent face à d'immenses défis d'ordre psychologique, social et physique. Comme vous le savez, les enfants ont le don d'être spontanés et directs sur les terrains de jeux, lesquels peuvent devenir des endroits sans pitié. Les enfants souffrant d'une surcharge pondérale ont donc plus de difficultés à se faire des amis et sont souvent considérés comme paresseux et maladroits. Par conséquent, ils ont davantage tendance à avoir des difficultés de comportement et d'apprentissage, et leur faible estime de soi pendant l'adolescence peut durer toute leur vie[3].

Les jeunes gens qui ont de l'embonpoint devront aussi affronter tout un ensemble de problèmes médicaux. Ils ont fréquemment un taux élevé de cholestérol, ce qui peut être le précurseur de bien des maladies mortelles. Ils auront probablement des problèmes d'intolérance au glucose et, par voie de conséquence, du diabète. Le diabète de type 2, qui ne se rencontrait auparavant que chez les adultes, est en train de monter en flèche chez les adolescents. (Voir chapitres 7 et 9 pour plus de détails sur le diabète chez les enfants.) L'hypertension apparaîtra neuf fois plus chez les enfants obèses, et le syndrome d'apnée du sommeil, qui peut occasionner des séquelles neurocognitives, existe chez un enfant obèse sur dix. Mais chose plus importante encore, une jeune personne obèse sera fort probablement un adulte obèse[3], annonçant ainsi des problèmes de santé à vie.

Si vous êtes obèse, il vous sera peut-être impossible d'accomplir de nombreuses choses qui pourraient rendre votre vie plus agréable. Vous ne pourrez peut-être pas jouer aussi vigoureusement avec vos petits-enfants (ou vos enfants), vous ne pourrez pas marcher sur de longues distances ni pratiquer certains sports, vous ne pourrez pas trouver un siège confortable au cinéma ou dans un avion, ni avoir une vie sexuelle active. En outre, rester simplement assis sur une chaise sans avoir mal au dos ou aux articulations vous sera impossible. Pour nombre de gens obèses, le fait de se tenir debout cause des maux aux genoux. Transporter un tel excédent de poids peut toucher de façon spectaculaire tous les aspects de votre vie : la mobilité physique, le travail, la santé mentale, la perception de soi et la vie sociale. Vous voyez qu'il ne s'agit pas ici de mourir, mais de passer à côté de tout ce qui est agréable dans l'existence[4].

Il est clair que personne ne veut être obèse. Alors, pourquoi deux adultes américains sur trois ont-ils une surcharge pondérale ? Pourquoi un tiers des Américains sont-ils obèses ?

Le problème n'est pas d'ordre financier. En 1999, aux États-Unis, les dépenses en soins médicaux liés à l'obésité seule étaient estimées à soixante-dix milliards de dollars[5]. En 2002, l'Association américaine contre l'obésité (American Obesity Association) évaluait ces dépenses à cent milliards de dollars[6]. Et ce n'est pas tout. Il faut ajouter à ce chiffre trente à quarante milliards de dollars sortis de nos poches pour essayer de perdre l'excédent de poids[5]. Se mettre au régime et engloutir des pilules pour couper la faim ou transformer le métabolisme est devenu le passe-temps favori des Américains.

C'est un trou sans fin qui pompe notre argent sans rien offrir en échange. Imaginez que vous déboursez un montant de quarante dollars pour qu'un ouvrier vienne réparer un évier qui fuit et que, deux semaines plus tard, les tuyaux de l'évier explosent et causent des dégâts d'une valeur de cinq cents dollars ! Je suppose que vous ne demanderiez pas une autre fois à cet ouvrier de réparer votre évier ! Alors, pourquoi choisissons-nous sans arrêt des régimes amaigrissants, des livres, des boissons, des barres fortifiantes et toutes sortes d'autres trucs pour maigrir quand ils ne produisent pas les effets promis ?

Je félicite les gens qui essaient d'avoir un poids santé. Je ne remets absolument pas en question la dignité ni la valeur des gens en surcharge pondérale, pas plus que je ne le fais avec les victimes du cancer. Mes critiques visent plutôt un système de société qui permet et encourage même ce problème. Je crois, par exemple, que nous nous noyons dans un océan d'informations erronées, une trop grande partie de celles-ci visant surtout à remplir les poches de quelqu'un d'autre. Ce dont nous avons réellement besoin, c'est d'une nouvelle solution qui propose des informations valables que les gens pourront utiliser à un prix abordable.

La solution

Il y a une solution pour perdre du poids : *il faut adopter un régime alimentaire composé d'aliments entiers d'origine végétale en plus de faire suffisamment d'exercice*. Il s'agit d'un changement de mode de vie à long terme, et non à court terme comme le font les régimes miracles. Ce changement assure une perte de poids, tout en minimisant le risque de maladies chroniques.

Connaissez-vous quelqu'un qui mange régulièrement des fruits et des légumes frais ainsi que des aliments à base de céréales entières, et qui ne mange jamais, ou presque jamais, de viande et d'aliments vides, du genre chips, frites ou confiseries en barre ? Et de quoi a l'air cette personne ? Si vous connaissez un grand nombre de personnes dans ce cas, vous aurez sans doute remarqué qu'elles ont généralement une silhouette gracieuse. Maintenant, pensez un peu aux cultures traditionnelles dans le monde, surtout en Asie. Pensez aux cultures chinoise, japonaise et indienne. Depuis des milliers d'années, des milliards de personnes ont une alimentation presque uniquement végétarienne et il est difficile de les imaginer autrement que minces.

Cette fois, imaginez une personne qui achète deux hot dogs et qui commande sa deuxième bière à un match de base-ball, ou une femme qui commande un hamburger au fromage et des frites au fast-food du coin. Ces gens ont une allure différente, n'est-ce pas ? Malheureusement, la personne qui mord dans son hot dog et qui sirote sa bière est rapidement en train de devenir une icône de l'Amérique. J'ai reçu des gens en provenance de nombreux pays étrangers qui m'ont confié qu'une des premières choses qu'ils remarquaient en arrivant dans notre pays, c'était le nombre faramineux de personnes grosses.

Ce n'est ni la magie, ni une équation complexe faisant appel aux types sanguins ou au décompte de calories, ni un long questionnement intérieur qui résoudront ce problème. Faites confiance à ce que vous observez : qui est mince, vigoureux et sain, et qui ne l'est pas ? Ou encore, faites confiance aux résultats impressionnants de certaines recherches, d'envergure ou non, qui signalent sans arrêt que les végétariens et végétaliens sont plus minces que les consommateurs de viande, qu'ils pèsent de 2 à 14 kg de moins que leurs concitoyens[7-13].

Dans une autre étude, on a demandé à des sujets ayant une surcharge pondérale de manger des aliments complets, à faible teneur en gras et d'origine végétale, et ce autant qu'ils le désiraient. En trois semaines, ils ont perdu en moyenne 8 kg[14]. Au centre Pritikin, quatre mille cinq cents personnes qui ont suivi ce même programme de trois semaines ont obtenu des résultats semblables. En alimentant ses clients principalement d'aliments d'origine végétale et en leur faisant faire de l'exercice, ce centre a découvert qu'ils perdaient 5,5 % de leur poids en trois semaines[15].

Voici les résultats qui ont été publiés pour d'autres régimes alimentaires faisant intervenir des aliments complets, presque essentiellement d'origine végétale :

- perte de 1 à 2,5 kg après douze jours[16] ;
- perte de 4,5 kg en trois semaines[17, 18] ;
- perte de 7,25 kg en douze semaines[19] ;
- perte de presque 11 kg après un an[20].

Ces résultats indiquent tous que la consommation d'aliments entiers d'origine végétale vous aide à perdre du poids, et ce assez rapidement. La seule question est de savoir combien vous pouvez perdre. Dans la plupart de ces recherches, les gens qui ont perdu le plus de poids étaient ceux qui en avaient le plus à perdre[21]. Quand ils ont eu fini d'en perdre, ces personnes ont maintenu leur poids en poursuivant le même régime alimentaire. Ce qui est encore plus important, c'est que cette perte de poids va de pair avec la santé à long terme.

Il se peut, bien sûr, que certaines personnes adoptent un tel régime alimentaire et ne perdent pas de poids. Il y a de bonnes raisons à cela. Tout d'abord, la perte de poids ne se produira probablement pas si le régime alimentaire comporte trop d'hydrates de carbone raffinés, telles les confiseries, les pâtisseries et les pâtes. Ça ne marchera tout simplement pas. Ces aliments contiennent une grande quantité de sucres et de féculents prédigérés, et les pâtisseries ont en outre une forte teneur en matières grasses. Comme je l'ai mentionné au chapitre 4, ces aliments hautement raffinés et non naturels ne font pas partie d'un régime d'origine végétale pouvant réduire le poids et assurer la santé. C'est une des raisons pour lesquelles je spécifie « aliments entiers ou complets » quand je parle de régime d'origine végétale.

Vous remarquerez qu'un régime strictement végétarien n'est pas nécessairement synonyme de régime à base d'aliments complets d'origine végétale. Certaines personnes qui deviennent végétariennes remplacent la viande par les produits laitiers et ajoutent des huiles et des hydrates de carbone raffinés, y compris les pâtes faites de céréales raffinées, les confiseries et les pâtisseries. Parce qu'ils ne mangent pas d'aliments nourrissants, ces gens consomment à mon avis de la *junk food*, tout végétariens qu'ils soient.

La deuxième raison pour laquelle les gens ne perdent pas de poids, c'est qu'ils n'ont aucune activité physique. En ayant une activité physique raisonnable sur une base régulière, ils pourraient obtenir d'importants résultats.

Et la troisième raison, c'est que certaines personnes ont une prédisposition familiale à l'embonpoint et que celle-ci les met davantage au défi. Si c'est votre cas, je peux seulement vous dire d'être particulièrement rigoureux dans votre régime alimentaire et votre exercice. En Chine rurale, nous avons observé que les gens obèses n'existaient tout simplement pas, même si les immigrants chinois dans les pays occidentaux succombent eux aussi à l'obésité. Aujourd'hui, par contre, alors que l'alimentation et le mode de vie en Chine ressemblent davantage aux nôtres, les corps des Chinois ressemblent aussi davantage aux nôtres. Pour certaines des personnes qui ont des prédispositions génétiques, il suffit d'une mauvaise alimentation pour leur occasionner des problèmes.

Le maintien d'un poids santé est tributaire du choix à long terme d'un nouveau mode de vie. Les trucs à sensation qui promettent des pertes de poids importantes et rapides ne fonctionnent pas à long terme. Et les victoires à court terme, ne devraient pas se solder par des souffrances à long terme, comme les problèmes rénaux, les maladies cardiaques, le cancer, les maladies des os et des articulations, et tous les autres problèmes qui accompagnent les régimes miracles populaires. Si le poids a été pris lentement sur une période de plusieurs mois ou années, comment pouvez-vous vous attendre à le perdre de façon saine en quelques semaines ? Engager une course contre la montre pour maigrir ne marche pas et ne fait qu'inciter les gens à laisser tomber leur régime et à reprendre les habitudes alimentaires qui les ont poussés en premier lieu à vouloir perdre du poids. Une très vaste étude menée auprès de vingt et un mille cent cinq végétariens et végétaliens[13] a révélé que l'IMC était plus bas chez les gens qui avaient adopté ce type de régime depuis cinq ans ou plus que chez ceux qui l'avaient adopté depuis moins de cinq ans.

Raisons pour lesquelles ce régime alimentaire fonctionnera pour vous

Il existe donc une solution au problème de prise de poids. Reste à savoir comment l'appliquer dans votre propre vie.

D'abord, débarrassez-vous de l'idée d'avoir à compter les calories. En général, vous pouvez en manger autant que vous le voulez et tout de même perdre du poids *du moment que vous mangez les bons types d'aliments*. (Voir le chapitre 12 pour plus de détails à ce sujet.) Ensuite, cessez de vous attendre à faire des sacrifices, à vous priver et à manger des aliments insipides. La sensation de faim est le signe que quelque chose ne tourne pas rond et la faim prolongée amène votre corps à ralentir son métabolisme et à se mettre en mode de défense. Qui plus est, il existe dans le corps des mécanismes qui assurent naturellement que le bon type d'aliments d'origine végétale nous nourrit, sans que nous ayons à penser à chaque bouchée avalée. Vous pouvez manger sans vous soucier. Si vous donnez à votre corps la nourriture adéquate, il réagira adéquatement.

Certaines études expliquent que ceux qui mangent des aliments complets d'origine végétale à faible teneur en gras consomment moins de calories. Et ce n'est pas parce qu'ils s'affament. En fait, ils passeront plus de temps à manger et mangeront plus que les gens qui consomment de la viande[22]. La raison en est que les fruits, les légumes et les céréales à grains entiers ont une densité énergétique moindre que les aliments d'origine animale et les gras ajoutés. Il y a moins de calories dans chaque cuillerée ou tasse de ces aliments complets. Rappelez-vous que les matières grasses comptent neuf calories par gramme, tandis que les hydrates de carbone et les protéines n'en comptent que quatre. De plus, les fruits et les légumes frais ainsi que les céréales complètes contiennent beaucoup de fibres, ce qui vous procure un sentiment de satiété[22, 23] et n'apporte presque aucune calorie. Ainsi, en prenant des repas santé, vous réduisez le nombre de calories que vous consommez, digérez et absorbez, même si vous mangez beaucoup plus.

L'idée seule ne suffit cependant pas à expliquer les bienfaits des aliments complets d'origine végétale. Les critiques que j'ai émises au sujet du régime Atkins et des régimes à faible teneur en hydrates de carbone (voir chapitre 4) valent également pour les études à court terme au cours desquelles les sujets ont consommé moins de calories tout en adoptant un régime végétarien. À long terme, ces sujets auront beaucoup de difficultés à continuer de consommer un nombre anormalement réduit de calories, cette restriction conduisant rarement à une perte de poids à long terme. C'est pourquoi d'autres études jouent un rôle crucial parce qu'elles expliquent que les bienfaits pour la santé apportés par un régime végétarien composé d'aliments complets concernent autre chose que la simple perte de poids par diminution de calories.

Ces études expliquent en détail le fait que *les végétariens consomment la même quantité de calories, ou davantage, que les mangeurs de viande, tout en étant pourtant plus minces*[11, 24, 25]. Notre étude en Chine a démontré qu'en milieu rural un régime alimentaire d'origine végétale apporte davantage de calories par kilo de masse corporelle que le régime alimentaire américain. En toute logique, on pourrait en déduire que ces Chinois sont plus gros que les mangeurs de viande. Mais non ! *Les Chinois restent plus minces, même s'ils consomment plus d'aliments et plus de calories.* Sans aucun doute, cela est dû à une plus grande activité physique. Mais cette comparaison est faite entre l'Américain moyen et le moins actif des Chinois (fonctionnaire). De plus, des études menées en Israël[24] et au Royaume-Uni[11], pays qui ne sont ni l'un ni l'autre agraires, indiquent également que les végétariens peuvent consommer la même quantité ou beaucoup plus de calories tout en pesant moins.

En définitive, quel est donc le secret ? C'est un facteur mentionné dans un chapitre précédent, soit le processus de thermogénèse, c'est-à-dire la production de chaleur pendant le métabolisme. On a observé que les végétariens ont un rythme métabolique légèrement plus élevé au repos[26], ce qui signifie qu'ils brûlent légèrement plus leurs calories sous forme de chaleur corporelle au lieu de les emmagasiner sous forme de graisse[27]. Autrement dit, une augmentation relativement minime du rythme métabolique se traduit par un nombre plus élevé de calories brûlées en vingt-quatre heures. Les fondements scientifiques soulignant l'importance de ce phénomène sont présentés au chapitre 4.

L'EXERCICE

La relation entre l'activité physique et la perte de poids est évidente. La science abonde dans le même sens. Une revue récente de toutes les études valables a comparé tous les résultats d'association entre le poids et l'activité physique[28] et a conclu que les gens physiquement plus actifs avaient moins de poids à perdre. Une autre série d'études a montré que l'exercice régulier permettait de maintenir le poids obtenu à la suite d'un programme d'exercices. On ne sera pas surpris non plus ici. Ce n'est pas une bonne idée d'entreprendre des exercices, puis d'arrêter. Il vaut mieux intégrer ces exercices à votre mode de vie quotidien. Ainsi, non seulement vous brûlerez des calories, mais vous serez en meilleure santé.

Quelle est la quantité d'exercices à faire pour maintenir son poids ? L'estimation d'une revue réputée[28] préconise de faire de quinze à quarante-cinq minutes d'exercice par jour pour maintenir notre poids de cinq à huit kilos plus bas que ce qu'il serait autrement. Il est intéressant de ne pas oublier non plus notre activité physique spontanée, c'est-à-dire le genre d'activités associées aux gestes du quotidien et qui peuvent consommer entre cent et huit cents calories par jour (kcal/jour[29, 30]). Les gens qui bougent beaucoup et travaillent physiquement obtiendront de meilleurs résultats que ceux qui mènent une vie sédentaire.

L'avantage de combiner alimentation et exercice pour un contrôle du poids m'a été confirmé par une étude toute simple menée sur nos animaux de laboratoire. Rappelez-vous que nous nourrissions nos rats d'aliments comportant soit 20 % de caséine (protéine du lait de vache), soit 5 % de caséine. Les rats ayant ingéré 5 % de caséine avaient moins de cancer, moins de cholestérol et vivaient plus vieux. Ils consommaient légèrement plus de calories, mais les brûlaient sous forme de chaleur.

Nous pouvons maintenant combiner d'intéressantes observations sur le poids. Une alimentation végétarienne agit sur l'équilibre des calories pour maintenir le poids sous contrôle. Elle le fait de deux façons. D'abord, elle permet aux calories de se décharger sous forme de chaleur au lieu d'être emmagasinées sous forme de graisse (il suffit de peu de calories pour que la différence de poids soit très grande en une année). Ensuite, un régime végétarien encourage davantage l'activité physique, et quand le poids baisse, il devient plus facile d'entreprendre une activité physique. Le régime alimentaire et l'exercice fonctionnent donc de concert pour réduire le poids et améliorer la santé.

Sur la bonne piste

L'obésité est le signe avant-coureur le plus inquiétant d'une mauvaise santé, signe auquel les nations occidentales doivent faire face. Des dizaines de millions d'individus deviendront invalides, ce qui assujettira le système de santé à un stress jamais connu auparavant.

Beaucoup de gens et d'institutions s'efforcent de réduire l'ampleur de ce problème, mais leur manière d'aborder les choses est souvent illogique et étayée d'informations erronées. Il y a tout d'abord les régimes miracles et les approches diverses. L'obésité n'est pas un état qui peut se traiter en quelques semaines ni même en quelques mois. Il faut donc se méfier des régimes, des potions et des pilules qui occasionnent une perte rapide de poids sans contrepartie de bonne santé. *Le régime alimentaire qui permet de perdre du poids à court terme doit être celui qui crée et maintient la santé à long terme.*

Ensuite, la tendance qui veut que l'on focalise sur l'obésité en tant que maladie isolée et indépendante[32, 33] est irréaliste. Lorsqu'on examine l'obésité sous cet angle, notre attention est dirigée vers des cures spécifiques et on ignore ainsi les autres maladies auxquelles l'obésité est fortement liée. Nous sacrifions le contexte global.

Je voudrais également vous inciter à ignorer l'idée que l'on puisse contrôler l'obésité par la génétique. En effet, il y a quelques années[34-36], on a fait un grand tapage publicitaire autour de la découverte du gène de l'obésité. Puis il y a eu la découverte d'un deuxième gène lié à l'obésité, puis un troisième, et un quatrième et ainsi de suite. Le but des recherches menées en vue de trouver le gène de l'obésité vise à permettre aux chercheurs de mettre au point un médicament capable de désactiver les causes sous-jacentes de l'obésité. Cette approche traduit une myopie très improductive. Croire que des gènes identifiables sont responsables de l'obésité, c'est aussi rejeter la faute sur une cause impossible à contrôler.

Mais nous pouvons contrôler cette cause. Elle est juste au bout de notre fourchette !

7

Le diabète

Le diabète de type 2, la forme la plus répandue de la maladie, est souvent présent en même temps que l'obésité. À mesure que nous, Américains, prenons du poids, notre taux d'incidence du diabète augmente sans fin. En huit ans, de 1990 à 1998, les cas de diabète ont progressé de 33 %[1]. Plus de 8 % de la population adulte aux États-Unis est diabétique, et plus de cent cinquante mille jeunes sont atteints de la maladie. Cela représente seize millions d'Américains. Mais ce qui fait le plus peur dans toutes ces statistiques, c'est que le tiers de ces personnes ne savent pas encore qu'elles sont diabétiques[2].

On sait que la situation est grave quand on voit des cas de diabète du type « adulte » apparaître chez les enfants d'âge pubère. Un journal publiait récemment un article qui illustre bien cette situation. On y raconte l'histoire d'une jeune fille de quinze ans pesant 158 kg et atteinte du diabète « adulte », qui doit s'injecter de l'insuline trois fois par jour[3].

Qu'est-ce que le diabète, pourquoi devrions-nous nous en préoccuper et comment pouvons-nous le prévenir ?

La majorité des cas de diabète sont de type 1 ou de type 2. Le type 1 atteint les enfants et les adolescents, et c'est pour cette raison qu'on l'appelle parfois diabète juvénile. De 5 à 10 % de tous les cas de diabète font partie de cette catégorie. Le type 2, qui compte pour 90 à 95 % des cas, survenait la plupart du temps chez les adultes de quarante ans et plus, d'où son appellation de diabète adulte[2]. Mais comme jusqu'à 45 % des nouveaux cas de diabète chez les enfants sont de type 2[4], les appellations en fonction de l'âge ont été abandonnées. On parle aujourd'hui simplement de type 1 et de type 2 pour désigner les deux formes de diabète[4].

Dans un type comme dans l'autre, la maladie survient lorsqu'il y a dérèglement du métabolisme du glucose. Ce métabolisme fonctionne normalement comme suit :

- nous ingérons de la nourriture ;
- la nourriture est digérée et la portion constituée de glucides est décomposée en sucres simples, du glucose en majeure partie ;
- le glucose (sucre sanguin) pénètre dans le sang, puis le pancréas sécrète l'insuline chargée d'assurer le transport et la distribution du glucose partout dans l'organisme ;
- l'insuline, qui fait office de portier, ouvre la porte au glucose et lui permet de pénétrer dans les cellules pour y remplir des rôles divers. Une partie du glucose est convertie en source d'énergie disponible à court terme que la cellule peut utiliser immédiatement, tandis qu'une autre partie est entreposée comme source d'énergie (sous forme de lipides) disponible à long terme, en vue d'un usage ultérieur.

Quand une personne contracte le diabète, ce processus métabolique ne se produit pas. Le diabétique de type 1 est incapable de sécréter de l'insuline parce que les cellules de son pancréas chargées de la sécrétion de l'insuline ont été détruites, résultat d'une attaque de l'organisme contre lui-même. Cela fait du diabète de type 1 une maladie auto-immune. (Voir le chapitre 9 pour le diabète de type 1 et d'autres maladies auto-immunes.) Dans le cas du diabétique de type 2, il y a sécrétion d'insuline, mais celle-ci ne fait pas son travail. On parle alors de résistance à l'insuline, c'est-à-dire qu'après que l'insuline a commencé à « donner des ordres » pour assurer la distribution du sucre sanguin, l'organisme ne répond pas. L'insuline ne sert plus à rien et le sucre sanguin ne se métabolise pas comme il le faudrait.

Imaginons que le corps soit un aéroport, avec de vastes aires de stationnement. Chaque parcelle de sucre sanguin représente un voyageur. Quand vous avez mangé, la quantité de sucre dans votre sang augmente. Dans cette analogie, cela signifie donc qu'un flot important de voyageurs arrive à l'aéroport en voiture. Ils se garent, pour ensuite aller à pied jusqu'à l'endroit où la navette est censée les prendre. Au fur et à mesure que le taux de sucre dans le sang augmente, le stationnement se remplit jusqu'à pleine capacité et les gens s'agglutinent tous aux arrêts des navettes. Les navettes représentent bien sûr l'insuline. Dans l'aéroport diabétique, malheureusement, les navettes présentent toutes sortes de problèmes. Dans l'aéroport diabétique de type 1, il n'y a tout simplement pas de navettes. L'unique compagnie de navettes dans tout l'univers, l'entreprise Pancréas, n'est plus en exploitation. Dans l'aéroport diabétique de type 2, il y a bien quelques navettes, mais elles ne fonctionnent pas très bien.

Dans un cas comme dans l'autre, les voyageurs ne parviennent jamais à destination. Le système aéroportuaire tombe en panne et le chaos s'installe. Dans la vie réelle, cela correspond à l'augmentation du taux de sucre sanguin jusqu'à un niveau dangereux. En fait, on établit le diagnostic du diabète quand on peut observer un taux de sucre élevé dans le sang, ou bien son « déversement » dans l'urine.

Quels sont les risques à long terme d'un dérèglement du métabolisme du glucose ? En voici un résumé, selon l'information extraite d'un rapport produit par les Centres de contrôle des maladies (Centers for Disease Control[2]) :

Complications liées au diabète

Maladies cardiaques

• De deux à quatre fois plus de risque de mourir d'une maladie cardiaque.

Attaque d'apoplexie

• De deux à quatre fois plus de risque de subir une attaque d'apoplexie.

Hypertension artérielle

• Plus de 70 % des diabétiques font de l'hypertension artérielle.

Cécité

• Le diabète est la cause de cécité la plus répandue chez les adultes.

Maladies rénales

• Le diabète est la principale cause des maladies rénales en phase terminale.

• Plus de cent mille diabétiques ont eu recours à la dialyse ou à une transplantation d'un rein en 1999.

Maladies du système nerveux

• De 60 à 70 % des diabétiques souffrent d'affections légères à graves du système nerveux.

Amputations

• Plus de 60 % de toutes les amputations des membres inférieurs surviennent chez les diabétiques.

Maladies dentaires

• Fréquence et gravité accrues des maladies des gencives pouvant se solder par la perte des dents.

Complications liées à la grossesse

Susceptibilité accrue à d'autres maladies

Mort

Aucun médicament ni aucune chirurgie ne peuvent guérir le diabète. Au mieux, les médicaments actuels permettent aux diabétiques de vivre à peu près normalement, mais ces médicaments ne pourront jamais traiter la cause de la maladie. Du coup, les diabétiques doivent prendre des médicaments toute leur vie, ce qui fait du diabète une maladie extrêmement coûteuse. Le fardeau financier du diabète aux États-Unis est de plus de cent trente milliards de dollars annuellement[2].

Mais il y a de l'espoir. En fait, il y a bien plus que de l'espoir. La nourriture que nous mangeons exerce une énorme influence sur cette maladie. Adopter un régime alimentaire approprié empêche non seulement de contracter le diabète, mais devient aussi un traitement. Qu'est-ce qu'un régime « approprié » ? Vous avez sans doute une petite idée de ce que je vais vous dire, mais laissons les études parler d'elles-mêmes.

J'APPARAIS, JE DISPARAIS

Comme c'est le cas pour la plupart des maladies chroniques, le diabète se retrouve plus dans certaines parties du monde que dans d'autres. C'est une chose que l'on sait depuis une centaine d'années. De nombreuses études ont également démontré que les populations présentant un faible taux d'incidence du diabète avaient des régimes alimentaires différents de ceux des populations ayant des taux élevés d'incidence du diabète. S'agit-il d'une simple coïncidence, ou y a-t-il autre chose en cause ?

Il y a près de soixante-dix ans, H. P. Himsworth a compilé toutes les études de l'époque pour les regrouper dans un rapport où les différents régimes alimentaires étaient comparés aux taux d'incidence du diabète, et ce dans six pays. Il découvrit ainsi que certaines cultures avaient un régime alimentaire riche en gras et d'autres un régime riche en glucides (hydrates de carbone). Ces régimes dépendaient directement d'une consommation de produits d'origine animale ou végétale. La figure 7.1 compare les régimes et l'incidence de la maladie pour ces pays au début du XXe siècle[5].

Figure 7.1 : Régimes alimentaires et taux d'incidence du diabète, vers 1925[4, 5]

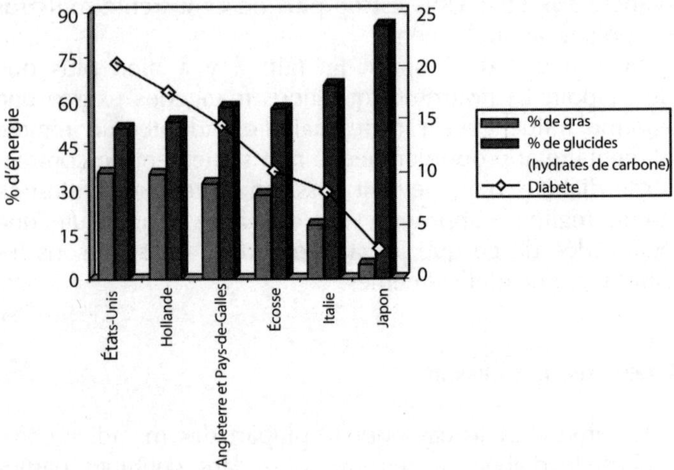

À mesure que la consommation de glucides augmente et que la consommation de lipides diminue, le nombre de décès attribuables au diabète chute de 20,4 à 2,9 par cent mille habitants. Le verdict ? Un régime riche en glucides et faible en gras – un régime à base de végétaux – pourrait contribuer à prévenir le diabète.

Trente ans plus tard, cette question fit l'objet de nouvelles études. Après avoir observé la situation dans quatre pays d'Asie du Sud-Est et d'Amérique du Sud, les chercheurs purent constater de nouveau qu'il était possible d'établir un lien entre les régimes alimentaires riches en glucides et la faible incidence du diabète. Les chercheurs notèrent que les habitants du pays ayant le taux le plus élevé d'incidence du diabète, l'Uruguay, avaient un régime « typiquement "occidental" dans ses caractéristiques, c'est-à-dire hypercalorique, à teneur élevée en protéines animales, en matières grasses et en gras animal ». Les pays dont les habitants présentaient un taux peu élevé d'incidence du diabète avaient un régime « relativement moins protéiné (en particulier les protéines animales), plus faible en matières grasses et en gras animal ; une grande proportion des calories provenait des glucides, surtout du riz[6] ».

Ces mêmes chercheurs élargirent leur étude à onze pays d'Amérique centrale, d'Amérique du Sud et d'Asie. L'association la plus solidement observable avec le diabète fut l'excès de poids[7]. Les populations ayant un régime alimentaire s'apparentant le plus au régime occidental avaient aussi les taux de cholestérolémie les plus élevés, lesquels à leur tour étaient fortement liés aux taux d'incidence du diabète[7]. Voilà qui présente un petit air de déjà-vu, n'est-ce pas ?

AU SEIN D'UN SEUL GROUPE D'INDIVIDUS

Comme ces anciennes études interculturelles présentent des données parfois rudimentaires, elles se traduisent par des conclusions auxquelles on ne peut pas toujours se fier. Il se peut que la différence entre les taux d'incidence du diabète dans ces études ne soit pas reliée au régime alimentaire, mais plutôt à l'hérédité. D'autres facteurs non mesurés, tels que l'activité physique, sont peut-être davantage pertinents. Une étude portant sur le taux d'incidence du diabète et menée au sein d'un seul groupe d'individus permettrait d'obtenir des résultats plus justes.

Le groupe des adventistes du Septième Jour en est un bon exemple. Il est intéressant d'étudier ce groupe en raison de ses habitudes alimentaires. En effet, leur religion les encourage à bannir de leur menu la viande, le poisson, les œufs, le café, l'alcool et le tabac. Résultat : la moitié de cette population est végétarienne. Cependant, 90 % de ces végétariens consomment quand même des produits laitiers ou des œufs, ou les deux, tirant de ce fait une grande partie des calories ingérées de sources animales. Il faut aussi souligner que les adventistes carnivores ne sont en fait pas très férus de viande, puisqu'ils consomment environ trois portions de bœuf par semaine, et moins d'une portion par semaine de poisson et de volaille[8]. Je connais beaucoup de gens qui mangent cette quantité de viande (y compris le poisson et la volaille) en deux jours.

Dans des études portant sur les régimes alimentaires, auxquelles les adventistes ont participé, les chercheurs comparent les végétariens « modérés » aux carnivores « modérés ». Il n'y a pas là une bien grande différence. *Il n'empêche que les adventistes végétariens sont en bien meilleure santé que leurs condisciples carnivores*[8]. *Ceux parmi les adventistes qui se sont « privés » de viande se sont aussi « privés » des ravages occasionnés par le diabète. Comparativement aux carnivores, on retrouvait chez les végétariens la moitié du taux d'incidence du diabète*[8, 9]. Le taux de personnes obèses représentait également près de la moitié du taux observé chez des carnivores[8].

Une autre étude scientifique a mesuré les données relatives aux régimes alimentaires et au diabète au sein d'une population d'hommes américains d'origine japonaise de l'État de Washington[10]. Ces hommes étaient les fils de Japonais ayant immigré aux États-Unis. Fait remarquable, on a observé dans ce groupe un taux d'incidence du diabète quatre fois supérieur au moins au taux moyen présent chez les hommes d'âge semblable demeurés au Japon. Que s'est-il donc passé ?

Chez les Américains d'origine japonaise, ceux qui avaient contracté le diabète étaient aussi les plus grands consommateurs de protéines animales, de gras animal et de cholestérol alimentaire, lesquels proviennent tous et uniquement de la nourriture à base de produits animaux[10]. La consommation totale de matières grasses était également supérieure chez les diabétiques. Ces mêmes caractéristiques du régime alimentaire entraînaient également un excès de poids. Ces Américains d'ascendance japonaise de deuxième génération avaient un régime comportant davantage de viande et moins d'aliments d'origine végétale que les hommes nés au Japon. Selon les chercheurs, « il semble que les habitudes alimentaires des hommes japonais vivant aux États-Unis ressemblent davantage à la façon dont se nourrissent les Américains ». Conséquence : il y a quatre fois plus de cas de diabète[10].

Quelques autres études :

- des chercheurs ont démontré qu'une consommation accrue de matières grasses était liée à une augmentation des cas de diabète de type 2 chez mille trois cents personnes de la vallée de San Luis, dans le Colorado. Selon eux, « les conclusions confirment l'hypothèse que les régimes alimentaires riches en gras et faibles en glucides seraient associés à l'apparition du diabète *mellitus* non insulinodépendant (de type 2) chez l'humain[11] » ;
- au cours des vingt-cinq dernières années, le nombre d'enfants japonais ayant contracté le diabète de type 2 a plus que triplé. Des chercheurs ont noté que la consommation de protéines animales et de gras animal a augmenté de manière spectaculaire au Japon au cours des cinquante dernières années. Des études affirment que ce changement d'habitudes alimentaires, combiné au peu d'exercice physique, pourrait être à l'origine de cette prolifération de cas de diabète[12] ;
- en Angleterre et au Pays-de-Galles, on a noté une diminution marquée du taux d'incidence du diabète entre 1940 et 1950, principalement durant la Seconde Guerre mondiale, au moment où l'on a

constaté un changement important dans l'alimentation des populations. Pendant la guerre et dans les années qui suivirent, on a observé une plus grande consommation de fibres et de céréales, tandis que la consommation de matières grasses chutait. Les gens mangeaient des aliments figurant au « bas » de l'échelle alimentaire par nécessité. Vers 1950, par contre, ils abandonnèrent les régimes à base de céréales et recommencèrent à consommer plus de gras, plus de sucre et moins de fibres. Et comme il fallait s'y attendre, le taux d'incidence du diabète se remit à grimper[13] ;

- une étude étalée sur six ans a été menée par des chercheurs auprès de trente-six mille femmes de l'État de l'Iowa. Parmi elles, dont aucune n'avait le diabète au début de l'étude, plus de mille cent avaient contracté la maladie après six ans. Les femmes les moins susceptibles de devenir diabétiques étaient celles qui consommaient le plus de céréales et de fibres[14] – celles dont l'alimentation contenait le plus d'hydrates de carbone dits complexes et que l'on retrouve dans les aliments complets.

Toutes ces conclusions soutiennent l'idée que, d'une population à l'autre, et au sein même d'un groupe, les aliments d'origine végétale, complets et riches en fibres protègent contre le diabète, et que les aliments d'origine animale, à haute teneur en protéines et en gras, favorisent l'apparition du diabète.

Guérir l'incurable

Toutes les recherches mentionnées ci-dessus ont été menées dans un contexte d'*observation*. Pourtant, toute association observée, même si elle se répète fréquemment, n'est jamais qu'une association ponctuelle masquant la véritable relation de cause à effet entre le milieu (dont fait partie le régime alimentaire) et la maladie. Il existe en revanche un type de recherche dite « contrôlée », ou qui implique l'intervention des chercheurs. En l'occurrence, il s'agit de modifier les habitudes alimentaires de personnes ayant déjà bel et bien le diabète de type 1 ou de type 2 ou qui manifestent des symptômes bénins liés au diabète (intolérance au glucose).

Le docteur James Anderson, l'un des plus éminents chercheurs à l'heure actuelle et dont les études portent sur le lien entre l'alimentation et le diabète, a obtenu des résultats spectaculaires uniquement grâce à l'alimentation. Dans l'une de ses études, il a examiné les effets d'un régime riche en fibres et en glucides, mais faible en gras, sur vingt-cinq diabétiques de type 1 et vingt-cinq diabétiques de type 2, tous en milieu hospitalier[15]. Aucun de ces cinquante patients n'avait d'embonpoint et tous devaient s'injecter de l'insuline pour équilibrer leur taux de glycémie.

Le régime expérimental du docteur Anderson consistait principalement en aliments complets d'origine végétale et à l'équivalent d'une tranche ou deux de viande cuite par jour. Il fit suivre à ses patients le régime traditionnel de style américain recommandé par l'Association américaine du diabète pendant une semaine, pour ensuite leur faire suivre le régime expérimental « végétal » pendant trois semaines. Il évalua leur taux de glycémie et de cholestérol, et prit note de leur poids et des besoins en médicaments. Les résultats furent impressionnants.

Comme les diabétiques de type 1 sont incapables de produire de l'insuline, il est difficile de s'imaginer qu'une modification quelconque du régime alimentaire puisse améliorer leur état. *Mais après seulement trois semaines, les diabétiques de type 1 furent en mesure de diminuer la quantité d'insuline nécessaire, et ce dans une proportion moyenne de 40 % !* Leur bilan sanguin montra une amélioration substantielle. Chose tout aussi importante, *leur taux de cholestérol chuta de 30 %*[15] ! Il faut se rappeler que parmi les dangers que courent les diabétiques figurent les problèmes de santé secondaires comme les maladies cardiaques ou le risque d'attaque d'apoplexie. Diminuer les facteurs de risque liés à ces maladies secondaires par l'amélioration du bilan cholestérolémique est presque aussi important que traiter un taux de glycémie élevé.

Les diabétiques de type 2, contrairement aux diabétiques de type 1, sont davantage « traitables » puisque leur pancréas n'a pas subi autant de dommages. Par conséquent, en suivant le régime du docteur Anderson riche en fibres et faible en gras, les patients diabétiques de type 2 ont obtenu des résultats encore plus impressionnants. Sur les vingt-cinq patients de type 2, vingt-quatre ont été en mesure de cesser la prise d'insuline ! Je répète : *Tous les patients, sauf un, ont été en mesure, en quelques semaines, de cesser la prise d'insuline*[15] *!*

Parmi eux, un homme avait le diabète depuis vingt et un ans et devait s'injecter trente-cinq unités d'insuline par jour. Après trois semaines de régime intensif, sa prise d'insuline diminua jusqu'à huit unités par jour. Huit semaines après son retour à la maison, il n'eut plus besoin d'aucune injection d'insuline[15]. La figure 7.2 donne des exemples de patients et montre en quoi un régime alimentaire à base de végétaux a pu contribuer à une baisse d'injection d'insuline. Ce résultat est très impressionnant.

Dans une autre étude menée auprès de quatorze patients diabétiques minces, le docteur Anderson a démontré que l'alimentation à elle seule pouvait faire baisser le taux de cholestérol total de 32 % *en un peu plus de deux semaines*[16]. Certains de ces résultats apparaissent à la figure 7.3.

Ces résultats, qui représentent une diminution du cholestérol sanguin de 206 mg/dl à 141 mg/dl, sont stupéfiants, surtout si l'on considère la rapidité avec laquelle ils ont été atteints. Le docteur Anderson ne trouva aucun indice permettant d'établir sans équivoque que cette diminution du taux de cholestérol était temporaire, tant et aussi longtemps que les sujets continuaient le régime. Le taux resta bas pendant quatre ans[17].

Un autre groupe de chercheurs du Pritikin Center obtint des résultats tout aussi spectaculaires en prescrivant un régime à base de végétaux et faible en gras, ainsi que de l'exercice, à un groupe de patients diabétiques. *Sur les quarante patients sous médication au début du programme, trente-quatre furent en mesure de cesser toute médication après seulement vingt-six jours*[18]. Ce groupe de recherche a également permis de démontrer que les bienfaits d'une alimentation à base de végétaux se perpétueront des années durant, à condition de continuer à suivre le régime en question[19].

Ce sont là des exemples d'études très spectaculaires, mais elles ne représentent qu'une infime partie de toute la recherche effectuée dans ce domaine et qui vient étayer les conclusions avancées. Une communication scientifique a passé en revue neuf études faisant état de l'utilisation de régimes riches en fibres et à teneur élevée en glucides, et de deux autres études portant sur des régimes riches en fibres mais à teneur en glucides plus standardisée, et ce dans le traitement de patients diabétiques[20]. Ces onze études ont démontré des taux de glycémie et de cholestérol moins élevés. (Mentionnons au passage que les suppléments de fibres alimentaires, malgré leurs bienfaits, ne donnent pas les mêmes résultats constants obtenus par l'adoption d'un régime à base d'aliments végétaux et complets[21].)

Les habitudes ont la vie dure

Les conclusions le montrent : il est possible de vaincre le diabète. Deux études récentes ont évalué les effets combinés de l'alimentation et de l'exercice sur cette maladie[22, 23]. L'une d'elles a réparti trois mille deux cent trente-quatre sujets non diabétiques, mais présentant des risques de contracter la maladie (c'est-à-dire ayant un taux de glycémie élevé), en trois groupes[22]. À l'un d'eux, le groupe de contrôle, on a remis de la documentation sur les recommandations habituelles en matière d'alimentation ainsi qu'un médicament placebo (sans aucun effet). À un deuxième groupe, on a remis de la documentation sur les recommandations habituelles en matière d'alimentation et un médicament, la metformine. Le troisième groupe a complètement changé son mode de vie par l'adoption d'un régime modérément faible en gras et d'un programme d'exercices destiné à faire perdre aux participants 7 % de leur masse corporelle. Près de trois années plus tard, le groupe ayant modifié son mode de vie comptait 58 % moins de cas de diabète que le groupe de contrôle. Dans le groupe ayant pris le médicament, le nombre de cas n'était que 31 % moins élevé. Comparativement au groupe de contrôle, les deux traitements ont donné des résultats, mais il est clair qu'une modification du mode de vie donnera beaucoup plus de résultats et de façon plus sûre que le simple fait de prendre un médicament. Il faut ajouter qu'une modification du mode de vie aura des effets bénéfiques sur d'autres problèmes de santé, ce qui n'est pas le cas avec la prise d'un médicament.

La deuxième étude est également arrivée à la conclusion que le taux d'incidence du diabète pouvait être réduit de 58 % simplement en modifiant légèrement le mode de vie (programme d'exercices, perte de poids et régime modérément faible en gras[23]). Imaginez ce qui se passerait si les gens adoptaient résolument le régime alimentaire le plus sain qui soit, c'est-à-dire à base de végétaux et d'aliments complets ! Il y a fort à parier qu'on pourrait éviter l'apparition de presque tous les cas de diabète de type 2.

Figure 7.2 : Variation de la dose d'insuline selon le régime alimentaire

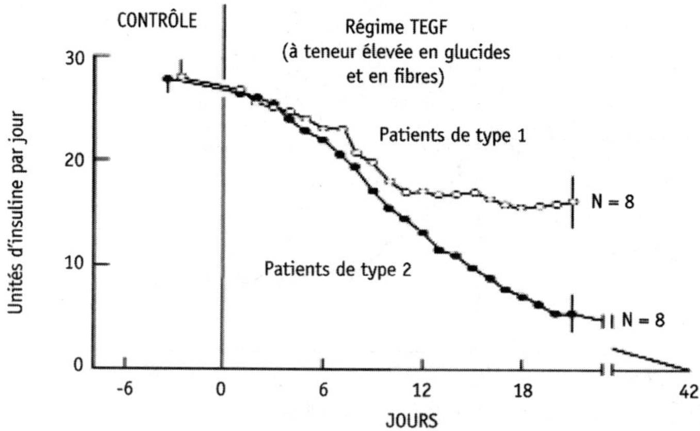

Malheureusement, nous sommes mal informés et avons des habitudes solidement ancrées qui ruinent notre santé. Notre habitude de manger des hot dogs, des hamburgers et des frites est en train de nous tuer. Même James Anderson, l'auteur des résultats remarquables obtenus auprès de nombreux patients auxquels il a prescrit un régime complètement végétarien ou presque, n'est pas à l'abri des mauvais conseils de santé qu'on entend constamment. « Dans un monde idéal, dit-il, un régime procurant chaque jour 70 % des calories sous forme de glucides et jusqu'à 70 mg de fibres est la meilleure garantie d'une bonne santé chez les sujets atteints de diabète. Toutefois, ces régimes ne permettent de consommer que 30 à 50 g de viande par jour, ce qui, pour bien des gens, s'avère peu pratique à la maison[20]. » Pourquoi le docteur Anderson, un éminent chercheur, qualifie-t-il un tel régime alimentaire de « peu pratique », influençant ainsi son auditoire avant même que ce dernier puisse prendre connaissance des résultats obtenus ?

Figure 7.3 : Effets d'un régime à teneur élevée en glucides et en fibres sur le taux de cholestérol sanguin

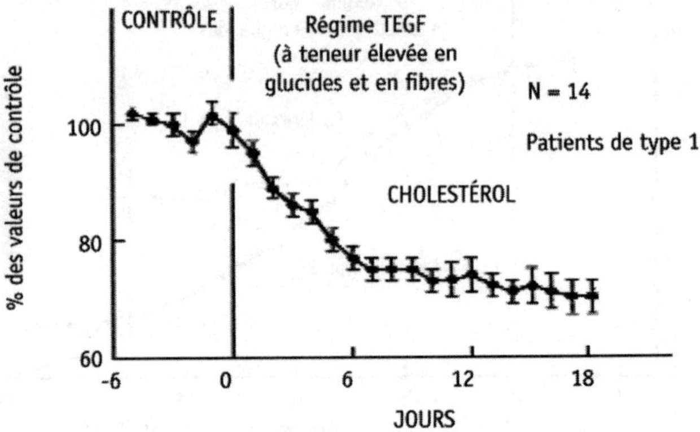

Oui, modifier son mode de vie peut sembler « peu pratique ». Il peut aussi sembler peu pratique de laisser tomber la viande et les aliments riches en gras, mais posons-nous la question : jusqu'à quel point est-il pratique de peser cent cinquante-huit kilos et d'être un diabétique de type 2 à quinze ans, comme la jeune fille dont il est question en début de chapitre ? Est-il pratique de souffrir toute sa vie durant d'une maladie que ni les médicaments ni la chirurgie ne peuvent guérir, une maladie qui mène souvent à des problèmes cardiaques, aux accidents vasculaires cérébraux (AVC), à la cécité et à l'amputation d'un membre, une maladie qui exige parfois que l'on s'injecte de l'insuline tous les jours pour le reste de sa vie ?

Modifier radicalement son régime alimentaire est peut-être « peu pratique », mais le jeu en vaut la chandelle.

8

Cancers courants : sein, prostate, gros intestin (côlon et rectum)

L'étude du cancer a tenu une très grande place dans ma carrière. Mon travail de laboratoire ciblait diverses formes de cancer, comme celui du foie, du sein et du pancréas, et certaines des données les plus impressionnantes récoltées en Chine concernaient également le cancer. J'ai été récompensé pour ce travail de toute une vie en 1998, par le prix d'excellence de la recherche de l'Institut américain de recherche contre le cancer (American Institute for Cancer Research).

Un nombre exceptionnel de livres a résumé les preuves des effets de la nourriture sur plusieurs types de cancer, chacun avec ses particularités. Mais j'ai découvert que les effets de l'alimentation sur les cancers dont j'ai choisi de parler ici sont presque semblables pour tous les cancers, peu importe les facteurs qui les ont provoqués ou leur localisation dans le corps. Partant de ce principe, je limiterai mes propos à trois formes de cancer, ce qui me permettra, dans le reste du livre, d'aborder d'autres maladies et de prouver ainsi l'importance du rôle de l'alimentation dans bien des problèmes de santé.

J'ai choisi de vous entretenir ici de trois cancers qui frappent des centaines de milliers d'Américains et sont généralement représentatifs d'autres formes de cancer également : deux cancers du système reproductif dont on parle beaucoup, celui du sein et de la prostate, ainsi qu'un cancer des voies digestives, celui du gros intestin, cause de la plus haute mortalité après le cancer du poumon.

Le cancer du sein

C'était au printemps, il y a presque dix ans de cela. J'étais à mon bureau, à l'université Cornell, lorsqu'on m'a mis en communication avec une femme qui voulait me parler du cancer du sein.

« J'ai une lourde histoire de cancer du sein dans ma famille, me dit Betty. Ma mère et ma grand-mère sont toutes deux mortes de cette maladie et on a récemment diagnostiqué un cancer du sein chez ma sœur âgée de quarante-cinq ans. Vu cet antécédent familial, je ne peux m'empêcher de me faire un sang d'encre pour ma fille de neuf ans. Elle va bientôt avoir ses premières menstruations et je suis angoissée à l'idée des risques de cancer du sein qu'elle encourt. » La peur faisait trembler sa voix. « J'ai vu que de nombreuses recherches traitaient de l'importance du facteur familial, et j'ai peur que ma fille ne soit un jour inévitablement atteinte d'un cancer du sein. L'une des solutions qui me vient à l'esprit serait de lui faire subir une mastectomie pour lui enlever les deux seins. Auriez-vous des conseils à me donner ? »

Cette femme se trouvait devant un dilemme. Devait-elle laisser grandir sa fille avec cette épée de Damoclès ou la laisser devenir une femme sans seins ? Bien qu'extrême ici, la problématique du cancer du sein est partagée par des milliers de femmes dans le monde qui se posent chaque jour des questions semblables.

Ces questions ont été particulièrement médiatisées à la parution des premiers rapports de recherche sur la découverte du gène du cancer du sein, le BRCA-1(*Breast Cancer*). Les unes du *New York Times* et d'autres journaux et magazines ont fait grand cas de cette découverte, qu'ils ont qualifiée d'avancée colossale. Ce remue-ménage général entourant la découverte du gène BRCA-1, qui inclut aujourd'hui également le BRCA-2, soutenait l'idée qu'une malchance génétique était à l'origine du cancer du sein. Bien entendu, cette croyance a éveillé beaucoup de peur chez les personnes qui avaient des antécédents familiaux de cancer du sein. Cette théorie a également mis les scientifiques et les entreprises pharmaceutiques en état d'effervescence. On espérait que les examens génétiques allaient dorénavant permettre d'évaluer les risques de cancer du sein avec une grande probabilité. On pensait également être capable de manipuler ces nouveaux gènes de manière à prévenir ou à traiter le cancer du sein. Les journalistes ont alors fébrilement entrepris un battage médiatique avec des bribes d'informations, s'appuyant beaucoup sur l'attitude fataliste de la génétique. Cette situation a sans nul doute contribué grandement à faire naître ce genre de conflit intérieur chez des mères comme Betty.

« Très bien, lui ai-je dit, mais laissez-moi d'abord vous rappeler que je ne suis pas médecin. Je ne peux donc pas vous aider en posant un diagnostic, ni vous proposer de traitement. C'est à votre médecin de le faire. Par contre, je suis en mesure de vous fournir des informations sur l'état actuel de la recherche de façon plus générale, si cela peut vous aider. – Oui, me répondit-elle, c'est ce que je voudrais. »

Je lui ai donc parlé quelque peu de mon étude en Chine et de l'importance du rôle de la nutrition. Je lui ai également précisé qu'une personne n'est pas prédestinée à avoir le cancer pour l'unique raison qu'elle est porteuse du gène de la maladie. En effet, d'importantes études rapportent que seule une minorité de cancers peuvent être mis exclusivement sur le compte des gènes.

J'ai été fort surpris du peu d'informations qu'elle avait sur la nutrition. Elle croyait que seul le facteur génétique était déterminant. Elle ne réalisait pas que l'alimentation joue également un rôle essentiel dans le développement du cancer du sein.

Nous avons conversé pendant vingt ou trente minutes, un temps bien limité pour un sujet aussi délicat. Vers la fin de notre entretien, j'ai eu l'impression qu'elle n'était pas vraiment satisfaite de ce que je lui avais dit. Peut-être était-elle rebutée par mon langage conservateur et trop scientifique ou par ma répugnance à lui donner des conseils. J'ai pensé qu'elle était peut-être déjà décidée à passer à l'acte. Elle m'a remercié de lui avoir accordé de mon temps et je lui ai souhaité bonne chance. Je me suis alors souvenu que l'on m'avait, à maintes reprises, posé bien des questions sur des problèmes de santé spécifiques, mais celle-ci était vraiment la plus insolite.

Toutefois, Betty n'était pas la seule dans ce cas. Une autre femme qui envisageait également l'ablation des seins de sa fille s'est adressée à moi. D'autres femmes ayant déjà subi l'ablation d'un sein se demandaient si elles ne devaient pas également se faire enlever l'autre sein à titre préventif. Il est bien évident que le cancer du sein éveille beaucoup d'anxiété dans notre société. En effet, une Américaine sur huit recevra un diagnostic de cancer du sein, ce qui est un des taux les plus élevés au monde. Les ligues contre le cancer du sein sont très populaires, puissantes, relativement bien subventionnées et exceptionnellement actives, comparées à d'autres organisations. Cette maladie, sans doute plus que toute autre, sème panique et terreur chez beaucoup de femmes.

Lorsqu'il m'arrive de penser à ma conversation avec Betty, je réalise aujourd'hui que j'aurais pu insister bien davantage sur le rôle de l'alimentation. Je n'aurais de toute façon pas pu lui donner de conseils cliniques, mais les informations dont je dispose à ce jour lui auraient sans doute été plus utiles. Que pourrais-je donc lui dire aujourd'hui ?

Facteurs de risque

Dans le cas du cancer du sein, au moins quatre facteurs de risque importants sont attribuables à la nourriture (voir figure 8.1). Plusieurs de ces associations ont été confirmées dans notre étude en Chine, après avoir été corroborées par d'autres recherches.

Figure 8.1 : Facteurs de risque du cancer du sein et influence de l'alimentation

Les risques de cancer du sein augmentent lorsqu'une femme a	Une alimentation riche en produits d'origine animale et en hydrates de carbone raffinés
... une ménarche précoce (premières règles)	... hâte la ménarche
... retarde la ménopause	... une ménopause tardive
... un taux élevé d'hormones féminines dans le sang	... augmente le taux d'hormones féminines
... un taux élevé de cholestérol sanguin	... augmente le taux de cholestérol sanguin

À l'exception du cholestérol sanguin, ces facteurs de risque ne sont que des variantes de la même cause : l'exposition à un excès d'hormones féminines, comme l'œstrogène et la progestérone, cet excès faisant augmenter le risque de cancer du sein. Les femmes dont la nourriture est riche en aliments d'origine animale et pauvre en aliments complets d'origine végétale voient leurs règles apparaître plus tôt et sont ménopausées plus tardivement, ce qui rallonge leur vie reproductive. Elles ont également des taux plus élevés d'hormones féminines pendant toute leur vie (voir figure 8.2).

Figure 8.2 : Influence de la nourriture sur l'exposition aux hormones féminines pendant la durée de vie d'une femme (schématique)

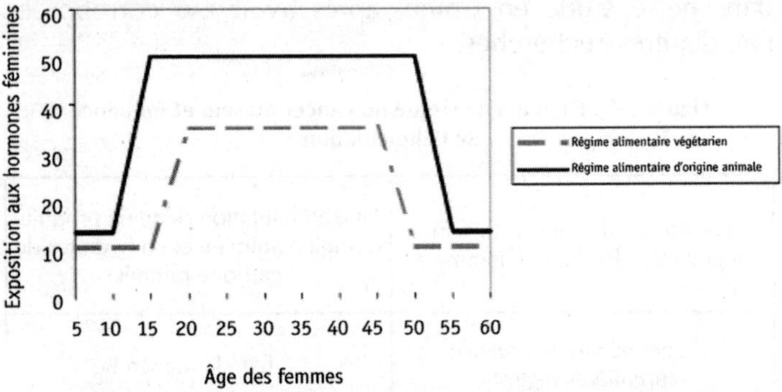

D'après les données de notre étude en Chine, l'exposition aux œstrogènes[1] est au moins deux fois et demie à trois fois plus élevée pendant la durée de vie des femmes occidentales que chez les femmes chinoises en milieu rural. Cette différence est considérable pour une hormone d'une importance aussi capitale[2]. L'un des plus éminents groupes de recherche sur le cancer du sein dans le monde[3] résume la situation en ces termes : « Il existe des preuves flagrantes que le taux d'œstrogènes joue un rôle crucial dans l'augmentation des risques de cancer du sein[4, 5]. » L'œstrogène est directement impliqué dans le processus de développement du cancer[6, 7]. Il laisse également supposer la présence d'autres hormones féminines[8-12] qui ont une incidence sur les risques de cancer du sein[6, 7]. Un taux élevé d'œstrogènes et d'autres hormones est le résultat du régime alimentaire typique des Occidentaux, c'est-à-dire une alimentation riche en gras et en protéines animales, et pauvre en fibres alimentaires[3, 13-18].

Ainsi, la différence entre le taux d'œstrogènes des femmes de la Chine rurale et des Occidentales[19] est vraiment significative. Comme le remarquait une étude antérieure[20] comparant divers pays, il s'avère qu'une simple diminution de 17 % du taux d'œstrogènes pourrait faire une énorme différence dans le pourcentage des cancers du sein. Vous pouvez donc imaginer ce que signifierait une diminution de 26 à 63 % du taux d'œstrogènes dans le sang et huit à neuf années de fécondité de moins, donc d'exposition à l'œstrogène sanguin, données que nous avons tirées de notre étude en Chine.

L'opinion qui veut que l'exposition aux œstrogènes[3, 21, 22] soit déterminante dans le cancer du sein est légitime, puisque le régime alimentaire joue un rôle essentiel dans le processus d'exposition aux œstrogènes. Cela laisse supposer que le risque de cancer du sein peut être prévenu si nous mangeons des aliments qui nous permettent de contrôler notre taux d'œstrogènes. Malheureusement, et c'est la triste vérité, la plupart des femmes ne sont pas conscientes de ce fait. Si des organismes de santé publique responsables et sérieux prenaient la peine de divulguer convenablement cette information, je suppose que beaucoup de jeunes femmes prendraient des mesures bien tangibles et efficaces pour éviter cette terrible maladie.

Les problèmes communs

Les gènes

Il est bien évident que les femmes ayant des antécédents de cancer du sein dans leur famille sont aussi celles que cette maladie effraie le plus. Les antécédents familiaux sous-entendent que les gènes jouent un rôle dans le développement du cancer du sein. Mais j'ai trop souvent entendu des personnes déclarer « c'est familial », et refuser d'admettre qu'elles peuvent faire quelque chose.

Cette attitude fataliste élimine toute prise de responsabilité personnelle pour sa propre santé, ce qui limite considérablement le choix des solutions.

Il est évident que des antécédents familiaux de cancer du sein augmentent les risques d'hériter de cette maladie[23, 24]. Cependant, un groupe de chercheurs a découvert que moins de 3 % de toutes les formes de cancer du sein pouvaient être attribuées aux antécédents familiaux[24]. Même si d'autres recherches estiment que les antécédents familiaux jouent un rôle plus élevé dans le cancer du sein[25], il n'en reste pas moins que l'origine de la grande majorité des cancers du sein chez les femmes américaines ne découle ni des antécédents familiaux ni des gènes. Mais l'attitude fataliste de la science génétique continue d'influencer les croyances des Américains.

Parmi les gènes réputés pour augmenter les risques de cancer du sein, le BRCA-1 et le BRCA-2 ont soulevé le plus grand intérêt depuis leur découverte en 1994[26-29]. Lorsque ces gènes subissent une mutation, ils représentent un risque plus élevé et de cancer du sein et de cancer des ovaires[30, 31]. Parce que ces gènes dégénérés peuvent se transmettre d'une génération à l'autre, ils deviennent des gènes hérités.

Cependant, dans l'enthousiasme provoqué par ces découvertes, d'autres informations sont restées dans l'ombre. Premièrement, 0,2 % des individus seulement (un sur cinq cents) sont porteurs de ces gènes dégénérés[25]. Et parce que cette aberration génétique est rare, seul un faible pourcentage de cancer du sein est attribuable à la mutation des gènes BRCA-1 ou BRCA-2[32, 33]. Deuxièmement, ces gènes ne sont pas les seuls à participer à l'évolution de cette maladie[32] et d'autres vont certainement encore être découverts. Troisièmement, la présence du BRCA-1, BRCA-2 ou de tout autre gène alimentaire du cancer du sein ne garantit pas l'apparition de la maladie. Les facteurs environnementaux et alimentaires jouent également des rôles essentiels dans l'activation de ces gènes.

Un article récent[31] a résumé vingt-deux études évaluant le risque de cancer du sein (et des ovaires) chez les femmes porteuses des gènes dégénérés BRCA-1 et BRCA-2. Les risques de maladie étaient de 65 % (cancer du sein) et de 39 % (cancer des ovaires) chez les femmes porteuses du gène BRCA-1 à l'âge de soixante-dix ans, et respectivement de 45 % et de 11 % chez les femmes porteuses du BRCA-2. Il est donc évident que les femmes porteuses de ces gènes courent un risque élevé de cancer du sein. Toutefois, il y a de bonnes raisons de croire qu'une plus grande attention accordée au régime alimentaire aurait des répercussions positives, même chez les femmes dont les risques sont très élevés. *Environ la moitié des femmes porteuses de ces gènes rares et puissants n'ont pas le cancer du sein.*

En résumé, bien que la découverte du BRCA-1 et du BRCA-2 ait joué un rôle considérable dans l'histoire du cancer du sein, il n'en reste pas moins que l'importance démesurée accordée à ces gènes particuliers et à la causalité de la génétique en général n'est pas justifiée.

Loin de moi l'idée de diminuer l'importance de savoir tout ce qu'il y a à savoir sur ces gènes, en particulier pour la petite minorité de femmes qui en sont porteuses. Mais nous devons nous remémorer que ces gènes doivent d'abord « être activés » pour participer à l'apparition de cette maladie et que l'alimentation peut influencer ces facteurs de risque. Nous avons déjà vu au chapitre 3 comment un régime riche en protéines animales était en mesure d'influencer la manifestation génétique.

Mesures de dépistage et prévention autre qu'alimentaire

Toutes ces nouvelles informations sur les facteurs génétiques et les risques dus aux antécédents familiaux encouragent les femmes à se soumettre au dépistage du cancer du sein. Le dépistage est un pas en avant non négligeable, en particulier pour les femmes porteuses du BRCA. Mais il est toutefois important de rappeler que la mammographie, ou un test génétique déterminant la présence du gène BRCA, ne constitue pas une mesure préventive contre le cancer du sein.

Le dépistage est davantage une mesure d'observation permettant d'établir si la maladie a progressé à un stade où elle est devenue visible. Quelques études[34-36] ont permis de découvrir que le taux de mortalité de femmes se soumettant à des mammographies fréquentes était légèrement moins élevé que celui de femmes qui en font plus rarement. Cela signifie que nos traitements contre le cancer sont plus efficaces lorsque la maladie est découverte à un stade précoce. Cela est certainement vrai, mais quelques doutes continuent de planer sur la façon dont les statistiques sont utilisées.

L'une des statistiques dont on se sert pour justifier les mesures de détection précoce et les traitements qui s'ensuivent précise qu'à partir du moment où le cancer du sein a été diagnostiqué, les chances de lui survivre au minimum pendant cinq ans sont plus élevées que jamais auparavant[37]. Cela signifie avant tout que les campagnes chocs vantant les mérites d'un dépistage régulier permettent à beaucoup de femmes de découvrir leur cancer à un stade précoce. Lorsque c'est le cas, les risques de mourir dans les cinq années qui suivent sont moins élevés, peu importe le traitement. Si on lit entre les lignes, cela signifie donc que les traitements ne se sont pas améliorés avec le temps[38].

D'autres possibilités non alimentaires existent en plus des méthodes de détection courantes. Elles sont particulièrement intéressantes pour les femmes dont le risque de cancer du sein est élevé en raison de leurs antécédents familiaux ou de la présence du gène BRCA. Il s'agit de la prise de médicaments tel le tamoxifène et du recours à la mastectomie.

Le tamoxifène est l'un des médicaments les plus couramment utilisés pour prévenir le cancer du sein[39, 40], mais ses bienfaits à long terme sont mal connus. Une importante étude américaine a établi que le tamoxifène, administré sur une période de quatre ans à des femmes courant un risque accru de cancer du sein, avait réduit le déclenchement de la maladie dans 49 %[41] des cas, résultat vraiment impressionnant. De toute façon, seules les femmes ayant un taux d'œstrogène très élevé tirent sans doute profit de ce médicament. Ce sont ces chiffres qui ont convaincu le FDA (Food and Drug Administration) d'accepter que le tamoxifène soit administré à des femmes répondant à des critères particuliers[42]. D'autres études ont mis en doute le fait que l'enthousiasme suscité par ce médicament soit vraiment justifié. Deux essais cliniques européens de moindre envergure[43, 44] n'ont pas réussi à prouver statistiquement les bienfaits du tamoxifène, laissant planer un doute quant aux effets spectaculaires de ce médicament. Autre sujet d'inquiétude, il augmenterait les risques d'attaque d'apoplexie, de cancer de l'utérus, de cataracte, de thrombose veineuse profonde et d'embolie pulmonaire. Mais dans l'ensemble, on semble croire que ses qualités préventives dans les cas de cancers du sein viennent compenser ces risques[42]. D'autres produits chimiques ont également été examinés comme alternatives au tamoxifène, mais ces médicaments sont mis de côté par leur efficacité limitée et les mêmes effets secondaires malheureux[45, 46].

Des médicaments comme le tamoxifène et ses nouveaux dérivés sont considérés comme des produits anti-œstrogène. En effet, leur fonction consiste à réduire l'activité des œstrogènes, connus pour accroître les risques de cancer du sein[4, 5]. Alors, la question à se poser en premier lieu est simple : pourquoi l'œstrogène est-il si élevé ? Et en deuxième lieu, puisqu'il est d'origine alimentaire, pourquoi ne pas corriger cette cause ? Nous disposons actuellement de suffisamment de données pour savoir qu'un régime à basse teneur en protéines animales, pauvre en gras et riche en aliments complets d'origine végétale réduira le taux d'œstrogène. Au lieu d'opter pour un changement d'habitudes alimentaires, nous consacrons des centaines de millions de dollars à la mise au point et à la vente d'un médicament dont les effets ne sont pas garantis et qui a bien des chances de provoquer des effets secondaires indésirables.

Les chercheurs savent depuis longtemps que les facteurs alimentaires permettent de contrôler les taux d'hormones féminines, et une étude récente a apporté de nouveaux éléments très impressionnants[47]. Il a été constaté que le taux d'hormones féminines, qui augmente avec le début de la puberté, diminue de 20 à 30 % (même de 50 % pour la progestérone !) simplement lorsque les petites filles de huit ou dix ans consomment des aliments pauvres en matières grasses, peu de nourriture d'origine animale, et ce pendant sept ans[47]. Ces résultats sont extraordinaires non seulement parce qu'ils ont été obtenus uniquement après un modeste changement d'habitudes alimentaires, mais aussi parce qu'ils ont eu lieu lors d'une période particulièrement critique dans la vie des fillettes, soit lorsque les premières graines du cancer étaient déjà semées. Ces petites filles ont adopté une alimentation ne contenant pas plus de 28 % de gras et renfermant moins de 150 mg de cholestérol par jour, ce qui correspond à un régime végétal modéré. J'ai tout lieu de croire que ces bienfaits auraient été encore plus marqués si elles n'avaient consommé aucun aliment d'origine animale et si elles avaient commencé ce régime plus tôt. Dans ce cas, leur puberté aurait été plus tardive, ce qui aurait du même coup réduit les risques de cancer du sein plus tard dans leur vie.

Actuellement, trois solutions s'offrent aux femmes dont le risque de cancer du sein est élevé : observer et attendre, prendre du tamoxifène pour le restant de leurs jours, ou subir une mastectomie. Une quatrième solution devrait être envisagée : adopter une alimentation sans produits d'origine animale, contenant peu d'hydrates de carbone raffinés, et surveiller régulièrement les femmes dont les risques sont élevés. J'encourage cette quatrième option, même pour les femmes qui ont déjà subi une mastectomie. Le recours à l'alimentation pour traiter efficacement les maladies cardiaques à un stade avancé[48, 49] a déjà clairement été explicité par des études faites sur les humains et par d'autres études cliniques en ce qui concerne les diabètes de type 2 (voir chapitre 7) et les mélanomes avancés[50] (un cancer mortel de la peau), ainsi que le cancer du foie[51] (dans le cadre d'expériences sur les animaux).

Les substances chimiques dans l'environnement

Un autre débat en rapport avec le cancer du sein a été amorcé il y a quelques années déjà. Il concerne les substances chimiques présentes dans l'environnement. Il a été prouvé que certaines substances extrêmement répandues perturbent la production des hormones, bien que leur nature n'ait pas clairement été identifiée. Elles peuvent également être à l'origine d'anomalies de la fonction de reproduction, ainsi que d'anomalies congénitales et du diabète de type 2.

Un grand nombre de produits chimiques nocifs sont communément associés à la pollution industrielle. Un des groupes de ces produits qui comprennent la dioxine et le polychlorobiphényle (PCB) persiste dans l'environnement, car il n'est pas métabolisé lorsqu'il est consommé. Il n'est donc pas éliminé par l'organisme. N'étant pas métabolisés, ces produits chimiques s'accumulent dans les tissus adipeux du corps et le lait maternel. Certains sont connus pour stimuler la croissance des cellules cancéreuses. Les humains ne sont pas trop menacés par les effets cancérigènes de ces produits, à moins qu'ils ne consomment des quantités excessives de viande, de lait et de poisson. En fait, 90 à 95 % de notre exposition à ces produits chimiques proviennent de la consommation d'aliments d'origine animale, une raison de plus pour éviter de les consommer.

Il existe également une deuxième catégorie de produits chimiques environnementaux généralement reconnus comme étant des causes potentielles de cancer du sein[52] et d'autres formes de cancer. Il s'agit de l'hydrocarbure aromatique polycyclique (HAP, ou de l'anglais PAH – *Polycyclic Aromatic Hydrocarbon*), présent dans les gaz d'échappement des véhicules, les cheminées d'usines, le goudron contenu dans les produits pétroliers et la fumée de tabac, autant de substances chimiques propres à notre civilisation industrialisée. À la différence du PCB et de la dioxine, la consommation de HAP (dans les aliments et l'eau) peut être métabolisée et éliminée. Il y a toutefois un inconvénient : lorsque le HAP est métabolisé dans l'organisme, il produit des substances intermédiaires qui réagissent à l'ADN pour former des complexes fortement liés ou adduits (voir chapitre 3). C'est la première étape du déclenchement du cancer. En fait, on a récemment découvert que ces produits chimiques influençaient négativement les gènes des cellules du cancer du sein BRCA-1 et BRCA-2[53].

Les découvertes de mon laboratoire, décrites au chapitre 3, ont confirmé que le taux d'un puissant cancérigène introduit dans le corps dépend la plupart du temps de la nourriture. Par conséquent, le rythme auquel le HAP est métabolisé sous forme de produit qui le lie à l'ADN est influencé en très grande partie par ce que nous mangeons. Pour dire les choses plus simplement : la nourriture occidentale traditionnelle va tout bonnement augmenter le rythme auquel les cancérigènes chimiques comme le HAP se lient à l'ADN pour former des agents cancérigènes.

Ainsi, lorsque, dans le cadre d'une étude récente, on a découvert un niveau un peu élevé d'adduits de HAP dans l'ADN de femmes atteintes d'un cancer du sein à Long Island, dans l'État de New York[54], on en a déduit que celles-ci avaient probablement mangé beaucoup de viande, ce qui a favorisé la liaison du HAP dans l'ADN. Cependant, il est tout à fait possible que la quantité de HAP consommé n'ait aucune influence sur l'accroissement du risque de cancer du sein. En fait, selon cette étude, la quantité de ces adduits présents chez ces femmes ne semble pas avoir de relation avec l'exposition au HAP[54]. Comment cela est-il possible ? Il se pourrait que les femmes ayant participé à l'étude de Long Island aient presque toutes ingéré une quantité peu élevée et relativement égale de HAP et que celles d'entre elles qui ont eu un cancer du sein par la suite étaient également les femmes qui avaient consommé beaucoup de protéines animales, provoquant ainsi une plus grande liaison de HAP à leur ADN.

Dans cette étude, le cancer du sein n'était pas associé au polychlorobiphényle (PCB) et à la dioxine, ces produits chimiques ne pouvant être métabolisés[55]. Les résultats de l'étude de Long Island ont donc contribué à calmer le battage médiatique autour du rôle présumé des produits chimiques de l'environnement dans le cancer du sein. D'après cette étude et d'autres aussi, il semblerait donc que les produits chimiques dans l'environnement joueraient un rôle moins important dans le cancer du sein que le type d'aliments que nous consommons.

Le traitement hormonal substitutif (THS)

Je me dois de soulever brièvement une dernière question importante liée au cancer du sein : le traitement à base d'hormones de substitution, lesquelles augmentent les risques de cancer du sein, est-il recommandé ? Bon nombre de femmes recourent aux THS pour soulager les effets indésirables de la ménopause, protéger la santé de leurs os et se prémunir contre les maladies cardio-vasculaires[56]. De toute évidence, le THS n'est pas aussi bénéfique qu'on le croyait jusqu'alors, et il pourrait être responsable de certains effets secondaires gravissimes. Mais quels sont donc les faits à ce sujet ?

J'ouvre une parenthèse, car les résultats de plusieurs tests importants sur l'utilisation du THS ont été divulgués ces dernières années[56]. Deux tests particulièrement intéressants ont été randomisés dans des essais cliniques : l'Initiative pour la santé des femmes (Women's Health Initiative, ou

WHI[57]) et l'Étude sur le cœur et la thérapie de substitution de l'œstrogène-progestine (Heart and Estrogen/Progestin Replacement Study, ou HERS[58]). Le test WHI a mis en évidence une augmentation de 26 % des cas de cancer du sein chez les femmes qui utilisaient le THS depuis deux ans, tandis que le test HERS signalait une augmentation encore plus importante, de l'ordre de 30 %[59]. Il y a donc une constante dans ces études. En effet, il semble qu'une plus grande exposition aux hormones féminines, par l'utilisation de THS, provoque plus de cancers du sein.

En revanche, on a associé le THS à une diminution des maladies cardio-vasculaires[56]. Mais cela n'est toutefois pas nécessairement vrai. Le grand essai clinique du WHI révélait que, sur dix mille femmes bien portantes postménopausées ayant eu recours au THS, sept femmes avaient eu un problème cardiaque, huit autres une attaque d'apoplexie et huit autres encore avaient été victimes d'une embolie pulmonaire[57], ce qui est contraire à ce à quoi l'on s'attendait. En fin de compte, le THS augmente peut-être la probabilité de maladies cardio-vasculaires. D'autre part, il a été démontré que le THS jouait un rôle bénéfique sur le cancer colorectal et les fractures des os. Sur dix mille femmes, il y avait une diminution de six cancers du côlon et de cinq fractures des os[57].

Mais alors, quelle décision prendre sur la base de telles informations ? En additionnant et en soustrayant simplement les chiffres, nous constatons que le THS pourrait causer plus de mal que de bien. Quoi qu'il en soit, il appartient à chaque femme de prendre des décisions en fonction de la maladie et des conséquences fâcheuses qu'elle craint le plus, ce qui correspond d'ailleurs à l'attitude de beaucoup de médecins. Mais la décision est pour le moins difficile pour celles qui ont du fil à retordre avec la ménopause. Ces femmes doivent choisir de supporter les symptômes émotionnels et physiques de la ménopause afin de diminuer leur risque de cancer du sein, ou alors de recourir au THS afin de diminuer les désagréments causés par la ménopause tout en augmentant leur risque de cancer du sein, et peut-être également celui de maladies cardio-vasculaires. Prétendre que cette idée me trouble serait bien peu dire. Nous avons dépensé plus d'un milliard de dollars pour la recherche et le développement du THS, et tout ce que nous avons obtenu se résume à quelques avantages apparents et certainement plus encore de désavantages. Le moins que l'on puisse dire, c'est que nous avons toutes les raisons de nous inquiéter.

Au lieu de faire confiance au THS, je suggère le choix beaucoup plus intéressant de l'alimentation. Voici donc mon raisonnement :

- pendant les années de fécondité, le taux d'hormones est élevé chez toutes les femmes, mais bien plus bas chez les végétariennes ;
- lorsque les femmes atteignent la fin de leurs années de procréation, il est naturel que les hormones de reproduction se trouvent à leur minimum ;
- lorsque les années de fertilité touchent à leur fin, le taux d'hormones plus bas chez les végétariennes ne s'effondre pas aussi radicalement que chez les mangeuses de viande. Si l'on utilise des chiffres hypothétiques pour illustrer ce concept, le taux d'hormones des végétariennes tombera de quarante à quinze, contre soixante à quinze chez les mangeuses de viande ;
- c'est donc ce changement hormonal abrupt qui déclenche les symptômes désagréables de la ménopause ;
- par conséquent, un régime alimentaire végétarien ne provoque pas un effondrement aussi radical des hormones et rend la ménopause beaucoup plus facile.

Ce point de vue, basé sur ce que nous savons, est d'une grande sagesse, bien que l'apport d'autres études serait appréciable. Et même si de futures études ne venaient pas confirmer ces informations, il n'en reste pas moins vrai qu'une alimentation végétarienne diminue les risques de cancer du sein et de maladies cardio-vasculaires pour d'autres raisons. C'est ce que la nature nous propose de mieux et qu'aucun médicament ne peut nous offrir.

Je suis convaincu que toutes les solutions proposées pour diminuer les risques de cancer du sein (l'utilisation du tamoxifène, le THS, l'exposition aux produits chimiques de l'environnement et la mastectomie préventive) nous empêchent tout simplement de tourner notre attention vers des stratégies nutritionnelles bien plus précieuses et sûres. Il est donc absolument essentiel que nous changions d'attitude face à cette maladie et que nous transmettions cette information aux femmes qui en ont besoin.

Cancer du gros intestin (côlon et rectum)

Fin juin 2002, George W. Bush passait le relais de la présidence des États-Unis à Dick Cheney pour environ deux heures, le temps de se soumettre à une coloscopie. En raison des répercussions possibles de cette opération sur la politique internationale, l'intervention fit la une de tous les médias nationaux. Du même coup, les mesures préventives de détection du cancer du côlon et du rectum eurent la vedette. Que ce soit par les plaisanteries des humoristes ou les articles des journalistes décrivant l'événement, l'attention de tout le pays s'est soudainement et brièvement tournée vers cette chose nommée coloscopie et sa raison d'être. Ce fut l'un des rares moments où l'attention de tous s'est concentrée sur les maladies prolifiques les plus meurtrières, les cancers du côlon et du rectum.

Ces derniers sont tous deux des cancers du gros intestin. Comme ils présentent également d'autres analogies, ils sont souvent regroupés sous le terme général de cancer colorectal. Il se positionne à la quatrième place des cancers les plus répandus dans le monde pour ce qui est de la mortalité en général[60]. Il se situe à la deuxième place des cancers les plus fréquents aux États-Unis, car 6 % des Américains l'auront au cours de leur vie[37]. On prétend même qu'à l'âge de soixante-dix ans, la moitié de la population des pays « occidentalisés » aura une tumeur dans le gros intestin qui évoluera en tumeur maligne dans 10 % des cas[61].

Disparités géographiques

L'Amérique du Nord, l'Europe, l'Australie et les pays d'Asie les plus fortunés (Japon, Singapour) affichent un très haut pourcentage de cancers colorectaux, alors que l'Afrique, l'Asie et la plus grande partie de l'Amérique centrale et de l'Amérique du Sud ne connaissent qu'un faible taux de cette forme de cancer. Le taux de mortalité dû à ce cancer en République tchèque, par exemple, se situe à 34,19/100 000 hommes, alors que le Bangladesh a un taux de mortalité de 0,63/100 000 hommes[62, 63] ! La figure 8.3 compare le taux de mortalité moyen entre les pays les plus développés avec celui des pays les moins développés. Ces taux sont ajustés en fonction de l'âge.

Figure 8.3 : Taux de mortalité dû au cancer colorectal dans les pays les plus développés et les moins développés

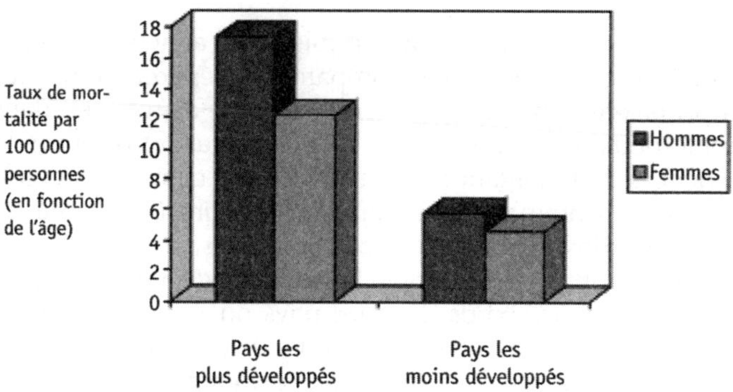

On sait depuis des décennies que les taux de cancer colorectal varient beaucoup d'un pays à l'autre. On s'est toujours demandé pourquoi. Les différences sont-elles génétiques ou environnementales ? Il semblerait que les facteurs environnementaux, régimes alimentaires compris, jouent un rôle essentiel dans le développement du cancer colorectal. Des études sur les émigrants ont révélé que le risque de cancer s'élève à partir de la deuxième génération quand les gens quittent un pays où le cancer colorectal est peu répandu pour s'installer dans un pays où cette maladie est plus fréquente[64]. Cette constatation laisse donc supposer que le régime alimentaire et le mode de vie sont d'importantes causes de ce cancer. D'autres études ont également mis en évidence que le taux de cancer colorectal est soumis à des changements rapides lorsque les habitudes alimentaires ou le mode de vie d'une population changent[64]. Ces fluctuations rapides du taux de cancer colorectal d'une même population ne peuvent certainement pas être expliquées par une modification des gènes héréditaires. Dans le contexte d'une société humaine, il faut des milliers d'années pour que s'opèrent des changements généralisés et permanents dans les gènes transmis d'une génération à l'autre. Il est évident que l'environnement et le mode de vie diminuent ou augmentent les risques de cancer colorectal.

Dans un éminent rapport publié il y a près de trente ans, des chercheurs ont comparé les répercussions des facteurs environnementaux sur les taux de cancer dans trente-deux pays[65]. Un des liens les plus forts entre le cancer et l'alimentation se rapportait au cancer du côlon et à la consommation de viande. La figure 8.4 établit ce lien chez des femmes de vingt-trois pays.

Ce rapport a conclu que le taux de cancer du côlon battait tous les records dans les pays où l'on consommait les plus grandes quantités de viande, de protéines animales et de sucre, et où l'on mangeait le moins de céréales à

Figure 8.4 : Fréquence du cancer du côlon chez les femmes, et son lien avec la consommation de viande

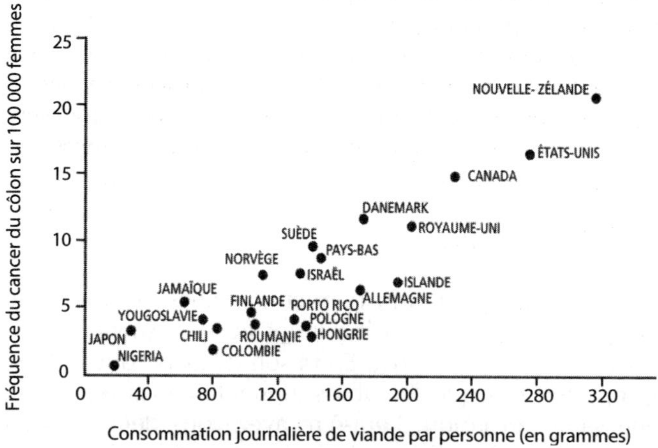

grains entiers[65]. Un autre chercheur dont j'ai parlé au chapitre 4, Denis Burkitt, a émis l'hypothèse que la consommation de fibres alimentaires serait essentielle à la santé du système digestif. Il a comparé des prélèvements de selles et la consommation de fibres en Afrique et en Europe, et en a déduit que les cancers colorectaux étaient largement dus au manque de fibres alimentaires[66]. Rappelez-vous que les fibres ne se trouvent que dans les aliments d'origine végétale. Les fibres sont les parties de la plante qui ne sont pas digérées par notre organisme. En utilisant les données d'une autre étude célèbre comparant les régimes alimentaires dans sept pays, les chercheurs ont découvert que la consommation de dix grammes supplémentaires de fibres alimentaires par jour permettait à la longue de diminuer les risques de cancer du côlon de 33 %[67]. Une tasse (250 ml) de framboises, une pomme-poire, ou une tasse de petits pois contiennent dix grammes de fibres alimentaires. Une seule tasse d'une variété quelconque de haricots apporte à l'organisme bien plus que ces dix grammes nécessaires.

En s'appuyant sur toutes ces recherches, il est donc clair que l'on peut parler de l'importance de l'alimentation en ce qui a trait au cancer colorectal. Mais qu'est-ce qui peut prévenir au juste le cancer colorectal ? Les fibres ? Les fruits et les légumes ? Les hydrates de carbone ? Le lait ? Chacun de ces aliments est censé jouer un rôle. Le débat fait rage, et l'on s'entend rarement sur des réponses définitives.

Un remède spécifique

Au cours des vingt-cinq dernières années, le travail de Burkitt sur le cancer du côlon et les fibres alimentaires en Afrique a alimenté le débat. En raison de sa notoriété, bien des gens ont cru que les fibres alimentaires assuraient la bonne santé du côlon. Peut-être avez-vous déjà entendu dire que les fibres alimentaires aident à prévenir le cancer colorectal. Vous avez au moins entendu dire que les fibres alimentaires facilitent le mouvement intestinal. Les pruneaux ne sont-ils pas connus pour cela ?

Toujours est-il que, pour l'instant, personne n'a jamais pu prouver que les fibres alimentaires étaient la potion magique pour prévenir le cancer colorectal. D'importantes raisons techniques rendent toute conclusion les concernant difficile à tirer[68]. Chacune de ces raisons est directement ou indirectement liée au fait que la fibre alimentaire n'est pas une simple et unique substance procurant un simple et unique avantage. Les fibres sont constituées de centaines de substances, et leur efficacité provient d'une diversité extrêmement complexe de manifestations biochimiques et physiologiques. Chaque fois que les chercheurs évaluent leur consommation, ils doivent décider laquelle des centaines de substances des fibres ils veulent mesurer et quelle méthode ils vont employer pour le faire. Il est pratiquement impossible d'établir une procédure standard parce qu'il est quasiment impossible de connaître les répercussions de chaque fibre sur l'organisme.

C'est l'absence d'une procédure standard qui nous a incités à évaluer la valeur des fibres de plus d'une douzaine de façons différentes dans notre étude en Chine. Mais comme nous l'avons résumé au chapitre 4, lorsque la consommation de presque toutes les fibres augmentait, les taux de cancer du côlon et du rectum diminuaient[69]. Par contre, nous n'avons pas réussi à isoler clairement[70] le type de fibres spécialement importantes.

Malgré ces doutes, je continue de croire à l'hypothèse initiale émise par Burkitt[66], selon laquelle les « régimes riches en fibres alimentaires » préviennent le cancer colorectal, ce bienfait étant en partie dû à la présence conjuguée de toutes les fibres réunies. En fait, l'hypothèse selon laquelle les fibres alimentaires préservent du cancer du côlon est devenue de plus en plus plausible. En 1990, un groupe de chercheurs a passé en revue soixante études différentes relatives à leur influence sur le cancer du côlon[71]. Ces chercheurs ont découvert que la plupart des études appuyaient l'idée que les fibres protégeaient du cancer du côlon. Ils ont constaté que ces études montraient globalement une diminution de 43 % du cancer du côlon chez les personnes qui consommaient le plus de fibres par rapport à celles qui en consommaient le moins[71]. Les personnes qui consommaient davantage de légumes voyaient leur pourcentage de risques de cancer du côlon diminuer de 52 % par rapport à celles qui en mangeaient le moins[71]. Mais malgré cette analyse regroupée, les chercheurs en ont conclu que « les données étaient insuffisantes pour permettre d'affirmer que les bienfaits provenaient des fibres alimentaires et non pas d'autres propriétés des légumes[71] ». La fibre alimentaire est-elle donc vraiment la solution miracle recherchée ? En 1990, nous ne le savions toujours pas.

Deux ans plus tard, soit en 1992, un autre groupe de chercheurs a examiné les conclusions de treize études comparatives réalisées sur des personnes avec et sans cancer colorectal (étude cas-témoin[72]). Ils ont découvert que le risque de cancer colorectal de personnes ayant consommé des fibres en grande quantité avait diminué de 47 % par rapport à celles qui en consommaient le moins[72]. En fait, ils ont découvert qu'un tiers de tous les cancers colorectaux aux États-Unis pourraient être évités si les Américains mangeaient chaque jour 13 g supplémentaires de fibres provenant de *sources végétales* et non de suppléments alimentaires[72]. Si vous avez bonne mémoire, 13 g représentent, en termes pratiques, environ une tasse (250 ml) de n'importe quelle sorte de haricots.

Plus récemment, l'EPIC (Étude prospective européenne sur le cancer et la nutrition), une étude monumentale sur le lien entre la consommation de fibres et le cancer colorectal, a réuni les données de cinq cent dix-neuf mille personnes dans toute l'Europe[73]. Les chercheurs ont découvert que les risques de cancer du côlon des 20 % de personnes consommant le plus de fibres alimentaires, soit environ 34 g par jour, avaient diminué de 42 % par rapport aux 20 % de personnes qui en avaient consommé le moins, soit 13 g par jour[73]. Une fois de plus, et toutes les études confirment ce point, il est important de préciser que les fibres alimentaires provenaient de la nourriture et non de suppléments alimentaires. Tout ce que nous pouvons dire, c'est qu'une alimentation riche en fibres semble donc réduire notablement les risques de cancer colorectal. Par contre, nous ne pouvons toujours rien affirmer de définitif sur les effets de chaque fibre prise individuellement. En somme, le fait d'ajouter un complément de fibres isolé à la nourriture pourrait ne pas procurer les effets bénéfiques recherchés. Par contre, la consommation d'aliments naturels à haute teneur en fibres est significativement profitable à la santé. Les légumes (à l'exception des racines), les fruits et les grains entiers font partie de ces aliments.

En réalité, nous ne pouvons pas déterminer dans quelle mesure les aliments riches en fibres alimentaires sont efficaces dans la prévention du cancer colorectal puisque les personnes qui consomment ce genre de nourriture ont généralement tendance à manger moins d'aliments d'origine animale. En d'autres termes, les fruits, les légumes et les grains entiers jouent-ils vraiment un rôle protecteur, ou est-ce la viande en soi qui est dangereuse ? Ou peut-être les deux à la fois ? Une récente étude en Afrique du Sud a apporté quelques éclaircissements à ces questions. Le cancer du côlon frappe dix-sept fois plus les Sud-Africains blancs que les Sud-Africains noirs. Au départ, on a attribué ce phénomène à la consommation plus élevée de fibres alimentaires chez les individus noirs d'Afrique du Sud, fibres qui provenaient avant tout du maïs non raffiné dont s'alimente cette partie de la population[74]. Mais depuis peu, les Sud-Africains noirs se sont mis à consommer de plus en plus de plats à base de farine de maïs commerciale *raffinée,* donc de maïs sans fibres. À l'heure actuelle, ils mangent même moins de fibres que les Sud-Africains blancs. Et pourtant, le taux de cancer du côlon dans la population noire reste plus bas[75], ce qui remet évidemment en question la valeur préventive des fibres alimentaires à elles seules. Une étude plus récente[76] a établi que les taux plus élevés de cancer du côlon chez la population blanche d'Afrique du Sud pourraient être dus à la consommation élevée de protéines animales (77 au lieu de 25 g/jour), de gras total (115 au lieu de 71 g/jour) et de cholestérol (408 au lieu de 211 mg/jour), comme il est indiqué sur la figure 8.5. Les chercheurs ont avancé que le taux nettement plus élevé de cancers du côlon chez la population blanche d'Afrique du Sud pourrait davantage être dû à la quantité de protéines d'origine animale et au gras contenu dans la nourriture qu'à l'absence de fibres alimentaires[76].

Ce qui est clair, c'est qu'une alimentation naturellement riche en fibres alimentaires et pauvre en aliments d'origine animale peut prévenir le cancer colorectal. Et même en l'absence de détails plus spécifiques, nous pouvons tout de même inciter le public à suivre ces recommandations importantes pour la santé. *Les données indiquent clairement qu'une alimentation composée d'aliments complets et d'origine végétale peut réduire considérablement les risques de cancer colorectal. Nous n'avons pas à savoir quelles fibres en sont responsables, ni à connaître les mécanismes impliqués, pas plus que la proportion des effets imputables aux fibres.*

Autres facteurs

On a récemment découvert qu'une alimentation pauvre en fruits et en légumes, et contenant une grande quantité d'aliments d'origine animale et d'hydrates de carbone raffinés, n'augmentait pas seulement les risques de cancer du côlon, mais était également susceptible de provoquer un syndrome de résistance à l'insuline[77-79]. C'est donc à partir de cette découverte que les scientifiques ont supposé que la résistance à l'insuline pouvait peut-être se révéler responsable du cancer du côlon[77-82]. La résistance à l'insuline, telle qu'elle est décrite au chapitre 6, représente un état diabétique. Et ce qui est bon pour garder l'insuline sous contrôle l'est également pour le cancer du côlon : des aliments complets d'origine végétale.

Ce régime alimentaire s'avère très riche en hydrates de carbone, lesquels ont été récemment violemment dénoncés sur la place publique. Et pour éviter que cette confusion sur les hydrates de carbone persiste, laissez-moi vous rappeler qu'il y a deux types d'hydrates de carbone : ceux qui sont raffinés, et les complexes. Les hydrates de carbone raffinés sont les féculents et les sucres extraits des plantes lorsqu'on les dépouille mécaniquement de leur couche extérieure. Et c'est précisément cette couche qui contient la plupart des vitamines, des minéraux, des protéines et des fibres. Cet « aliment » (le sucre raffiné, la farine blanche, etc.) a très peu de valeur nutritive. Les aliments tels que les pâtes à base de farine raffinée, les céréales sucrées, le pain blanc, les bonbons et les boissons gazeuses sucrées devraient être évités dans une très large mesure. Par contre, n'hésitez pas à manger des aliments complets, tels les fruits et les légumes frais, les grains entiers, le riz brun et les flocons d'avoine. Ces hydrates de carbone non raffinés, provenant en particulier des fruits et des légumes, sont particulièrement bons pour la santé.

Figure 8.5 : Consommation de protéines animales, de gras total et de cholestérol par les populations noire et blanche d'Afrique du Sud

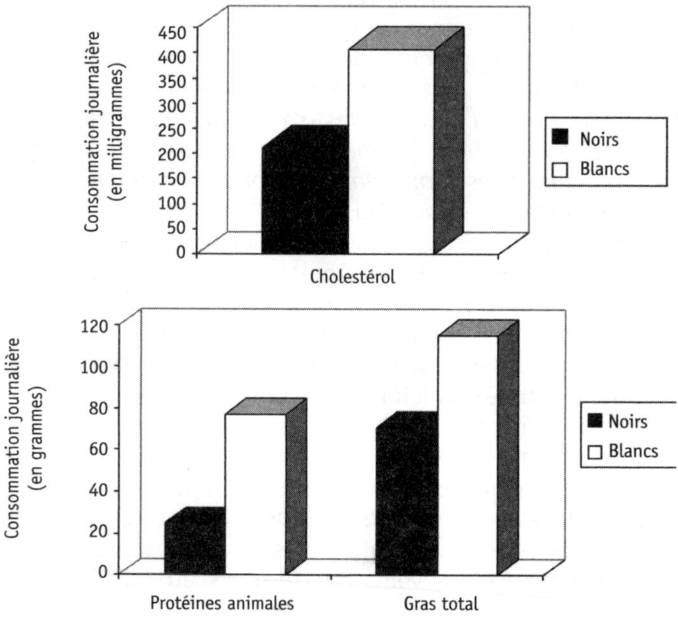

Vous avez peut-être entendu dire que le calcium jouait un rôle bénéfique dans la prévention du cancer du côlon. Cela corrobore bien les arguments en faveur du lait de vache dans la prévention du cancer du côlon. On a émis l'hypothèse qu'un régime alimentaire riche en calcium préviendrait le cancer du côlon de deux façons :

premièrement, il permettrait d'inhiber la prolifération de cellules dangereuses dans le côlon[83, 84], et, deuxièmement, il aurait la faculté de lier les acides biliaires intestinaux. Ces acides biliaires, fabriqués dans le foie, se déplacent vers le petit intestin et déclencheraient le cancer à leur arrivée dans le gros intestin. C'est parce que le calcium lie ces acides biliaires qu'on dit qu'il prévient le cancer du côlon.

Un groupe de chercheurs a établi qu'un régime alimentaire à haute teneur en calcium, en général une alimentation contenant beaucoup de produits laitiers, inhibe le développement de certaines cellules dans le côlon[84]. *Toutefois, cet effet sur les différents indicateurs de développement des cellules n'a pas pu être déterminé de manière constante. De même, il n'est pas clair que ces effets biochimiques supposément favorables entraînent une diminution de l'évolution du cancer*[83, 85]. Un autre groupe de chercheurs a démontré que le calcium réduisait bel et bien les acides biliaires présumés dangereux, mais *qu'un régime à haute teneur en blé était encore plus efficace pour réduire ces acides biliaires*[86]. Par contre, et c'est vraiment un aspect étonnant, la combinaison d'aliments à haute teneur en calcium et d'aliments à haute teneur en blé affaiblit plus l'effet de liaison des acides biliaires que chaque aliment consommé individuellement[86]. Cela ne fait que confirmer cette hypothèse : lorsque des substances isolées sont combinées les unes aux autres, comme c'est le cas dans la nourriture, les résultats auxquels on s'attendait peuvent devenir des résultats auxquels on ne s'attendait pas.

Je doute qu'un régime alimentaire riche en calcium provenant de suppléments alimentaires ou de lait de vache ait un effet bénéfique sur le cancer du côlon. En Chine rurale, où la consommation de calcium est modeste et où l'on ne consomme presque pas de produits laitiers[87], les taux de cancer du côlon ne sont pas plus élevés, mais au contraire plus bas qu'aux États-Unis. Les taux les plus élevés de cancer colorectal appartiennent à la partie du monde où l'on consomme le plus de calcium, soit l'Europe et l'Amérique du Nord.

L'exercice physique joue certainement un rôle très important dans l'évolution de cette maladie. La diminution du risque de cancer colorectal y est grandement associée. Dans un rapport de synthèse, deux institutions américaines de recherche contre le cancer, le World Cancer Research Fund et l'American Institute for Cancer Research ont révélé que dix-sept études sur vingt démontraient que l'exercice protégeait du cancer du côlon[64]. Malheureusement, aucune raison valable n'explique pourquoi ni comment cela se produit.

DÉPISTAGE DES PROBLÈMES

Les mérites de l'exercice physique me ramènent au président George W. Bush. Cet homme est connu pour aimer se maintenir en forme en faisant régulièrement de la course à pied. C'est à cela qu'il doit sans aucun doute les résultats irréprochables de sa coloscopie. Mais qu'est-ce au juste qu'une coloscopie et est-ce vraiment important d'en faire une ? Lorsque les gens vont chez le médecin pour une coloscopie, ce dernier inspecte le gros intestin à l'aide d'une sonde rectale pour voir s'il n'y a pas d'excroissances anormales des tissus. Les anomalies les plus souvent découvertes sont les polypes. Bien que le rapport entre les polypes et les tumeurs ne soit pas établi clairement, beaucoup de scientifiques s'entendent pour dire[88, 89] que tumeurs et polypes ont en commun les mêmes associations alimentaires et les mêmes caractéristiques génétiques. Les personnes qui souffrent de problèmes non cancéreux du gros intestin, comme les polypes, sont également souvent celles qui ont plus tard des tumeurs cancéreuses.

Il est donc tout à fait raisonnable de se soumettre à la détection de polypes ou d'autres problèmes pour estimer le risque d'un futur cancer du côlon. Mais que se passe-t-il si vous avez un polype et quelle est la meilleure chose à faire ? L'ablation chirurgicale du polype diminue-t-elle les risques de cancer du côlon ? Une étude nationale a mis en évidence que lorsque les polypes étaient enlevés, les probabilités de cancer du côlon diminuaient de 76 à 90 %[89, 90]. Voilà qui renforce l'idée d'un examen de routine[89, 91]. Il est donc généralement conseillé de passer un examen coloscopique tous les dix ans à partir de l'âge de cinquante ans. Si le risque de cancer du côlon est plus élevé, des examens coloscopiques plus fréquents sont conseillés dès quarante ans.

Comment évaluer si votre risque de cancer colorectal est élevé ? Grosso modo, nous pouvons estimer notre risque génétique personnel de plusieurs façons. Tout d'abord, en nous basant sur le nombre de membres de notre famille proche qui ont déjà été atteints par la maladie, ensuite, en contrôlant la présence de polypes, et, ce qui est chose possible aujourd'hui, en passant un examen clinique visant à déceler la présence de gènes suspects[92].

Il s'agit là d'un très bon exemple de ce que la recherche génétique peut apporter pour une meilleure compréhension de ces maladies complexes. Pourtant, dans l'enthousiasme suscité par l'étude des origines génétiques de ce cancer, deux choses nous échappent souvent. D'une part, la proportion des cas de cancer du côlon attribuée aux facteurs héréditaires génétiques connus ne représente qu'environ 1 à 3 % des cas[89]. D'autre part, 10 à 30 %[89] des cas semblent apparaître dans certaines familles plutôt que dans d'autres, état de fait reflétant possiblement un aspect génétique important. De toute façon, ces pourcentages exagèrent le nombre de cancers essentiellement dus aux gènes.

Exception faite du très petit nombre de personnes dont les risques de cancer du côlon sont clairement déterminés par la présence de gènes héréditaires connus (de 1 à 3 %), la plupart des cas de cancer du côlon reliés à des dispositions familiales (soit 10 à 30 % additionnels) sont toujours largement déterminés par des facteurs environnementaux et alimentaires. Après tout, le lieu de résidence et les habitudes alimentaires sont communs à tous les membres d'une même famille.

Quand bien même vos risques génétiques seraient élevés, un régime alimentaire végétarien est capable d'éliminer tous ces risques, ou presque, en contrôlant l'activation de ces gènes. Parce qu'une alimentation riche en fibres alimentaires permet de prévenir le cancer du côlon, un supplément de fibres n'en fera jamais *augmenter* le risque. Par ailleurs, les recommandations alimentaires devraient être les mêmes pour tous, peu importe le risque génétique individuel.

CANCER DE LA PROSTATE

Je soupçonne que même si l'on parle couramment du cancer de la prostate, bien des gens ignorent encore ce qu'est la prostate. Il s'agit d'un organe masculin de reproduction, approximativement de la taille d'une noix, situé entre la vessie et le côlon. Sa fonction est de produire une partie du fluide qui aide le sperme à fertiliser l'ovule féminin.

Même s'il s'agit d'une bien petite chose, la prostate peut causer de sérieux problèmes. Plusieurs de mes amis souffrent actuellement d'un cancer de la prostate, ou sont à un stade qui s'en approche, et ils sont loin d'être les seuls. Ainsi que le faisait remarquer un rapport récent : « Le cancer de la prostate est l'un des cancers les plus couramment diagnostiqués chez les hommes aux États-Unis ; il représente environ 25 % de toutes les tumeurs en général[93]. » Plus de la moitié des hommes âgés de soixante-dix ans et plus ont un cancer latent de la prostate[94], soit une forme de cancer en sommeil qui ne cause encore aucun symptôme. Non seulement le cancer de la prostate est extrêmement répandu, mais il se développe également très lentement. Uniquement 7 % des hommes chez qui le cancer de la prostate a été diagnostiqué mourront dans les cinq années qui suivent[95]. Il est donc non seulement difficile de savoir comment ce cancer devrait être traité, mais également difficile de décider s'il devrait l'être. Le médecin et le patient se posent la même question fondamentale : ce cancer va-t-il menacer la vie du malade avant que n'interviennent d'autres causes de mortalité ?

Le niveau d'un des antigènes prostatiques spécifiques (APS) (de l'anglais PSA, *prostate specific antigen*) est l'un des marqueurs tumoraux qui permettent de déterminer si le cancer de la prostate est dangereux ou non. On déclare qu'un homme a des problèmes prostatiques lorsque son taux d'APS est supérieur à 4. Toutefois, la valeur de ce dépistage constitue rarement un diagnostic fiable de cancer, en particulier si le taux d'APS se situe à peine au-dessus de quatre. L'ambiguïté de ce test rend donc toute décision très difficile à prendre. De temps à autre, il arrive que mes amis me demandent mon avis. Devraient-ils se soumettre à une petite ou à une lourde intervention chirurgicale ? Un taux d'APS de 6 indique-t-il déjà l'apparition d'un problème sérieux ou déclenche-t-il un simple signal d'alarme ? S'il s'agit d'un signal d'alarme, alors que faire pour diminuer ce taux ? Il n'est pas de mon ressort de parler des conditions cliniques d'un individu, mais je peux très bien faire état de l'évolution de la recherche. Et pour toutes les recherches dont j'ai connaissance, il ne fait aucun doute que le régime alimentaire joue un rôle prépondérant dans l'évolution de cette maladie.

Bien qu'un débat contradictoire conteste l'utilité de l'alimentation dans ce type de cancer, commençons par émettre des principes bien acquis et admis depuis longtemps par la communauté scientifique :

- les taux de cancer de la prostate varient beaucoup d'un pays à l'autre, bien davantage encore que les taux de cancer du sein ;
- les taux élevés de cancer de la prostate sont surtout localisés dans les sociétés ayant un régime alimentaire et un mode de vie occidentaux ;
- le cancer de la prostate touche plus les hommes des pays en voie de développement qui adoptent les habitudes alimentaires des Occidentaux ou qui partent vivre dans des pays occidentaux.

Ce type de maladie est semblable à toutes les autres maladies dites de la prospérité. Cela nous apprend notamment que les facteurs environnementaux jouent un rôle déterminant dans le cancer de la prostate, même si ce dernier a également une composante génétique. Quels sont donc ces facteurs environnementaux déterminants ? Comme vous vous en doutez, je vais vanter la qualité d'une alimentation végétarienne et m'opposer à la nourriture d'origine animale. Mais disposons-nous également d'informations plus précises ? Il est surprenant de constater que la consommation de produits laitiers est constamment désignée comme l'une des corrélations les plus importantes sur le cancer de la prostate.

> En 2001, une analyse des recherches effectuées à l'université Harvard ne pouvait offrir d'arguments plus convaincants[96] : douze études cas-témoins sur quatorze et sept études de cohortes (ou prospectives) sur neuf ont relevé, jusqu'à un certain point, un lien entre les produits laitiers et le cancer de la prostate. *Il s'agit d'un des indices alimentaires les plus constants du cancer de la prostate cités dans la littérature.* Les études précisent que le risque de cancer de la prostate double chez les hommes qui consomment une plus grande quantité de produits laitiers et que leur risque de cancer de la prostate métastatique ou fatal quadruple par rapport aux hommes qui en consomment plus[96].

Examinons une fois de plus cet aspect précis : la consommation de produits laitiers est « l'un des indices alimentaires les plus constants du cancer de la prostate cités dans toute la littérature », et les hommes qui en font une grande consommation doublent ou quadruplent leurs risques.

En 1998, un autre compte-rendu rapportait la même conclusion :

> Des données écologiques précisent qu'il y a une corrélation entre la consommation de viande et de produits laitiers et le taux de mortalité dû au cancer de la prostate (cité dans une étude). Dans des études cas-témoins et des études prospectives, les protéines animales, la viande, les produits laitiers et les œufs ont été fréquemment associés à l'augmentation du risque de cancer de la prostate (cité dans vingt-trois études). Il est à noter que de nombreuses études ont montré que cette association touchait particulièrement les hommes âgés (cité dans six études), mais pas dans tous les cas (selon une seule étude). Cette constance d'association avec les produits laitiers proviendrait, du moins en partie, de leur teneur en calcium et en phospore[97].

En d'autres termes, un grand nombre de preuves indiquent que la consommation de nourriture d'origine animale est associée au cancer de la prostate, à l'instar de celle de produits laitiers, synonyme d'absorption d'une quantité importante de calcium et de phosphore, qui pourrait également être en grande partie responsable de cet effet.

Cette recherche laisse peu de place au doute. Chacune des études citées ci-dessus se base sur l'analyse d'une douzaine d'autres études individuelles, rassemblant ainsi une quantité impressionnante d'arguments irréfutables.

Ainsi que nous l'avons vu pour d'autres types de cancer, les études d'observation à grande échelle signalent un lien entre le cancer de la prostate et une alimentation d'origine animale, en particulier une alimentation fondée sur les produits laitiers. La compréhension des mécanismes en œuvre derrière le lien entre le cancer de la prostate et les produits laitiers ne laisse aucune place à l'argumentation.

Le premier mécanisme concerne la fonction d'une hormone responsable de la prolifération des cellules cancéreuses, laquelle est produite par notre corps, selon ses besoins. Cette hormone favorisant la production de l'insuline, l'hormone IGF-1 (de l'anglais *Insulin-like Growth Factor 1*), s'avère un indice de cancer comparable au cholestérol dans le cas des maladies cardiaques. En temps normal, cette hormone gère efficacement la vitesse de « croissance » des cellules, c'est-à-dire la façon dont elles se reproduisent et la manière dont elles se débarrassent des vieilles cellules, tout cela pour nous maintenir en bonne santé.

Cependant, dans les cas défavorables, l'élévation de l'activité de l'IGF-1 encourage l'apparition du cancer, car elle intensifie la prolifération et la vitesse de croissance de nouvelles cellules, ce qui entrave du même coup l'élimination des vieilles cellules (cité dans sept études[98]). Mais qu'est-ce que cela a à voir avec la nourriture que nous mangeons ? Eh bien, la consommation d'aliments d'origine animale augmente le taux de l'hormone de croissance IGF-1 dans le sang[99-101].

Les hommes dont le taux d'IGF-1 dans le sang est plus élevé que la normale voient leur risque de cancer avancé de la prostate augmenter de 5,1 fois[98]. Mais il y a plus encore : lorsque le taux d'une certaine protéine liant et inactivant l'IGF-1 est bas dans la formule sanguine des hommes[102], *leur risque de cancer de la prostate à un stade avancé est 9,5 fois plus élevé*[98]. Arrêtons-nous sur ces chiffres étonnamment élevés. Ces découvertes révèlent que nous produisons fondamentalement plus d'IGF-1 lorsque nous consommons des aliments d'origine animale tels la viande et les produits laitiers[99-101].

Le deuxième mécanisme est lié au métabolisme de la vitamine D. Cette vitamine n'est pas une substance alimentaire que nous devons ingérer. Notre corps est capable d'en produire la quantité nécessaire au cours d'une exposition au soleil de quinze à trente minutes tous les deux jours. La vitamine D est produite non seulement grâce au soleil, mais aussi par la nourriture que nous ingérons. Notre organisme suit et contrôle de près le processus de production de la forme la plus active de vitamine D. Ce processus est un très bon exemple de la faculté de notre corps à maintenir son équilibre naturel et à se protéger non seulement du cancer de la prostate, mais aussi du cancer du sein et du côlon, de l'ostéoporose et des maladies auto-immunes tel le diabète de type 1. En raison de son incidence sur de multiples maladies et de la complexité du fonctionnement de tous les éléments impliqués, j'ai résumé mon point de vue dans un schéma que vous trouverez à l'annexe C. Cette réaction en chaîne n'est qu'un exemple parmi tant d'autres de la façon dont l'alimentation contrôle notre santé grâce à des réseaux similaires et hautement sophistiqués de réactions.

La composante essentielle de ce processus est une forme active de vitamine D produite dans le corps à partir de la vitamine D qui nous est apportée par la nourriture ou la lumière du soleil. Cette composante active ou « surchargée » a une influence très positive sur la santé de tout notre corps et joue également un rôle préventif en ce qui a trait au cancer, aux maladies auto-immunes et à l'ostéoporose. De la plus haute importance, cette surcharge de vitamine D ne se trouve ni dans la nourriture ni dans un médicament (celui-ci serait beaucoup trop puissant et dangereux pour être utilisé à des fins médicales). Votre corps met en œuvre toute une série de contrôles et de capteurs pour produire exactement, et au bon moment, la quantité de vitamine D surchargée utile à chaque fonction.

Il s'avère donc que notre alimentation est en mesure de déterminer la quantité de vitamine D surchargée qui doit être produite et le rôle qu'elle aura ensuite à jouer. Les protéines animales que nous consommons ont tendance à bloquer la production de vitamine D surchargée, en appauvrissant ainsi le sang. Le cancer de la prostate peut être la conséquence d'une carence continue en vitamine D. Par ailleurs, l'absorption constante et élevée de calcium est également à l'origine d'un problème supplémentaire, puisqu'elle provoque une baisse de vitamine D surchargée.

Alors, quelles sont donc les substances nutritives à haute teneur en protéines animales et en calcium ? *Le lait et les autres produits laitiers*. Cela concorde parfaitement avec la preuve d'un lien entre la consommation de produits laitiers et le cancer de la prostate. Cette information nous donne ce que nous appelons la « plausibilité biologique » et atteste de la concordance des données d'observation. Passons en revue les mécanismes impliqués :

- les protéines animales encouragent le corps à produire davantage d'IGF-1, laquelle hormone amorce à son tour la prolifération des cellules et le blocage de l'élimination des vieilles cellules, attisant ainsi le développement du cancer ;
- les protéines animales suppriment la production de vitamine D surchargée ;
- l'excès de calcium, comme on le trouve dans le lait, empêche également la production de vitamine D surchargée ;
- la vitamine D surchargée profite à la santé de notre corps de plusieurs façons. Par contre, des taux constamment trop bas de vitamine D créent un terrain propice à la prolifération de divers types de cancer, de maladies auto-immunes, de l'ostéoporose et d'autres affections.

Cette histoire nous révèle avant tout que les effets, bons et mauvais, de l'alimentation pour prévenir une maladie comme le cancer de la prostate se produisent par une série de réactions en chaîne. En découvrant l'existence de ces réactions, nous nous demandons parfois laquelle de ces fonctions spécifiques vient en tête et laquelle arrive en second. Nous avons tendance à croire que ces réactions sont indépendantes les unes des autres. C'est là, sans doute, que nous passons à côté de la vérité. Ce qui m'impressionne le plus, c'est précisément la multitude de réactions qui travaillent de concert, mais de manière si différente, pour atteindre un seul et même objectif, en l'occurrence la prévention de la maladie.

Aucun « mécanisme » isolé ne permet d'expliquer entièrement le processus qui déclenche une maladie comme le cancer. Et il serait d'ailleurs stupide de le penser. Par contre, voici ce que je sais : les preuves, dans toute leur ampleur, établissent que la consommation de produits laitiers et de viande représente un facteur de risque sérieux dans le cancer de la prostate.

SYNTHÈSE

Cette année, environ un demi-million d'Américains vont quitter leur cabinet médical avec un diagnostic de cancer du sein, de la prostate ou du côlon. Les personnes touchées par ces cancers représentent 40 % de tous les nouveaux malades atteints d'un cancer. Ces trois formes de cancer détruisent la vie non seulement de ceux qui en souffrent, mais également de leur famille et de leurs amis.

Lorsque ma belle-mère est décédée d'un cancer du côlon à l'âge de cinquante et un an, aucun de nous n'avait de grandes connaissances sur la nutrition, ni sur le rôle de l'alimentation dans la santé. Non que nous ne nous inquiétions pas de la santé des gens que nous aimions.

Nous ne disposions tout simplement pas de cette information. Aujourd'hui, plus de trente ans plus tard, rien n'a beaucoup changé. Parmi les personnes que vous connaissez et qui sont atteintes du cancer ou qui présentent des risques élevés, combien ont envisagé d'adopter un régime alimentaire végétarien composé d'aliments complets pour augmenter leurs chances de guérir ? Très peu, je suppose. Ces personnes ne disposent sans doute pas non plus de ces informations.

Nos institutions et nos médias ne font pas leur travail. Même les organisations contre le cancer, tant à l'échelle nationale que locale, sont réticentes à mettre ce sujet sur le tapis ou même à admettre tout bonnement les faits. Reconnaître que la nourriture est l'élément clé de la santé est un énorme défi pour la médecine occidentale, qui se base principalement sur les médicaments et la chirurgie (voir partie IV). Dans l'ensemble, les professionnels de la nutrition, les chercheurs et les médecins ne sont pas conscients de cette réalité, ou hésitent à en parler. Et c'est précisément cette inconscience qui prive les Américains de l'information susceptible de leur sauver la vie.

Les faits sont assez probants à l'heure actuelle pour que les médecins tiennent enfin compte du potentiel que représente un changement d'habitudes alimentaires dans la prévention et le traitement du cancer. Et ils sont assez probants aussi pour que le gouvernement américain admette que la plus grande cause à l'origine des cancers est la toxicité de notre régime alimentaire. Enfin, ils sont suffisamment significatifs pour que les organisations locales contre le cancer du sein et les institutions contre le cancer de la prostate ou du côlon envisagent de révéler à tous les Américains les bienfaits anticancéreux incontestables des aliments entiers d'origine végétale.

Si l'on allait ainsi de l'avant, il serait bien possible que dans un an le nombre de diagnostics de cancer du sein, de la prostate ou du gros intestin soit inférieur à un demi-million. Puis que l'année suivante, le nombre d'amis, de collègues et de membres de la famille touchés par ce redoutable diagnostic diminue. Et que ces chiffres chutent de nouveau l'année d'après.

Il est maintenant possible que cette réalité fasse partie de notre futur. Aussi longtemps que le futur offre une telle promesse de santé pour tous, il vaut la peine d'œuvrer en ce sens.

9

Maladies auto-immunes

Il n'existe pas d'autre type de maladie aussi insidieuse que les maladies auto-immunes. Elles sont difficiles à traiter et se soldent souvent par une perte progressive des fonctions mentales et physiques. Dans ce cas, et à la différence des maladies cardiaques, du cancer, de l'obésité et du diabète de type 2, c'est le corps qui s'attaque lui-même. La personne qui en souffre est presque assurée de perdre la bataille.

Aux États-Unis, deux cent cinquante mille personnes sont atteintes chaque année d'une des quarante maladies auto-immunes[1, 2], les femmes l'étant 2,7 fois plus que les hommes. Environ 3 % des Américains (une personne sur trente-trois) souffrent d'une maladie auto-immune, pour un total de huit millions et demi. Selon certains, ce total pourrait même s'élever jusqu'à douze ou treize millions[3].

Les plus communes de ces maladies sont énumérées à la figure 9.1[2]. Les neuf premières maladies qui y figurent regroupent 97 % de toutes les maladies auto-immunes[2]. Celles qui sont le plus étudiées sont la sclérose en plaques, la polyarthrite chronique, le lupus, le diabète de type 1 et le rhumatisme cardiaque[2]. Il s'agit également des principales maladies auto-immunes qui ont été étudiées en lien avec l'alimentation.

Les maladies non indiquées sur la figure 9.1 incluent les maladies de l'inflammation des intestins[4], la maladie de Crohn[4], le rhumatisme cardiaque[3] et la maladie de Parkinson[5].

Ces maladies semblent peut-être très différentes les unes des autres, mais ainsi qu'une analyse récente le souligne[2], « il importe de les considérer comme faisant partie du même groupe ». En effet, elles ont des origines similaires[3, 6, 7], apparaissent parfois ensemble chez une même personne et se retrouvent souvent au sein des mêmes populations[2]. La sclérose en plaques et le diabète de type 1, par exemple, ont des répartitions ethnique et géographique presque identiques[8]. Plus on s'éloigne de l'équateur, plus les maladies auto-immunes deviennent communes. Ce phénomène est connu depuis 1922[9]. La sclérose en plaques, par exemple, est cent fois plus présente dans les contrées septentrionales qu'à l'équateur[10].

En raison de certains de ces traits communs, il n'est pas trop tiré par les cheveux de penser que les maladies auto-immunes constituent une seule et même grande maladie qui se manifeste dans diverses parties du corps et à laquelle on donne des noms différents. C'est ce que nous faisons d'ailleurs pour le cancer, auquel nous donnons des noms spécifiques en fonction de l'endroit du corps où il se situe.

Toutes les maladies auto-immunes traduisent la défaillance d'un groupe de mécanismes, à l'instar du cancer en quelque sorte. Dans ce cas, cependant, c'est le système immunitaire qui, en tant que mécanisme, attaque par erreur les cellules de son propre corps. Qu'il s'agisse du pancréas, avec le diabète de type 1, de la myéline dans la sclérose en plaques, ou des articulations dans la polyarthrite chronique, toutes les maladies auto-immunes sont caractérisées par un système immunitaire en révolte. Il s'agit d'une mutinerie intestine de l'espèce la plus grave, où le corps devient son pire ennemi.

Le système immunitaire est incroyablement complexe. J'entends souvent les gens parler de ce système comme s'il s'agissait d'un organe identifiable, tels les poumons par exemple. Ce n'est absolument pas le cas, car il s'agit d'un système, non d'un organe.

Pour simplifier, comparons le système immunitaire à une opération militaire qui vise à défendre un pays contre un envahisseur étranger. Les « soldats » de ce système sont les lymphocytes (globules blancs), dont les divers sous-groupes ont chacun leur propre mission. Ces sous-groupes sont semblables à l'armée de terre, la marine, l'armée de l'air, chacune de ces armées exécutant une mission hautement spécialisée.

Le « centre de recrutement » du système immunitaire se trouve dans la moelle osseuse. Celle-ci est chargée de générer des cellules spécialisées appelées « cellules souches ». La moelle envoie certaines de ces cellules dans le sang pour qu'elles soient utilisées ailleurs dans le corps : ce sont les lymphocytes B (os). D'autres cellules se forment aussi dans la moelle et restent « sans spécialisation » jusqu'à ce qu'elles se déplacent vers le thymus (une glande située sous le sternum, juste au-dessus du cœur), où elles se spécialisent et prennent le nom de lymphocytes T (T pour thymus). À l'instar d'autres cellules spécialisées, ces cellules soldats se regroupent pour élaborer des plans d'attaque sophistiqués. Les lieux de regroupement se trouvent dans des endroits stratégiques du corps, entre autres la rate (sur le côté gauche de la cage thoracique) et les ganglions. Ces points de rencontre sont en quelque sorte des quartiers généraux de commande et de contrôle où les cellules soldats se regroupent pour attaquer les envahisseurs.

Ces cellules s'adaptent de façon remarquable lorsqu'elles forment une équipe. Elles peuvent réagir à différentes situations et diverses substances étrangères, même celles

Figure 9.1 : Maladies auto-immunes communes
(des plus communes aux moins communes)

1. Hyperthyroïdie
2. Polyarthrite chronique
3. Hypothyroïdie
4. Vitiligo
5. Anémie pernicieuse (ou de Biermer)
6. Glomérulonéphrite
7. Sclérose en plaques
8. Diabète de type 1
9. Lupus érythémateux disséminé
11. Myasthénie grave
12. Polymyosite/dermatomyosite
13. Maladie d'Addison
14. Sclérodermie
15. Cirrhose biliaire primaire
16. Uvéite
17. Hépatite

qu'elles n'ont jamais vues. La réaction de défense à ces corps étrangers relève d'un processus incroyablement créatif. C'est l'une des véritables merveilles de la nature.

Les envahisseurs sont des molécules de protéines appelées antigènes. Il peut s'agir de bactéries ou de virus qui cherchent à corrompre l'intégrité du corps. Quand le système immunitaire remarque ces cellules étrangères (antigènes), il les détruit. Chacun de ces antigènes a une identité distincte, laquelle est déterminée par la séquence des acides aminés de ses protéines. On peut établir une analogie avec les visages des gens qui sont tous différents. Étant donné qu'il y a beaucoup d'acides aminés disponibles pour créer des protéines, il existe une variété infinie de « visages ».

Pour contrer ces antigènes, notre système immunitaire doit « personnaliser » ses défenses à chaque attaque. Pour cela, il crée une copie miroir de la protéine de chaque attaquant. Cette copie miroir s'adapte parfaitement à l'antigène et le détruit. En d'autres mots, le système immunitaire crée un moule pour chaque visage qu'il rencontre. Chaque fois qu'il voit ce visage après la première rencontre, il se sert de ce moule sur mesure pour capturer un envahisseur et le détruire. Ce moule sera un anticorps lymphocyte B, ou un récepteur à protéine lymphocyte T.

La mémoire de chacune de ces défenses contre les envahisseurs est ce qui caractérise l'immunisation. La première fois que vous êtes exposé à la varicelle, la bataille est ardue. Mais la seconde fois que le virus envahit votre corps, ce dernier saura exactement comment composer avec lui, et la bataille sera moins ardue, plus courte, moins douloureuse. Il se peut même que vous ne soyez pas malade.

L'IMMUNITÉ FACE À NOUS-MÊMES

Même si ce système est une merveille de la nature quand il défend le corps contre les protéines étrangères, il peut par contre attaquer les tissus mêmes qu'il est censé protéger. Ce processus d'autodestruction est commun à toutes les maladies auto-immunes. C'est comme si le corps voulait se suicider.

L'un des mécanismes de base à ce comportement autodestructeur est appelé mimétisme moléculaire. Certains des envahisseurs que nos soldats veulent détruire ressemblent comme deux gouttes d'eau à nos propres cellules. Par conséquent, les moules du système immunitaire qui correspondent à ces envahisseurs correspondent également à nos cellules. Le système immunitaire détruit donc dans certaines circonstances tout ce qui correspond au moule, y compris nos propres cellules. Ce processus d'autodestruction est extrêmement complexe et met à contribution de nombreuses et diverses stratégies de la part du système immunitaire, stratégies qui ont la même caractéristique malheureuse de ne pouvoir faire la distinction entre les protéines envahissantes et les protéines de notre corps.

Mais qu'est-ce que tout cela a à voir avec ce que nous mangeons ? Le fait est que les antigènes qui incitent notre corps à attaquer ses propres cellules proviennent peut-être de la nourriture. Pendant que nous digérons, par exemple, certaines protéines se glissent dans le sang à partir de nos intestins avant d'avoir été totalement désintégrées en acides aminés. Le reste des protéines non digérées est traité par le système immunitaire comme des envahisseurs, système qui se met à créer des moules pour les détruire et met ainsi en branle le processus auto-immun d'autodestruction.

L'un des aliments qui fournit beaucoup de ces protéines étrangères qui imitent les protéines de notre corps est le lait de vache. La plupart du temps, notre système immunitaire est rusé. Tout comme une armée saura retenir ses soldats devant une armée alliée, le système immunitaire saura se retenir d'attaquer le corps qu'il est supposé protéger. Même si un antigène envahisseur ressemble comme deux gouttes d'eau aux cellules de notre corps, notre système immunitaire peut encore distinguer nos propres cellules des antigènes. En fait, le système immunitaire pourra même se servir de nos cellules pour créer des moules visant l'antigène *sans détruire les cellules alliées*.

Il s'agit d'un processus comparable aux entraînements qui ont lieu dans des camps en vue de la guerre. Lorsque le système immunitaire fonctionne bien, nous pouvons utiliser les cellules du corps qui ressemblent aux antigènes comme un exercice d'entraînement, sans les détruire, pour préparer nos cellules soldats à repousser les envahisseurs antigènes. C'est un autre exemple[1] de l'exceptionnelle capacité de la nature à s'autoréguler.

Le système immunitaire se sert d'un processus très sophistiqué pour décider quelles protéines devraient être attaquées et lesquelles devraient être épargnées[11]. Nous ne comprenons pas encore comment ce processus incroyablement complexe déraille et se manifeste sous la forme de maladies auto-immunes. Nous savons simplement que le système immunitaire perd sa capacité à distinguer les cellules du corps des antigènes, et qu'au lieu de se servir des cellules du corps pour les entraîner, il les détruit en même temps qu'il détruit les envahisseurs.

Dans le cas du diabète de type 1, le système immunitaire attaque les cellules du pancréas chargées de produire l'insuline. Cette maladie dévastatrice et incurable frappe les enfants et engendre beaucoup de souffrances et de difficultés chez les jeunes familles. Ce que la plupart des gens ne savent pas, c'est qu'il existe des preuves que cette maladie est liée à l'alimentation, plus particulièrement aux produits laitiers. La propension de la protéine du lait de vache à déclencher le diabète de type 1[12-14] a fait l'objet de beaucoup de recherches. Voici comment le déclenchement de cette maladie s'effectue probablement :

- un bébé ne sera pas allaité au sein suffisamment longtemps et sera nourri au biberon avec des protéines de lait de vache qui se trouveront dans une préparation pour nourrissons ;
- le lait se rend dans le petit intestin, où il est digéré et transformé en acides aminés ;
- chez certains nourrissons, le lait de vache n'est pas entièrement transformé et de petites chaînes d'acides aminés, ou des fragments de la protéine originale, restent dans l'intestin ;
- ces acides aminés incomplètement digérés passent alors dans le sang ;
- le système immunitaire reconnaît ces fragments en tant qu'envahisseurs et se prépare à les détruire ;
- malheureusement, certains de ces fragments ressemblent comme deux gouttes d'eau aux cellules du pancréas chargées de produire l'insuline ;
- le système immunitaire perd donc sa capacité à distinguer les protéines du lait de vache des cellules pancréatiques et les détruit toutes, empêchant ainsi le pancréas de l'enfant de produire de l'insuline ;
- l'enfant deviendra un diabétique de type 1 et le restera toute sa vie.

Ce processus se résume à une affirmation remarquable : *le lait de vache peut causer chez l'enfant une des maladies les plus dévastatrices qui puisse exister.* Pour des raisons évidentes, c'est actuellement une des questions les plus litigieuses en nutrition.

Un rapport remarquable sur les effets du lait de vache a été publié il y a environ vingt ans, en 1992, dans le *New England Journal of Medicine*[12]. Les chercheurs, originaires de Finlande, avaient analysé le sang d'enfants diabétiques de type 1, âgés de quatre à douze ans. Ils ont mesuré les taux d'anticorps qui s'étaient formés dans le sang pour combattre une protéine incomplètement digérée de lait de vache, l'albumine de sérum bovin.

Ils ont fait la même chose avec le sang d'enfants non diabétiques, puis ont comparé les résultats des deux groupes (rappelez-vous qu'un anticorps est une copie miroir, ou moule, d'un antigène étranger). Les enfants qui avaient des anticorps à la protéine du lait de vache devaient naturellement avoir déjà consommé du lait de vache. Cela voulait aussi dire que des fragments non digérés des protéines du lait de vache étaient passés dans le sang de l'enfant et que cela avait amené le corps à créer des anticorps.

Les chercheurs ont découvert quelque chose de tout à fait remarquable. Sur les cent quarante-deux enfants diabétiques en question, tous avaient un taux d'anticorps supérieur à 3,55. Chez les soixante-dix-neuf enfants non diabétiques, tous avaient un taux d'anticorps inférieur à 3,55.

Il n'y a aucun chevauchement entre les anticorps d'enfants diabétiques et ceux d'enfants sains. Tous les enfants diabétiques avaient un taux d'anticorps au lait de vache supérieur à celui de tous les enfants non diabétiques. Cela signifie deux choses : les enfants ayant plus d'anticorps consommaient davantage de lait, et le nombre supérieur d'anticorps peut causer le diabète de type 1.

Ces résultats firent des vagues dans le milieu de la recherche. Cette étude était spéciale, car ses résultats indiquaient des réactions d'anticorps complètement distinctes chez les deux groupes. Depuis, cette expérience[12] et d'autres préalables[15-17] ont déclenché une avalanche d'études additionnelles pendant les années suivantes, qui se poursuivent encore aujourd'hui[13, 18, 19].

Plusieurs recherches se sont depuis penchées sur l'effet du lait de vache sur les taux d'anticorps à l'albumine de sérum bovin. Toutes ces recherches, sauf une, ont signalé que le lait de vache fait augmenter les anticorps à l'albumine de sérum bovin chez les enfants ayant le diabète de type 1[18]. Les résultats ont cependant été très variables dans leur ampleur.

Au cours des dix dernières années, les chercheurs sont allés encore plus loin que les anticorps à l'albumine de sérum bovin et leurs recherches permettent d'avoir une perspective plus élaborée. Je vais résumer les choses ainsi[13, 19] : les nourrissons ou les très jeunes enfants avec un certain historique génétique[20, 21], ayant été sevrés prématurément du sein maternel[22], et alimentés avec du lait de vache, ont peut-être été infectés par un virus qui corrompt le système immunitaire[19] et présentent un grand risque d'avoir le diabète de type 1. Une étude menée au Chili[23] a pris en considération deux facteurs : le lait de vache et les gènes. Les enfants génétiquement prédisposés et sevrés trop tôt à qui l'on a donné une préparation à base de lait de vache couraient 13,1 fois plus de risques d'avoir le diabète de type 1 que les enfants non génétiquement prédisposés et qui avaient été allaités au sein pendant au moins trois mois (ce qui minimisait leur exposition au lait de vache). Une autre étude menée aux États-Unis a montré que les enfants génétiquement prédisposés à qui l'on avait donné du lait de vache quand ils étaient nourrissons couraient 11,3 fois plus de risques que ceux qui n'étaient pas génétiquement prédisposés et avaient été allaités au sein pendant au moins trois mois[24]. Ce risque, de onze à treize fois plus élevé, est incroyablement haut (1 000-1 200 %). On considère comme un risque important une différence supérieure à trois ou quatre fois plus élevée. Pour donner une idée, les fumeurs courent environ dix fois plus de risques d'avoir un cancer du poumon (chiffre inférieur au taux de onze à treize) et les personnes faisant de l'hypertension et ayant du cholestérol courent deux fois et demi à trois fois plus de risques que les autres d'avoir des maladies cardiaques (voir figure 9.2[18]).

Figure 9.2 : Risques relatifs de divers facteurs sur diverses maladies

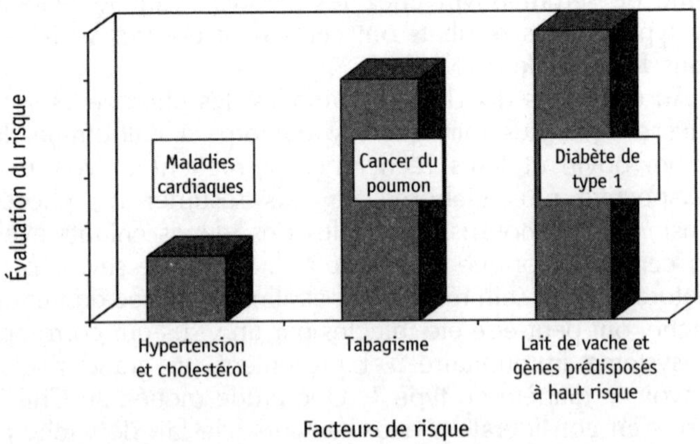

Alors, dans quelle proportion le risque de onze à treize fois de diabète de type 1 est-il dû à une exposition prématurée au lait de vache ou aux gènes ? Actuellement, on penche beaucoup pour les gènes, cette opinion étant aussi partagée par les médecins. Mais la génétique à elle seule ne peut compter que pour un petit pourcentage des cas de cette maladie. Les gènes n'agissent pas de façon isolée. Ils ont besoin d'un déclencheur pour que leurs effets soient produits. On a également observé que, lorsque l'un des jumeaux identiques avait le diabète de type 1, il y avait seulement de 13 à 33 % de risques que le second attrape la même maladie, même si les jumeaux avaient les mêmes gènes[13, 20, 21, 25, 26]. Si la faute revenait entièrement aux gènes, les jumeaux identiques auraient près de 100 % de risques d'avoir la même maladie. De plus, il est possible que le risque de 13 à 33 % pour le second jumeau soit dû à une alimentation et à un milieu de vie identiques, facteurs qui touchent les jumeaux puisqu'ils vivent ensemble.

Figure 9.3 : Association entre la consommation de lait de vache et la fréquence du diabète de type 1 dans différents pays

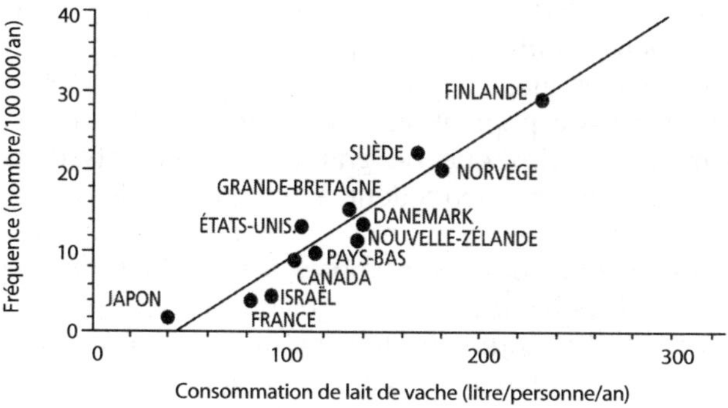

Prenez en considération, par exemple, la figure 9.3, laquelle souligne le lien entre un aspect du milieu ambiant, la consommation de lait de vache, et cette maladie. La consommation de lait de vache chez les enfants ayant de zéro à quatorze ans dans douze pays[27] est en corrélation presque parfaite avec le diabète de type 1[28]. Plus la consommation de lait est importante, plus grande est la fréquence de diabète de type 1. En Finlande, le diabète de type 1 est trente-six fois plus fréquent qu'au Japon[29]. On consomme de grandes quantités de lait en Finlande, alors qu'on n'en consomme presque pas au Japon[27].

Comme nous l'avons vu avec les autres maladies de la prospérité, lorsque les gens quittent des régions du globe où la fréquence d'une maladie est basse pour s'installer dans une région où elle est élevée, ils risquent rapidement d'avoir la maladie de cette nouvelle région parce qu'ils en adoptent l'alimentation et le mode de vie[30-32]. Cela indique que, même si les gens ont les gènes nécessaires, la maladie apparaîtra seulement si certaines conditions alimentaires et environnementales sont présentes.

Les tendances des maladies dans le temps indiquent la même chose. La fréquence du diabète de type 1 dans le monde augmente à un taux alarmant de 3 % par an[33]. Cette augmentation se produit chez différents peuples, même si les taux de maladie sont très différents. Cette augmentation relativement rapide ne peut pas être due à une prédisposition génétique. La présence de n'importe quel gène parmi une vaste population reste relativement stable dans le temps, à moins que de grands changements dans le milieu ambiant ne permettent à un groupe de se reproduire plus facilement qu'un autre. Par exemple, si toutes les familles dont un des membres a le diabète de type 1 avaient une douzaine d'enfants et que toutes les familles sans ce diabète mouraient, le gène (ou les gènes) peut-être responsable du diabète deviendrait bien plus répandu dans la population. Ce n'est pas le cas, bien sûr, et le fait qu'il augmente de 3 % par an prouve que les gènes ne sont pas à eux seuls responsables de cette maladie.

À mon avis, nous détenons des preuves impressionnantes indiquant que le lait de vache est sans doute une cause importante du diabète de type 1. Lorsqu'on combine les résultats de toutes ces études (prédisposition génétique et non-prédisposition génétique), on découvre que les enfants sevrés trop tôt et à qui l'on a donné du lait de vache courent en moyenne de 50 à 60 % plus de risques d'avoir le diabète de type 1 (de 1,5 à 1,6 plus de risques) que les autres[34].

Les premières informations disponibles sur le lien entre l'alimentation et le diabète de type 1 étaient assez impressionnantes pour donner lieu à deux événements importants. Tout d'abord, en 1994, l'Académie américaine de pédiatrie (American Academy of Pediatrics) encouragea fortement les parents de familles où le diabète était plus répandu à ne pas donner de lait de vache aux enfants au cours de leurs deux premières années. Ensuite, de nombreux chercheurs[19] mirent sur pied des études dites de prospection, dont l'objectif était de suivre individuellement les gens pour vérifier si une surveillance serrée de l'alimentation et du mode de vie pouvait expliquer l'apparition du diabète de type 1.

Deux des études les plus connues sont en cours en Finlande, depuis la fin des années 1980[15], pour une, et le milieu des années 1990[35], pour l'autre. L'une de ces études a démontré que la consommation de lait de vache augmentait le risque du diabète de type 1 de cinq à six fois[36], alors que l'autre[35] prétendait qu'il augmentait l'apparition d'au moins trois ou quatre anticorps en plus de ceux présentés plus haut. Dans une autre étude, les anticorps à la bêta-caséine, une autre protéine du lait de vache, étaient particulièrement hauts chez les nourrissons élevés au biberon, en comparaison de ceux qui étaient nourris au sein. Les enfants ayant le diabète de type 1 avaient également des taux plus élevés de ces anticorps[37]. Bref, de toutes les études qui ont produit des résultats, il ressort que *les découvertes confirment que le lait de vache est dangereux, surtout pour les enfants génétiquement prédisposés*.

La controverse des controverses

Imaginez que vous lisez en première page de votre quotidien le grand titre suivant : « Le lait de vache sans doute responsable du diabète mortel de type 1. » Étant donné que la réaction à une telle annonce serait énorme et les répercussions économiques monumentales, il n'y a aucune chance qu'une telle formule fasse la une bientôt, nonobstant les preuves scientifiques. Les responsables réussissent à étouffer la chose en invoquant le puissant argument de la controverse. Avec autant de choses en jeu et le fait que ces informations sont comprises par très peu de gens, il est facile d'engendrer et de maintenir la controverse, laquelle fait naturellement partie de la science. Trop souvent cependant, la controverse n'est pas le résultat d'un débat scientifique légitime, mais plutôt le reflet du besoin de retarder la diffusion des résultats de recherche et de déformer ces derniers. Par exemple, si j'affirme que les cigarettes sont mauvaises pour vous et que je fournis en plus une montagne de preuves soutenant mes dires, l'industrie du tabac trouvera le moyen de pointer du doigt un détail resté non résolu et prétendra que l'opinion voulant que le tabagisme soit malsain fait l'objet d'une controverse, ce qui viendra annuler mes affirmations. C'est chose facile à faire, puisqu'il y aura toujours des détails restés insolubles. C'est la nature même de la science. Des groupes se servent de la tactique de la controverse pour saper certaines idées, mettre des bâtons dans les roues aux recherches constructives, semer la confusion dans l'esprit du public et amoindrir au maximum la politique publique. Le soutien de la controverse dans l'intention de discréditer les découvertes susceptibles de causer des troubles économiques et sociaux est l'un des plus grands péchés de la science.

Le commun des mortels aura des difficultés à évaluer la légitimité d'une controverse hautement technique, comme c'est le cas pour le lait de vache et le diabète de type 1. Cela est vrai, même s'il est intéressé par ce sujet et la lecture d'articles scientifiques.

Prenez par exemple une revue scientifique récente[38] traitant de l'association entre le diabète de type 1 et le lait de vache. Sur dix études humaines (toutes ayant eu des groupes témoins) résumées dans un document publié comme faisant partie d'une série de sujets controversés[38], les auteurs ont conclu que cinq des dix études avançaient des associations positives statistiquement significatives entre le lait de vache et le diabète de type 1, et que les cinq autres non. De toute évidence, au premier coup d'œil, on a l'impression qu'il vient d'être prouvé qu'une incertitude considérable existe qui viendra discréditer l'hypothèse pendant longtemps.

Cependant, les cinq études qualifiées de négatives ne prouvaient pas que le lait de vache *faisait baisser le diabète de type 1*. Ces cinq études n'indiquaient simplement *aucun effet statistiquement significatif dans un sens ou dans l'autre*. Par contre, cinq études sont statistiquement significatives et indiquent le même résultat : la consommation prématurée de lait de vache est associée à un *risque plus élevé* de diabète de type 1. Il n'y a donc qu'une chance sur soixante-quatre qu'il s'agisse d'un résultat aléatoire, ou du hasard.

Il existe bien des raisons, certaines visibles et d'autres pas, pour qu'une expérience ne révèle aucun lien statistiquement significatif entre deux facteurs, même si ce lien existe bel et bien. Peut-être que l'étude comprenait une population trop faible et que la certitude statistique était dès lors impossible. Peut-être que les sujets avaient des habitudes alimentaires très semblables, ce qui réduisait la possibilité de déceler le lien que l'on aurait pu autrement déceler. Peut-être aussi que les mesures des habitudes alimentaires des nourrissons, il y a des années, étaient inexactes au point de créer de la confusion autour de ce lien qui existe bel et bien. Et peut-être enfin que les chercheurs ont étudié la mauvaise période de vie de l'enfant.

En fin de compte, si cinq études sur dix ont découvert des liens statistiquement significatifs et prouvé que la consommation de lait de vache est effectivement associée à l'augmentation du diabète de type 1, et qu'*aucune* étude ne prouve que la consommation de lait de vache est associée à la baisse du diabète de type 1, je pourrais difficilement dire, ainsi que les auteurs de cette revue l'ont fait, que l'hypothèse « est devenue floue en raison des incohérences des informations[38] ».

Dans cette même analyse[38], les auteurs ont résumé d'autres études qui comparaient indirectement l'association entre l'allaitement au sein et la consommation de lait de vache et le diabète de type 1. Cette compilation a fait entrer en jeu cinquante-deux comparaisons possibles, vingt d'entre elles étant statistiquement significatives. Sur ces vingt résultats significatifs, *dix-neuf penchaient pour une association entre le lait de vache et la maladie, et une seule ne le faisait pas*. De nouveau, le « hasard » favorisait grandement l'hypothèse d'une association, chose que les auteurs ont omis de faire remarquer.

Je cite cet exemple non seulement pour souligner l'évidence voulant que le lait de vache et le diabète de type 1 soient associés, mais aussi pour illustrer une des tactiques souvent employées pour provoquer une controverse qui n'a pas lieu d'être. Cette tactique, plus commune qu'elle ne le devrait, suscite une confusion inutile. Lorsque les chercheurs y recourent, même non intentionnellement, c'est souvent parce qu'ils partent avec un sérieux préjugé contre l'hypothèse de départ. Peu après avoir écrit cela, j'ai entendu une brève interview à la radio sur le problème du diabète de type 1 du principal auteur de cette analyse[38]. Il va sans dire que celui-ci n'a fait aucune mention de la preuve de l'association entre le lait de vache et le diabète de type 1 !

Comme cette question a des implications financières gigantesques pour l'agriculture américaine et que beaucoup de gens montrent aussi personnellement un préjugé contre cette hypothèse, il est peu probable que la recherche menée sur ce type de diabète trouve bientôt son chemin dans les médias américains. Cependant, l'ampleur et la précision de cette preuve sont irréfutables, même si les détails complexes d'ordre mécanique ne sont pas encore totalement compris. Non seulement nous avons la preuve du danger posé par le lait de vache, mais nous avons également des preuves indiquant que l'association entre le lait de vache et le diabète est biologiquement plausible.

Le lait maternel est l'aliment parfait pour un nourrisson, et l'un des gestes les plus dangereux qu'une mère puisse poser à l'égard de son enfant, c'est de substituer son lait par du lait de vache.

Sclérose en plaques et autres maladies auto-immunes

La sclérose en plaques est une maladie auto-immune particulièrement difficile, autant pour ceux qui en sont atteints que pour ceux qui doivent prendre soin des personnes malades. Elle représente la bataille d'une vie entière, accompagnée d'incapacités diverses, imprévisibles et graves. Les personnes atteintes de cette maladie traversent souvent des périodes de crise aiguë et perdent graduellement leur capacité à voir ou à marcher. En dix ou quinze ans, elles se trouvent confinées à un fauteuil roulant puis au lit pour le restant de leurs jours.

Selon la Société nationale de la sclérose en plaques (National Multiple Sclerosis Society), environ quatre cent mille personnes aux États-Unis sont touchées par cette maladie[39] qui se diagnostique entre vingt et quarante ans, et frappe les femmes trois fois plus que les hommes.

Même si le corps médical et le corps scientifique s'intéressent énormément à cette maladie, ils reconnaissent toute-fois en savoir très peu sur les causes et les traitements. La plupart des sites Internet traitant de la sclérose en plaques affirment que cette maladie reste une énigme. D'après ce qu'on y lit, la génétique, les virus et les facteurs environnementaux jouent probablement un rôle dans son apparition. Ces sites n'accordent cependant ici aucune attention au rôle possible de l'alimentation. Il faut reconnaître que cela est étrange, vu la profusion d'informations fascinantes sur les effets de l'alimentation, informations diffusées dans des rapports sérieux[40-42]. Une fois de plus, le lait de vache semble tenir une place importante.

Les multiples symptômes de cette maladie indiquent que le système nerveux va de travers. Les signaux électriques qui transportent les messages du et vers le système nerveux central (cerveau et moelle épinière), ainsi que du système nerveux périphérique vers le reste du corps, ne sont pas bien coordonnés ni contrôlés. La raison de ce dysfonctionnement est que la gaine des fibres nerveuses, la myéline, est détruite par une réaction auto-immune. Imaginez ce qui se produirait dans le système électrique de votre maison si l'isolation des fils s'amenuisait ou était enlevée, laissant les fils à nu. Les signaux électriques seraient tout simplement court-circuités. C'est exactement ce qui se passe dans le cas de la sclérose en plaques. Les signaux électriques devenus capricieux peuvent détruire les cellules et brûler des morceaux de tissus adjacents, ce qui laisse de petites cicatrices ou des morceaux de tissus sclérosés. Ces brûlures peuvent devenir très sérieuses et détruire finalement le corps.

La première recherche signalant que l'alimentation a un effet sur la sclérose en plaques remonte à plus de cinquante ans. C'est le docteur Roy Swank qui a en effet entrepris cette recherche en Norvège tout d'abord, puis à l'Institut neurologique de Montréal dans les années 1940. Ultérieurement, celui-ci est devenu le directeur de la Division de neurologie de la faculté de médecine de l'université de l'Oregon[43].

Le docteur Swank s'intéressa au lien entre l'alimentation et la sclérose en plaques quand il apprit que cette maladie était plus commune dans les pays septentrionaux[43]. La différence est énorme entre l'équateur et le nord : la sclérose en plaques apparaît cent fois plus dans les pays septentrionaux que dans les pays proches de l'équateur[10], et sept fois plus dans le sud de l'Australie (plus près du pôle Sud) que dans le nord de ce pays[44]. La répartition de cette maladie est très similaire à celle des autres maladies auto-immunes, y compris le diabète de type 1 et la polyarthrite chronique[45, 46].

Bien que certains scientifiques invoquent les champs magnétiques comme cause de la maladie, Roy Swank pensait que l'alimentation en était la cause, en particulier les aliments d'origine animale ayant une teneur élevée en gras saturés[43]. Il découvrit que la consommation de produits laitiers à l'intérieur des terres en Norvège coïncidait avec un taux plus élevé de scléroses en plaques que sur les côtes, où les gens consommaient davantage de poisson.

Mais c'est à l'Institut neurologique de Montréal qu'il mena sa recherche la plus connue, effectuée sur cent quarante-quatre patients atteints de cette maladie. Il consigna toutes les informations à leur sujet pendant trente-quatre ans[47]. Il leur conseilla d'adopter une alimentation faible en gras saturés, ce que firent la plupart, mais pas tous. Il classa alors ces patients en deux groupes : ceux qui s'alimentaient bien s'ils consommaient moins de 20 g par jour de gras saturés, et ceux qui s'alimentaient mal s'ils consommaient plus de 20 g par jour de gras saturés. (À titre indicatif, disons qu'un hamburger au fromage avec du bacon et des condiments contient environ 16 g de gras saturés et qu'une petite portion de tourte au poulet en contient presque 10 g.)

En poursuivant ses recherches, le docteur Swank découvrit que la progression de la maladie était grandement ralentie par une alimentation faible en gras saturés, même dans le cas des gens dont la maladie était fort avancée. Il résuma ses travaux en 1990[47] en concluant que pour le groupe de patients ayant eu une alimentation faible en gras dès le début de leur maladie, environ 95 % d'entre eux étaient restés handicapés légèrement pendant environ trente ans et que seulement 5 % d'entre eux étaient morts. *Par contre, 80 % des patients ayant poursuivi une alimentation à haute teneur en gras saturés depuis le début de leur maladie étaient morts des suites de celle-ci.* Les résultats concernant ces cent quarante-quatre patients, y compris ceux ayant adopté cette alimentation à une étape plus avancée de leur maladie, sont transcrits sur la figure 9.4.

Figure 9.4 : Taux de décès relié à la sclérose en plaques après que 144 patients ont suivi un régime pendant 34 ans

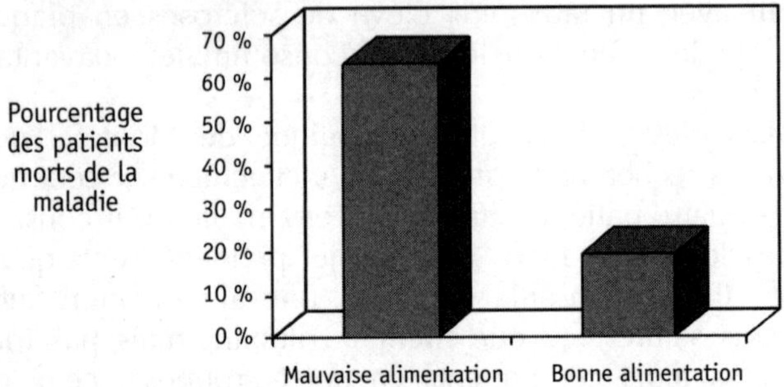

Les travaux de cet homme sont remarquables. Il faut une grande persévérance et un grand dévouement pour suivre des patients pendant trente-quatre ans ! De plus, si cette recherche avait eu comme objet un médicament potentiel, les résultats auraient eu pour effet de remplir les poches de l'industrie pharmaceutique. Les premiers résultats du docteur Swank ont été publiés il y a plus de cinquante ans[48], puis une autre fois[49], et encore une autre fois[50], et encore[47], pendant les quarante années suivantes.

Plus récemment, d'autres études[42, 51, 52] ont confirmé et précisé les observations de Roy Swank, mettant davantage l'accent sur le lait de vache. Ces nouvelles études signalent que la consommation de lait de vache est fortement associée à la sclérose en plaques, aussi bien lorsqu'on compare différents pays[52] que lorsqu'on compare les États au sein des États-Unis[51]. Publiée par des chercheurs français, la figure 9.5 compare la consommation de lait de vache avec la sclérose en plaques dans vingt-six populations de vingt-quatre pays[52].

Figure 9.5 : Associations entre la consommation de lait de vache et la sclérose en plaques

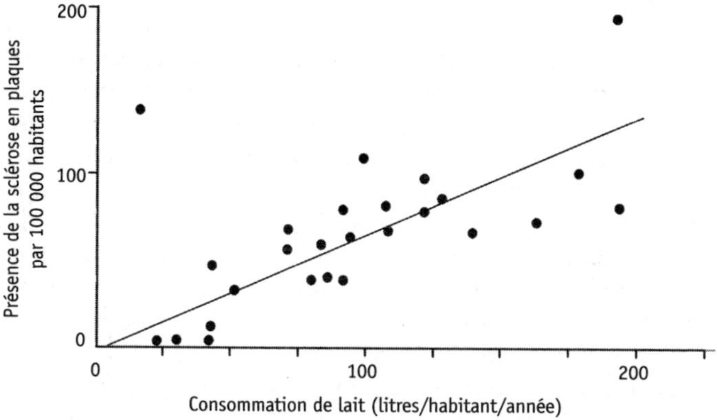

Ce lien, presque identique à celui qui a trait au diabète de type 1, est remarquable et n'est pas dû à des variables comme la latitude ou la présence de services médicaux[51]. Dans certaines études[52, 53], les chercheurs avancent que cette forte corrélation entre le lait de vache et la maladie est aussi due à la présence d'un virus dans le lait. Ces mêmes études avancent que le gras saturé n'est sans doute pas à lui seul responsable des résultats du docteur Swank. La consommation de viandes comportant des matières grasses à teneur élevée en gras saturés, tout comme la consommation de lait, était également associée à la sclérose en plaques dans ces études portant sur de nombreux pays[54], alors que la consommation de poisson, qui contient davantage d'oméga-3, était associée à un taux plus bas de cette maladie[55].

L'association entre le lait de vache et la sclérose en plaques, telle qu'elle est indiquée sur la figure 9.5, est certes impressionnante, mais ne constitue pas pour autant une preuve. Par exemple, où les gènes et les virus entrent-ils en jeu ? En théorie, il se peut que ces deux éléments soient responsables de la répartition bizarre de cette maladie sur le globe.

Dans le cas des virus, on ne peut encore tirer de conclusions définitives. On a proposé toutes sortes de virus susceptibles d'avoir une diversité d'effets sur le système immunitaire. Cependant, rien de très convaincant n'a été prouvé. Certains résultats sont basés sur le fait qu'on trouve davantage d'anticorps viraux chez les patients atteints de sclérose en plaques que chez les patients de groupes témoins. D'autres résultats sont fondés sur le fait qu'il y a des apparitions sporadiques de sclérose en plaques dans des collectivités isolées. Et d'autres encore, sur le fait que l'on trouve des gènes semblables aux virus dans certains cas de sclérose en plaques[13, 19, 56].

En ce qui concerne les gènes, nous pouvons commencer à comprendre leur association avec la sclérose en plaques en posant la question habituelle : que se passe-t-il chez les personnes qui migrent, leurs gènes ne changeant pas, mais leur alimentation et leur milieu de vie se modifiant quant à eux ? La réponse est la même que celle déjà donnée pour le cancer, les maladies cardiaques et le diabète de type 2. Les migrants encourent les mêmes risques que la population au sein de laquelle ils arrivent, surtout si c'est avant l'adolescence[57, 58]. Cela nous dit que cette maladie est plus fortement liée au milieu ambiant qu'aux gènes[59].

Certains gènes ont été ciblés comme candidats possibles causant la sclérose en plaques. Mais selon un rapport récent[3], jusqu'à vingt-cinq gènes pourraient jouer ce rôle. Il faudra par conséquent beaucoup de temps avant de cerner avec précision quels gènes ou quelles combinaisons de gènes prédisposent une personne à la sclérose en plaques. Une prédisposition génétique peut certes faire la différence quant à qui sera atteint ou non par la maladie, mais les gènes ne peuvent compter que pour environ un quart de tous les risques liés à cette maladie[60].

Bien que la sclérose en plaques et le diabète de type 1 aient en commun les mêmes questions restées sans réponses quant au rôle des gènes et des virus sur le système immunitaire, ils partagent aussi les mêmes preuves alarmantes concernant l'alimentation. Dans le cas des deux maladies, l'alimentation occidentale est fortement associée à la présence de la maladie. Malgré les efforts de ceux qui préféreraient rejeter les résultats de ces études ou alimenter la controverse, des constantes se dégagent. Les expériences menées auprès de personnes déjà atteintes par ces maladies ne font que renforcer les résultats de ces études. Roy Swank a fait de brillantes recherches sur la sclérose en plaques et James Anderson (voir chapitre 7) a réussi à réduire les médicaments pour les sujets atteints de diabète de type 1 en se servant uniquement de l'alimentation. Il est important de noter que ces deux médecins ont mis en avant un régime alimentaire beaucoup plus modéré qu'une alimentation végétarienne strictement composée d'aliments complets. Je me demande ce qui se passerait avec ces patients si on leur recommandait une alimentation idéale, c'est-à-dire végétarienne et composée d'aliments complets. Je mettrais ma main au feu que les résultats seraient encore meilleurs.

Ce que les maladies auto-immunes ont en commun

Qu'en est-il des autres maladies auto-immunes ? Il en existe en effet des douzaines, mais je ne vous ai mentionné que les deux plus importantes. Dans l'ensemble, que pouvons-nous dire sur les maladies auto-immunes ?

Pour répondre à cette question, il nous faut cerner ce que ces maladies ont en commun, et à quel degré. Plus elles ont d'éléments en commun, plus il y a de probabilités qu'elles aient aussi une ou des causes communes. C'est un peu comme si vous voyez deux personnes que vous ne connaissez pas, mais qui ont un type sanguin semblable, des cheveux semblables, des traits faciaux similaires, un physique et un timbre vocal approchants, et que vous concluez qu'elles ont les mêmes parents. Tout comme nous avons formulé l'hypothèse que les maladies de la prospérité, entre autres le cancer et les maladies cardiaques, ont des causes communes parce qu'elles partagent des biomarqueurs géographiques et biochimiques similaires (voir chapitre 4), nous pouvons aussi émettre l'hypothèse que la sclérose en plaques, le diabète de type 1, la polyarthrite chronique, le lupus et les autres maladies auto-immunes ont peut-être en commun des causes similaires si elles présentent des caractères similaires.

Premièrement, et par définition, chacune de ces maladies se rapporte à un système immunitaire qui s'emballe de façon telle qu'il attaque ses propres protéines, lesquelles ressemblent comme deux gouttes d'eau aux protéines étrangères.

Deuxièmement, toutes les maladies auto-immunes étudiées se sont révélées plus communes à des latitudes éloignées de l'équateur, là où le soleil brille moins en permanence[9, 10, 61].

Troisièmement, certaines de ces maladies ont tendance à toucher les mêmes personnes. Par exemple, la sclérose en plaques et le diabète de type 1 coexistent souvent chez un même individu[62-65]. La maladie de Parkinson, une maladie non auto-immune mais ayant des caractéristiques auto-immunes, se retrouve souvent avec la sclérose en plaques dans les mêmes régions géographiques[66] et chez les mêmes personnes[5]. La sclérose en plaques est également associée, que ce soit géographiquement ou chez une seule et même personne, à d'autres maladies auto-immunes comme le lupus, la myasthénie grave, la maladie de Graves (ou de Basedow) et la vascularite éosinophile[63]. Il semblerait que la polyarthrite chronique juvénile, une autre maladie auto-immune, se retrouve souvent avec la thyroïdite de Hashimoto[67].

Quatrièmement, parmi les maladies étudiées en rapport avec l'alimentation, il apparaît que la consommation d'aliments d'origine animale – en particulier le lait de vache – est associée à un plus grand risque de ces maladies.

Cinquièmement, il est prouvé qu'un virus (ou plusieurs) peut déclencher l'apparition de plusieurs de ces maladies.

Sixièmement, la caractéristique la plus importante semblant être un point commun à toutes ces maladies est que « leurs mécanismes d'action » sont très semblables, en ce sens que leur formation se ressemble. Lorsque nous prenons en considération ces mécanismes, commençons par l'exposition au soleil, vu que cet élément paraît lié d'une manière ou d'une autre aux maladies auto-immunes. L'exposition au soleil, qui diminue quand la latitude augmente, pourrait bien se révéler importante, même si de toute évidence d'autres facteurs entrent en jeu. La consommation d'aliments d'origine animale, en particulier le lait de vache, augmente également quand on s'éloigne de l'équateur. En fait, dans une des grandes études, on a découvert que le lait de vache était un aussi bon indicateur de la sclérose en plaques que la latitude (le soleil[51]). Dans l'étude du docteur Swank menée en Norvège, la sclérose en plaques était moins répandue près des côtes, où la consommation de poisson était plus importante. C'est ce qui a suscité l'idée que les oméga-3 contenus dans le poisson peuvent avoir un effet protecteur. Mais ce que l'on ne mentionne jamais, c'est que la consommation de produits laitiers (donc de gras saturés) est beaucoup plus basse dans les zones où l'on mange davantage de poisson. Est-il possible que le lait de vache et le manque de soleil aient des effets similaires sur la sclérose en plaques et d'autres maladies auto-immunes parce qu'elles fonctionnent selon un mécanisme semblable ? Si c'était le cas, ce serait très intéressant.

Il s'avère que cette idée n'est pas si stupide. Ce mécanisme fait entrer en jeu, une fois de plus, la vitamine D. Il existe des modèles de maladies auto-immunes tels le lupus, la sclérose en plaques, la polyarthrite chronique et les maladies inflammatoires des intestins (maladie de

Crohn, colite ulcéreuse) chez les animaux expérimentaux[6, 7, 68]. Chez eux, la vitamine D, qui fonctionne selon un mécanisme similaire dans chaque cas, prévient le développement de chacune de ces maladies. Cela devient encore plus intrigant quand on pense aux effets des aliments sur la vitamine D.

La première étape du processus de la vitamine D a lieu quand vous sortez, au cours d'une journée ensoleillée. Lorsque les rayons du soleil frappent votre peau, celle-ci produit de la vitamine D. Cette vitamine doit ensuite être activée dans les reins pour devenir une forme qui empêche le développement d'une maladie auto-immune. Comme nous l'avons vu, cette activation cruciale peut être inhibée par des aliments riches en calcium et des aliments d'origine animale qui produisent de l'acide (certaines céréales créent aussi un excès d'acide). En laboratoire, la vitamine D activée fonctionne de deux façons : elle empêche le développement de certains lymphocytes T et la production chez ces lymphocytes d'agents actifs (appelés cytokines) qui déclenchent la réaction auto-immune et encouragent la production d'autres lymphocytes T qui s'opposent à cet effet[69, 70]. (Vous trouverez à l'annexe C un diagramme schématisé simplifié du réseau de la vitamine D.) Ce mécanisme d'action semble être un fort trait commun à toutes les maladies auto-immunes étudiées jusqu'à maintenant.

Sachant à quel point il y a de preuves contre les aliments d'origine animale, le lait de vache en particulier, en ce qui touche la sclérose en plaques et le diabète de type 1, et sachant aussi tout ce qu'ont en commun les maladies auto-immunes, il est raisonnable de commencer à penser au lien entre l'alimentation et une bien plus vaste gamme de maladies auto-immunes. Il faut que davantage de recherches soient entreprises pour aboutir à des conclusions sensées sur les similarités des maladies auto-immunes, mais les preuves dont nous disposons sont déjà frappantes.

De nos jours, presque rien des rapports établis entre l'alimentation et ces maladies n'est parvenu au grand public. Par exemple, sur le site Web de la Fédération internationale de la sclérose en plaques, on peut lire « qu'il n'existe aucune preuve crédible que la sclérose en plaques soit due à une mauvaise alimentation ou à des carences alimentaires ». On peut y lire aussi l'avertissement que certains régimes alimentaires peuvent « s'avérer coûteux » et modifier l'équilibre nutritionnel normal[71]. Si modifier son régime alimentaire se révèle « coûteux » à leurs yeux, que dire alors du fait d'être alité et invalide ? Et que signifie un « équilibre nutritionnel normal » ? Cela se réfère-t-il à l'alimentation que nous avons maintenant et qui handicape, tue et rend malheureux des millions d'Américains chaque année ? Est-ce à dire qu'un taux élevé de maladies cardiaques, de cancers, de maladies auto-immunes, d'obésité et de diabète est chose normale ? Si c'est le cas, alors je propose de sérieusement se demander ce qui est anormal.

Environ quatre cent mille Américains sont atteints de sclérose en plaques, et des millions d'autres le sont de maladies auto-immunes. Alors que les statistiques, les résultats des recherches et les descriptions cliniques constituent la base de mon argumentation quant au lien entre l'alimentation et la maladie, cette information est surtout importante pour la personne qui en fait personnellement l'expérience. N'importe laquelle des maladies graves dont j'ai parlé dans ce chapitre peut changer à tout jamais la vie de n'importe qui : un membre de la famille, un ami, un voisin, un collègue, ou vous-même.

Il est temps de sacrifier nos vaches sacrées. La raison doit prendre le dessus. Les organismes professionnels, les médecins et les institutions gouvernementales doivent relever leurs manches et faire leur devoir afin que les enfants qui naissent aujourd'hui n'aient pas à affronter des tragédies pouvant sans aucun doute être évitées.

10

Effets de grande envergure : maladies des os, des reins, des yeux et du cerveau

La plus grande qualité d'une alimentation végétarienne est sans conteste la fonction préventive qu'elle exerce sur un grand nombre de maladies. Toutefois, si je ne me contentais que d'une unique étude pour convaincre quelqu'un des effets bénéfiques des fruits et des légumes sur les maladies du cœur, cette personne admettrait certainement que les fruits et les légumes, c'est bien bon, puis elle s'en retournerait chez elle pour se précipiter sur son rôti en sauce. La plupart des gens font preuve d'un scepticisme tout à fait compréhensible lorsqu'il s'agit de tenir compte des résultats d'une étude isolée, peu importe son importance, ses résultats encourageants ou la respectabilité des scientifiques qui l'ont menée.

Par contre, si j'évoque les dizaines d'études qui attestent que les pays où les maladies du cœur sont moins répandues sont également les pays où l'on consomme le moins d'aliments d'origine animale, ou si je parle des dizaines d'études qui prouvent que les gens qui mangent la plus grande quantité d'aliments d'origine végétale ont le moins de maladies du cœur, et si j'ajoute, de surcroît, les résultats d'un nombre encore plus élevé d'études prouvant que les aliments non raffinés d'origine végétale peuvent ralentir et même inverser les maladies du cœur, les gens sont alors plus enclins à m'accorder leur attention.

Et si je continue d'étendre mon argumentation non seulement aux maladies du cœur, mais aussi à l'obésité, au diabète de type 2, au cancer du sein, du côlon, de la prostate, à la sclérose en plaques et aux maladies auto-immunes, il est bien probable que ces personnes ne toucheront plus jamais un morceau de viande de leur vie.

C'est l'ampleur des preuves qui donne tout son poids aux découvertes dans le domaine de la santé et de l'alimentation. Alors qu'une seule étude pourrait étayer n'importe quelle prétention, il est exclu que cela soit le cas lorsque des centaines, voire des milliers d'études certifient les bienfaits d'une alimentation végétarienne et les dangers d'une alimentation d'origine animale pour autant de maladies différentes. Nous ne pouvons prétendre qu'il s'agit d'une coïncidence, de mauvaises bases de données, de recherches manquant d'objectivité, de statistiques mal interprétées ou d'un concours de circonstances. Cela ne peut être que vrai.

Jusqu'à présent, je n'ai mentionné que quelques aspects de l'importance de l'alimentation végétarienne. Aussi, pour donner encore davantage de poids aux bienfaits de celle-ci sur la santé, vais-je traiter cette fois de cinq maladies courantes aux États-Unis, en apparence sans relation les unes avec les autres, soit l'ostéoporose, les calculs rénaux, la cécité, les dysfonctions cognitives et la maladie d'Alzheimer. Ces maladies menacent rarement la vie de leurs victimes, et elles sont acceptées comme une conséquence du processus de vieillissement. Voilà pourquoi nous ne sommes pas surpris que grand-père ne voie plus aussi bien, qu'il ne se souvienne plus du nom de ses amis, ou encore qu'il ait besoin d'une nouvelle hanche. Tel que nous le verrons, il existe également un lien entre ces maladies et l'alimentation.

À l'école primaire, votre instituteur ne vous a-t-il jamais appris que si vous n'aviez pas d'os, vous ne seriez qu'une masse informe sur le sol ? Ou peut-être avez-vous appris quelques notions d'anatomie grâce à cette chanson populaire américaine où il est dit que « l'os de la cheville est relié à l'os du tibia, l'os du tibia est relié à l'os du genou », et ainsi de suite. À la même époque, on vous recommandait sans doute de boire du lait pour avoir des os et des dents solides. Et comme personne n'avait envie d'être une masse informe sur le sol et, qu'en plus, nos vedettes étaient payées pour vanter les mérites présumés du lait, nous en avons bu. Le lait est à la santé des os ce que l'abeille est au miel.

Les Américains consomment davantage de lait par habitant que la plupart des populations mondiales. Ils devraient donc avoir des os solides, n'est-ce pas ? Malheureusement, c'est loin d'être le cas. Une récente étude dévoile que le taux de fractures de la hanche chez les femmes américaines âgées de cinquante ans et plus est parmi les plus élevés du monde[1]. Ce taux n'est dépassé que par l'Europe et le Pacifique Sud (Australie et Nouvelle-Zélande[1]) où l'on consomme encore davantage de lait qu'aux États-Unis. Mais que se passe-t-il ?

Un taux excessif de fractures de la hanche indique selon toute probabilité la présence d'ostéoporose, une affection des os qui touche en particulier les femmes après la ménopause. On prétend souvent que cette maladie est provoquée par une insuffisance de calcium. C'est pourquoi les services de santé publique recommandent la plupart du temps d'augmenter notre consommation de calcium. Les produits laitiers étant particulièrement riches en calcium, il est bien évident que l'industrie laitière s'empresse de soutenir cette recommandation. Ce zèle a évidemment influencé votre empressement à boire du lait pour avoir des os solides, l'argumentation politique que nous aborderons dans la partie IV de ce livre.

Le moins que l'on puisse dire, c'est que quelque chose cloche puisque c'est précisément dans les pays grands consommateurs de lait de vache et de ses dérivés que les os sont les moins solides et le taux de fractures le plus élevé. Une des explications plausibles est tirée d'un rapport mettant en évidence une corrélation particulièrement impressionnante entre la consommation de protéines animales et le taux de fractures des os chez les femmes de différents pays[2]. Les données de ce rapport, datant de 1992, sont le résultat de recherches de la faculté de médecine de l'université Yale. Traitant du lien entre la consommation de protéines et le taux de fractures, ce rapport regroupe trente-quatre enquêtes qui proviennent de seize pays et ont été publiées dans vingt-neuf ouvrages révisés par des pairs. Tous les sujets de cette recherche étaient des femmes âgées de cinquante ans et plus. Cette enquête a révélé qu'un taux impressionnant de fractures, soit 70 %, était attribuable à la consommation de protéines animales.

Ces chercheurs ont par ailleurs découvert que les protéines animales, contrairement aux protéines végétales, augmentaient le taux d'acidité dans le corps[3]. Une augmentation du taux d'acidité signifie que notre sang et nos tissus sont acidifiés. Le corps n'apprécie pas du tout un milieu acide et se met à le combattre. Au départ, il utilise le calcium pour neutraliser l'acidité. Mais ce calcium doit bien provenir de quelque part. Il est donc extrait des os, ce qui, du même coup, les affaiblit et augmente le risque de fracture.

Il y a plus de cent ans que nous savons que les protéines animales mettent en danger la santé des os. C'est dans les années 1880[4] que l'on a commencé à s'en rendre compte, et ces découvertes ont été consignées dans les années 1920[5]. Nous avons aussi appris que les protéines animales faisaient augmenter la quantité d'acide métabolique du corps bien davantage que les protéines végétales[6-8].

Lorsque les protéines animales font augmenter l'acide métabolique et soutirent le calcium des os, la quantité de calcium augmente dans l'urine. Cette suite logique est connue depuis plus de quatre-vingts ans[5] et a été étudiée en détail dans les années 1970. Des résumés de ces études ont été publiés en 1974[9], 1981[10] et 1990[11]. Chacun met clairement en évidence que la quantité de protéines animales consommée journellement par beaucoup d'entre nous peut très bien être responsable de l'augmentation du calcium urinaire. Les informations de la figure 10.1 sont tirées d'une publication datant de 1981[10]. Le fait de doubler la consommation de protéines (particulièrement des protéines animales), c'est-à-dire de passer de 35 à 78 g par jour, provoquera une inquiétante augmentation de 50 % du calcium urinaire[10]. C'est à peu près ce qui se passe pour nous dans le cadre de notre consommation habituelle de protéines, la consommation moyenne d'un Américain étant de 70 à 100 g par jour. Soit dit en passant et tel qu'il a été mentionné au chapitre 4, une étude financée par le Atkins Center a fait ressortir que les personnes ayant adopté les préceptes de la diète Atkins pendant six mois excrétaient 50 % de plus de calcium dans leur urine[12].

Figure 10.1 : Association entre les sécrétions de calcium urinaire et la consommation de protéines

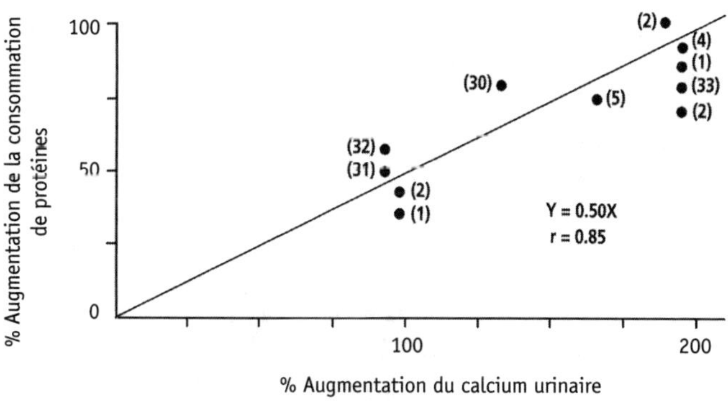

Les premières observations de l'association entre les protéines animales et le taux de fractures des os sont impressionnantes, et nous avons aujourd'hui une explication plausible de la façon dont cette association fonctionne.

Il est bien rare que l'on puisse rendre un seul et unique mécanisme responsable d'un processus de dysfonctionnement, mais le travail qui a été fait dans ce domaine a permis de trouver des arguments de taille. Publiée en 2000, et provenant du Département de médecine de l'université d'État de Californie, à San Francisco, une étude plus récente a examiné quatre-vingt-sept sondages réalisés dans trente-trois pays. Cette étude a comparé le taux de fractures des os (voir figure 10.2) à la consommation de protéines végétales par rapport à celle de protéines animales[1]. Il est vraiment impressionnant de constater qu'une augmentation de la consommation de protéines végétales réduisait presque à néant les fractures des os, contrairement aux résultats obtenus chez les gens qui consommaient des protéines animales.

Figure 10.2 : Association entre la consommation de protéines animales et végétales et le taux de fractures des os dans divers pays

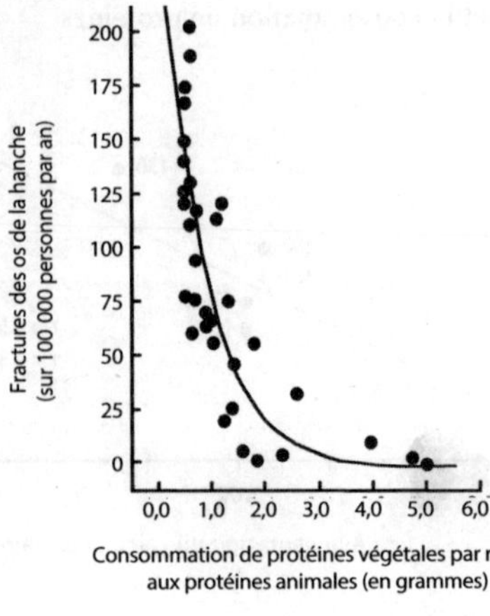

Consommation de protéines végétales par rapport aux protéines animales (en grammes)

Ces études sont irréfutables pour plusieurs raisons. D'une part, elles ont été publiées dans des revues de recherche de premier ordre et, d'autre part, les auteurs ont été très prudents dans l'analyse et l'interprétation des données. Et comme ils ont également inclus un grand nombre de rapports provenant de recherches isolées, l'importance statistique de l'association entre la consommation de protéines animales et le taux de fractures des os est vraiment remarquable. Ces découvertes ne peuvent être reléguées au rang de simples études supplémentaires : l'étude la plus récente représente une synthèse de quatre-vingt-sept recherches individuelles.

Le groupe de recherche sur l'ostéoporose et les fractures (Osteoporotic Fractures Research Group) de l'université d'État de Californie, à San Francisco, vient de publier une nouvelle étude[13] portant sur mille femmes âgées de soixante-cinq ans et plus. De même que pour l'étude effectuée dans divers pays, les chercheurs ont basé leur analyse sur la proportion de protéines animales et végétales ingérées. Après sept ans d'observations, ils ont constaté que les femmes dont la consommation de protéines animales était très élevée avaient eu 3,7 fois plus de fractures que les femmes en ayant consommé moins. Durant le même laps de temps, la perte de densité osseuse était également quatre fois plus marquée chez les premières que chez les secondes.

Cette étude a une très grande valeur expérimentale, car elle a non seulement comparé l'influence de la consommation de protéines sur la perte de densité osseuse, mais également sur le nombre de fractures chez les mêmes femmes. Cette augmentation de 3,7 fois plus de fractures est substantielle et d'une grande importance, puisque même les femmes dont le taux de fractures était moindre avaient tout de même tiré en moyenne la moitié de leurs protéines de source animale.

Je ne peux m'empêcher de me demander ce qui se serait passé si ces femmes avaient tiré leurs protéines non pas de

50 % de source animale, mais uniquement de 0 à 10 %. Dans le cadre de notre étude en Chine rurale, la consommation de protéines animales n'était que de 10 % par rapport aux protéines végétales, et le taux de fractures ne représentait qu'un cinquième de celui des États-Unis. Au Nigeria, la consommation de protéines animales (10 %) par rapport aux protéines végétales ne représente qu'un cinquième de celle de l'Allemagne, et les fractures des hanches sont 99 %[1] moins élevées.

Ces observations soulèvent une sérieuse remise en question de la publicité à grande échelle qui prône les bienfaits d'une alimentation riche en produits laitiers pour la protection de nos os. Et ce battage publicitaire vante presque quotidiennement l'importance du calcium contenu dans les produits laitiers pour la santé de nos os. Une avalanche d'informations nous met en garde contre les carences en calcium, surtout chez les femmes enceintes ou en phase d'allaitement. Cette foire médiatique au sujet du calcium n'est absolument pas justifiée. Des recherches menées dans dix pays[14] ont révélé que l'augmentation de la consommation de calcium était associée, non pas à un risque moindre de fractures des os, mais au contraire à un risque plus élevé (voir figure 10.3). La proportion de calcium révélée dans cette figure, en particulier pour les pays qui en consomment en grande quantité, provient davantage des produits laitiers que des suppléments alimentaires ou d'autres sources de calcium.

Les statistiques de la figure 10.3 sont attribuables à Mark Hegsted, longtemps professeur à l'université Harvard. Il a commencé à consacrer ses travaux aux propriétés du calcium dans les années 1950. Il a également été le principal instigateur des premières directives en matière de santé à l'échelle nationale en 1980, et a publié ce graphique en 1986. Selon le professeur Hegsted, une consommation excessive de calcium sur une longue période entrave les capacités du corps à contrôler lui-même ses besoins en calcium. Dans des conditions idéales, le corps utilise une

Figure 10.3 : Rapports entre le taux de fractures de la hanche et la consommation de calcium dans divers pays

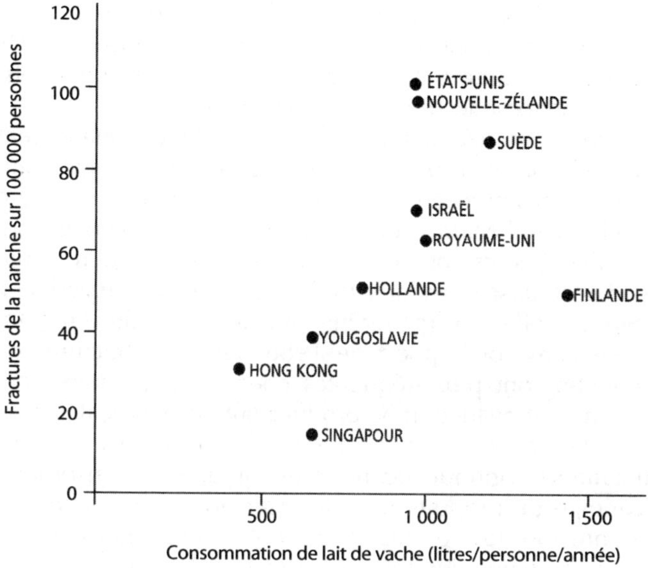

forme activée de vitamine D, le calcitriol, pour doser la quantité de calcium qu'il absorbe par les aliments, évacuer ensuite la partie qui doit l'être, et distribuer aux os la quantité dont ils ont besoin. Le calcitriol est considéré comme une hormone. Lorsque les besoins du corps en calcium augmentent, le corps en accroît l'absorption et en retient l'excrétion. Par contre, si l'absorption de calcium est trop importante sur une longue période, le corps pourrait perdre sa faculté d'ajuster lui-même sa quantité de calcitriol, perturbant définitivement ou temporairement par la même occasion la régulation de l'absorption et de l'excrétion de calcium. Perturber ainsi le mécanisme de régulation est le meilleur moyen pour les femmes ménopausées ou postménopausées de souffrir d'ostéoporose.

À ce stade de leur vie, les femmes doivent pouvoir augmenter l'utilisation du calcium de manière adéquate, particulièrement si elles continuent de consommer des aliments riches en protéines animales. La perte de la capacité du corps à contrôler lui-même des mécanismes réglés subtilement, parce qu'il est soumis à des abus continuels, est un phénomène bien connu en biologie.

D'après ces découvertes, il semble donc parfaitement plausible que les protéines animales et même le calcium, s'il est consommé en excès, puissent accroître le risque d'ostéoporose. Malheureusement, les produits laitiers sont les seuls aliments contenant à la fois et en grande quantité ces deux substances nutritives. Fort de son expérience exceptionnelle en recherche sur le calcium, Hegsted précise dans son rapport de 1986 que « les fractures de la hanche sont plus fréquentes chez les populations qui consomment beaucoup de produits laitiers et de calcium ».

Et pourtant, des années après ces révélations, l'industrie laitière continue de nous encourager à consommer davantage de produits pour fortifier nos os et nos dents. La confusion, les conflits et les controverses qui sévissent dans ce domaine permettent à n'importe qui de dire n'importe quoi. Bien entendu, une énorme quantité d'argent est également en jeu. L'un des plus éminents experts en ostéoporose (à la solde de l'industrie laitière) a exprimé sa colère dans un éditorial très remarqué[15]. À son avis, les découvertes encourageant une consommation plus élevée de protéines végétales « pourraient avoir été propagées en grande partie par des organisations populaires ». Les « organisations » auxquelles il fait allusion n'étaient que des associations de protection des animaux qui s'opposaient à la consommation de produits laitiers.

Une bonne partie du débat ayant trait à l'ostéoporose, qu'il soit mené avec intégrité ou non, réside dans l'accumulation de détails. Comme vous le verrez, le mal se cache dans les détails et le détail primordial concerne la densité minérale osseuse (DMO).

Bien des scientifiques ont examiné la répercussion de divers régimes alimentaires et modes de vie sur la DMO. La DMO est une mesure de densité osseuse couramment utilisée pour diagnostiquer l'état de santé des os. Lorsque votre densité osseuse tombe au-dessous d'un certain niveau, les risques d'ostéoporose s'élèvent. En termes pratiques, cela signifie que plus votre densité osseuse est faible, plus les risques de fractures sont élevés[16-18]. Mais dans cette grande arène de la recherche sur l'ostéoporose, plusieurs détails contradictoires et déroutants sèment la confusion. En voici quelques-uns :

- une DMO élevée augmente les risques d'ostéoarthrite[19] ;
- une DMO élevée a été associée à l'augmentation des risques de cancer du sein[20, 21] ;
- bien qu'il soit admis qu'une DMO élevée joue un rôle dans l'augmentation des risques du cancer du sein et la diminution des risques d'ostéoporose, ces deux maladies sont néanmoins courantes dans les mêmes régions du monde et frappent parfois les mêmes personnes[22] ;
- le taux de perte de matière osseuse est aussi important que la densité osseuse[23] ;
- dans certains pays où la masse osseuse globale, la densité osseuse minérale, ou le contenu minéral des os sont plus bas que dans les pays occidentaux, le taux de fractures reste tout de même plus bas. Cela défie toute logique sur ce que nous définissons comme des « os solides et en pleine santé[24-26] » ;
- être obèse est associé à une densité osseuse plus élevée[24, 27], même si les régions du monde qui ont le taux d'obésité le plus haut sont également celles qui connaissent le taux d'ostéoporose le plus élevé.

Quelque chose cloche dans l'idée que la DMO est synonyme d'ostéoporose et qu'elle nous donne des indications sur le type de régime alimentaire susceptible de diminuer le taux de fractures. En contrepartie, il existe un indice, certes alternatif mais bien plus valable, se rapportant à l'ostéoporose : la proportion de protéines animales par rapport aux protéines végétales dans l'alimentation[1, 13]. Plus la quantité de protéines est élevée, plus le risque de maladie est grand. Et devinez quoi ? La DMO n'a pas grand-chose à voir avec cela[13].

Il est bien évident que les recommandations d'usage concernant l'impact des produits animaux et des produits laitiers sur la densité minérale osseuse, largement influencées et vantées par l'industrie laitière, font l'objet de sérieuses remises en question. Voici les quelques règles que je vous propose de suivre afin de minimiser les risques d'ostéoporose :

- restez actif physiquement. Prenez l'escalier plutôt que l'ascenseur, marchez, courez, faites de la bicyclette. Nagez, pratiquez le yoga ou l'aérobic à quelques jours d'intervalle et n'hésitez pas à utiliser des haltères de temps à autre. Faites du sport. Les possibilités sont infinies et elles peuvent être source de grand plaisir. Vous vous sentirez en meilleure forme et vos os résisteront mieux à l'effort ;
- mangez une grande variété d'aliments d'origine végétale et évitez les aliments d'origine animale, y compris les produits laitiers. De grandes quantités de calcium se trouvent dans les aliments végétariens, entre autres les pois et les légumes à feuilles. Tant et aussi longtemps que vous vous tenez à distance des hydrates de carbone raffinés – les céréales sucrées, les bonbons, les pâtes et le pain blanc –, vous ne devriez encourir aucune pénurie de calcium ;
- réduisez au maximum votre consommation de sel. Évitez les aliments hautement raffinés et préemballés qui contiennent du sel en excès, car il y a tout lieu de penser qu'un excès de sel peut également être un problème.

En consultant le site Web du Centre de traitement des calculs rénaux (Kidney Stone Treatment Center[28]), de l'université d'État de Californie, vous allez découvrir que les calculs rénaux peuvent provoquer les symptômes suivants :

- nausées, vomissements ;
- agitation (tentative de trouver une position confortable pour diminuer la douleur) ;
- douleurs sourdes (sentiment de malaise, douleurs lombaires, abdominales, douleurs intermittentes) ;
- urgence de vider sa vessie ;
- mictions fréquentes ;
- hématurie (sang dans les urines) accompagnée de douleurs ;
- fièvre (avec complications infectieuses) ;
- colique rénale aiguë (violente douleur dans les flancs irradiant dans l'aine, le scrotum, les petites lèvres).

Les coliques rénales aiguës méritent quelques explications. Les symptômes extrêmement douloureux qui les accompagnent sont causés par des calculs cristallisés qui tentent de se frayer un chemin dans un tube très mince de notre corps (l'urètre), dont la fonction est de transporter l'urine des reins à la vessie. Le site Web décrit ainsi cette douleur : « C'est probablement une des pires douleurs que puisse connaître l'être humain. Ceux qui l'ont connue ne l'oublieront jamais. Cette douleur nécessite de puissants médicaments antidouleur pour être maîtrisée. N'espérez pas qu'une simple aspirine va y remédier. Rendez-vous immédiatement chez un médecin ou au service des urgences[28]. »

Je ne sais pas ce que vous éprouvez en lisant cela, mais en ce qui me concerne, le seul fait d'y penser me donne des frissons. Malheureusement, près de 15 % des

Américains, en majorité des hommes, souffriront de calculs rénaux au cours de leur vie[29].

Il existe plusieurs formes de calculs rénaux. Bien que l'une d'elles soit rare et d'origine génétique[30] et qu'une autre ait un rapport direct avec une infection urinaire, la majorité des calculs rénaux sont constitués d'un mélange de calcium et d'oxalate. Ces pierres d'oxalate de calcium sont relativement fréquentes dans les pays développés, mais relativement rares dans les pays en voie de développement[31]. Voici donc une maladie de plus à mettre sur le compte des maux typiques des pays occidentaux.

Mon attention sur les corrélations entre l'alimentation et cette maladie a été attirée pour la première fois à la faculté de médecine de l'université de Toronto. J'étais invité à y prononcer une allocution sur les résultats de notre étude en Chine. C'est là que j'ai rencontré le professeur W. G. Robertson, du Conseil de la recherche médicale (Medical Research Council) de Leeds, en Angleterre. Cette rencontre imprévue a été extrêmement fructueuse. Le docteur Robertson, comme je l'ai appris par la suite, est l'un des plus éminents spécialistes dans le domaine de la nutrition en ce qui a trait aux calculs rénaux. Son groupe de recherche a examiné la relation entre la nourriture et les calculs rénaux sous ses moindres aspects, autant théoriques que pratiques. Ses travaux ont débuté il y a plus de trente ans et se poursuivent encore aujourd'hui. Le docteur Robertson est l'auteur ou le coauteur d'au moins cent articles depuis le milieu des années 1960.

La figure 10.4, que l'on doit à Robertson, montre l'importante relation qui existe entre la consommation de protéines animales et la formation de calculs rénaux[32]. Elle indique que, entre 1958 et 1973 en Angleterre, une consommation de protéines animales de plus de 21 g par personne et par jour était étroitement liée au nombre annuel élevé de calculs rénaux chez dix mille individus. Cette corrélation est vraiment impressionnante.

Dans cette recherche, peu de scientifiques sont allés aussi loin dans les détails que Robertson et ses collaborateurs. Ils ont mis au point une méthode permettant d'estimer les risques de calculs avec une remarquable précision[33]. Sur six facteurs de risque de calculs rénaux identifiés[34, 35], la consommation de protéines animales a été désignée comme la principale coupable. Cette consommation, telle qu'on la voit dans les pays développés, favorise l'apparition de quatre facteurs de risque sur les six identifiés[34, 35].

Non seulement les protéines animales jouent un rôle dans la formation de futurs calculs rénaux, mais elles affectent les calculs récurrents. Dans la publication de ses découvertes, Robertson précise qu'il a pu aider des patients souffrant de calculs rénaux récurrents en supprimant simplement les protéines animales de leur alimentation[36].

Comment cela fonctionne-t-il ? Lorsque la nourriture ingérée contient suffisamment de protéines animales, la concentration de calcium et d'oxalate augmente brusquement dans l'urine, habituellement en quelques heures. La figure 10.5 du groupe de Robertson nous montre ces changements radicaux[35].

Les personnes examinées dans le cadre de cette étude n'avaient consommé que 55 g de protéines animales par jour, auxquelles avaient été ajoutés 34 g supplémentaires de protéines animales sous forme de thon. Cette quantité de protéines animales est tout à fait comparable à la consommation moyenne quotidienne des Américains. Les hommes consomment environ de 90 à 100 g de protéines par jour, lesquelles proviennent en grande partie d'aliments d'origine animale. Les femmes en consomment de 70 à 90 g par jour.

Lorsque les reins sont soumis à des doses constamment élevées de calcium et d'oxalate, cela peut favoriser l'apparition de calculs rénaux[35]. Les extraits du rapport de recherche de Robertson qui suivent[37] mettent l'accent sur le rôle des aliments, en particulier ceux qui contiennent des protéines animales :

L'urolithiase (la formation de calculs rénaux) est un problème à l'échelle mondiale qui est aggravé dans la plupart des pays industrialisés par la consommation élevée de produits laitiers et d'aliments pauvres en fibres et riches en calories. Les preuves pointent le doigt vers la consommation d'une grande quantité de viande. Des études épidémiologiques et biochimiques préconisent donc un régime alimentaire plus végétarien et moins riche pour réduire le risque de calculs rénaux.

Il a été prouvé que la viande et le poisson jouaient un rôle substantiel et incontestable dans la formation de calculs rénaux. D'après une récente étude, l'apparition des calculs rénaux pourrait également être induite par l'activité des radicaux libres[38], alors que ceux-ci pourraient à leur tour être prévenus par la consommation d'aliments d'origine végétale contenant des antioxydants (voir chapitre 4). Voilà donc une fois de plus un autre organe qui pourrait éviter une autre maladie, en l'occurrence la formation de calculs, en remplaçant les aliments d'origine animale par des aliments d'origine végétale.

Figure 10.4 : Association entre l'ingestion de protéines animales et la formation de calculs urinaires

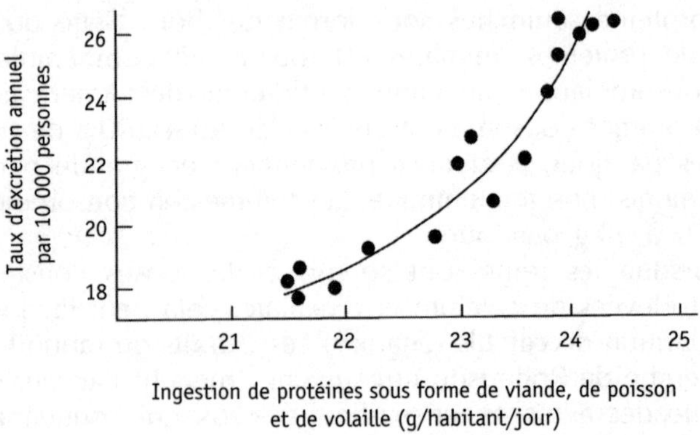

Figure 10.5 : Effets de la consommation de produits d'origine animale sur le calcium et l'oxalate urinaire

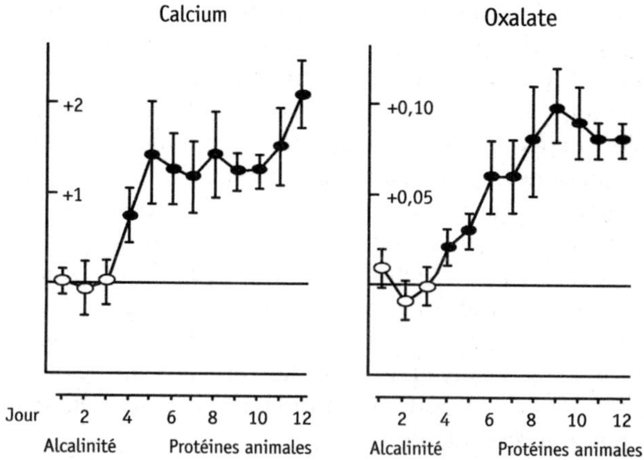

PROBLÈMES OCULAIRES

Bien voir est considéré comme tout à fait normal pour ceux qui ont de bons yeux. Nous envisageons nos yeux davantage comme de « petites structures technologiques », non comme une partie vivante de notre organisme, et nous comptons sur le laser pour les maintenir en bonne santé. Mais depuis quelques dizaines d'années, la recherche a pu démontrer que ces « structures technologiques » sont grandement affectées par ce que nous mangeons. Nos petits déjeuners, déjeuners et dîners ont une influence particulière sur deux maladies courantes des yeux, la cataracte et la dégénérescence maculaire, qui affectent des millions d'Américains âgés.

Oui, je suis en train de vous dire que si vous mangez des aliments d'origine animale plutôt que végétale, vous pourriez bien devenir aveugle.

La dégénérescence maculaire est la cause majeure de cécité irréversible chez les personnes de plus de soixante-cinq ans. Plus de un million six cent mille Américains sont touchés par cette maladie et nombre d'entre eux deviennent aveugles[39]. Comme l'indique son nom, cette maladie se traduit par la destruction de la macule, le siège biochimique de l'œil. C'est à cet endroit que l'énergie de la lumière pénètre dans l'œil et est transformée en signal nerveux. La macule occupe pour ainsi dire les premières loges et elle doit fonctionner pour assurer la vision.

Les acides gras qui entourent la macule peuvent réagir à la lumière en produisant une faible quantité de radicaux libres extrêmement réactifs[40]. Ces radicaux libres (voir chapitre 4) peuvent détruire ou provoquer la dégénérescence des tissus voisins, y compris la macule. Mais heureusement pour nous, les dégâts causés par les radicaux libres peuvent être évités par l'apport des antioxydants que l'on trouve dans les légumes et les fruits.

Deux études provenant d'un groupe de chercheurs expérimentés appartenant à de prestigieuses institutions apportent la preuve irréfutable que la nourriture peut empêcher la dégénérescence maculaire. Ces deux études ont été publiées il y a une dizaine d'années. La première s'est penchée sur l'alimentation[41], et la seconde sur les autres substances nutritives fixées dans le sang[42]. Ces recherches ont permis de découvrir qu'au moins 70 à 88 % des cas de cécité étaient dus à une dégénérescence maculaire qui aurait très bien pu être évitée grâce à une alimentation appropriée.

L'étude sur l'alimentation[41] a comparé trois cent cinquante-six personnes âgées de cinquante-cinq à quatre-vingts ans, chez qui une grave dégénérescence maculaire avait été diagnostiquée (cas), à cinq cent vingt personnes souffrant d'autres maladies oculaires (témoins). Cinq centres médicaux ophtalmologiques ont collaboré à ces études.

Les chercheurs ont découvert que la fréquence de la dégénérescence maculaire pouvait être diminuée par un apport plus élevé de caroténoïdes dans la nourriture. Les caroténoïdes appartiennent à un groupe d'antioxydants présents dans la partie colorée des fruits et des légumes. En étudiant la consommation de caroténoïdes, on a constaté que la maladie frappait 43 % moins souvent les individus qui en consommaient le plus par rapport à ceux qui en consommaient le moins. Il n'est donc pas surprenant que, à l'examen, cinq aliments d'origine végétale sur six aient une répercussion sur la baisse du taux de dégénérescence maculaire (brocoli, carotte, épinard, chou vert frisé, courge et patate douce). Les épinards et les choux verts frisés étaient les légumes qui offraient la plus grande protection. La maladie diminuait de 88 % lorsque les gens consommaient ces légumes verts cinq fois ou plus par semaine, par comparaison à ceux qui n'en mangeaient qu'une fois par mois ou moins. Le seul groupe de légumes qui n'a pas révélé de qualités préventives était celui des choux, choux-fleurs et choux de Bruxelles, qui sont aussi les légumes les moins colorés des six groupes d'aliments[43].

Ces chercheurs ont également découvert que l'effet protecteur de ces légumes était dû à la consommation de cinq des caroténoïdes contenus dans ces aliments. À une exception près, les cinq caroténoïdes ont démontré un effet protecteur important, particulièrement les caroténoïdes présents dans les légumes à feuilles vert foncé. Par contre, des suppléments alimentaires comme le rétinol (vitamine A synthétique), la vitamine C et la vitamine E s'avèrent peu ou pas du tout bénéfiques. Nous voyons donc une fois de plus que les suppléments alimentaires servent avant tout à enrichir les fabricants et qu'ils ne sont pas en mesure de nous donner une meilleure santé.

En résumé de tout ce qui a été dit et fait dans cette étude, il a été mis en évidence que le risque de *dégénérescence maculaire pouvait être réduit d'au moins 88 %, simplement en mangeant les bons aliments*[41].

À ce stade, vous allez sans doute vous demander où vous allez bien pouvoir tirer quelques-uns de ces caroténoïdes.Les légumes à feuilles vert foncé, les carottes et les agrumes sont tous une bonne source de caroténoïdes. Mais il y a tout de même un problème, car parmi les centaines (peut-être les milliers) de caroténoïdes antioxydants contenus dans les aliments, une douzaine d'entre eux seulement ont été étudiés en fonction de leurs effets biologiques. La capacité de ces substances chimiques à réduire les dommages causés par les radicaux libres est incontestable. Par contre, le fonctionnement de chacun de ces caroténoïdes varie beaucoup selon le mode de vie et l'alimentation. Avec de telles variations, il est presque impossible de prédire le fonctionnement de chacun. Les utiliser en tant que supplément alimentaire fait partie d'une logique beaucoup trop spécifique et superficielle, qui ignore la dynamique de la nature. Il est bien plus sûr de consommer ces caroténoïdes sous leur forme naturelle en mangeant des fruits et des légumes très colorés.

La seconde étude[42] a comparé au total quatre cent vingt et un patients (cas) souffrant de dégénérescence maculaire à six cent quinze autres personnes (témoins). Les chercheurs de cinq centres ophtalmologiques très réputés ont participé à cette étude. Ils ont mesuré le taux d'antioxydants dans le sang, plutôt que la quantité d'antioxydants consommée. Quatre sortes d'antioxydants ont été mesurées : les caroténoïdes, la vitamine C, le sélénium et la vitamine E. À l'exception du sélénium, chacun de ces groupes de substances nutritives a prouvé ses effets positifs en diminuant les cas de dégénérescence maculaire, bien que seuls les caroténoïdes aient confirmé des résultats statistiques significatifs. Le risque de dégénérescence maculaire a été réduit de deux tiers chez le groupe de personnes dont le sang contenait le taux de caroténoïdes le plus élevé, comparativement au groupe dont le taux était le plus bas.

Les résultats de cette étude faisant état d'une diminution des cas de maladie d'environ 65 à 70 % sont comparables aux 88 % et plus de cas recensés dans la première étude. Ces deux études ont confirmé l'importance des antioxydants (caroténoïdes) consommés sous forme d'aliments. Nos connaissances actuelles nous permettent de donner seulement une approximation de la proportion de dégénérescence maculaire causée par de mauvaises habitudes alimentaires. Nous ne sommes cependant pas en mesure de préciser de quels antioxydants il s'agit. Par contre, nous savons que la consommation d'aliments contenant des antioxydants, en particulier les caroténoïdes, peut prévenir la plupart des cécités causées par la dégénérescence maculaire. Ce résultat permet de recommander la consommation de tels aliments.

Les cataractes sont légèrement moins graves que les dégénérescences maculaires puisque des interventions chirurgicales efficaces permettent de restaurer la perte de vision causée par cette maladie. Mais en nombre, les cataractes représentent un fardeau beaucoup plus lourd pour notre société. À quatre-vingts ans, la moitié des Américains seront atteints de cataracte[39]. À l'heure actuelle, vingt millions d'Américains de quarante ans et plus souffrent déjà de ce trouble.

C'est l'opacité du cristallin qui conduit à la formation de la cataracte. Dans une chirurgie corrective, le cristallin est remplacé par une lentille artificielle. Cette opacité, ainsi que la dégénérescence de la macula et de bien d'autres maladies, est étroitement liée aux dommages causés par un excès de radicaux libres réactifs[44]. Une fois de plus, il est raisonnable de penser que la consommation d'aliments contenant des antioxydants peut aider.

En 1988, des chercheurs du Wisconsin se mirent à étudier l'influence de l'alimentation sur la santé des yeux, et ce sur plus de mille trois cents personnes. Dix ans plus tard, ils publièrent un rapport[45] sur leurs découvertes. Les personnes ayant consommé le plus de lutéine, un type d'antioxydant spécifique, avaient un taux de cataracte réduit de moitié par rapport aux personnes qui en avaient consommé le moins. La lutéine est un produit chimique très intéressant, car non seulement on la trouve facilement dans les épinards et d'autres légumes à feuilles vert foncé, mais elle fait aussi intégralement partie des tissus du cristallin lui-même[46, 47]. Voilà donc également pourquoi les personnes qui avaient consommé la plus grande quantité d'épinards avaient 40 % moins de cataractes que les autres.

La dégénérescence maculaire et la cataracte apparaissent toutes deux lorsque nous ne consommons pas assez de légumes à feuilles, particulièrement ceux dont les feuilles sont d'un vert prononcé. Ces maladies sont occasionnées dans les deux cas par un excès de radicaux libres, aggravées par la consommation de nourriture d'origine animale et réduites par la consommation d'aliments d'origine végétale.

Influence de l'alimentation sur le vieillissement du cerveau

J'aurai soixante-dix ans lorsque ce livre se trouvera dans les rayons des librairies. Récemment, j'ai participé à la cinquantième réunion d'élèves du collège. J'y ai appris que plusieurs de mes camarades de classe étaient décédés. Je reçois un magazine qui s'adresse aux plus de cinquante ans, je bénéficie de réductions pour personnes âgées sur divers produits, et je reçois mon chèque de Sécurité sociale tous les mois. Par euphémisme, on pourrait dire de moi que je suis un « adulte arrivé à maturité ». Pour ma part, je dirai simplement que je suis vieux. Mais que signifie être vieux ? Je fais toujours de la course à pied tous les matins, parfois huit ou dix kilomètres. J'ai encore une vie professionnelle active, peut-être même plus active que jamais. Je continue à jouir des mêmes loisirs, que je partage entre mes petits-enfants, les repas entre amis, le jardinage et le golf. Je donne des cours, ou bien j'effectue des rénovations extérieures (construction de barrières ou autres bricolages), comme je le faisais déjà lorsque je vivais à la ferme. Et pourtant, quelque chose a fondamentalement changé. Il y a aujourd'hui une nette différence entre la personne que je suis à soixante-dix ans et celle que j'étais à vingt ans. Je suis plus lent, moins fort, je travaille moins longtemps chaque jour et je suis enclin à faire la sieste plus souvent qu'avant.

Nous savons tous que vieillir entraîne une diminution de nos capacités. Toutefois, la science nous montre qu'on peut avoir les idées claires même à un âge avancé. La perte de mémoire, la désorientation et la confusion ne sont pas des conséquences inévitables du vieillissement, mais un problème lié aux mauvaises habitudes, particulièrement d'ordre alimentaire.

Il existe à ce jour de bonnes informations en ce qui concerne les deux principales maladies dites de déficience mentale et leur rapport avec l'alimentation. La « déficience cognitive » ou « dysfonction cognitive » est une forme d'affection mentale minime qui décrit le déclin de la mémoire et de la pensée. Il s'agit en l'occurrence de tout un éventail de maladies jouant un rôle dans le déclin progressif de nos capacités, contrairement à d'autres maladies plus flagrantes et plus faciles à diagnostiquer.

Certaines dysfonctions mentales s'aggravent et peuvent même mettre la vie en danger. On parle dans ce cas de démence mentale, dont il existe deux catégories principales : la démence vasculaire et la maladie d'Alzheimer. La démence vasculaire est principalement causée par de multiples petites attaques subséquentes à la rupture de vaisseaux sanguins dans le cerveau. Les personnes âgées ont couramment ce genre d'attaques « silencieuses ». Une attaque cérébrale est considérée comme silencieuse lorsqu'elle n'est ni décelée ni diagnostiquée. Chacune de ces petites attaques endommage une partie du cerveau. L'autre type de démence, la maladie d'Alzheimer, se produit lorsqu'une substance protéinique, la bêta-amyloïde, s'accumule dans une zone critique du cerveau, un peu comme la plaque chargée de cholestérol dans le cas de maladies cardio-vasculaires.

La maladie d'Alzheimer est étonnamment fréquente. On prétend que 1 % des personnes âgées de soixante-cinq ans présente des signes de cette maladie, chiffre qui double ensuite tous les cinq ans[48]. Je suppose que c'est la raison pour laquelle nous acceptons sans réagir la « sénilité » comme un mal inévitable du vieillissement.

On estime que 10 à 12 % des cas de déficiences cognitives modérées vont évoluer vers une forme plus grave de démence, alors que 1 à 2 % seulement des individus épargnés par la déficience cognitive seront victimes de cette maladie[49, 50]. Cela signifie donc que les risques de contracter la maladie d'Alzheimer sont dix fois plus élevés pour les personnes souffrant de déficiences cognitives.

Ces déficiences ne conduisent pas uniquement à la démence, elles jouent également un rôle dans les maladies cardio-vasculaires[51-53], les attaques cardiaques[54] et le diabète de l'adulte de type 2[55, 56]. Toutes ces maladies frappent les mêmes populations et touchent souvent les mêmes personnes. Ce regroupement prouve que ces personnes ont en commun plusieurs facteurs de risque identiques. L'hypertension est l'un de ces facteurs[51, 57, 58], ainsi que le taux de cholestérol élevé[53]. Et, bien entendu, ces deux facteurs de risque peuvent être contrôlés par l'alimentation.

C'est la quantité des dangereux radicaux libres, lesquels font des ravages dans notre cerveau vieillissant, qui représente un troisième facteur de risque. Et c'est précisément parce que les dommages causés par les radicaux libres sont si importants dans la dysfonction cognitive et la démence que les chercheurs encouragent la consommation d'antioxydants alimentaires pour protéger nos cerveaux de ces maladies. Une alimentation d'origine animale est pauvre en antioxydants. Elle tend à activer la production de radicaux libres à l'origine des dommages cellulaires, alors qu'une alimentation d'origine végétale riche en antioxydants tend à prévenir ces dégâts. Il s'agit des mêmes causes alimentaires et effets que ceux de la dégénérescence maculaire.

Il est bien évident que la génétique porte aussi sa part de responsabilité. Des gènes spécifiques capables d'augmenter le risque de déclin cognitif ont d'ailleurs été identifiés[52]. Les facteurs environnementaux jouent cependant un rôle clé, sans doute même le rôle dominant.

Une étude récente a permis de déterminer que les hommes américains d'origine japonaise vivant à Hawaii avaient un taux de maladie d'Alzheimer plus élevé que les Japonais vivant au Japon[59]. Une autre étude a mis en évidence que les Africains avaient un taux bien moins élevé de démence et de maladie d'Alzheimer que les Africains américains vivant dans l'État de l'Indiana[60]. Ces deux découvertes montrent clairement l'importance du milieu ambiant sur les désordres cognitifs.

Dans le monde entier, les désordres cognitifs courants sont assimilables aux autres maladies occidentales. Les taux de maladie d'Alzheimer sont bas dans les pays les moins développés[61]. Une étude récente a comparé les répercussions des différences alimentaires de onze pays sur les taux de maladie d'Alzheimer. Il s'est avéré que les populations qui mangeaient beaucoup de matières grasses et peu de céréales et de grains entiers avaient des taux de maladie d'Alzheimer plus élevés[62, 63].

Il semble que nous soyons sur la bonne piste. Il est évident que le régime alimentaire joue un rôle important quant à la façon dont notre cerveau fonctionnera au cours de nos vieilles années. Mais de quoi a-t-il besoin précisément ?

En ce qui concerne la forme la plus modérée de déficience cognitive, des recherches récentes ont évalué qu'une quantité élevée de vitamine E dans le sang était associée à un degré moindre de perte de mémoire[64]. Dans le même sens, une quantité plus élevée de vitamine C et de sélénium réduit l'activité des radicaux libres et diminue la perte de mémoire[65]. Les vitamines E et C sont des antioxydants que l'on retrouve exclusivement dans la nourriture végétale, alors que le sélénium se trouve aussi bien dans la nourriture d'origine animale que végétale.

Selon une étude menée auprès de deux cent soixante personnes âgées de soixante-cinq à quatre-vingt-dix ans : « Un régime alimentaire précis est à recommander, non seulement pour favoriser la bonne santé générale de ces personnes, mais également pour améliorer leurs fonctions cognitives. Ce régime doit contenir moins de corps gras, de gras saturé et de cholestérol, et davantage d'hydrates de carbone complexes, de fibres, de vitamines (en particulier le folate, les vitamines C et E, et le bêta-carotène) et de minéraux (le fer et le zinc[66]). » Pour un fonctionnement optimal du cerveau, cette étude recommande donc en somme une alimentation d'origine végétale et condamne les aliments d'origine animale. Dans le cadre d'une autre étude, les résultats de tests mentaux réalisés sur plusieurs centaines de personnes âgées étaient bien meilleurs lorsque ces dernières consommaient davantage de vitamine C et de bêta-carotène[67]. D'autres études ont aussi révélé qu'une quantité insuffisante de vitamine C dans le sang peut être à l'origine d'une diminution des facultés cognitives des personnes âgées[68, 69], et d'autres encore que la vitamine B[69], y compris le bêta-carotène[70], améliore les fonctions cognitives.

Les sept études mentionnées plus haut démontrent toutes qu'une ou plusieurs substances que l'on retrouve presque exclusivement dans les aliments d'origine végétale sont associées à la diminution des risques de déclin des fonctions cognitives à un âge avancé. Des expériences sur les animaux ont non seulement confirmé les avantages des aliments d'origine végétale pour le cerveau, mais elles ont également pu expliquer les mécanismes de fonctionnement de ces aliments[71, 72]. Bien que les résultats varient beaucoup d'une étude à l'autre (par exemple, l'une d'elles a trouvé une association seulement avec la vitamine C, et une autre seulement avec le bêta-carotène et non avec la vitamine C), nous ne devrions tout de même pas oublier la forêt en ne nous concentrant que sur un ou deux arbres. Aucune étude n'a jamais établi que la consommation d'une plus grande quantité d'antioxydants nuisait à la mémoire. Les associations démontrent toujours le contraire. En outre, l'association est significative. Et même si des recherches supplémentaires doivent être faites avant que nous puissions savoir exactement quelle est la proportion de déficiences cognitives à mettre sur le compte du régime alimentaire, il n'en reste pas moins que l'association avec l'alimentation s'est toujours révélée très significative.

Mais qu'en est-il de la démence plus grave provoquée par des attaques (démence vasculaire) et la maladie d'Alzheimer ? À quel point l'alimentation joue-t-elle un rôle dans ces maladies ? Elle joue avec certitude un rôle sur la démence, laquelle est causée par le même problème vasculaire qui, lui, déclenche les attaques. Dans la célèbre étude de Framingham, les chercheurs en sont venus à la conclusion qu'en plus de notre consommation habituelle de fruits et de légumes, trois portions supplémentaires par jour réduisaient encore le risque d'attaque de 22 %[73]. Trois portions de fruits et de légumes, c'est moins que ce que vous pourriez penser. Dans les exemples qui suivent, voici ce que cette étude considère comme une portion de fruits : une demi-tasse (125 ml) de pêches, un quart de tasse (environ 65 ml) de sauce tomate, une demi-tasse (125 ml) de brocoli, ou une pomme de terre[73]. Une demi-tasse, ce n'est pas une grande quantité de nourriture. En fait, les sujets masculins de cette étude qui mangeaient le plus de fruits et de légumes en consommaient jusqu'à dix-neuf portions par jour. Puisque chaque fois que l'on consomme trois portions de fruits, les risques diminuent de 22 %, il est facile de faire l'addition (risques réduits à près de 100 %, mais pas davantage).

Ces études prouvent donc que la santé des artères et des vaisseaux transportant le sang à notre cerveau est tributaire de notre alimentation. Par déduction, il est logique de supposer que la consommation de fruits et de légumes préviendra la démence engendrée par une mauvaise santé vasculaire. Une fois de plus, les recherches semblent le démontrer. Les scientifiques ont entrepris des examens de santé mentale et évalué l'alimentation de plus de cinq mille personnes âgées en suivant de près l'évolution de leur santé pendant plus de deux ans. Ils ont découvert que les personnes qui consommaient les plus grandes quantités de matières grasses totales et de gras saturés couraient les plus grands risques de démence causée par les problèmes vasculaires[74].

L'alimentation influe donc aussi sur la maladie d'Alzheimer, qui apparaît souvent conjointement avec les maladies cardiaques[53], ce qui laisse supposer qu'elles partagent les mêmes origines. Nous savons ce qui cause les maladies du cœur, et nous savons aujourd'hui ce qui peut les inverser : l'alimentation. Des expériences sur les animaux ont montré de manière convaincante qu'un régime à haute teneur en cholestérol encourage la production de bêta-amyloïde, commune dans la maladie d'Alzheimer[53]. Pour appuyer ces résultats expérimentaux sur les animaux, une étude sur plus de cinq mille personnes a confirmé qu'un régime alimentaire à haute teneur en matières grasses et en cholestérol a tendance à augmenter les risques de maladie d'Alzheimer en particulier[75], et toutes les formes de démence en général[74].

Une autre étude sur la maladie d'Alzheimer[76] a révélé que les risques d'en être atteint étaient 3,3 fois plus élevés chez les personnes dont le taux d'acide folique dans le sang se trouvait dans le tiers inférieur, et 4,5 fois plus élevé lorsque le taux d'homocystéine se situait dans le tiers supérieur. Que sont l'acide folique et l'homocystéine ? L'acide folique est un complexe dérivé exclusivement de nourriture d'origine végétale, tels les légumes à feuilles vert foncé. L'homocystéine est un acide aminé dérivé principalement des protéines animales[77]. Cette étude a permis de découvrir qu'il était préférable de maintenir l'homocystéine à un niveau inférieur, et l'acide folique à un niveau supérieur. En d'autres termes, un régime contenant beaucoup d'aliments d'origine animale et peu d'aliments d'origine végétale augmente le risque de maladie d'Alzheimer[78].

Les déficiences cognitives légères, qui font souvent le sujet de bien des plaisanteries, permettent encore à la personne qui en est affligée de maintenir son indépendance et de se débrouiller dans la vie quotidienne. Par contre, la démence et la maladie d'Alzheimer sont tragiques et posent des problèmes presque insurmontables tant pour les victimes que pour leurs proches. Dans tous les cas, la nourriture que vous ingérez peut avoir un effet radical sur les probabilités d'un déclin mental, non seulement en ce qui concerne des difficultés mineures, comme maintenir l'ordre dans vos pensées, mais également dans le cas de dégénérescences beaucoup plus graves.

Même si elles ne sont pas fatales, les maladies abordées dans ce chapitre représentent un lourd tribut à payer durant nos vieilles années. Et précisément parce que ces maladies ne sont pas fatales, beaucoup de personnes qui en sont atteintes vivent tout de même longtemps. Par contre, la qualité de leur vie se détériore constamment, jusqu'à ce que la maladie les rende dépendantes des autres et les prive de la plupart de leurs capacités.

J'ai parlé à bien des gens qui m'ont déclaré : « Je mourrai certainement avant que ma santé se mette à dérailler, mais je tiens à profiter du temps qu'il me reste pour manger des steaks quand je le veux, fumer si je le désire et faire tout ce dont j'ai envie. » J'ai grandi avec ce genre de personnes, je suis allé à l'école avec elles et je m'en suis fait de merveilleux amis. Il n'y a pas très longtemps, l'un d'eux a dû subir une chirurgie compliquée liée à un cancer, et cet ami a passé les dernières années de sa vie paralysé dans une maison de repos. Je ne suis jamais revenu des nombreuses visites que je lui ai faites dans son institution sans un sentiment de profonde reconnaissance pour la santé dont je continue à jouir malgré mon âge avancé. Il n'était pas rare pour moi de rendre visite à mon ami dans sa maison de repos et d'apprendre que l'un des nouveaux patients était un de nos amis respectifs depuis nos jeunes années. Trop souvent, ils étaient atteints d'Alzheimer et logés dans un service spécialement conçu pour eux.

Profiter de la vie, en particulier la seconde moitié de notre vie, est largement compromis si nous ne voyons plus, si nous ne sommes plus capables de penser, si nos reins ne fonctionnent plus, si nous avons des os brisés ou fragiles. Pour ma part, j'espère vraiment pouvoir profiter pleinement du moment présent, mais également du temps futur, en jouissant d'une bonne santé et de mon indépendance.

Partie III

LE GUIDE DE LA BONNE ALIMENTATION

Il n'y a pas longtemps, alors que j'étais en train de consulter le menu du restaurant dans lequel je venais de prendre place, j'ai remarqué qu'on y offrait un plat particulier noté comme à basse teneur en hydrates de carbone. Il s'agissait d'une énorme assiette de pâtes mélangées à des légumes, ou ce que l'on appelle en général des pâtes *primavera*. La plus grande partie des calories de ce plat provenait sans l'ombre d'un doute des hydrates de carbone. Comment ce plat pouvait-il être à basse teneur en hydrates de carbone ? Y avait-il une erreur d'impression dans le menu ? Pas selon moi. À plusieurs autres occasions, j'ai remarqué que les salades composées, les pains et même les brioches à la cannelle étaient mentionnés comme à basse teneur en hydrates de carbone, même si la liste des ingrédients prouvait bien en fait que la plus grande partie des calories provenait d'hydrates de carbone. Mais que se passe-t-il ?

Cette obsession en ce qui concerne les hydrates de carbone découle surtout du Dr Atkins et de son enseignement sur la nutrition. Récemment, son livre *Dr Atkins' New Diet Revolution* a toutefois été remplacé par *The South Beach Diet* (d'Arthur Agatston), considéré comme LE livre du régime alimentaire. Celui-ci avance que le régime proposé est plus modéré, plus facile à suivre et moins dangereux que celui du Dr Atkins. Mais d'après ce que je vois, le « loup » de la perte de poids s'est contenté d'enfiler un autre habit de mouton. Les deux régimes sont divisés en trois étapes et se fondent principalement sur la consommation de viande, de produits laitiers et d'œufs. Dans *The South Beach*, par exemple, on vous interdit le pain, le riz, les pommes de terre, les pâtes, les aliments cuits au four, le sucre, et même les fruits pendant les deux premières semaines du régime. Après quoi, vous pouvez reprendre la consommation d'hydrates de carbone jusqu'à ce que vous adoptiez ce qui me semble être une alimentation plutôt typiquement américaine. C'est peut-être pour cette raison que ce livre se vend si bien. Quand j'ai consulté le site de *The South Beach Diet*, ce dernier citait un extrait de *Newsweek* dans lequel on lisait que « ce livre représente vraiment un bon guide de l'alimentation et conserve ce qu'il y avait de mieux dans le régime d'Atkins (la viande) tout en éliminant le principe que tous les hydrates de carbone devraient être évités[1] ».

J'aimerais bien savoir qui, chez *Newsweek*, s'est penché sur la documentation scientifique pour déterminer si ce livre donne ou non des conseils alimentaires judicieux. Et si vous ajoutez les hydrates de carbone au régime Atkins, en quoi ce régime diffère-t-il du régime alimentaire américain habituel, lequel, on le sait, nous rend obèses, nous donne des maladies cardiaques, endommage nos reins, nous rend aveugles, nous donne la maladie d'Alzheimer, le cancer et toute une ribambelle d'autres problèmes médicaux ?

Ce ne sont là que quelques exemples de l'état actuel de la conscience des Américains en ce qui a trait à l'alimentation. Tous les jours, je constate que les Américains sont submergés par un raz-de-marée d'informations horribles sur l'alimentation. Il me vient à l'esprit une phrase qui revenait souvent il y a plusieurs décennies : les Américains aiment les insanités. Et une autre phrase encore : les Américains aiment s'entendre dire de belles choses sur leurs mauvaises habitudes de santé. Il semblerait, au premier coup d'œil, que ces deux affirmations soient vraies. Mais est-ce bien le cas ?

J'ai quant à moi beaucoup plus confiance que cela en l'Américain moyen. Il est faux d'affirmer que les Américains aiment les insanités. Ce qui est vrai, c'est qu'ils en sont inondés, qu'ils le veuillent ou non. Je sais que certains d'entre eux veulent la vérité, mais qu'ils n'ont tout simplement pas pu la trouver, car elle est noyée dans ces insanités. Une très faible partie de l'information sur l'alimentation qui parvient au public est fondée sur des faits scientifiques, et nous payons les pots cassés. Un jour, l'huile d'olive est à bannir ; le lendemain, elle est bonne pour le cœur. Un jour, les œufs bouchent vos artères ; le lendemain, ils sont une bonne source de protéines. Un autre, les pommes de terre et le riz sont fantastiques ; le jour d'après, ils sont les plus grandes menaces pour votre silhouette.

Au début de ce livre, j'ai précisé que mon objectif consistait à redéfinir notre manière de considérer l'information sur l'alimentation et la nutrition. Autrement dit, qu'il me fallait éliminer la confusion, simplifier la santé et fonder mes affirmations sur les preuves fournies par des recherches revues par d'autres scientifiques et parues dans des publications professionnelles également revues par des scientifiques.

Jusqu'à maintenant, vous avez eu un vaste aperçu de ces preuves, même s'il y en a davantage. Vous avez constaté que la recherche scientifique soutient sans hésitation un seul et simple régime alimentaire : un régime végétarien composé d'aliments complets.

Ce que je me propose de faire ici, c'est de synthétiser tout ce que j'ai retiré de ces preuves et de mon expérience professionnelle et personnelle depuis plus de quarante ans pour en faire un guide simple de bonne alimentation. J'ai donc ramené mes connaissances à plusieurs grands principes importants qui souligneront de quelle manière l'alimentation et la vérité travaillent vraiment de concert. De plus, j'ai ramené ces faits scientifiques à des recommandations alimentaires que vous pourrez peu à peu intégrer dans votre quotidien. Non seulement vous acquerrez une nouvelle vision de l'alimentation et de la santé, mais vous verrez aussi exactement quels aliments vous devriez consommer et lesquels vous devriez éviter. Ce que vous déciderez de faire de cette information vous regarde, mais vous pourrez au moins vous dire que, en tant que personne et lecteur, vous aurez enfin entendu autre chose que des foutaises.

11

Bien manger : huit principes sur l'alimentation et la santé

Il y a d'énormes avantages à adopter un style de vie sain. Sachez que si vous le faites, vous pouvez :

- vivre plus longtemps ;
- paraître et vous sentir plus jeune ;
- avoir plus d'énergie ;
- perdre du poids ;
- réduire votre taux de cholestérol ;
- prévenir et guérir les maladies cardiaques ;
- réduire les risques de cancer de la prostate du sein et d'autres cancers ;
- conserver une bonne vue pour vos vieux jours ;
- prévenir et traiter le diabète ;
- éviter la chirurgie dans bien des cas ;
- diminuer grandement le besoin de médicaments ;
- garder des os forts ;
- éviter l'impotence ;
- éviter les attaques d'apoplexie ;
- prévenir les calculs rénaux ;
- éviter à votre bébé d'avoir le diabète de type 1 ;
- soulager la constipation ;
- réduire votre tension artérielle ;

- éviter la maladie d'Alzheimer ;
- résorber l'arthrite ;
- et bien plus encore…

Ce ne sont là que certains des bienfaits dont vous pouvez bénéficier si vous adoptez un mode de vie sain. Quel est le prix à payer pour tout ça ? Il vous suffit simplement de changer de régime alimentaire. Je ne sais pas s'il a jamais été si facile ou relativement peu exigeant d'arriver à des résultats aussi grands.

Jusqu'ici, je vous ai donné un échantillon des preuves que j'ai assemblées et vous ai raconté en détail le périple qui m'a amené à ces conclusions. Je vais maintenant vous résumer en huit principes les leçons que j'ai tirées de ce long périple sur l'alimentation, la santé et la maladie. Ces principes visent notre manière de procéder en science, de traiter les malades, de nous alimenter, de concevoir la santé et de percevoir le monde.

Principe numéro 1

La nutrition est la combinaison des activités d'innombrables éléments nutritionnels, le tout étant plus grand que la somme de ses parties

Pour illustrer ce principe, il me suffit de vous faire suivre l'itinéraire biochimique d'un repas. Disons que vous vous préparez des épinards sautés au gingembre accompagnés de raviolis au blé entier farcis de courge Butternut aux aromates, le tout couronné d'une sauce tomate aux noix de Grenoble.

À eux seuls les épinards foisonnent de composants chimiques. Les composants présentés sur la figure 11.1 ne représentent qu'une liste *partielle* de ce qui se retrouve dans votre bouche une fois que vous avez pris une bouchée d'épinards.

Comme vous pouvez le voir, vous venez d'introduire un « paquet » de nutriments dans votre corps. En plus de ce mélange extrêmement complexe, lorsque vous prenez une bouchée de raviolis à la sauce tomate et aux courges, vous ajoutez plusieurs milliers de substances chimiques supplémentaires, toutes liées les unes aux autres de façons différentes à travers chacun de ces aliments différents. Un vrai trésor biochimique !

Dès que ces aliments entrent en contact avec votre salive, votre corps se met en branle et le processus de digestion s'amorce. Toutes ces substances chimiques contenues dans les aliments interagissent entre elles et avec votre corps de manière bien précise. Il s'agit d'un processus infiniment complexe, et il est littéralement impossible de comprendre précisément comment chaque substance interagit avec chaque autre substance. Nous ne découvrirons sans doute jamais exactement comment tout cela s'agence.

Le principal message que j'essaie de faire passer ici est le suivant : les substances chimiques que nous tirons de nos aliments se combinent en une série de réactions qui travaillent de concert pour générer une bonne santé. Ces substances chimiques sont soigneusement orchestrées par des systèmes de contrôle sophistiqués dans nos cellules et dans notre corps. Ce sont ces systèmes de contrôle qui décident de la destination des nutriments, quelle quantité de chacun des nutriments est nécessaire, et quand chaque réaction a lieu.

Notre corps a évolué en fonction de ce réseau infiniment complexe de réactions en vue de tirer le maximum de bienfaits des aliments entiers tels qu'ils existent dans la nature. La personne mal avisée s'évertuera à vanter les vertus d'un nutriment ou d'une substance chimique en particulier, chose qui est beaucoup trop simpliste. Notre corps a appris à bénéficier des substances chimiques des aliments, toutes mélangées qu'elles soient. Il en élimine certaines et en utilise certaines autres, comme bon lui semble. Je ne mettrai jamais trop l'accent là-dessus, car vous devez bien comprendre que c'est le fondement d'une bonne alimentation.

Figure 11.1 : Substances nutritives dans les épinards

Macronutriments	
Eau	Lipides (nombreuses sortes)
Calories	Hydrates de carbone
Protéines (nombreuses sortes)	Fibres
Minéraux	
Calcium	Sodium
Fer	Zinc
Magnésium	Cuivre
Phosphore	Manganèse
Potassium	Sélénium
Vitamines	
C (acide ascorbique)	B6 (pyridoxine)
B1 (thiamine)	Folate
B2 (riboflavine)	A (caroténoïdes)
B3 (niacine)	E (tocophérols)
Acide pantothénique	
Acides gras	
Acide myristique	Acide oléique
Acide palmitique	Acide eicosénoïque
Acide stéarique	Acide linoléique
Acide palmitoléique	Acide linolénique
Acides aminés	
Tryptophane	Valine
Thréonine	Arginine
Isoleucine	Histidine
Leucine	Alanine
Lysine	Acide aspartique
Méthionine	Acide glutamique
Cystine	Glycine
Phénylalanine	Proline
Tyrosine	Sérine
Phytostérols (de nombreuses sortes)	

Principe numéro 2

Les suppléments vitaminés ne constituent pas la panacée

Puisque la nutrition fonctionne selon un système biochimique infiniment complexe qui fait appel à des milliers de substances chimiques ayant des milliers d'effets sur notre santé, il y a peu ou pas du tout de sens à prendre des nutriments isolés sous forme de suppléments, et ce dans l'idée de les substituer aux aliments entiers. Les suppléments alimentaires ne conduisent pas à une santé durable et peuvent même avoir des effets secondaires imprévus. Qui plus est, pour les gens qui se fient à ces suppléments, les modifications bénéfiques et soutenues résultant d'un changement d'habitudes alimentaires sont retardées. Les dangers inhérents à un régime alimentaire occidental ne peuvent être contrés par l'ingestion de comprimés contenant des suppléments alimentaires.

Durant les vingt à trente dernières années, tandis que je n'ai pu que constater l'explosion de l'engouement pour les compléments alimentaires, la raison pour laquelle cette industrie énorme a vu le jour est devenue tout à fait claire pour moi. Les immenses profits réalisés motivent les industries et les nouvelles réglementations fédérales ont ouvert la voie à de plus vastes marchés. Par ailleurs, les consommateurs veulent continuer à manger leurs aliments habituels, avalant quelques suppléments pour se donner bonne conscience lorsqu'ils pensent que leur régime alimentaire peut avoir des répercussions négatives sur leur santé. Cet engouement pour les compléments alimentaires de la part du public sous-entend que les médias peuvent dire aux gens ce que ces derniers veulent entendre et que les médecins ont quelque chose à proposer à leurs patients. Résultat ? L'industrie des compléments alimentaires est multimilliardaire et fait dorénavant partie du paysage de la nutrition. Mais la majorité des consommateurs a été dupé au point de croire qu'elle achète de la santé avec ces suppléments. Ce fut la formule du Dr Atkins, qui, en premier lieu, préconisa un régime à haute teneur en protéines et en lipides, sacrifiant la santé à long terme pour des résultats à court terme. Puis, en deuxième lieu, il recommanda aux gens d'absorber ces suppléments pour composer avec ce qu'il appelait, selon ses propres termes, « les problèmes habituels des gens qui font un régime amaigrissant », soit la constipation, les rages de sucre, la faim, la rétention d'eau, l'épuisement, la nervosité et l'insomnie[1].

La stratégie voulant qu'on soit et qu'on reste en bonne santé grâce aux compléments (ou suppléments) alimentaires a cependant vu le jour entre 1994 et 1996, quand fut effectuée une recherche d'envergure sur les effets des suppléments de bêta-carotène (un précurseur de la vitamine A) sur le cancer du poumon et sur d'autres maladies[2, 3]. Mais après quatre à huit ans de consommation permanente de ces suppléments alimentaires, le cancer du poumon n'a pas baissé comme on s'y attendait. Au contraire, il a augmenté ! Et on n'a pas non plus trouvé de bienfaits avec les vitamines A et E en ce qui concerne la prévention des maladies cardiaques.

Depuis, on a mené un grand nombre d'autres recherches au prix de centaines de millions de dollars pour déterminer si les vitamines A, C et E préviennent les maladies cardiaques et le cancer. Deux analyses importantes de ces recherches ont récemment été publiées[4, 5]. Ainsi que les chercheurs l'affirment eux-mêmes, ils « n'ont pas pu déterminer les bienfaits et les méfaits de l'ingestion quotidienne de vitamines A, C et E, de multivitamines comportant de l'acide folique, et de combinaisons d'antioxydants conçus pour prévenir le cancer et les maladies cardio-vasculaires[4] ». Ces chercheurs ont même déconseillé l'usage des compléments de bêta-carotène.

Cela ne veut pas dire que ces nutriments ne sont pas importants. Ils le sont, mais seulement lorsqu'ils sont consommés sous forme d'aliments et non sous forme de suppléments. Isoler des nutriments et essayer d'en bénéficier comme si l'on mangeait des aliments entiers est très révélateur de l'ignorance du fonctionnement du corps. Un article spécial paru dans le *New York Times*[6] fait état de l'échec des suppléments alimentaires pour ce qui est de leurs bienfaits sur la santé. Avec le temps, je suis certain que nous continuerons de découvrir que le fait de se fier à ces suppléments pour assurer et maintenir notre santé, tout en continuant de nous alimenter à l'occidentale, est non seulement un gaspillage d'argent, mais aussi potentiellement dangereux.

Principe numéro 3

Il n'existe pratiquement aucun aliment d'origine végétale qui ne fournisse pas mieux les mêmes nutriments que ceux fournis par les aliments d'origine animale

Dans l'ensemble, il est juste d'affirmer que tout aliment d'origine végétale a beaucoup plus de similarités nutritives avec d'autres aliments d'origine végétale qu'avec des aliments d'origine animale. Et tout aliment de source animale a beaucoup plus de similarités avec d'autres aliments de source animale qu'avec des aliments de source végétale. Par exemple, bien que le poisson soit très différent de la viande, ses similarités avec la viande sont beaucoup plus grandes qu'avec le riz. Même les aliments qui font exception à ces règles – les noix, les graines et les produits transformés d'origine animale à faible teneur en gras – restent tout de même respectivement dans le groupe des plantes et dans le groupe des viandes.

La consommation de chair animale est très différente sur le plan nutritionnel que la consommation de végétaux. Les quantités et les sortes de nutriments dans ces deux types d'aliments, présentées sur la figure 11.2[7-9], montrent bien à quel point ces différences nutritionnelles sont grandes.

Figure 11.2 : Contenu en nutriments des aliments d'origine végétale et animale (par tranche de 500 calories d'énergie)

Nutriment	Aliments d'origine végétale*	Aliments d'origine animale**
Cholestérol (mg)	–	137
Lipides [matières grasses] (g)	4	36
Protides [protéines] (g)	33	34
Bêta-carotène (mcg, ou µg)	29 919	17
Fibres alimentaires (g)	31	–
Vitamine C (mg)	293	4
Folate (mcg, ou µg)	1 168	19
Vitamine E (mg_ATE)	11	0,5
Fer (mg)	20	2
Magnésium (mg)	548	51
Calcium (mg)	545	252

* *À parts égales de tomates, d'épinards, de haricots de Lima, de petits pois et de pommes de terre.*
** *À parts égales de bœuf, de porc, de poulet, de lait entier.*

Ainsi que vous le constatez, les aliments d'origine végétale renferment beaucoup plus d'antioxydants, de fibres et de minéraux que les aliments d'origine animale. En fait, ces derniers sont presque complètement privés de plusieurs de ces nutriments. Par contre, ils contiennent beaucoup plus de cholestérol et de gras. Ils contiennent aussi légèrement plus de protéines, de vitamine B12 et de vitamine D, bien que celle-ci se trouve artificiellement dans le lait. Bien entendu, il y a des exceptions : certaines noix et graines recèlent beaucoup de gras et de protéines (arachides et graines de sésame), alors que certains aliments d'origine animale ont une faible teneur en gras, habituellement parce qu'on l'élimine artificiellement (lait écrémé). Mais quand on y regarde d'un peu plus près, les lipides et les protéines des noix sont différents car meilleurs pour la santé que les lipides et les protéines d'origine animale. Ils sont accompagnés de certaines substances antioxydantes intéressantes. De leur côté, les aliments transformés d'origine animale et à basse teneur en gras contiennent encore du cholestérol, beaucoup de protéines et très peu ou pas d'antioxydants et de fibres, comme tous les autres aliments d'origine animale. Puisque les nutriments sont principalement responsables des effets des aliments sur la santé et que les différences de composition en nutriments entre aliments d'origine végétale et aliments d'origine animale sont énormes, n'est-il pas raisonnable de supposer que nous devrions nous attendre à des effets très différents sur notre corps selon les aliments que nous consommons ?

Par définition, pour que la substance chimique d'un aliment soit un nutriment essentiel, il faut qu'elle réponde à deux exigences :

- elle doit être nécessaire au fonctionnement sain du corps humain ;
- il doit s'agir d'une substance que notre corps ne peut pas lui-même fabriquer et qu'il doit par conséquent aller chercher à l'extérieur.

Un exemple d'une substance chimique non essentielle au corps humain est le cholestérol. Ce composant propre aux aliments d'origine animale n'existe pas dans les aliments d'origine végétale. Même si le cholestérol est essentiel à la santé, notre corps peut en fabriquer autant qu'il en a besoin. Nous n'avons donc pas besoin d'en consommer. Par conséquent, ce n'est pas un nutriment essentiel.

Dans les aliments d'origine animale, il existe quatre nutriments que les aliments d'origine végétale ne contiennent pas pour la plupart : le cholestérol et les vitamines A, D et B12. Trois de ces nutriments ne sont pas essentiels. Comme je l'ai mentionné ci-dessus, le cholestérol est naturellement fabriqué par notre corps. La vitamine A est produite par notre corps à partir du bêta-carotène, et la vitamine D, en s'exposant au soleil environ quinze minutes tous les deux jours. Ces deux vitamines sont toxiques si elles sont consommées en grande quantité. C'est là un indice de plus qui nous rappelle qu'il vaut mieux compter sur les précurseurs de vitamine (bêta-carotène et rayons du soleil) pour que notre corps puisse bien contrôler le moment et les quantités de vitamines A et D dont il a besoin.

La vitamine B12 est plus problématique. En effet, celle-ci est fabriquée par des micro-organismes provenant du sol et de l'intestin des animaux, y compris les nôtres. Comme la quantité de cette vitamine qui est fabriquée dans nos intestins n'est pas bien absorbée, il est recommandé d'en consommer dans les aliments. Les recherches ont prouvé que les plantes qui poussent dans des sols sains et dotés d'une bonne concentration de vitamine B12 absorberont facilement ce nutriment[10]. Cependant, les plantes qui poussent dans des sols morts (non biologiques) auront une déficience en vitamine B12. Aux États-Unis, la plus grande part de notre agriculture s'effectue sur des sols relativement pauvres et décimés par des années d'emploi de pesticides, d'herbicides et de fertilisants. C'est pourquoi les plantes cultivées dans de tels sols et vendues dans les supermarchés manquent de vitamine B12. En outre, nous vivons dans un monde tellement aseptisé que nous entrons rarement en contact direct avec les micro-organismes qui produisent la vitamine B12. À un moment donné, nous tirions notre vitamine B12 de légumes qui n'avaient pas été totalement débarrassés de la terre. Par conséquent, nous pouvons supposer que les Américains modernes, parce qu'ils consomment des aliments d'origine végétale très nettoyés et aucun aliment d'origine animale, ne consomment pas suffisamment de vitamine B12.

Bien que l'obsession de notre société pour les suppléments alimentaires nous détourne d'une information nutritionnelle bien plus importante, cela ne signifie pas qu'il faille à tout prix éviter ces suppléments. Il est estimé que nous disposons d'une réserve de trois ans en vitamine B12 dans notre corps. Si vous ne mangez aucun aliment d'origine animale depuis plus de trois ans, que vous êtes enceinte ou que vous allaitez, vous devriez envisager de prendre un peu de vitamine B12 à l'occasion, ou encore d'aller chaque année chez votre médecin afin de vérifier votre taux de vitamine B et d'homocystéine dans le sang. De même, si vous ne prenez jamais le soleil, surtout pendant les mois d'hiver, vous pourriez envisager de prendre des suppléments de vitamine D. Je vous recommande de choisir la plus faible dose que vous trouverez et d'aller prendre le soleil.

Je qualifie ces suppléments de comprimés dénaturés, car une alimentation saine composée de végétaux frais et biologiques provenant d'un sol riche, ainsi qu'un mode de vie qui inclut le plein air sont les meilleures façons de résoudre ces problèmes. Le fait de revenir à une manière naturelle de vivre nous procure bien d'autres bienfaits.

Principe numéro 4

À eux seuls, les gènes ne déterminent pas la maladie. Ils ne le font que lorsqu'ils sont activés, l'alimentation jouant un rôle crucial dans la détermination de ceux qui le seront, qu'ils soient bons ou mauvais

Je peux dire avec assurance que toute maladie est d'origine génétique. En effet, les gènes sont les codes qui déterminent tout dans notre corps, le bon comme le mauvais. Sans les gènes, il n'y aurait pas de cancer. Il n'y aurait pas non plus d'obésité, de diabète et de maladies cardiaques. Sans les gènes, il n'y aurait pas de vie.

Voilà sans doute pourquoi nous dépensons des centaines de millions de dollars pour essayer de trouver et de neutraliser les gènes à l'origine des maladies. Cela explique aussi pourquoi certaines femmes en parfaite santé se font enlever les seins simplement parce qu'on a découvert qu'elles étaient porteuses d'un gène lié au cancer du sein. Cela explique également pourquoi la majeure partie des ressources dans les domaines de la science et de la santé a été attribuée, au cours des dix dernières années, à la recherche génétique. Uniquement à l'université Cornell, on a rassemblé cinq cents millions de dollars pour implanter un programme sur les sciences de la vie. Ce programme promet de « changer à tout jamais la façon dont est enseignée et menée la recherche sur les sciences de la vie à l'université ». Savez-vous quel est l'un des moteurs principaux de ce programme ? Faire chapeauter toutes les disciplines scientifiques par la recherche génétique. Il s'agit là de la plus grande démarche scientifique de l'université Cornell[11].

Mais toute cette attention accordée aux gènes passe sous silence un point essentiel : tous les gènes ne sont pas activés tout le temps. Quand ils ne le sont pas, ils restent à l'état biochimique latent. Dans cet état, ils n'ont aucun effet sur notre santé. Même s'il s'agit là d'une évidence aux yeux de la plupart des scientifiques et des profanes, le sens de ce concept est rarement compris. Qu'est-ce qui fait que certains gènes demeurent latents et d'autres s'activent ? Le milieu, en particulier l'alimentation.

Par analogie avec le gazon, disons qu'un bon jardinier sait que des graines ne deviendront pas des plantes si elles ne disposent pas d'eau, de soleil et d'un sol riche en nutriments. Dans ce cas-ci, les gènes ne s'activent pas si le milieu ambiant n'est pas propice. Dans notre corps, c'est l'alimentation qui détermine leur activité. Ainsi que nous l'avons vu au chapitre 3, les gènes qui causent le cancer ont été fortement affectés par la consommation de protéines. Dans mon groupe de recherche, nous avons appris que nous pouvions bloquer ou déclencher les mauvais gènes en modifiant tout simplement la quantité de protéines animales ingérée.

Qui plus est, notre étude en Chine a montré que les gens qui avaient la même ascendance ethnique présentaient d'immenses variations dans les taux de maladie. Même si ces personnes avaient les mêmes gènes, elles avaient pourtant des maladies très différentes, lesquelles se déclenchaient en fonction du milieu ambiant dans lequel elles vivaient. Une myriade d'études ont prouvé que lorsque les gens émigrent, ils « adoptent » les risques de maladie de leur pays d'accueil. Même si leurs gènes ne changent pas, ils sont alors en proie à des maladies dont le rythme est rare dans leur pays d'origine.

Par ailleurs, nous avons vu que les taux de maladie changent de façon si marquée dans le temps qu'il est biologiquement impossible d'incriminer les gènes. En vingt-cinq ans, le pourcentage des Américains obèses a doublé, passant de 15 à 30 %. De plus, le diabète, les maladies cardiaques et bien d'autres maladies liées à la prospérité étaient rares il y a quelques années seulement, alors que le code génétique n'aurait pas pu changer significativement en vingt-cinq ans ni même en cent ou cinq cents ans.

Alors, même si nous pouvons affirmer que les gènes sont cruciaux dans tout processus biologique, certaines preuves bien établies attestent que l'activation des gènes est bien plus importante que les gènes eux-mêmes et que cette activation est tributaire de l'environnement, en particulier de l'alimentation.

Un autre dérapage de la recherche génétique consiste à tenir pour acquis que la compréhension des gènes est simple, alors qu'elle ne l'est pas. Par exemple, des chercheurs ont récemment étudié la régulation génétique du poids chez un ver minuscule[12]. Dans ce but, ils ont étudié seize mille sept cent cinquante-sept gènes et les ont neutralisés les uns après les autres tout en observant l'effet que cela avait sur le poids. Ils ont découvert que quatre cent dix-sept gènes l'affectaient. Comment ces centaines de gènes agissent continuellement entre eux et avec le milieu ambiant pour favoriser une perte ou un gain de poids reste un mystère incroyablement complexe. Goethe a dit : « Nous savons seulement que nous savons très peu et que, avec les connaissances, ce doute augmente[13]. »

La manifestation de notre code génétique représente un univers d'interactions biochimiques d'une complexité presque infinie. Cet univers biochimique interagit avec de nombreux et différents systèmes, l'alimentation y compris. En elle-même, elle représente de multiples systèmes de biochimie très complexes. À mon avis, avec la recherche génétique, nous nous lançons dans une grande quête qui vise à court-circuiter la nature et risque de faire empirer les choses.

Est-ce à dire que les gènes importent peu ? Pas du tout. Si vous preniez deux Américains vivant dans le même milieu et que vous les soumettiez toute leur vie à un régime alimentaire comportant les mêmes quantités de viande chaque jour, je ne serais pas surpris de voir l'un des deux mourir d'une crise cardiaque à cinquante-quatre ans, et l'autre d'un cancer à quatre-vingts. Qu'est-ce qui explique cette différence ? Les gènes, puisqu'ils nous confèrent des prédispositions. Nous avons chacun un taux de risque de maladie différent en raison des différences génétiques. Même si nous ne saurons jamais à quels risques nous sommes prédisposés, nous savons par contre comment les minimiser. Sans tenir compte de nos gènes, nous pouvons tous optimiser nos chances d'activer les bons gènes grâce au meilleur milieu ambiant possible, c'est-à-dire à la meilleure alimentation possible. Même si les deux Américains de l'exemple précédent ont succombé à des maladies différentes à des âges différents, tous deux auraient pu possiblement vivre encore de nombreuses années et profiter d'une meilleure qualité de vie s'ils s'étaient alimentés de façon optimale.

Principe numéro 5

L'alimentation peut substantiellement contrôler les effets adverses des substances chimiques nocives

On peut régulièrement lire dans les quotidiens des articles sur les produits chimiques qui causent le cancer. L'acrylamide, les édulcorants artificiels, les nitrosamines, les nitrites, l'Alar (ou le daminozide), les amines hétérocycliques et l'aflatoxine ont tous été reliés au cancer lors d'études expérimentales.

D'après une croyance largement répandue, le cancer est causé par des substances chimiques qui se frayent un passage insidieux dans notre corps. Par exemple, les gens invoquent des préoccupations d'ordre sanitaire pour justifier leur opposition à l'injection massive d'antibiotiques et d'hormones aux animaux de ferme. Pourquoi ? À leur avis, la viande est beaucoup plus sûre à consommer si elle ne contient pas toutes ces substances chimiques. Cependant, le véritable danger de la viande, c'est le déséquilibre des nutriments, peu importe qu'elle contienne ou non de vilaines substances chimiques. Bien avant que les produits chimiques modernes n'aient été introduits dans nos aliments, les gens avaient aussi plus de cancers et de maladies cardiaques lorsqu'ils se nourrissaient davantage d'aliments d'origine animale.

J'aimerais vous citer ici un exemple flagrant de méprise en ce qui concerne les préoccupations en matière de santé publique et de substances chimiques. Il s'agit d'une investigation très longue, qui a coûté trente millions de dollars, pour étudier les taux de cancer légèrement plus élevés à Long Island (État de New York). Il a été question de cette étude au chapitre 8. Apparemment, les polluants en provenance de certains sites industriels augmentaient les risques de cancer du sein chez les femmes qui vivaient à proximité. Mais il s'est avéré que c'était sans fondement.

Une autre préoccupation circule au sujet d'un autre cancérigène : l'acrylamide. Cette substance se trouve surtout dans les aliments frits ou transformés, entre autres les chips. Il est dit que si l'on pouvait éliminer ce produit chimique des chips, celles-ci seraient sans danger pour la santé, même si elles regorgent d'huile et de sel et sont par conséquent très malsaines.

Nous sommes nombreux à vouloir trouver un bouc émissaire. Nous ne voulons pas entendre que nos aliments préférés posent problème tout simplement en raison de leur contenu.

Au chapitre 3, nous avons vu que les effets potentiels de l'aflatoxine, une substance dite hautement toxique, pouvaient totalement être contrôlés par l'alimentation. Malgré de fortes doses d'aflatoxine, les rats restaient quand même sains, actifs et n'avaient pas de cancer si on leur donnait des aliments à faible teneur en protéines. Nous avons aussi vu comment de minimes résultats peuvent faire la une des journaux chaque fois qu'il est question de cancer. Par exemple, si des animaux de laboratoire ont un taux de cancer plus élevé après avoir été exposés à des doses gargantuesques d'une substance chimique, on claironne partout que cette substance est cause de cancer, comme ce fut le cas pour la N-nitrosarcosine, de l'anglais NSAR (voir chapitre 3), et les nitrites. Mais, à l'instar des gènes, les activités de ces cancérigènes sont principalement contrôlées par les nutriments que nous ingérons.

En définitive, que nous apprennent ces exemples ? En termes pratiques, que vous ne vous faites pas vraiment du bien en mangeant du bœuf biologique en lieu et place du bœuf ordinaire qu'on a bourré de produits chimiques. Le bœuf biologique est peut-être marginalement plus sain, mais je ne dirai jamais que ce choix est sans danger. Les deux types ont un profil nutritionnel similaire.

Il est utile de considérer ce principe sous un autre angle : une maladie chronique comme le cancer prend des années à se développer. Les substances chimiques qui déclenchent le cancer sont souvent celles qui font la une des journaux. Mais ce qui ne fait pas la une, cependant, c'est le fait que le processus de la maladie se poursuit longtemps après l'initiation (première phase de développement du cancer) et qu'il peut être accéléré ou bloqué au stade de la promotion (deuxième phase), et ce par l'alimentation. Autrement dit, c'est l'alimentation qui détermine fondamentalement si la maladie fera des dommages ou non.

Principe numéro 6

L'alimentation qui prévient la maladie dans ses premiers stades (avant le diagnostic) est aussi celle qui arrête ou inverse la maladie dans ses stades ultérieurs (après le diagnostic)

Il vaut la peine de répéter que les maladies chroniques prennent plusieurs années à se développer. Par exemple, on estime en général qu'un cancer du sein peut avoir une initiation à l'adolescence et n'être décelable qu'après la ménopause ! *Il est donc fort possible que bien des femmes dans la cinquantaine vivent cette situation sans le savoir*[14]. Bien des gens en déduisent fatalement qu'il est impossible de faire quelque chose à ce stade. Est-ce à dire que ces femmes devraient se mettre à fumer et à manger du poulet frit baigné dans l'huile juste parce qu'elles semblent condamnées ? Que faire, vu que nombre d'entre nous ont déjà dans leur corps une maladie chronique qui a été initiée, mais ne se déclenchera que dans quelques décennies ?

Comme nous l'avons vu au chapitre 3, un cancer qui est déjà initié et en progression chez des animaux de laboratoire peut être ralenti, arrêté ou même inversé par *une bonne alimentation*. Fort heureusement, *il en va de même pour les humains, et ce à tous les stades de la maladie*. Nous l'avons vu, chez nous, une alimentation végétarienne faite d'aliments complets peut inverser le cours d'une maladie cardiaque, aider les gens obèses à perdre du poids et les diabétiques à laisser tomber leur médicament et à retrouver la vie normale qu'ils menaient auparavant. Les recherches ont aussi démontré qu'un mélanome avancé, cette forme fatale de cancer de la peau, pouvait être atténué ou inversé par des modifications du mode de vie[15].

Bien entendu, certaines maladies semblent irréversibles. Voilà pourquoi les maladies auto-immunes font si peur.

En effet, dès que le corps se retourne contre lui-même, il semblerait qu'on puisse difficilement l'arrêter. Mais, étonnamment, même certaines de ces maladies peuvent être ralenties ou atténuées par l'alimentation. Vous vous souvenez sans doute de la recherche signalant que même les gens atteints du diabète de type 1 pouvaient réduire leurs médicaments en se nourrissant de bons aliments. Eh bien, on a aussi des preuves que la polyarthrite chronique peut être ralentie par l'alimentation[16], ainsi que la sclérose en plaques[17, 18].

Selon moi, quelques grammes de prévention équivalent à quelques kilos de guérison. Et plus tôt dans la vie on mange les bons aliments, meilleure sera la santé. Toutefois, que ceux qui sont déjà atteints d'une maladie n'oublient pas que l'alimentation peut encore jouer un rôle vital !

Principe numéro 7

Une alimentation vraiment bénéfique pour une maladie chronique sera bénéfique pour la santé sur tous les fronts

Alors que j'essayais de faire publier ce livre, j'ai un jour rencontré l'éditeur d'une grande maison d'édition et lui ai expliqué que je voulais présenter mes chapitres en fonction des maladies, chapitres qui viendraient établir des liens entre l'alimentation et les maux ou groupes de maux précis. Cet éditeur m'a alors demandé si je pouvais dresser des plans alimentaires pour chaque maladie afin que chaque chapitre comporte des recommandations différentes. Autrement dit, je devais dire aux gens ce qu'ils devaient manger s'ils avaient une maladie cardiaque ou souffraient de diabète. Bien entendu, cela sous-entendait qu'un même plan alimentaire pour diverses maladies n'était pas assez accrocheur, pas assez efficace sur le plan marketing.

Procéder comme cet éditeur l'entendait était peut-être excellent d'un point de vue marketing, mais certainement pas au niveau scientifique. Comme j'en suis venu à comprendre beaucoup plus de choses sur les processus biochimiques de diverses maladies, j'en suis aussi venu à voir à quel point ces maladies ont des traits communs. En raison de ces points communs impressionnants, il tombe vraiment sous le sens qu'une seule et même alimentation saine engendre la santé et prévient en général toutes les maladies. Même si une alimentation végétarienne à base d'aliments complets traite plus efficacement les maladies cardiaques que le cancer du cerveau, vous pouvez être certain que cette alimentation ne favorisera pas une maladie tout en en arrêtant une autre. Cette alimentation ne sera jamais mauvaise pour vous. Elle pourra donc vous aider sur tous les fronts.

Alors, j'ai bien peur de ne pas avoir de formule différente et accrocheuse pour chaque maladie. Je ne peux proposer qu'un type d'alimentation. Au lieu de m'en faire pour les ventes de mon livre, je préfère vous dire avec enthousiasme à quel point le rapport entre l'alimentation et la santé peut être simple. Je saisis l'occasion qui m'est offerte ici de faire le ménage dans l'incroyable confusion publique. *Formulé plus simplement, vous pouvez maximiser votre santé et contrôler les maladies, quelles qu'elles soient, avec une seule et même alimentation.*

Principe numéro 8

Une bonne alimentation génère la santé dans tous les domaines de notre existence puisque tout est interconnecté dans la vie

On fait un grand battage ces temps-ci autour de la « santé holistique ». Ce concept peut vouloir dire bien des choses différentes selon les personnes. Beaucoup de gens regroupent tout ce qui relève des « médecines douces » sous ce concept. Voilà pourquoi le terme holistique peut désigner à la fois l'acupression, l'acupuncture, les plantes médicinales, la méditation, les suppléments vitaminiques, la chiropraxie, le yoga, l'aromathérapie, le feng shui, le massage et même la thérapie par les sons.

Théoriquement, je crois en la santé holistique, mais pas sous la forme d'une expression accrocheuse qui désigne n'importe quelle discipline non conventionnelle et souvent non confirmée. L'alimentation et la nutrition, par exemple, sont de première importance pour notre santé. Manger est peut-être le contact le plus intime que nous ayons avec le monde. C'est un processus au cours duquel ce que nous mangeons devient partie de notre corps. Mais d'autres éléments sont importants, entre autres l'exercice physique, la santé mentale et émotionnelle, et le bien-être de notre environnement. Il est important d'intégrer ces éléments à notre concept de santé, puisqu'ils sont tous en corrélation. Et, à mes yeux, c'est cela un concept holistique.

Ces corrélations me sont devenues évidentes quand j'ai procédé aux expériences avec les animaux. Les rats nourris d'aliments à faible teneur en protéines étaient non seulement épargnés par le cancer, mais ils avaient également moins de cholestérol, plus d'énergie et faisaient spontanément deux fois plus d'exercice que les rats nourris d'aliments à haute teneur en protéines. Quant au niveau plus élevé d'énergie, j'en ai eu la preuve grâce à tous les exemples quotidiens et anecdotiques qui ont croisé ma route. Les gens qui ont plus d'énergie sont ceux qui mangent le mieux. Cette synergie entre l'alimentation et l'activité physique est extrêmement importante et prouve que ces deux éléments de la vie sont indissociables. Une bonne alimentation et de l'exercice régulier apportent plus sur le plan de la santé quand ils sont combinés, plutôt que séparés.

Nous savons aussi que l'activité physique a un effet sur le bien-être physique et émotionnel. On a beaucoup parlé de l'effet de l'activité physique sur les diverses substances chimiques de notre corps, qui, à leur tour, améliorent notre humeur et notre concentration. Quand on se sent mieux émotionnellement et mentalement, on a la confiance et la motivation qui permettent de très bien se nourrir. Ainsi, la boucle est bouclée. Ceux qui se sentent bien sont probablement ceux qui respectent leur santé en s'alimentant correctement.

Parfois, les gens essaient de faire jouer ces différentes parties de leur vie les unes contre les autres. Par exemple, ils se demandent s'ils peuvent annuler leurs mauvaises habitudes alimentaires en faisant du jogging. La réponse est non. Les bienfaits et les risques inhérents à l'alimentation sont d'une importance cruciale et beaucoup plus mesurables que les bienfaits et les risques liés à toute autre activité. Par ailleurs, pourquoi voudrait-on essayer de contrebalancer risques et bienfaits si l'on peut n'avoir que des bienfaits ? Les gens se demandent aussi si un bienfait pour la santé, tel qu'ils le perçoivent, est dû à l'exercice ou à une bonne alimentation. En bout de ligne, la question est simplement théorique. En réalité, ces deux sphères de notre vie sont intimement interdépendantes, et l'important, c'est que tout fonctionne de concert pour déterminer si notre santé est bonne ou mauvaise.

Qui plus est, il s'avère que si nous mangeons ce qu'il y a de mieux pour notre santé, nous collaborons en même temps à la santé de la planète. En nous nourrissant d'aliments complets d'origine végétale, nous utilisons moins d'eau, moins de terre, moins de ressources, nous produisons moins de pollution et causons moins de souffrance aux animaux. John Robbins a fait plus que n'importe qui pour sensibiliser les Américains à cette question. Je vous recommande la lecture de son plus récent livre, *The Food Revolution*.

Nos choix alimentaires ont une incidence incroyable non seulement sur notre propre métabolisme, mais également sur l'initiation, la promotion et même le renversement des maladies, sur notre énergie, notre activité physique, notre bien-être émotionnel et mental, et notre environnement. *Toutes ces sphères apparemment distinctes sont en fait intimement liées*.

J'ai mentionné à plusieurs reprises dans ce livre la sagesse de la nature et j'en suis venu à constater la puissance des rouages du monde naturel. La santé se tisse dans un merveilleux canevas, des molécules aux gens, en passant par les autres animaux, les forêts, les océans, et l'air que nous respirons. Eh oui, c'est la nature qui est à l'œuvre, du microscopique au macroscopique.

Qu'est-ce que cela peut faire de toute façon ?

Les principes énoncés dans ce chapitre ont commencé pour moi par une question très pointue sur le lien entre l'alimentation et le cancer chez les rats. Puis ils se sont élargis pour couvrir des questions universelles sur l'humain et la santé dans le monde. Dans une large mesure, les principes présentés ici constituent les réponses à des questions à ramifications infinies que je n'ai pu m'empêcher de me poser tout au long de ma carrière.

Il ne faut pas sous-estimer l'applicabilité de ces principes ni négliger leur capacité à réduire la confusion publique qui règne sur le lien entre l'alimentation et la santé. Les modes et les résultats des plus récentes études sont replacés dans un contexte utile. Nul besoin de bondir chaque fois qu'une substance chimique cancérigène est découverte, qu'un nouveau livre de régime s'ajoute sur les rayons, ou qu'un gros titre annonce à grands cris qu'il est possible de résoudre les maladies par la recherche génétique.

Disons-le simplement, nous pouvons nous détendre, respirer à fond et nous caler dans notre fauteuil. En outre, nous pouvons mettre en œuvre la science de manière plus intelligente et poser de meilleures questions, car nous disposons d'un cadre sensé qui établit un lien entre l'alimentation et la santé. Nous sommes en mesure d'interpréter les nouvelles découvertes en fonction d'un plus grand contexte. Et grâce à ces nouveaux résultats, nous sommes à même d'améliorer ou de modifier notre cadre de travail original et d'investir argent et ressources là où il le faut en vue d'améliorer la santé de la société entière. Les bienfaits inhérents à la compréhension de ces principes sont vastes et profonds, autant pour les individus que pour les sociétés, les animaux et la planète.

12

Comment se nourrir

Lorsque mon plus jeune fils, Tom, qui a collaboré à la rédaction de cet ouvrage, avait treize ans, notre famille se trouvait à l'étape finale d'un lent passage vers le végétarisme. Un dimanche matin, Tom rentra de chez un ami où il avait dormi la veille et nous raconta une histoire dont je me souviens encore et que je vais vous confier.

Le samedi soir, Tom fut amicalement cuisiné sur ses habitudes alimentaires. La sœur de son ami lui avait demandé, incrédule : « Tu ne manges pas de viande ? » Comme mon fils n'avait pas, d'ordinaire, à justifier ses choix alimentaires et qu'il mangeait tout simplement ce qui était servi à table, il n'était pas accoutumé à ce genre de question. Il répondit tout bonnement « non », sans donner plus d'explications.

La jeune fille le cuisina alors un peu plus : « Mais qu'est-ce que tu manges, alors ? » Et mon fils de répondre, avec un léger haussement d'épaules : « J'imagine que je mange juste des plantes. » La jeune fille ne sut que s'exclamer et l'histoire s'arrêta là.

J'adore cette anecdote en raison de la réponse si simple donnée par mon fils : « des plantes ». C'était une réponse vraie, mais lancée de manière peu banale. Lorsque quelqu'un demande qu'on lui passe le rôti de porc à table, il ne dira pas : « S'il vous plaît, passez-moi la chair de cette cuisse de cochon. » Et quand un parent dit à son enfant de finir ses petits pois et ses carottes, il ne lui dit pas : « Finis les plantes que tu as dans ton assiette. » Mais depuis que ma famille et moi avons modifié nos habitudes alimentaires, j'ai du plaisir à penser aux aliments en tant que plantes ou animaux. Cela cadre bien avec ma philosophie : livrer une information sur les aliments et la santé aussi simple que possible.

L'alimentation et la santé sont tout sauf simples dans mon pays, les États-Unis. Je reste souvent ébahi devant la complexité des divers régimes amaigrissants. Bien que les créateurs de ces régimes avancent que leur programme est facile à suivre, en réalité ce n'est jamais le cas. Les adeptes de ces régimes doivent compter des calories, des points, des portions ou des nutriments, ou encore manger des quantités bien précises de certains aliments en fonction de rapports mathématiques bien précis. Ils doivent se servir de certains instruments, avaler des suppléments alimentaires et remplir des tableaux. Pas étonnant que les cures d'amaigrissement fonctionnent rarement.

L'alimentation devrait être quelque chose d'agréable et une expérience dénuée de stress, non fondée sur la privation. Il est essentiel que les choses soient simples pour que nous puissions apprécier notre nourriture.

L'une des découvertes les plus heureuses que j'ai faites parmi la montagne de recherches effectuées, c'est que bonne alimentation et bonne santé riment avec simplicité. La biologie de la relation entre la nourriture et la santé est exceptionnellement complexe, pourtant le message est très simple. Les recommandations qui découlent des recherches menées sont si simples que je peux les résumer en une phrase : mangez des aliments complets d'origine végétale en réduisant au maximum les aliments raffinés et l'ajout de sel et de gras. (Voir le tableau page suivante.)

Mangez autant que vous voulez (en variété) de tous les aliments complets et non raffinés d'origine végétale

Catégorie d'aliments	Exemples
Fruits	orange, okra (gombo) kiwi, poivron rouge, pomme, concombre, tomate, avocat, courgette (zucchini), myrtille, fraise, poivron vert, framboise, courge Butternut, citrouille, mûre, mangue, aubergine, poire, pastèque, canneberge, gland, courge, papaye, pamplemousse, pêche
Légumes	
Fleurs	brocoli, chou-fleur (parmi l'énorme variété existante, peu de fleurs comestibles sont consommées)
Tiges et feuilles	épinard, artichaut, chou vert frisé, laitue (toutes les variétés), chou, blette, chou d'hiver, céleri, asperge, feuille de moutarde, chou de Bruxelles, feuille de navet, feuille de betterave, pak-choï, roquette, endive, basilic, coriandre, persil, rhubarbe, algue
Racines	pomme de terre (toutes les variétés), betterave, carotte, navet, oignon, ail, gingembre, poireau, radis, rutabaga
Légumineuses (plantes à graines qui fixent l'azote)	haricot vert, soja, petits pois, arachide, haricot azuki, haricot sec noir, haricot sec blanc, dolique à œil noir, pois chiche, haricot sec rouge, lentille, haricot pinto, noix de coco
Champignons	champignon de Paris, shiitake, pleurote
Noix	noix de Grenoble, amande, noix de macadamia, noix de pécan, noix de cajou, noisette, pistache
Grains entiers (pains, pâtes, etc.)	blé, riz, maïs, millet, sorgho, seigle, avoine, orge, teff, sarrasin, amarante, kamut, épeautre
Minimiser	
Hydrates de carbone raffinés	pâtes (sauf celles faites de céréales complètes), pain blanc, craquelins, sucres, gâteaux et pâtisseries
Huiles végétales ajoutées	huile de maïs, huile d'arachide, huile d'olive
Poisson	saumon, thon, morue

Catégorie d'aliments	Exemples
Éviter	
Viandes	steak, hamburger, porc
Volaille	poulet, dinde
Produits laitiers	lait, fromage, yogourt
Œufs	et tous les produits contenant des œufs (dont la mayonnaise)

Les suppléments

Les gens qui passent la plupart de leur temps dans des lieux fermés ou qui vivent dans des climats septentrionaux devraient prendre des suppléments quotidiens de vitamine B12, et peut-être aussi de vitamine D. En ce qui concerne cette dernière, vous ne devriez pas excéder les quantités conseillées. Voilà tout.

Mais, selon la science, le régime alimentaire est ce qui s'avère le plus approprié pour garantir la meilleure santé possible et la diminution du taux de maladies cardiaques, de cancer, d'obésité et de toutes les autres maladies occidentales.

Que veut dire minimiser ? Devriez-vous éliminer la viande complètement ?

Les découvertes faites dans le cadre de notre étude en Chine indiquent que plus le pourcentage d'aliments d'origine animale consommés est bas, plus grands sont les avantages pour la santé, même lorsque ce pourcentage passe de 10 à 0 % en calories. Il n'est donc pas déraisonnable de supposer que le pourcentage optimal de produits d'origine animale est zéro, du moins pour quiconque est prédisposé à une maladie dégénérative.

Mais cela n'a pas été absolument démontré. Il est certes vrai que les plus grands bienfaits pour la santé sont atteints quand la consommation d'aliments d'origine animale est très basse, mais pas à zéro.

Je vous conseille donc d'essayer d'éliminer tous les aliments d'origine animale de votre alimentation, mais sans obsession. Si une bonne soupe de légumes est à base de bouillon de poulet ou si une belle miche de pain comporte une petite quantité d'œufs, ne vous inquiétez pas. Il est très probable que ces quantités soient négligeables sur le plan nutritionnel. Mais ce qui est beaucoup plus important pour mettre facilement ce régime alimentaire en application, c'est que vous puissiez vous détendre tout en sachant que votre nourriture peut contenir d'infimes quantités d'aliments d'origine animale, surtout quand vous mangez à l'extérieur ou que vous achetez des plats préparés.

Par contre, même si je vous invite à ne pas vous inquiéter au sujet de tout cela, je ne vous suggère pas d'ajouter délibérément de petites portions de viande dans votre alimentation. Je vous recommande plutôt d'essayer d'éviter tout produit d'origine animale.

Il existe deux excellentes raisons pour que vous tentiez l'expérience sans retenue. Tout d'abord, l'adoption de ce régime alimentaire exige un changement radical de votre façon de penser l'alimentation. Mais si vous faites les choses à moitié, il vous faudra redoubler d'efforts. Si vous avez l'intention de manger des produits d'origine animale, vous en mangerez, et sans doute plus que vous ne le devriez. Ensuite, vous aurez un sentiment de privation. Au lieu de voir votre nouvelle manière de manger comme une liberté de consommer tous les aliments d'origine végétale que vous voulez, vous aurez l'impression de devoir vous limiter, ce qui n'encouragera pas vraiment la poursuite à long terme de cette démarche.

Si un ami désireux de cesser de fumer vous demandait votre avis, lui conseilleriez-vous de ne fumer que deux cigarettes par jour ou lui diriez-vous d'arrêter complètement ? C'est dans cet esprit que je vous dis que la modération rend parfois les choses plus difficiles, même si vous avez les meilleures intentions du monde.

Pouvez-vous y arriver ?

Pour la plupart des Américains (et aussi des Canadiens et des Européens), l'idée de renoncer à tous les produits animaux, entre autres le bœuf, le poulet, le poisson, le fromage, le lait et les œufs, semble une mission impossible. C'est comme si on leur demandait de ne plus respirer. L'idée leur paraît étrange, fanatique, voire invraisemblable.

Le plus grand obstacle à l'adoption d'une alimentation d'origine végétarienne est que la plupart des gens qui en entendent parler ne la prennent pas sérieusement en considération, malgré ses bienfaits vraiment impressionnants.

Si vous figurez parmi ces gens, et si vous êtes malgré tout curieux d'en connaître les résultats tout en sachant pertinemment que vous ne réussirez jamais à abandonner la viande, alors je sais que rien ne réussira à vous faire changer d'avis.

Vous devez l'essayer, c'est le seul moyen.

Donnez-vous un mois. Vous mangez des hamburgers au fromage depuis toujours ? Un mois sans ne vous tuera pas.

Un mois ne suffit pas pour apporter des changements à long terme, mais cela suffira pour découvrir quatre choses :

1. En vous alimentant de produits d'origine végétale, vous découvrirez des aliments délicieux que vous n'auriez jamais découverts autrement. Vous ne mangerez peut-être pas tout ce que vous voulez (le désir de manger de la viande dure plus d'un mois), mais vous mangerez une grande variété d'aliments délicieux.
2. Ce n'est pas si difficile que ça. Des gens adoptent assez rapidement ce régime et finissent par l'adorer. Pour d'autres, des mois s'avèrent nécessaires. Chose

certaine, tous découvrent que ce régime alimentaire est bien plus facile que ce qu'ils pensaient.

3. Vous vous sentirez mieux. Même après seulement un mois, la plupart des gens se sentent mieux et perdent aussi un peu de poids. Demandez des analyses de sang avant et après. Il y a des chances que vous constatiez des améliorations significatives, même après une si courte période.
4. Mais la chose la plus importante, c'est que vous aurez découvert qu'il est possible de le faire. Que vous aimiez ce régime ou non, vous saurez au moins après un mois qu'il vous est possible d'y arriver. Vous pouvez y arriver, si vous le voulez. Tous les bienfaits dont il est question dans cet ouvrage ne s'adressent pas seulement aux moines tibétains et aux adeptes de l'austérité. Ils sont vôtres aussi, si tel est votre choix.

Certes, le premier mois peut poser de réels défis (davantage de détails plus loin à ce sujet), mais les choses deviennent plus faciles par la suite. Et pour nombre de personnes, cela devient un grand plaisir.

Je sais que cela semble difficile à croire jusqu'à ce que vous en fassiez vous-même l'expérience, mais vos goûts changent quand vous adoptez un régime végétarien. Non seulement vous perdez le goût de manger de la viande, mais vous commencez aussi à découvrir de nouvelles saveurs dans vos aliments, qui étaient masquées par l'ingestion d'aliments d'origine animale. L'un de mes amis a comparé cela au fait d'être traîné de force au cinéma pour voir un film d'auteur au lieu du film d'action hollywoodien qui vous branchait. Vous entrez dans la salle en marmonnant dans votre barbe, puis vous découvrez, à votre grande surprise, que le film est génial et beaucoup plus enrichissant que le film d'action.

Si vous acceptez ma suggestion d'essayer une alimentation végétarienne pendant un mois, vous devrez vous attendre à cinq grands défis :

- au cours de la première semaine, vos intestins seront un peu dérangés puisque votre système digestif devra s'ajuster. C'est naturel et normal. Vous n'avez aucune inquiétude à vous faire, car cela ne durera pas longtemps ;
- vous devrez accorder du temps à cette modification alimentaire. Ne soyez pas avare de votre temps – le cancer et les maladies cardiaques sont de grands voleurs de temps aussi. Il vous faudra entre autres apprendre de nouvelles recettes, faire de nouveaux plats, découvrir de nouveaux restaurants. Vous devrez prêter attention à vos goûts et préparer des plats que vous aimez vraiment. C'est la clé ;
- il vous faudra du temps pour vous ajuster psychologiquement. Peu importe que l'assiette déborde, il y a bien des gens qui pensent qu'un repas sans viande n'est pas un vrai repas, surtout le soir. Il vous faudra donc dépasser ce préjugé ;
- il ne vous sera peut-être plus possible d'aller dans vos restaurants habituels et, si vous le faites, vous ne pourrez pas commander les mêmes plats. Il faudra vous adapter ici aussi ;
- il se peut également que vos amis, les membres de votre famille et vos collègues ne vous soutiennent pas. Pour bien des raisons, un grand nombre de personnes se sentiront menacées du fait que vous soyez devenu végétarien ou végétalien. Pourquoi ? Elles pressentent peut-être que leur propre alimentation n'est pas très saine et se sentent menacées par quelqu'un qui est capable de renoncer à de mauvaises habitudes alimentaires alors qu'elles-mêmes en sont incapables.

J'aimerais par ailleurs vous donner quelques petits conseils pour ce premier mois :

- à long terme, une alimentation végétarienne est meilleur marché qu'une alimentation non végétarienne, même si au début vous dépensez davantage puisque vous effectuez des essais. Je vous conseille tout de même de faire ces essais. Le jeu en vaut la chandelle ;
- mangez bien. Si vous allez au restaurant, essayez de nombreux endroits où vous découvrirez de nombreux plats végétaliens. Souvent, les restaurants étrangers vous offrent non seulement de grands choix de repas à base de produits végétaux, mais des plats aux saveurs uniques et exquises. Cherchez à connaître ce qui existe ;
- mangez suffisamment. Même si l'un de vos objectifs est de perdre du poids, n'oubliez pas qu'une alimentation végétarienne vous fera presque à coup sûr perdre du poids. Surtout, ne vous affamez pas : quoi que vous fassiez, évitez d'avoir le ventre creux ;
- mangez des aliments variés, aussi bien pour ingérer tous les nutriments dont vous avez besoin que pour prendre plaisir à ce que vous mangez.

En somme, vous pouvez adopter un régime végétarien et en tirer plaisir et satisfaction. Le défi, c'est la transition, car il y a des barrières d'ordre psychologique et pratique. Il faut du temps et des efforts pour y parvenir. Ne vous attendez pas automatiquement à du soutien de la part de vos amis et de votre famille. Par contre, les bienfaits pour vous seront tout simplement miraculeux. Et vous serez vous-même étonné de la facilité avec laquelle vous prendrez de nouvelles habitudes.

Relevez ce défi d'un mois. Non seulement vous ferez quelque chose de bien pour vous, mais vous ferez en outre partie des avant-gardistes aux États-Unis qui s'efforcent de donner à ce pays un futur plus sain et plus léger.

Glenn, l'un de mes associés, était fou de viande jusqu'à récemment. En fait, il avait entrepris depuis peu le régime Atkins et perdu un peu de poids, mais il l'avait laissé tomber en se rendant compte que son taux de cholestérol était monté en flèche. Il a quarante-deux ans et souffre d'embonpoint. Je lui ai donné un exemplaire du manuscrit de ce livre et il a accepté de suivre le régime alimentaire que je recommande pour une durée d'un mois. Je vous fais part de quelques-unes de ses observations.

Les petits trucs de Glenn

La première semaine a été extrêmement compliquée. Il m'a été difficile de savoir quoi manger. Comme je ne suis pas un grand chef, je me suis procuré plusieurs livres de cuisine et j'ai essayé quelques recettes végétaliennes. Comme j'étais habitué à me rendre chez McDonald's le soir ou à réchauffer des plats surgelés tout prêts, j'ai trouvé difficile de me préparer des repas tous les soirs. La moitié de ces plats ont tourné au désastre et j'ai dû les jeter à la poubelle. Mais, avec le temps, j'ai trouvé quelques recettes fantastiques. Ma sœur m'en a donné une d'Afrique de l'Ouest pour faire un ragoût aux arachides qui est incroyable et ne ressemble à rien de ce que j'ai mangé jusqu'à ce jour. Et ma mère m'a donné la recette d'un chili végétarien délicieux. De mon côté, j'ai trouvé une recette fantastique de spaghettis au blé entier à la sauce bolognaise faite avec du tofu, un succédané de viande. Je mets au défi quiconque de me dire qu'il s'agit d'une recette végétarienne. Mais évidemment, tout cela prend du temps.

Par ailleurs, je redécouvre les fruits. J'ai toujours adoré ça mais, pour une raison ou une autre, je n'en mange pas beaucoup. Peut-être est-ce parce que je ne mange pas de viande que j'aime encore plus manger des fruits. Maintenant, je coupe un pamplemousse en deux et il me sert de collation. J'adore ! Avant, jamais je n'aurais fait ça. Je pense que mes papilles gustatives s'affinent de plus en plus !

Par peur de ne pas trouver de restaurants servant des plats végétariens, j'évitais d'y aller alors que je le faisais constamment avant. Mais je m'enhardis désormais. J'ai trouvé quelques nouveaux lieux qui proposent des plats végétariens, entre autres un restaurant vietnamien superbe. Je sais que les plats vietnamiens ne sont pas strictement végétariens, puisque plusieurs contiennent du nuoc-mâm, une sauce de poisson. Par contre, sur le plan nutritionnel, cela se rapproche beaucoup de mon régime. L'autre jour, un groupe d'amis m'a entraîné dans une pizzeria. Je n'ai pas pu faire autrement et, en plus, j'étais affamé. J'ai commandé une pizza sans fromage, avec beaucoup de légumes. Le cuistot m'a même préparé une pâte à base de farine de blé entier. Je me suis dit que j'allais m'étouffer avec ce truc, mais à ma grande surprise cette pizza était délicieuse. J'en ai même rapporté à la maison à plusieurs reprises.

Mes envies de viande ont presque totalement disparu, en particulier si je ne laisse pas la faim m'assaillir. Et franchement, je mange beaucoup. Puisque j'ai quelques rondeurs, j'ai cependant toujours été conscient de ce que je mangeais. Aujourd'hui, je mange comme un fou et, en plus, je me sens dans le droit chemin. Je peux honnêtement dire que j'aime ce que je mange beaucoup plus qu'au début, surtout parce que je suis plus difficile désormais. Je ne mange vraiment que ce que j'aime.

Le premier mois a passé plus vite que je ne le pensais. J'ai perdu environ quatre kilos, et mon taux de cholestérol est tombé en flèche. Je passe cette fois beaucoup moins de temps à cuisiner, car j'ai maintenant trouvé des restaurants où je peux manger et je prépare d'énormes quantités de plats que je congèle. Mon congélateur est rempli de plats végétariens délicieux.

Cette expérience d'un mois est finie, mais j'ai cessé de la considérer comme une expérience, et ce depuis des semaines. Je ne vois aucune raison de revenir à mes anciennes habitudes alimentaires.

Partie IV

POURQUOI N'AVEZ-VOUS PAS ENTENDU PARLER DE TOUT CELA AVANT ?

Souvent, quand les gens prennent connaissance des faits scientifiques que j'avance pour justifier le passage à un régime végétarien, ils n'en croient pas leurs oreilles. « Si tout ce que vous dites est vrai, s'étonnent-ils, comment se fait-il que je n'en ai pas entendu parler avant ? J'entends même le contraire, c'est-à-dire que le lait est bon pour la santé, que nous devons manger de la viande pour avoir des protéines, et que le cancer et les maladies cardiaques sont d'origine génétique ? » Toutes ces questions sont légitimes et les réponses constituent une partie cruciale de cette histoire. Mais avant, je crois qu'il est essentiel de savoir comment l'information est générée et comment elle arrive à la conscience du public.

Comme vous finirez par le constater, presque tout est gouverné par la règle d'or, c'est-à-dire que celui qui possède l'or est celui qui établit les règles. Nombreuses sont les industries puissantes, fabuleusement riches et influentes qui ont gros à perdre si les Américains décidaient de passer à une alimentation végétarienne. La santé financière de ces industries dépend du contrôle qu'elles exercent sur l'information qui parvient au public en ce qui concerne l'alimentation et la santé. Comme toute entreprise qui se respecte, ces industries font tout ce qui est en leur pouvoir pour protéger leurs profits et leurs actionnaires.

Peut-être êtes-vous enclin à penser que l'industrie paie les scientifiques en sous-main pour maquiller les données, donne des pots-de-vin aux fonctionnaires ou poursuit des activités illégales. Bien des gens adorent ce genre d'histoires à sensation. Mais les intérêts puissants qui maintiennent le statu quo ne se livrent pas, en général, à des activités commerciales illégales. Pour autant que je sache, ils ne paient pas les scientifiques afin que ces derniers falsifient les données. Ils n'offrent pas de pots-de-vin aux élus et ne concluent pas de sordides affaires en douce. La situation est pire que cela.

C'est le système tout entier – gouvernement, corps scientifique et médical, industrie et médias – qui pousse le profit au détriment de la santé, la technologie au détriment de l'alimentation et la confusion au détriment de la clarté. La majeure partie du trouble qui règne au sujet de l'alimentation, mais pas toute, est créé de façon légale et tout à fait connue. Par ailleurs, cette confusion est transmise par des gens bien intentionnés qui ne se doutent de rien, qu'il s'agisse de chercheurs, de politiciens ou de journalistes. L'aspect le plus destructeur de ce système n'a rien de sensationnel et ne ferait sans doute pas beaucoup de vagues s'il était exposé au grand jour. Il s'agit d'un ennemi silencieux que peu de gens voient et comprennent.

Mon expérience au sein du monde scientifique m'a fait voir de quelle manière c'est tout le système qui génère de l'information brouillée, et pourquoi vous n'avez pas entendu parler jusqu'à présent de ce dont je parle dans ce livre. Dans les chapitres qui suivent, j'ai subdivisé le « système » des problèmes en diverses entités : les sciences, le gouvernement, l'industrie et la médecine. Mais comme vous le verrez, il est parfois quasiment impossible d'établir la distinction entre la science et l'industrie, le gouvernement et la science, de même qu'entre le gouvernement et l'industrie.

13

Le côté sombre de la science

Quand je vivais en Virginie, dans une vallée proche de Blacksburg, ma famille et moi aimions beaucoup rendre visite à M. Kinsey, un fermier à la retraite qui habitait près de chez nous et avait toujours une histoire drôle à raconter. Nous attendions avec impatience les soirs où nous irions l'écouter raconter ses histoires sur la terrasse, devant la maison. L'une de mes préférées était celle de l'arnaque du doryphore.

Cette anecdote remontait à l'époque où M. Kinsey n'employait aucun pesticide dans sa ferme. Quand un champ de pommes de terre était infesté de doryphores, il fallait les ramasser et les tuer un à un à la main. Un jour, il remarqua une annonce publicitaire dans un magazine spécialisé en agriculture qui vantait un truc fantastique pour se débarrasser des doryphores au prix de cinq dollars. Même si cette somme était alors considérable, M. Kinsey décida que les doryphores le dérangeaient assez pour valoir cet investissement. Peu après, il reçut le paquet dans lequel se trouvait ce magnifique tueur de doryphores. Une fois ouvert, M. Kinsey découvrit deux blocs de bois et une notice avec quelques instructions :

- mettre le doryphore sur un des morceaux de bois ;
- prendre l'autre bloc de bois dans une main ;
- appuyer bien fort pour écraser le doryphore.

Les arnaques, trucs et duperies pour gagner de l'argent sont aussi vieux que le monde. Mais c'est peut-être le domaine de la santé qui en a le plus souffert. Aucune autre expérience n'est aussi personnelle et puissante que celle de personnes qui ont perdu la santé prématurément. Il est compréhensible qu'elles soient disposées à croire et à essayer n'importe quoi. Ces gens constituent donc un groupe vulnérable de consommateurs.

Vers le milieu des années 1970 eut lieu un exemple typique d'arnaque dans le domaine de la santé, du moins selon l'ordre médical établi. Cette arnaque tournait autour d'un traitement alternatif contre le cancer appelé Laetrile. C'était un produit naturel extrait en majeure partie de noyaux d'abricot. Si vous aviez un cancer et que les traitements conventionnels des médecins aux États-Unis n'avaient pas fonctionné, vous pouviez envisager d'aller à Tijuana, au Mexique. Le *Washington Post Magazine* avait publié un article sur Sylvia Dutton, une femme de cinquante-trois ans originaire de Floride, qui s'y était rendue dans une ultime tentative de vaincre le cancer qui s'était déjà étendu à son système lymphatique à partir des ovaires[1]. Des amis et des paroissiens lui avaient parlé, à elle et à son mari, du traitement au Laetrile et de son pouvoir de guérison sur le cancer à un stade avancé. Dans cet article[1], le mari de Sylvia disait qu'il y avait « au moins une douzaine de personnes dans la région, à qui l'on avait annoncé qu'elles allaient mourir du cancer, qui avaient opté pour le Laetrile et jouaient maintenant au tennis ».

Mais le piège, c'était que ce traitement était vraiment contesté. Certaines personnalités reconnues du milieu médical avançaient que des expériences faites sur des animaux avec ce produit prouvaient qu'il n'avait aucun effet sur les tumeurs[1]. À la suite de quoi l'Agence fédérale américaine (l'US Food and Drug Administration) décida de bannir l'emploi du Laetrile aux États-Unis, ce qui permit à des cliniques de fleurir au Mexique. Un célèbre hôpital de Tijuana traitait jusqu'à « vingt mille patients américains par an[1] », dont Sylvia Dutton, pour qui le Laetrile ne fonctionna malheureusement pas.

Mais le Laetrile n'était qu'un des nombreux produits de santé alternatifs proposés. Vers la fin des années 1970, les Américains dépensaient un milliard de dollars par an en potions et suppléments alimentaires divers promettant des bienfaits magiques[2]. Parmi eux figurait l'acide pangamique, lequel fut présenté sur le marché comme une vitamine auparavant inconnue aux pouvoirs illimités, diverses concoctions de produits d'abeilles, et autres suppléments alimentaires comme l'ail et le zinc[2].

En même temps, parmi la communauté scientifique, de plus en plus d'informations sur la santé, en particulier sur la nutrition, étaient produites à un rythme effréné. En 1976, le sénateur George McGovern convoqua un comité en vue de rédiger l'ébauche d'un document qui recommandait la réduction de la consommation d'aliments renfermant des graisses animales et l'augmentation de la consommation de fruits et de légumes en raison de leurs bienfaits sur les maladies cardiaques. Cette ébauche, qui établissait un lien entre l'alimentation et les maladies cardiaques, causa un tel émoi qu'on exigea que le texte soit révisé avant d'être publié. Au cours d'une conversation que j'ai eue avec M. McGovern, j'ai appris que lui et cinq autres puissants sénateurs des États agricoles avaient perdu l'élection en 1980 en partie parce qu'ils avaient osé s'en prendre à l'industrie alimentaire animale.

À la fin des années 1970, le rapport McGovern parvint à inciter le gouvernement à produire ses premières directives alimentaires. Les rumeurs couraient cependant que celles-ci transmettaient un message semblable à celui du comité McGovern. En même temps, ou presque, de grands débats gouvernementaux avaient lieu, largement médiatisés quant à savoir si les additifs alimentaires étaient sans danger et si la saccharine causait le cancer.

Le rôle que j'ai joué

Vers la fin des années 1970, je me suis trouvé pris dans ce milieu qui évoluait rapidement. En 1975, mes recherches aux Philippines étaient terminées et j'avais bien amorcé mon travail expérimental de laboratoire aux États-Unis, après avoir accepté une chaire d'enseignement à temps plein à l'université Cornell. Mes premiers travaux sur l'aflatoxine et le cancer du foie aux Philippines (voir chapitre 2) avaient partout suscité un grand intérêt et mes travaux de laboratoire subséquents sur les facteurs nutritionnels, les cancérigènes et le cancer (voir chapitre 3) s'étaient attiré une attention nationale. À l'époque, j'avais un des rares laboratoires aux États-Unis qui effectuaient des recherches fondamentales sur les liens entre l'alimentation et le cancer. C'était une toute nouvelle aventure.

De 1978 à 1979, j'ai demandé une année sabbatique à l'université Cornell pour aller à Bethesda, l'épicentre national de la nutrition dans le Maryland. L'organisation avec laquelle je travaillais alors était la Fédération des sociétés américaines pour la biologie et la médecine expérimentales (Federation of American Societies for Experimental Biology, ou FASEB). Cette fédération était constituée de six sociétés de recherche représentant la pathologie, la biochimie, la pharmacologie, la nutrition, l'immunologie et la physiologie. La FASEB parrainait les réunions annuelles de ces six sociétés, auxquelles assistaient plus de vingt mille scientifiques. J'étais membre de deux de ces sociétés, celles sur la nutrition et la pharmacologie, et particulièrement actif au sein de l'Institut américain de la nutrition (American Institute of Nutrition), maintenant appelé Société américaine des sciences nutritionnelles (American Society for Nutritional Sciences). Mon principal travail consistait à présider sous l'égide du FDA un comité de scientifiques qui se penchait sur les dangers potentiels de l'emploi de suppléments alimentaires.

En même temps, j'étais aussi invité à faire partie d'un comité d'affaires publiques qui servait de lien entre la FASEB et le Congrès. Ce comité était chargé de se tenir au courant des dernières activités du Congrès et de représenter les intérêts de nos sociétés quand il était question de composer avec les législateurs. Nous devions passer en revue les politiques, les budgets et les positions, rencontrer les membres du Congrès et tenir des réunions autour d'immenses et impressionnantes tables dans d'augustes et distinguées salles de réunion. J'avais souvent l'impression de me trouver dans le sacro-saint lieu de la science.

Comme je devais représenter ma société sur la nutrition au sein de ce comité d'affaires publiques, il fallait tout d'abord que je décide, pour moi-même, de la meilleure définition à donner au terme nutrition. C'était là une question bien plus difficile que vous ne pouvez l'imaginer. Il y avait des scientifiques qui étaient intéressés par la nutrition appliquée, volet dans lequel entrent en jeu les gens et les collectivités. On trouvait aussi les docteurs en médecine qui s'intéressaient aux composantes nutritionnelles isolées susceptibles de devenir des drogues pharmaceutiques. Et il y avait encore les chercheurs scientifiques qui travaillaient en laboratoire uniquement sur des cellules isolées et des substances chimiques bien identifiées. Il y avait même des gens qui pensaient que les études en nutrition devaient inclure le bétail aussi bien que les humains. En définitive, le concept de nutrition était loin d'être clair, et pourtant il fallait le clarifier. Le point de vue de l'Américain moyen sur la nutrition était encore plus diversifié et confus. Même si les consommateurs étaient sans cesse dupés par des marottes et des modes passagères, ils n'en restaient pas moins très intéressés par les suppléments et les conseils alimentaires provenant de n'importe quelle source, qu'il s'agisse d'un livre sur le sujet ou d'un organisme fédéral.

Un jour, vers la fin du printemps 1979, alors que j'effectuais un travail de routine, je reçus un appel du directeur du Bureau des affaires publiques du FASEB, qui coordonnait le travail de notre comité de liaison avec le Congrès.

Ellis m'informa qu'un autre comité était en train d'être formé au sein d'une des sociétés du FASEB, l'Institut américain de la nutrition (American Institute of Nutrition), et que cette nouvelle pouvait m'intéresser. « Il portera le nom de Comité d'information publique sur la nutrition, me dit-il, et une de ses responsabilités sera de décider des bons conseils à divulguer au public en ce qui concerne la nutrition. Et il ajouta : De toute évidence, il y a recoupement entre ce que ce nouveau comité veut faire et ce que nous faisons au sein du comité des affaires publiques. » J'acquiesçai. « Si tu es d'accord, je peux t'introduire dans ce comité en tant que représentant du Bureau des affaires publiques », me suggéra-t-il.

Cette proposition me semblait la bienvenue, car elle me donnait l'occasion, alors que ma carrière en était à ses débuts, de connaître les points de vue érudits de certains des grands noms de la recherche sur la nutrition. C'était également un comité qui, selon ses organisateurs, pouvait se transformer en une « Cour suprême » de l'information publique sur la nutrition. Il pourrait entre autres servir à cerner le charlatanisme dans ce domaine.

UNE GRANDE SURPRISE

À l'époque où ce comité fut formé, la tempête régnait à la prestigieuse Académie nationale des sciences (National Academy of Sciences, ou NAS). Un conflit avait cours entre son président, Phil Handler, et le Conseil sur la nutrition et l'alimentation. Phil Handler voulait faire intervenir un groupe externe de distingués scientifiques pour délibérer sur la question de l'alimentation, de la nutrition et du cancer, pour ensuite rédiger un rapport. Cette proposition ne plaisait pas du tout au Conseil sur la nutrition et l'alimentation, qui souhaitait contrôler cette activité. Le Congrès américain offrait une subvention à l'Académie nationale des sciences pour que Handler sorte un rapport sur un sujet qui n'avait pas encore été considéré sous cet angle.

On savait parfaitement dans la communauté scientifique que le Conseil sur la nutrition et l'alimentation de l'Académie nationale des sciences était sous l'influence des industries de la viande, des produits laitiers et des œufs. Deux des dirigeants de ce conseil, Bob Olson et Alf Harper, entretenaient des liens étroits avec ces industries. Olson était grassement payé par l'industrie des œufs en tant que consultant et Harper avait reconnu que 10 % de ses revenus provenaient des services qu'il offrait aux entreprises alimentaires, en particulier les grandes industries laitières[3].

Finalement, Phil Handler, à titre de président de l'Académie nationale des sciences, contourna le conseil et manda un comité indépendant d'experts scientifiques de préparer le rapport 1982, « Alimentation, nutrition et cancer » [4]. Il s'avéra que je fus l'un des treize scientifiques choisis pour participer à ce comité d'experts.

Comme il fallait s'y attendre, Alf Harper, Bob Olson et leurs collègues du Conseil sur l'alimentation et la nutrition n'étaient pas contents de perdre le contrôle de ce rapport faisant office de référence. Ils savaient que ce document pouvait grandement influer sur l'opinion nationale quant au lien entre l'alimentation et la maladie. Mais surtout, ils craignaient que l'alimentation américaine ordinaire soit mise au défi et même identifiée comme une cause de cancer.

James S. Turner, le président d'un comité d'experts de liaison avec le consommateur, existant au sein de l'Académie nationale des sciences, critiqua le Conseil sur l'alimentation et la nutrition en écrivant ceci : « Nous ne pouvons que conclure que le Conseil sur l'alimentation et la nutrition est dominé par un groupe de scientifiques hermétiques au changement et qui ont en commun une vision plutôt limitée du lien existant entre l'alimentation et la maladie[3]. »

Après s'être vu refuser la responsabilité de ce nouveau rapport prometteur sur l'alimentation, la nutrition et le cancer, le conseil pro-industrie avait besoin de semer la zizanie. Un autre groupe fut donc rapidement formé ailleurs, le nouveau Comité d'information publique sur la nutrition. Et qui étaient les responsables de ce nouveau comité ? Bob Olson, Alf Harper et Tom Jukes, un scientifique de l'industrie, et ce depuis longtemps. Tous les trois occupaient des postes universitaires. Au début, j'ignorais la raison d'être de ce comité. Toutefois, lors de notre première réunion au printemps 1980, je découvris que sur ses dix-huit membres, j'étais le seul à n'avoir aucun lien avec des entreprises alimentaires et pharmaceutiques, et leurs coalitions.

Ce comité était tout à fait truqué, ses membres étant des partisans bien établis du statu quo. Leurs associations professionnelles, leurs amis et les gens avec qui ils sympathisaient étaient tous partisans de l'industrie. Ils adoraient eux-mêmes l'alimentation carnée américaine et n'étaient pas du tout disposés à envisager la possibilité que leurs points de vue soient erronés. De plus, certains d'entre eux jouissaient de généreux avantages : dépenses de voyage en première classe et honoraires de consultation cossus défrayés par les entreprises fabriquant des aliments de source animale. Même s'il n'y avait rien d'illégal à ces activités, ces dernières entraient en sérieux conflit d'intérêt.

Cette situation est analogue à celle du lien entre la cigarette et la santé. Lorsque les preuves scientifiques ont été dévoilées, affirmant que la cigarette était nocive pour la santé, des hordes de professionnels de la santé se mirent à défendre la cigarette avec véhémence. Par exemple, le *Journal of the American Medical Association* a continué à faire de la publicité pour les produits dérivés du tabac, et bien d'autres intervenants ont joué leur rôle pour défendre avec vigueur l'usage du tabac. Dans de nombreux cas, ces scientifiques étaient motivés par une prudence compréhensible. Mais dans la majorité des autres, surtout quand ces preuves scientifiques furent de plus en plus évidentes, leurs motivations étaient nettement personnelles et fondées sur la cupidité.

Et voilà que je faisais partie d'un comité qui devait se prononcer sur le mérite de l'information divulguée sur la nutrition, comité composé de certains des plus puissants scientifiques pro-industrie ! J'étais le seul à ne pas avoir été sélectionné par les copains de l'industrie, puisque j'étais là à la demande du directeur du Bureau des affaires publiques de la FASEB. À ce moment-là de ma carrière, je n'avais aucun point de vue particulier et précis pour ou contre l'alimentation américaine ordinaire. Mais ce qui m'intéressait plus que tout, c'était de lancer un débat honnête et ouvert, chose qui me mettait d'emblée sur la sellette dans ce nouvel organisme.

La première réunion

Dès le début de notre première réunion en 1980, j'ai compris que j'étais le poulet perdu dans un terrier de renards, même si j'y étais arrivé avec de grands espoirs et l'esprit ouvert, quoique naïf. Après tout, de nombreux scientifiques, moi y compris, ont offert leurs services à des entreprises tout en travaillant à maintenir un esprit objectif dans le meilleur intérêt de la santé publique.

Au cours de la seconde séance de notre première réunion, le président, Tom Jukes, fit circuler une proposition de communiqué de presse écrite à la main par ses soins, sur la mission du comité. En plus d'annoncer sa formation, ce communiqué fournissait des exemples du genre d'impostures qu'il avait l'intention de dénoncer.

Alors que je passais rapidement en revue la liste des prétendues impostures, je fus stupéfait d'y voir les objectifs alimentaires de 1977 de McGovern[5]. Rédigés en une première ébauche en 1976, ces objectifs relativement modestes suggéraient que consommer moins de viande et de gras et davantage de fruits et de légumes pouvait prévenir les maladies cardiaques. Dans cette proposition de communiqué de presse, ces objectifs alimentaires étaient décrits comme rien de moins que du charlatanisme, au même titre que le Laetrile largement condamné et les préparations d'acide pangamique. En bref, la recommandation de passer à une alimentation comportant davantage de fruits, de légumes et de grains entiers était taxée de charlatanisme. C'était ainsi que le comité voulait prouver sa capacité à être la référence suprême en matière d'information scientifique fiable !

Comme j'étais enthousiaste à l'idée de faire partie de ce comité, je fus littéralement choqué de voir ce qui s'y tramait. Même si, à l'époque, je n'avais aucune préférence pour l'un ou l'autre type d'alimentation, je savais que le comité d'experts sur l'alimentation, la nutrition et le cancer auquel j'appartenais à l'Académie nationale des sciences allait probablement recommander quelque chose proche des objectifs de McGovern, en citant cependant la recherche sur le cancer à la place de celle sur les maladies cardiaques. Les résultats scientifiques auxquels j'étais habitué semblaient très clairement justifier les recommandations modérées faites par le comité de McGovern.

Alf Harper était assis à côté de moi lors de notre première réunion. C'était une personne que j'estimais beaucoup depuis notre rencontre au MIT, où il était professeur agrégé des sciences de la nutrition. Au début de la réunion, tandis que ce communiqué de presse écrit à la main circulait parmi les membres, je me penchai vers lui en lui indiquant l'endroit où figuraient les objectifs de McGovern décrits comme étant du charlatanisme et je lui soufflai avec incrédulité : « Vous avez vu ça ? »

Sentant mon malaise et même mon incrédulité, Harper prit rapidement la parole. Sur un ton condescendant, il dit au groupe : « Il semblerait que certaines honorables personnes de notre assemblée ne soient pas nécessairement d'accord avec cette liste. Peut-être devrions-nous la mettre de côté pour l'instant. » Une discussion s'ensuivit et il fut décidé avec réticence de renoncer à la publication du communiqué de presse.

Sur ce, la réunion du comité prit fin. En ce qui me concernait, ce début n'augurait rien de bon.

Quelques semaines plus tard, alors que j'étais de retour dans l'État de New York, j'ai un jour allumé mon téléviseur pour regarder les nouvelles du matin. Tom Brokaw apparut à l'écran et entama un entretien sur la nutrition avec Bob Olson ! Tous deux parlaient d'un rapport que ce dernier et ses amis avaient produit à l'Académie nationale des sciences, intitulé « Vers une alimentation santé » (*Toward Healthful Diets*). Ce rapport, un des plus brefs et plus superficiels jamais produits par l'Académie nationale des sciences, chantait les louanges de l'alimentation américaine à haute teneur en gras et en viande, et confirmait en quelque sorte que tout allait bien dans la façon de se nourrir des Américains.

D'un point de vue scientifique, le message transmis dans cette émission était bizarre. Je me souviens d'un échange où Tom Brokaw demanda ce qu'il en était de la restauration rapide. Ce à quoi Olson répondit avec assurance que les hamburgers de McDonald's ne posaient aucun problème. Des millions de personnes regardant cet « expert » vanter la valeur alimentaire des hamburgers de McDonald's, il ne faut pas s'étonner que les gens de ce pays soient totalement perdus. Une poignée seulement pouvait savoir que son point de vue était loin de refléter ce que la science comprenait sur tout cela à l'époque.

La deuxième réunion

C'est à Atlantic City qu'eut lieu notre deuxième réunion annuelle, vers la fin du printemps 1981. Grâce à la correspondance de toute une année, le comité disposait déjà d'un ordre du jour officieux. Premièrement, il fallait formuler une proposition selon laquelle les arnaques dans le domaine de la nutrition sapaient la confiance du public en la communauté scientifique qui effectuait des recherches. Deuxièmement, il fallait rendre publique l'idée que préconiser la consommation de plus de légumes et de fruits, et de moins de viande et d'aliments à haute teneur en gras, était en soi une arnaque. Troisièmement, il fallait positionner notre comité en tant qu'organisation permanente. Jusqu'alors, notre groupe avait œuvré de façon sporadique, jouant le rôle d'un comité exploratoire. Mais cette fois, il était temps de poursuivre notre travail en devenant la principale et permanente source d'information fiable sur la nutrition aux États-Unis.

Dès les premiers jours de notre arrivée, un collègue du comité, Howard Applebaum, me fit part de la rumeur qui courait. « Savez-vous, murmura-t-il, qu'Olson a décidé qu'ils allaient reformer le comité et que vous n'en ferez plus partie ? » À cette époque, Olson n'avait pas achevé son terme d'un an de président de la société conjointe, l'Institut américain de la nutrition, et il avait le pouvoir de faire ce genre de choses.

Je me rappelle avoir pensé que cette nouvelle n'était ni surprenante ni décevante. Je savais que j'étais la brebis galeuse du comité, et j'étais déjà sorti des rangs au cours de notre réunion d'inauguration l'année précédente. Mon implication dans ce groupe ne se comparait à rien d'autre qu'à essayer de remonter les chutes du Niagara. L'unique raison pour laquelle j'en faisais partie, c'était que le directeur des affaires publiques du FASEB m'y avait assuré un poste.

De mon point de vue, la réunion de la première année du comité avait été douteuse. Mais celle de la deuxième année fut encore plus étrange, avant même qu'Olson ait eu la chance de me renvoyer. Lorsque la proposition de devenir une organisation permanente au sein de la société fut avancée, je fus le seul à la remettre en question. J'exprimai ma préoccupation quant au fait que ce comité et ses activités empestaient le « maccarthysme », chose qui n'avait pas sa place dans une société de recherche scientifique. En entendant mes paroles, le président du comité se mit dans une colère noire et devint physiquement agressif. Je décidai qu'il valait mieux que je quitte la salle. De toute évidence, j'étais une menace pour tout ce que les membres du comité voulaient accomplir.

Après avoir fait part de toute l'histoire au président nouvellement élu de la société, le professeur Doris Calloway de l'université de Californie, à Berkeley, le comité fut aboli et reformé, et j'en devins président. Heureusement, je réussis à persuader le comité composé de six membres de se dissoudre après moins d'une année, ce qui mit fin à cette piteuse histoire.

Rester pour me battre n'était pas une option envisageable pour moi. Ma carrière en était à ses débuts et le pouvoir exercé par les anciens de ma société était austère et intellectuellement agressif. Pour un grand nombre d'entre eux, la recherche d'une vérité visant la promotion de la santé publique ne faisait pas le poids devant le statu quo. Je suis absolument convaincu que si je m'étais affairé autour de ces questions au début de ma carrière, je n'aurais pas pu écrire ce livre. En effet, les subventions pour la recherche et la publication auraient été difficiles, voire impossibles à obtenir.

Entre-temps, Bob Olson et certains de ses collègues concentraient leur attention ailleurs, sur une organisation formée en 1978 : le Conseil américain sur la science et la santé (American Council on Science and Health). Ayant son siège à New York, l'ACSH se targue encore aujourd'hui d'être « un consortium d'éducation du public sur les questions d'alimentation, de nutrition, de produits chimiques, de produits pharmaceutiques, de mode de vie, d'environnement et de santé ». Ce groupe prétend aussi être « une organisation indépendante à but non lucratif et exemptée d'impôts[6] », alors qu'il reçoit 76 % de ses subventions de sociétés et de donateurs œuvrant dans des entreprises, ainsi que le mentionne le National Environmental Trust en citant les données d'intérêt public du Congrès (*Congressional Quarterly's Public Interest Profiles*[7]).

Selon le National Environmental Trust[7], l'ACSH a avancé dans ses rapports que le cholestérol n'est aucunement lié aux maladies coronariennes, que « la non-popularité de l'irradiation des aliments n'est pas scientifiquement fondée, que les perturbateurs endocriniens (la dioxine, les PCB (polychlorobiphényles), etc.) ne représentent pas un danger pour la santé humaine, que la saccharine n'est pas cancérigène et que les restrictions de consommation de combustibles fossiles pour gérer le réchauffement de la planète ne devraient pas être mises en application ». Tenter d'obtenir une critique sérieuse sur l'industrie alimentaire auprès de l'ACSH, c'est comme chercher une aiguille dans une botte de foin. Même si je pense que certains de ses arguments ont du mérite, je remets sérieusement en question le fait qu'il affirme être un intervenant objectif en ce qui touche l'éducation du consommateur.

Le pétard m'explose entre les mains

Tout en siégeant au Comité d'information publique sur la nutrition, j'ai continué à travailler sur le rapport de l'Académie nationale des sciences, lequel concernait l'alimentation, la nutrition et le cancer, et qui a été diffusé en juin 1982[4]. Comme il fallait s'y attendre, il y eut de l'orage dans l'air à sa sortie. Étant donné qu'il s'agissait du premier rapport sur le lien entre l'alimentation et le cancer, il fut largement diffusé et devint le plus lu dans l'histoire de l'Académie nationale des sciences. Il faisait état d'objectifs élevés visant la prévention du cancer, ces objectifs étant très similaires à ceux préconisés en 1976 dans le rapport du comité McGovern sur le lien entre l'alimentation et les maladies cardiaques. En gros, nous préconisions la consommation de fruits, de légumes et de céréales entières, ainsi que la réduction de la consommation totale de gras. Le fait que ce rapport concernait le cancer, non les maladies cardiaques, suscita de vives émotions. Les enjeux étaient élevés et augmentaient sans cesse car le cancer inspire une plus grande peur que les maladies du cœur.

Compte tenu des enjeux, certains ennemis puissants sortirent les griffes. En deux semaines, le Conseil de l'agriculture, des sciences et de la technologie (Council on Agriculture, Science and Technology, ou CAST), un groupe de pression influent œuvrant pour l'industrie du bétail, sortit un rapport résumant le point de vue de cinquante-six « experts » qui se disaient préoccupés par l'effet que notre rapport pouvait avoir sur les industries agricole et alimentaire. Olson, Jukes, Harper et leurs collègues de l'ancien Comité d'information publique sur la nutrition faisaient figure d'experts. Leur rapport fut publié très rapidement et remis aux cinq cent trente-cinq membres du Congrès. Il était clair que le CAST s'inquiétait des répercussions possibles de notre rapport parmi la population.

Le CAST ne fut pas le seul groupe à critiquer notre rapport. Il y eut l'Institut américain de la viande, le Conseil national du poulet, l'Association nationale des bouviers, le Conseil national du bétail et de la viande, l'Association nationale de la viande, la Fédération nationale des producteurs laitiers, le Conseil national des producteurs de porcs, la Fédération nationale de la dinde et l'Association des producteurs d'œufs[3]. Je ne peux me prononcer sur la quantité de recherches sur le cancer effectuées par la Fédération nationale de la dinde, mais je peux deviner que leurs critiques concernant notre rapport n'émanaient pas de leur désir de vérité scientifique.

L'ironie veut que j'aie appris énormément en ayant été élevé dans une ferme laitière et que mon travail soit aujourd'hui accusé de contrer les intérêts agricoles. Bien entendu, les intérêts énormes de ces grandes sociétés n'avaient rien à voir avec les fermiers que je connaissais quand j'étais enfant, c'est-à-dire des familles honnêtes travaillant dur pour exploiter de petites fermes leur permettant de vivre avec un minimum de confort. Je me suis souvent demandé si les intérêts agricoles de Washington représentent vraiment la grande tradition agricole américaine ou seulement les intérêts de conglomérats dont les opérations valent des dizaines de millions de dollars.

Alf Harper, qui m'avait écrit une belle lettre de recommandation pour mon premier poste après mon départ du MIT, m'écrivit une lettre sévère dans laquelle il déclarait que « le pétard m'avait explosé entre les mains ». Apparemment, mon travail au Comité d'information publique sur la nutrition et concernant le rapport de l'Académie nationale des sciences (ou NAS) sur l'alimentation, la nutrition et le cancer lui était insupportable.

Il y avait de l'orage dans l'air ! Des audiences sur le rapport de l'Académie eurent lieu au Congrès, où j'ai témoigné. Le magazine *People* rédigea un article important sur moi et des reportages se succédèrent tout au long de l'année suivante.

L'Institut américain de recherche contre le cancer (American Institute for Cancer Research, ou AICR)

Pour la première fois de notre histoire, le gouvernement semblait sérieusement se pencher sur la nourriture comme moyen de contrôle du cancer. C'était un territoire vierge où la nouveauté était possible et, évidemment, quelque chose de nouveau survint dans ma vie. Je fus invité à aider une nouvelle organisation, l'Institut américain de la recherche sur le cancer (AICR), à Falls Church, en Virginie. Ses fondateurs étaient des collecteurs de fonds informés de la possibilité, par le truchement de campagnes postales, de recueillir d'énormes fonds pour faire de la recherche sur le cancer. Il semblait donc que bien des gens souhaitaient apprendre quelque chose de nouveau sur le cancer, en dehors des habituels médicaments cytotoxiques, de la radiation et de la chirurgie.

Les membres de cette toute nouvelle organisation connaissaient bien notre rapport de 1982[4], qui ciblait le lien entre l'alimentation et le cancer. Ils m'invitèrent à me joindre à eux en tant que conseiller scientifique principal. Je les incitai à mettre l'accent sur l'alimentation, car le lien entre l'alimentation et le cancer devenait de plus en plus important dans le domaine de la recherche, lequel recevait cependant très peu de soutien de la part des organismes de subvention. Je les ai poussés à mettre l'accent sur les aliments entiers comme source de nutrition, au lieu des suppléments alimentaires, en partie parce que c'était le message transmis par le rapport susmentionné.

Quand j'ai commencé à travailler avec l'AICR, deux défis se sont immédiatement présentés à moi. Tout d'abord, il fallait que cet institut s'établisse en tant qu'organisation crédible pour promouvoir le message et soutenir la recherche. Ensuite, les recommandations de l'Académie nationale des sciences devaient être rendues publiques. Par conséquent, j'ai pensé qu'il tombait sous le sens que l'AICR publie les recommandations de l'Académie. Le professeur Sushma Palmer, directeur général du projet de l'Académie[4], et Mark Hegsted, professeur à l'université Harvard et conseiller principal du comité McGovern, acceptèrent de se joindre à moi et d'aller de l'avant pour réaliser ce projet. Simultanément, la présidente de l'AICR, Marilyn Gentry, proposa que l'institut publie le rapport de l'Académie nationale des sciences et qu'on le fasse parvenir à cinquante mille médecins établis un peu partout aux États-Unis.

Ces démarches, qui me semblaient logiques, utiles et socialement responsables, eurent un grand succès. Les associations que nous faisions entre l'alimentation et le cancer et la diffusion de ces informations visaient uniquement à améliorer la santé publique. Toutefois, comme j'en pris rapidement conscience, la création d'une organisation axée sur le lien entre l'alimentation et le cancer était menaçante pour bien des gens. Il devenait de plus en plus évident que les projets de l'AICR frappaient juste, vu les réactions hostiles des industries alimentaires, médicales et pharmaceutiques. Tout était fait pour discréditer nos projets.

Je fus même surpris de constater la forte ingérence du gouvernement américain. Tout d'abord, les bureaux du procureur fédéral et du procureur d'État remirent en question le statut de l'AICR et ses procédures de collectes de fonds. Ensuite, la poste américaine s'en mêla, remettant en question l'utilisation de ses services par l'AICR pour diffuser une information qu'elle jugeait « indésirable ». Nous avions notre petite idée sur l'identité des personnes qui tiraient les ficelles pour exhorter ces agences gouvernementales à empêcher la divulgation de cette information qui établissait le lien entre l'alimentation et le cancer. Toutes ces agences gouvernementales nous rendaient la vie difficile. Pourquoi s'attaquaient-elles à une organisation à but non lucratif qui mettait en avant la recherche sur le cancer ? Parce que l'AICR, tout comme l'Académie nationale des sciences, faisait la promotion d'un concept qui établissait un lien entre l'alimentation et le cancer.

Un détracteur particulièrement virulent de l'AICR fut la Société américaine du cancer. À ses yeux, l'Institut lui mettait des bâtons dans les roues pour deux raisons : il lui faisait concurrence en ce qui touchait les donations et il essayait d'orienter la discussion sur le cancer vers l'alimentation. À cette époque, la Société américaine du cancer n'avait pas encore reconnu ce lien. (Ce ne fut que vers la fin des années 1990 qu'elle diffusa des recommandations alimentaires pour enrayer le cancer, vu que ce concept était de plus en plus accepté par le public.) C'était en fait une organisation fondamentalement investie dans l'usage conventionnel des médicaments, de la radiation et de la chirurgie.

Quelque temps auparavant, la Société américaine du cancer était entrée en communication avec le comité de l'Académie américaine des sciences pour envisager la possibilité que nous nous joignions à elle pour formuler des recommandations alimentaires visant la prévention du cancer. En tant que comité, nous avons refusé cette proposition, même si certaines personnes parmi nous lui ont quand même offert leurs services à titre personnel. La Société américaine du cancer sentait un grand changement dans l'air et n'aimait pas l'idée qu'une autre organisation, l'AICR dans ce cas, lui vole la vedette.

Je peux avoir l'air un peu dur envers une organisation que la plupart des gens considèrent comme purement bienveillante. Mais la Société américaine du cancer agissait différemment en coulisses et en public.

À une occasion, je me suis retrouvé dans une ville au nord de l'État de New York. J'avais été convié à y donner une conférence pour la filiale locale de la Société américaine du cancer, comme je l'avais fait ailleurs. Pendant mon allocution, j'ai montré une diapositive qui mentionnait l'AICR, sans préciser que j'en faisais partie. L'auditoire ne savait donc pas que j'en étais le conseiller scientifique principal.

Après l'allocution, j'ai encouragé les gens à me poser des questions et la personne qui m'avait invité me demanda : « Savez-vous que l'AICR est un organisme de charlatans ? »

« Non, je ne le savais pas », lui répondis-je. J'ai bien peur de ne pas avoir très bien su cacher mon scepticisme face à son commentaire, car elle se sentit obligée de me fournir une explication : « Cet organisme est dirigé par une bande de charlatans et de médecins ayant perdu toute crédibilité. Certains ont même fait de la prison. »

De la prison ? Une nouvelle pour moi !

Sans révéler mon lien avec l'AICR, je demandai à cette femme : « Comment êtes-vous au courant de cela ? » Elle me répondit qu'elle avait vu une note de service circuler dans tous les bureaux de la Société américaine du cancer aux États-Unis. Avant de partir, je lui demandai de m'envoyer si possible une copie de cette note de service, ce qu'elle fit un ou deux jours plus tard.

Cette note avait été envoyée par le bureau du président national de la Société américaine du cancer, qui était également cadre supérieur au prestigieux Roswell Park Memorial Institute pour la recherche sur le cancer, à Buffalo. On y alléguait que le scientifique à la tête de cette organisation, sans me nommer, dirigeait un groupe de huit ou neuf médecins ayant perdu toute crédibilité, certains ayant même fait de la prison. C'était pure invention. Je ne pus même pas reconnaître les noms de ces prétendus médecins et je me demandai vraiment comment une chose aussi odieuse avait pu arriver.

Après avoir fouiné encore un peu, je finis par découvrir l'auteur de la note de service au bureau de la Société américaine du cancer, à Buffalo, et je lui téléphonai. Comme je m'y attendais, cet homme resta très vague et me dit que cette information lui était parvenue grâce à un reporter resté anonyme et qu'il ne pouvait identifier. La seule chose certaine que je sus, c'est que cette note avait bel et bien été distribuée par le bureau du président de la Société américaine du cancer.

J'ai aussi appris que le Conseil national des produits laitiers (National Dairy Council), un puissant groupe de pression, avait obtenu une copie de cette note de service et l'avait distribuée dans ses propres bureaux locaux partout aux États-Unis. La campagne de diffamation contre l'AICR était largement répandue. Les industries alimentaire, pharmaceutique et médicale, ainsi que la Société nationale du cancer et le Conseil national des produits laitiers, dévoilaient leurs véritables intentions. La prévention du cancer par des aliments d'origine végétale coûtant peu et rapportant peu, elle n'était pas la bienvenue auprès des industries alimentaire, pharmaceutique et médicale. Avec l'aide naïve des médias, leurs forces conjuguées en vue d'influencer le public étaient énormes.

Conséquences sur le plan personnel

Cette histoire s'est cependant bien terminée. Même si les deux premières années de l'AICR ont été mouvementées et difficiles tant sur le plan professionnel que personnel, les campagnes de diffamation ont fini par s'estomper. N'étant plus désormais considéré comme marginal, l'AICR prit de l'expansion avec un bureau en Grande-Bretagne (le World Cancer Research Fund, ou WCRF, à Londres) et ailleurs. Depuis plus de vingt ans maintenant, l'AICR dirige un programme qui subventionne les projets de recherche et d'éducation sur le lien entre l'alimentation et le cancer. À l'origine, j'ai organisé et présidé ce programme de subventions. Par la suite, j'ai joué le rôle de conseiller scientifique principal pendant plusieurs années et dans plusieurs domaines.

Mais je dois tout de même signaler un dernier rebondissement malheureux. Je fus informé par le conseil des directeurs de ma société sur la nutrition que deux membres de la société (Bob Olson et Alf Harper) avaient proposé mon expulsion en raison de mon association avec l'AICR. Cela aurait été une première dans l'histoire de cette société. J'ai dû me rendre à Washington pour être « interviewé » par le président de la société et le directeur de la nutrition de l'Agence fédérale américaine (l'US Food and Drug Administration). La plupart de leurs questions concernaient l'AICR.

Toute cette équipée fut plus étrange que la fiction n'aurait pu l'être. Renvoyer un membre important de la société, tout juste nommé président de l'organisation, parce qu'il était membre d'une organisation de recherche sur le cancer… ! Plus tard, j'eus l'occasion de discuter de toute cette histoire avec un collègue qui connaissait les rouages de notre société, le professeur Sam Tove, de l'université de Caroline du Nord. Bien entendu, il était au courant de l'affaire et de toutes les autres magouilles. Au cours de notre entretien, je lui confiai que l'AICR était à mon avis une organisation de valeur, ayant de bonnes intentions. La réflexion qu'il me fit ensuite est restée gravée dans mon esprit : « Il ne s'agit pas de l'AICR, mais de ce que vous avez présenté dans le rapport du NAS en ce qui concerne le lien entre l'alimentation, la nutrition et le cancer. »

Quand ce rapport conclut en juin 1982 qu'une diminution des gras et une augmentation des fruits, des légumes et des céréales complètes constituaient une alimentation plus saine, j'avais, aux yeux de certains, trahi toute la communauté de la recherche scientifique sur la nutrition. Puisque j'étais l'un des deux seuls chercheurs du comité d'experts sur le lien entre le cancer et l'alimentation, mon travail était censé protéger la réputation de l'alimentation américaine telle qu'elle était. Comme ce n'est pas ce que j'ai fait, mon engagement envers l'AICR et la diffusion du rapport de l'Académie nationale des sciences ne firent qu'empirer les choses.

Heureusement, la raison l'emporta. Une réunion du conseil fut convoquée pour voter ; il fallait décider si je devais ou non être expulsé de ma société. Par six votes contre zéro et deux abstentions, j'ai survécu à toute cette histoire.

Il me fut difficile de ne pas prendre tout cela personnellement, même s'il existe dans ce domaine un point de vue plus large qui ne peut être personnel. Dans le monde de la nutrition et de la santé, les scientifiques ne sont pas libres de poursuivre leurs recherches là où elles les conduisent. Aboutir aux « mauvaises » conclusions, même après une démarche scientifique excellente, peut nuire à votre carrière. Tenter de disséminer les « mauvaises » conclusions au public pour son bien-être et sa santé peut détruire votre carrière. J'ai eu la chance que la mienne ne soit pas détruite et que quelques personnes bien intentionnées m'appuient. Mais tout cela aurait très bien pu aller beaucoup plus mal.

Après ces nombreuses épreuves, je comprends mieux la raison pour laquelle ma société a fait ce qu'elle a fait. Les prix subventionnés par Mead Johnson Nutritionals, Lederle Laboratories, BioServe Biotechnologies, Procter and Gamble et l'Institut Danone, tous des intervenants du monde de l'alimentation et des médicaments, représentaient un étrange mariage entre l'industrie et ma société[8]. Croyez-vous vraiment que ces « amis » de la société soient intéressés par la recherche scientifique, quels que soient les résultats obtenus ?

Conséquences sur le plan public

En fin de compte, les leçons tirées de mon expérience professionnelle ont peu à voir avec des noms précis ou des institutions données. Elles ont davantage à voir avec ce qui a lieu dans les coulisses de n'importe quelle grande institution. Ainsi, ce qui se passe en coulisses pendant les débats nationaux, que ce soit au sein de communautés scientifiques, du gouvernement ou de salles de conseil du milieu industriel, est d'une importance capitale pour la santé de notre nation. Les expériences personnelles que j'ai relatées dans ce chapitre (seulement quelques exemples !) ont eu des conséquences bien plus grandes que l'exaspération que j'ai pu ressentir et les dommages causés à ma carrière. Ces expériences font ressortir le côté sombre de la science, qui fait du tort non seulement aux chercheurs dans le droit chemin, mais aussi à toute la société. Ce tort est fait quand on tente systématiquement de cacher, de rejeter et de mettre à mal des points de vue qui s'opposent au statu quo.

Certaines personnes qui occupent des postes très influents au sein du gouvernement et des universités se posent comme des experts scientifiques, alors que leur véritable boulot est d'étouffer tout débat scientifique ouvert et honnête. Peut-être reçoivent-elles des compensations significatives pour servir les intérêts des puissantes industries alimentaires et pharmaceutiques, ou peut-être sont-elles simplement et personnellement influencées parce qu'elles partagent le même point de vue que certaines entreprises. Ce parti pris est plus fort que vous ne le pensez. Je connais des scientifiques dont certains proches sont décédés du cancer et qui sont furieux à l'idée que des choix personnels, notamment l'alimentation, aient pu jouer un rôle dans le décès de ces êtres chers. Par ailleurs, les scientifiques pour qui l'alimentation à teneur élevée en gras et à base d'aliments d'origine animale constitue leur quotidien considèrent simplement, comme on le leur a appris dans leur enfance, qu'il s'agit d'une alimentation saine. Ils aiment leurs habitudes et ne veulent pas les changer.

La majorité des scientifiques sont honnêtes, intelligents et voués à la recherche pour le bien de tous, non pour leur intérêt personnel. Cependant, quelques-uns sont prêts à vendre leur âme au plus offrant. Ils ne sont peut-être pas nombreux, mais ils peuvent causer un grand tort. En effet, ils peuvent facilement ternir la réputation des institutions honorables dont ils font partie et, chose plus importante encore, ils sont à même de semer la confusion dans l'esprit du public, lequel ne sait pas, la plupart du temps, qui est qui. Il se peut que vous allumiez un jour votre téléviseur et que vous voyiez l'un de ces experts faire l'éloge des hamburgers de McDonald's, puis que vous tombiez sur un magazine qui vous dit que vous devriez manger moins de viande rouge à haute teneur en gras pour vous prémunir contre le cancer. Qui devez-vous croire ?

Les institutions font également partie du côté sombre de la science. Les comités tels le Comité d'information publique sur la nutrition et le Conseil américain sur la science et la santé créent des institutions et des comités d'experts boiteux qui sont davantage intéressés à promouvoir leur point de vue qu'à débattre de la recherche scientifique avec une ouverture d'esprit. Si un rapport du Comité d'information publique sur la nutrition prétend que les régimes alimentaires à basse teneur en gras sont des arnaques, et qu'un rapport de l'Académie nationale des sciences affirme le contraire, lequel a raison ?

De plus, cette étroitesse d'esprit en science se répand dans tous les systèmes. La Société américaine du cancer n'a pas été la seule institution sanitaire à rendre la vie difficile à l'AICR. Le Bureau d'information publique de l'Institut national du cancer, la faculté de médecine de Harvard et quelques autres facultés de médecine d'autres universités étaient très sceptiques quant à l'AICR et, dans certains cas, carrément hostiles. Cette hostilité de la part des facultés de médecine m'a tout d'abord surpris, mais quand la Société américaine du cancer, une institution médicale très traditionnelle, fut de la partie, il est devenu évident que nous avions vraiment affaire à l'« ordre médical établi ». Celui-ci n'acceptait pas l'idée d'un lien sérieux et possible entre l'alimentation et le cancer, ou toute autre maladie. La « grande » médecine aux États-Unis s'occupe de traiter les maladies à l'aide de médicaments et de la chirurgie dès que des symptômes apparaissent. En d'autres termes, vous avez pu voir à la télévision la Société américaine du cancer qui n'accorde presque aucune crédibilité au fait que l'alimentation et le cancer sont liés, feuilleter un quotidien où l'Institut américain de la recherche sur le cancer vous dit que ce que vous mangez peut avoir un effet sur le risque d'avoir un cancer. En qui devez-vous avoir confiance ?

Seul un habitué des rouages internes du système peut distinguer les points de vue sincères fondés sur la science des points de vue malhonnêtes fondés sur la cupidité. Comme je me suis trouvé à l'intérieur du système pendant de nombreuses années, y travaillant aux plus hauts échelons, j'en ai assez vu pour me permettre d'affirmer que la science n'est pas toujours dans une honnête quête de vérité, comme bien des gens se l'imaginent. L'argent, le pouvoir, l'ego et la protection des intérêts personnels entrent trop souvent en jeu, et ce au détriment du bien-être public. Nul besoin que des actes illégaux se produisent. Nul besoin que d'énormes pots-de-vin soient versés sur des comptes secrets ou à des enquêteurs privés dans des halls enfumés d'hôtels. Il ne s'agit pas ici d'un scénario hollywoodien, mais simplement du gouvernement, de la science et de l'industrie au quotidien aux États-Unis.

14

Le réductionnisme scientifique

Au moment où notre Comité sur l'alimentation, la nutrition et le cancer de l'Académie nationale des sciences (NAS) était en train de décider comment nous condenserions les résultats de nos recherches sur le rapport existant entre l'alimentation et le cancer, nous avons décidé d'inclure à ces résultats des chapitres sur les nutriments pris isolément et sur les groupes de nutriments. C'était de cette façon que la recherche avait été menée, un nutriment à la fois. Par exemple, le chapitre traitant des vitamines comprenait des informations sur le lien entre le cancer et les vitamines A, C, E et quelques vitamines du groupe B. Dans le résumé du rapport, toutefois, nous avons recommandé que ces nutriments proviennent des aliments, non de comprimés ou de suppléments. Le message était clair : « Ces recommandations s'appliquent exclusivement aux aliments en tant que sources de nutriments, non aux suppléments diététiques ou aux nutriments pris isolément[1]. »

Le rapport s'est vite retrouvé entre les mains des grandes corporations, qui y virent une formidable occasion d'accroître leurs profits. Faisant abstraction de notre mise en garde établissant une distinction entre les aliments et les comprimés, elles firent des campagnes publicitaires annonçant les vitamines en comprimés comme étant des produits susceptibles de prévenir le cancer, citant sans vergogne notre rapport pour justifier leurs dires. C'était ouvrir la voie à un vaste et nouveau marché commercial : les suppléments vitaminiques.

General Nutrition Inc., la société possédant des milliers de centres General Nutrition, entreprit de vendre le *Healthy Greens*, un supplément multivitaminé renfermant les vitamines A, C et E, du bêta-carotène, du sélénium et un microscopique demi-gramme de légumes déshydratés. Puis il y eut une campagne publicitaire du produit affirmant ceci[2] : « Le rapport « Alimentation, nutrition et cancer » recommande d'augmenter, entre autres choses, notre apport de certains légumes pour aider notre organisme à combattre certaines formes de cancer. »

Voici les légumes recommandés par le rapport de l'Académie nationale de sciences : chou, chou de Bruxelles, chou-fleur, brocoli, carotte et épinard. Maman avait raison !

Les chercheurs et les techniciens des laboratoires de General Nutrition, comprenant l'importance de nos travaux, cherchèrent immédiatement le moyen de rassembler tous ces légumes pour les combiner en un comprimé naturel, facile à avaler.

Le résultat est *Healthy Greens*, un nouveau produit efficace représentant une percée en science de la nutrition, que des millions de gens peuvent maintenant prendre pour favoriser leur bien-être. Les légumes que nous devons manger en plus grande quantité et recommandés par le comité de d'Académie nationale des sciences !

General Nutrition annonçait un produit non testé, utilisant à mauvais escient un document gouvernemental pour étayer ses déclarations sensationnelles. La Commission fédérale du commerce (Federal Trade Commission) alla donc devant les tribunaux pour tenter d'empêcher la société de faire de telles déclarations. Cette bataille dura plusieurs années, une bataille qui, dit-on, coûta à General Nutrition la somme de sept millions de dollars. L'Académie nationale des sciences me recommanda à titre de témoin expert, puisque je figurais parmi les auteurs du rapport et aussi parce que je n'avais jamais cessé de faire valoir nos arguments pendant les délibérations du comité.

L'un des chercheurs de mon groupe, le docteur Tom O'Connor, ainsi que moi-même avons passé trois années fort stimulantes intellectuellement à travailler sur ce projet, incluant mes trois journées complètes à la barre des témoins. En 1988, General Nutrition, pour répondre aux accusations de publicité mensongère concernant *Healthy Greens* et d'autres suppléments alimentaires, conclut un règlement par lequel la société accepta de verser six cent mille dollars, en parts égales, à trois organismes voués à la promotion de la santé[3]. C'était bien peu si l'on tient compte du total des revenus générés par le marché des compléments alimentaires en pleine effervescence.

Les matières grasses en vedette

Il est maintenant normal, depuis les vingt dernières années, de mettre l'accent sur les nutriments pris isolément plutôt que sur les aliments complets, et notre rapport de 1982 en est en partie responsable. Comme je l'ai déjà précisé, notre comité avait décidé d'organiser l'information scientifique sur le lien entre l'alimentation et le cancer, en fonction des nutriments. Nous avons donc élaboré un chapitre distinct pour chacun des nutriments ou chaque classe de nutriments : lipides, protéines, glucides, vitamines et minéraux. Je crois sincèrement que nous avons commis une grave erreur en faisant cela. Nous n'avons pas insisté suffisamment sur le fait que nos recommandations ne touchaient que les aliments *complets*, car, pour bien des gens, le rapport était encore perçu comme un catalogue des effets spécifiques liés à chacun des nutriments.

Le nutriment sur lequel notre comité s'est penché le plus était les lipides. La première des directives du rapport énonçait explicitement qu'une consommation élevée de matières grasses était liée au cancer, et recommandait de diminuer l'apport de lipides pour les faire passer de 40 % à 30 % des calories absorbées, une limite établie arbitrairement. Le texte disait ceci : « Ces données pourraient justifier une réduction encore plus grande. Toutefois, le comité a jugé que la réduction proposée pouvait constituer une cible modérée et réaliste, et entraîner vraisemblablement l'amélioration souhaitée. » L'un des membres du comité, le directeur du laboratoire de nutrition au Département de l'Agriculture des États-Unis (United States Department of Agriculture ou USDA), nous affirma que si nous descendions sous les 30 %, les consommateurs seraient alors obligés de diminuer leur consommation de viande et qu'il en serait fini de notre rapport.

À l'époque où ce rapport fut rédigé, toutes les études portant sur les humains et démontrant un lien entre la consommation de matières grasses et le cancer (principalement les cancers du sein et du côlon) révélaient en fait que les populations où l'incidence du cancer était plus élevée consommaient non seulement plus de matières grasses, mais aussi plus d'aliments de source animale et moins d'aliments de source végétale (voir chapitre 4). Cela signifiait que ces cancers pouvaient tout aussi bien être causés par la consommation de protéines animales, de cholestérol alimentaire ou d'autre chose que l'on retrouve exclusivement dans les aliments de source animale, ou par une consommation insuffisante d'aliments de source végétale (voir chapitres 4 et 8). Mais, au lieu de pointer du doigt les aliments de source animale, ces études désignaient comme principaux coupables les matières grasses présentes dans l'alimentation. Au cours des réunions du comité, je me suis élevé contre cette volonté de mettre l'accent sur des nutriments isolés, mais sans obtenir beaucoup de succès. (C'est d'ailleurs ce point de vue qui me valut de témoigner à titre d'expert aux audiences de la FTC, Federal Trade Commission.)

Cette erreur, qui nous a fait attribuer certaines vertus à des aliments complets en fonction des effets sur la santé de nutriments particuliers, est ce que je qualifie de réductionnisme. Par exemple, les effets sur la santé d'un hamburger ne peuvent être attribués simplement à l'effet des quelques grammes de gras saturé contenus dans la viande. Le gras saturé est seulement l'un des ingrédients. Un hamburger renferme aussi d'autres types de gras, en plus du cholestérol, des protéines et de très petites quantités de vitamines et de minéraux. Même si vous réduisez la quantité de gras saturé dans la viande, tous les autres nutriments restent présents et peuvent encore avoir des effets néfastes sur la santé. Voilà un cas où le tout (le hamburger) est plus grand que la somme de ses parties (le gras saturé, le cholestérol, etc.).

Un chercheur en particulier prit note[4] de notre critique ciblée concernant les matières grasses contenues dans les aliments et décida de mettre à l'épreuve l'hypothèse voulant que la consommation de matières grasses soit à l'origine du cancer du sein, et ce en testant un grand nombre de femmes américaines. Ce chercheur, le docteur Walter Willett, était attaché à l'École de santé publique de l'université Harvard. L'étude sur laquelle il fonda ses travaux fut la célèbre Étude sur la santé des infirmières (Nurses' Health Study).

Dès 1976, les chercheurs de l'École de santé publique de l'université Harvard entreprirent de recruter plus de cent vingt mille infirmières partout aux États-Unis afin qu'elles participent à une étude visant à établir les liens possibles entre diverses maladies et les contraceptifs oraux, le THS (traitement hormonal substitutif), la cigarette, ainsi que d'autres éléments, tels les produits pour teindre les cheveux[5]. En 1980, le professeur Willett ajouta à l'étude les résultats d'un questionnaire sur les habitudes alimentaires, et, quatre ans plus tard, soit en 1984, il en étendit la portée pour y inclure d'autres aliments. Ce questionnaire étendu fut de nouveau envoyé aux infirmières en 1986 et en 1990.

Il y a maintenant plus de trente ans que l'on recueille ces données. L'Étude sur la santé des infirmières est reconnue comme étant celle qui s'est poursuivie pendant la plus longue période et figure au premier rang des études menées sur la santé des femmes[6]. Elle est à l'origine de trois études pilotes, et l'ensemble de ces études coûtent quatre à cinq millions de dollars annuellement[6]. Quand il m'arrive de donner des conférences devant un auditoire sensibilisé aux questions de santé, près de 70 % des gens ont déjà entendu parler de l'Étude sur la santé des infirmières.

La communauté scientifique a suivi cette étude de près. Les chercheurs responsables de l'étude ont publié des centaines d'articles scientifiques dans les meilleures revues de recherche, celles qui sont révisées par des scientifiques. L'étude a été conçue de telle sorte qu'elle soit de cohorte prospective, c'est-à-dire qu'elle permette de suivre un groupe de personnes, une cohorte, et de recueillir l'information relative à l'alimentation avant que des maladies ne soient diagnostiquées, d'où son qualificatif de « prospective ». Beaucoup considèrent l'étude de cohorte prospective comme la meilleure façon de mener des recherches sur les humains.

La question de savoir si l'alimentation à haute teneur en lipides a un lien avec le cancer du sein se posait tout naturellement après les débats houleux du milieu des années 1970 et du début des années 1980. On associait l'alimentation riche en lipides non seulement aux maladies du cœur (objectifs alimentaires de McGovern), mais aussi au cancer (le rapport *Diet, Nutrition and Cancer*). N'y avait-il pas de meilleure étude que l'Étude sur la santé des infirmières pour répondre à cette question ? Celle-ci était bien conçue, cumulait des données sur un très grand nombre de femmes, comptait des chercheurs parmi les meilleurs au monde, et elle s'est poursuivie sur une longue période. C'était l'étude parfaite, non ? *Erreur !*

L'Étude sur la santé des infirmières comportait des lacunes venant sérieusement jeter un voile sur ses résultats. Il s'agit de l'exemple le plus probant illustrant comment le réductionnisme scientifique peut engendrer d'énormes confusions et des interprétations erronées de l'information, même lorsque les chercheurs sont honnêtes, bien intentionnés et qu'ils sont à la tête des institutions les plus réputées de la planète. On a rarement vu une étude causer autant de dommages au domaine de l'alimentation et de la nutrition. Cela devrait servir d'avertissement au reste de la communauté scientifique pour savoir ce qu'il ne faut pas faire.

Des infirmières carnivores

Pour comprendre les raisons de ma critique plutôt sévère, il est nécessaire d'observer le régime alimentaire américain avec un peu de recul, surtout lorsqu'on le compare aux études internationales qui ont nourri l'hypothèse du régime riche en lipides[7]. Les Américains mangent beaucoup de viande et de gras comparativement aux pays en voie de développement. Nous mangeons davantage de protéines et, chose plus importante encore, 70 % des protéines que nous consommons sont de source animale. Le fait que notre apport total en protéines soit à 70 % de source animale ne signifie qu'une chose : nous consommons très peu de fruits et de légumes. Pis encore, quand il nous arrive de manger des aliments de source végétale, nous consommons une grande partie de ceux-ci sous forme de produits hautement transformés qui contiennent souvent davantage de matières grasses, de sucre et de sel ajoutés. Citons, par exemple, le Programme national des cantines scolaires de l'USDA, qui comptabilise les pommes de terre frites comme un légume !

Par opposition, les habitants des zones rurales chinoises mangent très peu d'aliments de source animale, ces aliments ne formant en effet que 10 % de leur apport total en protéines. La différence frappante qui existe entre ces modes d'alimentation est illustrée de deux façons sur la figure 14.1[8].

Ces écarts sont caractéristiques de la différence entre le régime alimentaire occidental et celui des cultures ancestrales. De manière générale, la population des pays occidentaux est carnivore, et celle des cultures ancestrales principalement végétarienne.

Figure 14.1 : Apport en protéines chez les Américains et les Chinois en zones rurales[8]

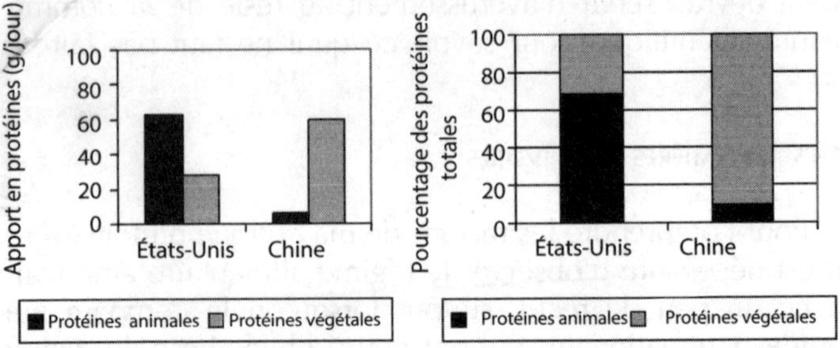

Qu'en est-il donc des femmes dans l'Étude sur la santé des infirmières ? Comme vous vous en doutez sans doute, presque toutes s'alimentent avec beaucoup de produits de source animale, davantage même que chez l'Américain moyen. Leur apport moyen en protéines (en % des calories absorbées) s'élève à 19 %, comparativement à la moyenne américaine qui est de 15 à 16 %. Pour mettre ces données quelque peu en perspective, précisons que l'apport quotidien recommandé (AQR) en protéines n'est que de 9 à 10 %.

Figure 14.2 : Pourcentage de l'apport total en protéines Figure provenant de source animale

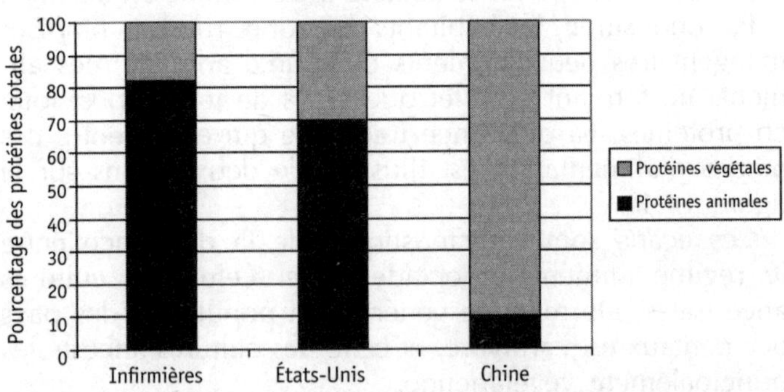

Mais, plus important encore, *sur le total des protéines consommées par les infirmières visées par l'étude, de 78 à 86 % proviennent d'aliments de source animale*[9], comme le montre la figure 14.2[8, 9]. Même dans le groupe ayant la consommation totale de protéines la moins élevée, 79 % de cet apport provient d'aliments de source animale[9]. *En d'autres termes, toutes ces infirmières ou presque mangent plus de viande que l'Américaine moyenne.* Elles consomment très peu d'aliments complets de source végétale.

Figure 14.3 : Apport en gras et mortalité due au cancer du sein

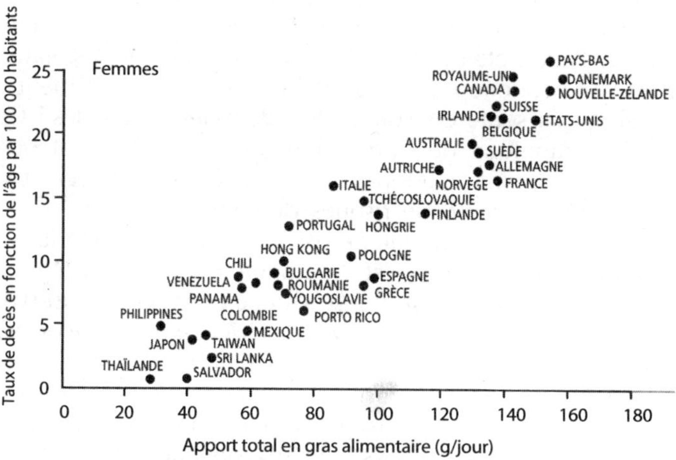

Voilà un élément d'une importance cruciale. Pour prendre encore plus de recul, je dois revenir à la comparaison internationale établie en 1975 par Ken Carroll et illustrée aux figures 4.7 et 4.9 mentionnées précédemment. La figure 4.7 est reprise ici à la figure 14.3. Cette figure est devenue aujourd'hui l'un des constats les plus éloquents du lien entre l'alimentation et les maladies chroniques depuis les cinquante dernières années. À l'instar d'autres études, cela a joué un rôle déterminant afin d'expliquer pourquoi le rapport *Diet, Nutrition and Cancer* de 1982 recommandait aux Américains une réduction de leur consommation de gras à 30 % des calories absorbées comme mesure de prévention du cancer. Ce rapport ainsi que d'autres de même nature ont fini par planter le décor de la formidable expansion des produits faibles en gras sur le marché (produits laitiers « faibles en gras », viandes maigres, friandises sucrées et salées « faibles en gras »).

Malheureusement, c'était faire fausse route que de se concentrer uniquement sur les lipides. Comme toutes les autres comparaisons internationales, l'étude de Carroll comparait des populations principalement consommatrices de viande et de produits laitiers à des populations dont l'alimentation était principalement constituée de végétaux. Il y avait beaucoup d'autres différences entre ces alimentations que la seule consommation de matières grasses ! Ce que le graphique de Carroll indique vraiment, c'est que plus une population adopte un régime à base de végétaux, moins elle présente de risques de cancer du sein.

Mais le régime alimentaire des volontaires de l'Étude sur la santé des infirmières est à ce point éloigné d'un régime à base de végétaux *qu'il n'y a aucun moyen d'observer le lien entre l'alimentation et l'incidence du cancer du sein tel qu'il a été avancé par les études internationales*. Pratiquement aucune infirmière ne s'alimente comme c'est le cas dans les pays de la partie inférieure du graphique. Qu'on ne s'y trompe pas : le régime alimentaire de la totalité ou presque de cette cohorte d'infirmières présente des risques élevés d'entraîner des maladies. La plupart des gens qui lisent l'Étude sur la santé des infirmières ne voient pas cette lacune puisque, comme les chercheurs de Harvard le font remarquer, une grande variation existe dans la consommation de matières grasses chez les infirmières.

Les infirmières qui consomment le moins de matières grasses ingèrent de 20 à 25 % de leurs calories sous cette forme, tandis que chez le groupe d'infirmières qui en consomment le plus, ce chiffre se situe entre 50 et 55 %[10]. À première vue, cette variation semble indiquer des différences substantielles dans l'alimentation, mais cela est tout simplement trompeur, car les données indiquent avec constance que la majorité des femmes ont une alimentation très riche en aliments de source animale. La question se pose donc : comment se fait-il que leur consommation de matières grasses varie à ce point si elles consomment toutes, avec constance, de grandes quantités d'aliments de source animale ?

Depuis que « faible en gras » est devenu synonyme de « sain », on fabrique grâce à la technologie les mêmes aliments que vous connaissez et que vous aimez, sans le gras. On peut aujourd'hui se procurer toutes sortes de produits laitiers faibles en gras ou à 0 % de matières grasses, des viandes transformées faibles en gras, des vinaigrettes et des sauces faibles en gras, des biscuits faibles en gras, des bonbons faibles en gras et de la « malbouffe » faible en gras, tels les chips et les biscuits. En d'autres termes, il vous est possible de manger à peu près tous les aliments que vous mangiez il y a trente ans, tout en réduisant de manière importante votre consommation de gras. Toutefois, les proportions d'aliments de source animale et de source végétale restent les mêmes.

Concrètement, cela signifie que la consommation de bœuf, de porc, d'agneau et de veau diminue, tandis que la consommation de poulet, de dinde et de poisson faibles en gras augmente. En fait, en consommant plus de volaille et de poisson, les gens ont augmenté leur consommation totale de viande jusqu'à des quantités jamais vues auparavant[11], tout en essayant (et la plupart du temps sans y parvenir[12]) de réduire leur consommation de matières grasses. En outre, on consomme moins de lait entier, mais plus de lait faible en gras ou écrémé. Et la consommation de fromage a augmenté de 150 % en trente ans[13]. Dans l'ensemble, nous sommes tout aussi carnivores aujourd'hui que nous l'étions il y a trente ans, mais nous pouvons choisir de réduire notre consommation de matières grasses si nous le désirons, grâce aux merveilles de la technologie alimentaire.

Pour illustrer mes propos (voir figure 14.4), il suffit d'observer deux repas typiquement américains[14, 15]. Le repas nº 1 est servi dans un foyer où l'on prend soin de sa santé et où la personne qui fait les courses lit l'étiquette nutritionnelle de chaque article qu'elle achète. Résultat : repas faible en gras.

Figure 14.4 : Repas typiquement américains (pour une personne) à faible et à haute teneur en gras

	Repas nº 1 faible en gras	Repas nº 2 à haute teneur en gras
Plat principal	Dinde rôtie (227 g)	Steak grillé (128 g)
	Sauce brune faible en gras	Haricots verts aux amandes
	Pommes de terre rôties	Pommes de terre en sachet assaisonnées aux herbes
Boisson	1 tasse de lait écrémé	Eau
Dessert	Yogourt 0 % M.G.	Croustade aux pommes
	Gâteau au fromage faible en gras	

Figure 14.5 : Nutriments contenus dans les deux repas présentés plus haut

	Repas nº 1 faible en gras	Repas nº 2 à haute teneur en gras
Lipides (en pourcentage du total des calories)	22 %	54 %
Protéines (en pourcentage du total des calories)	36 %	16 %
Pourcentage total de protéines dérivées d'aliments de source animale	93 %	86 %
Cholestérol	307	165

Le repas n° 2 est servi dans un foyer où les plats américains standard ont la cote. Lorsqu'on cuisine à la maison, on choisit des ingrédients « riches ». Résultat : repas riche en gras.

Les deux repas fournissent grosso modo mille calories, mais ils sont très différents pour ce qui est de leur contenu en lipides. Le repas n° 1 contient environ 25 g de gras, alors que le repas à haute teneur en gras en contient un peu plus de 60. Dans le repas faible en gras, 22 % du total des calories proviennent des matières grasses, alors que dans le repas à haute teneur en gras, la quantité s'élève à 54 %.

Le foyer où l'on est soucieux de sa santé a réussi à préparer un repas qui contient beaucoup moins de gras que celui de l'Américain moyen, mais on y est parvenu sans chercher à équilibrer l'apport d'aliments de source animale et de source végétale. Les deux repas sont en fait centrés sur des aliments de source animale. En réalité, le repas faible en gras contient davantage d'aliments de source animale que l'autre. C'est ainsi que les volontaires de l'Étude sur la santé des infirmières en sont venues à présenter une si grande variété dans leur consommation de lipides. Certaines ont été simplement plus consciencieuses en choisissant des produits de source animale faibles en gras.

Bien des gens considéreraient le repas faible en gras comme le summum des repas sains, mais qu'en est-il des autres nutriments dans ces repas ? Des protéines et du cholestérol ? *Il s'avère que le repas faible en gras contient plus du double des protéines du repas à haute teneur en gras, la majorité provenant d'aliments de source animale. De plus, le repas faible en gras contient presque deux fois plus de cholestérol* (voir figure 14.5[14, 15]).

Un nombre effarant de données scientifiques laisse entendre que les régimes alimentaires à haute teneur en protéines animales peuvent avoir des conséquences néfastes pour la santé, tout comme les régimes riches en cholestérol. Dans le repas faible en gras, ces deux nutriments néfastes pour la santé sont en quantité considérablement *plus élevée*.

Quand les femmes américaines, telles les volontaires de l'Étude sur la santé des infirmières et celles de l'étude Women's Health Trial (dont le coût s'est élevé à un milliard de dollars[16-19]), réduisent leur apport lipidique, elles ne le font *pas* en réduisant leur consommation d'aliments de source animale. Elles utilisent plutôt des produits de source animale faibles en gras, ou sans gras, et coupent le gras de cuisson et le gras à table. Par conséquent, elles n'adoptent *pas* les régimes dont on dit, dans les études internationales de corrélation et dans notre étude menée dans les zones rurales chinoises, qu'ils sont associés à des taux peu élevés d'incidence du cancer du sein.

C'est là un écart très important qui se voit dans la corrélation entre la consommation de protéines animales et la consommation de lipides pour un groupe de pays (voir figure 14.6[8, 9, 18, 20-22]). La comparaison la plus fiable a été publiée dans une étude datant de 1975[20] qui démontre une corrélation très concluante de plus de 90 %. Cela signifie qu'à mesure que l'apport lipidique augmente la consommation de protéines animales augmente dans une progression presque parallèle, et ce dans divers pays. De la même façon, dans notre étude en Chine, les apports lipidiques et protéiniques de source animale montrent aussi une corrélation semblable de l'ordre de 84 %[8, 21].

Dans l'Étude sur la santé des infirmières, ce n'est pas le cas. Le taux de corrélation entre protéines animales et apport lipidique total n'est que de 16 % environ[9]. Dans l'étude Women's Health Trial, visant également les femmes américaines, la situation est pire puisque le taux de corrélation est de -17 %[18, 21, 22]. Dans cette étude, à mesure que l'apport lipidique diminue, l'apport protéinique de source animale augmente. Cette façon de faire est caractéristique des femmes américaines, à qui l'on a fait croire qu'en diminuant leur consommation de gras, elles adoptaient un régime alimentaire plus sain. Une infirmière qui adopte un régime « faible en gras » dans l'étude de Harvard, comme toutes les Américaines, continuera sans doute à manger de grandes quantités de protéines animales, comme le montre le repas n° 1 (voir figure 14.4).

Il est malheureux de constater que les preuves démontrant l'effet des aliments de source animale sur l'incidence du cancer et d'autres maladies liées à la prospérité ont été négligées, et même discréditées, tandis que nous continuions à concentrer nos efforts sur les lipides et les autres nutriments pris isolément. C'est la raison pour laquelle l'Étude sur la santé des infirmières et presque toutes les autres études épidémiologiques publiées jusqu'à ce jour présentent de sérieuses lacunes dans leurs sondages visant à déterminer les liens entre l'alimentation et les maladies. À peu près tous les volontaires suivent le régime alimentaire à l'origine des maladies liées à la prospérité. Si l'on remplace un aliment de source animale par un autre, les effets nocifs des deux aliments nous échappent facilement lorsqu'on les compare à un aliment de source végétale. Pis encore, ces études se concentrent souvent sur l'apport d'un seul nutriment, par exemple les lipides. Il s'agit de très graves lacunes. C'est pourquoi ces études s'avèrent un désastre lorsqu'il s'agit de découvrir les véritables effets de l'alimentation sur ces maladies.

Figure 14.6 : Taux de corrélation de la consommation totale de matières grasses et de protéines animales

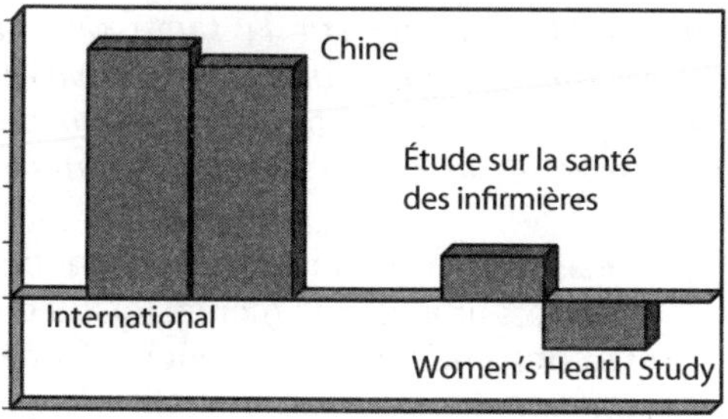

Maintenant que vous savez comment j'interprète l'Étude sur la santé des infirmières et ses lacunes, il serait bon de jeter un coup d'œil aux conclusions qu'elle avance. Après plus de cent millions de dollars dépensés et des dizaines d'années de travail, les résultats ne manquent pas. Quels sont-ils ? Bien sûr, la question que l'on se pose consiste d'abord à savoir si la consommation de gras a véritablement un lien avec le cancer du sein. Voici quelques-unes des conclusions de l'étude, reprises textuellement :

- « Ces données, recueillies pendant une période de huit ans, permettent de conclure que la consommation de gras chez les femmes d'âge moyen n'a aucun effet néfaste sur le cancer du sein et que la consommation de fibres n'a aucun effet protecteur sur cette maladie[23]. »

  Autrement dit : l'Étude sur la santé des infirmières n'a vu aucun lien entre la consommation de gras et de fibres alimentaires et le risque de cancer du sein.

- « Nous n'avons trouvé aucune preuve qu'une consommation réduite de la quantité de matières grasses totale ou de certains grands types de lipides était liée à un risque moindre de contracter le cancer du sein[10]. »

  Autrement dit : l'Étude sur la santé des infirmières n'a vu aucun lien entre une consommation réduite de gras, qu'il s'agisse de tous les gras ou de certains types de gras, et le risque de cancer du sein.

- « L'hypothèse voulant qu'une réduction des lipides dans le régime alimentaire, même lorsqu'elle atteint 20 % de la consommation énergétique à l'âge adulte, entraîne une diminution substantielle de l'incidence du cancer du sein dans les sociétés occidentales est toutefois peu étayée par les données actuelles[24]. »

Autrement dit : l'Étude sur la santé des infirmières n'a vu aucun lien entre le cancer du sein et la consommation de lipides, même lorsque les femmes réduisent leur consommation de gras à un taux aussi bas que 20 % des calories absorbées.

- « Les risques relatifs concernant [...] les gras monoinsaturés et polyinsaturés [...] étaient près de l'unité[25]. »

  Autrement dit : l'Étude sur la santé des infirmières n'a vu aucun lien entre ces « bons » gras et le risque de cancer du sein.

- « Nous n'avons trouvé aucun lien significatif entre la consommation de viande et de produits laitiers et le risque de contracter le cancer du sein[26]. »

  Autrement dit : l'Étude sur la santé des infirmières n'a vu aucun lien entre une consommation de viande et de produits laitiers et le risque de cancer du sein.

- « Nos conclusions ne permettent pas d'établir un lien quelconque entre le risque de contracter le cancer du sein chez les jeunes femmes adultes et l'activité physique, à la fin de l'adolescence ou dans un passé récent[27]. »

  Autrement dit : l'Étude sur la santé des infirmières n'a vu aucun lien entre l'exercice et le risque de cancer du sein.

- « Ces données laissent entendre qu'il n'existe qu'un lien ténu confirmant l'effet positif du remplacement de la consommation de gras saturé par celle de glucides ; il n'existe pas de lien significatif entre la consommation des autres types de lipides à l'étude et le risque de contracter le cancer du sein en ce qui concerne une diminution équivalente de la consommation de glucides[28]. »

Autrement dit : l'Étude sur la santé des infirmières n'a vu aucun effet, ou très peu, quant au risque de contracter le cancer du sein lorsque les femmes remplacent les gras saturés par des glucides.

- « Il est peu probable que l'apport de sélénium à un âge plus avancé soit un facteur déterminant dans l'étiologie du cancer du sein[29]. »

  Autrement dit : l'Étude sur la santé des infirmières n'a vu aucun effet protecteur du sélénium quant au risque de cancer du sein.

- « Ces résultats laissent entendre que la consommation de fruits et de légumes à l'âge adulte n'est pas liée de manière significative à un risque réduit de contracter le cancer du sein[30]. »

  Autrement dit : l'Étude sur la santé des infirmières n'a vu aucun lien entre la consommation de fruits et de légumes et le risque de cancer du sein.

Et voilà, chers lecteurs. Le risque de contracter le cancer du sein n'augmente pas si l'on consomme de plus grandes quantités de matières grasses, de viande, de produits laitiers ou de gras saturés. Il n'est pas possible de se prémunir contre le cancer par une plus grande consommation de fruits et de légumes, pas plus qu'il est possible de réduire le risque de contracter cette maladie en faisant de l'exercice (que ce soit à l'adolescence ou à l'âge adulte) en consommant des fibres alimentaires, des gras mono-insaturés et des gras polyinsaturés. En outre, le sélénium, un minéral dont on a longtemps reconnu les effets protecteurs contre le cancer, n'a aucun effet sur le cancer du sein. *En somme, autant dire que le régime alimentaire n'a absolument rien à voir avec le cancer du sein.*

Je peux comprendre la frustration du professeur Meir Stampfer, l'un des principaux chercheurs de ce groupe, quand il dit : « C'est là notre plus grand échec et notre plus grande déception. Nous n'en savons pas plus sur ce que les gens peuvent faire pour réduire les risques[6]. » Ce commentaire venait en réponse à l'opinion selon laquelle « l'unique grand défi à relever dans l'avenir est de démêler le fouillis des conclusions contradictoires et de faire face au manque d'information sur le cancer du sein[6] ». Je salue la franchise du professeur Stampfer, mais je déplore qu'on ait dépensé autant d'argent pour en apprendre si peu. Sans doute la conclusion la plus valable fut-elle, ironiquement, de démontrer que le fait de procéder un nutriment à la fois, tout en conservant les mêmes habitudes générales face à l'alimentation, n'améliorait ni la santé ni la qualité de l'information dans ce domaine.

Et pourtant, les chercheurs de Harvard n'ont pas manqué une occasion de produire leurs conclusions, malgré ces difficultés. En voici quelques-unes que j'ai répertoriées parmi la montagne d'études menées par eux, qui présentent selon moi des contradictions très inquiétantes lorsqu'on compare les risques de maladie chez les hommes et chez les femmes :

- Les hommes qui consomment de l'alcool de trois à quatre fois par semaine présentent moins de risques de subir une crise cardiaque[31].
- Les hommes ayant le diabète de type 2 et qui consomment de l'alcool avec modération présentent moins de risques de cardiopathie coronarienne[32].

Et pourtant...

- La consommation d'alcool accroît l'incidence du cancer du sein de 41 % chez les femmes qui consomment de 30 à 60 g d'alcool par jour, comparativement aux femmes qui n'en consomment pas[33].

Il semble que l'alcool soit bénéfique dans le cas des maladies du cœur, mais néfaste dans le cas du cancer du sein. Le mari peut boire de l'alcool pendant le repas, mais jamais sa femme. Est-ce là une différence entre les hommes et les femmes, ou bien une différence dans la manière de réagir entre les maladies cardiaques et le cancer ? Vous sentez-vous mieux informé ou plus perdu ?

Et puis, il y a ces formidables acides gras oméga-3. Certains poissons en contiennent des quantités relativement grandes et ont eu bonne presse ces derniers temps. S'il y a une chose qu'on entend au sujet des acides gras oméga-3, c'est bien qu'il faut en consommer davantage pour être en bonne santé. Voici de nouveau les conclusions des chercheurs de Harvard :

- « Contrairement à l'hypothèse qui prévaut, nous avons constaté qu'il existe un risque accru de contracter le cancer du sein en consommant les acides gras oméga-3 contenus dans le poisson. » (Ce risque accru statistiquement significatif était lié à une augmentation de seulement 0,1 % des calories totales ingérées[10].)
- « D'après nos conclusions, le fait de manger du poisson une fois par mois, ou plus souvent, peut réduire le risque d'accident ischémique chez les hommes[34]. »
- « Les données laissent entendre que la consommation de poisson au moins une fois par semaine pourrait réduire le risque de mort subite par arrêt cardiaque chez les hommes, mais non pas le risque total d'infarctus du myocarde, de mort non soudaine liée à

une maladie de cœur, ni le risque total de mortalité par accident cardio-vasculaire[35]. » (En d'autres termes, le poisson peut prévenir certains problèmes liés aux maladies du cœur, mais il n'a en définitive aucun effet sur les maladies cardiaques mortelles, ni même sur le risque de subir un arrêt cardiaque.)

S'agit-il ici de décider une fois de plus laquelle de ces maladies vous fait le moins peur, ou bien parle-t-on encore d'une différence entre les hommes et les femmes ?

Voici une histoire encore plus ancienne. Il y a longtemps qu'on nous avertit de réduire notre apport en cholestérol, et c'est en grande partie ce qui explique pourquoi on a remis en question la consommation d'œufs. Un seul œuf contient la quantité énorme de 200 mg ou plus de cholestérol[36], soit presque la limite quotidienne recommandée de 300 mg. Alors, que disent les études de Harvard sur cette question sans cesse débattue ?

« Il est peu probable que consommer jusqu'à un œuf par jour ait des répercussions globales importantes sur le risque de cardiopathies coronariennes ou d'attaques d'apoplexie chez les hommes comme chez les femmes[37]. »

Mais voici ce qu'on dit quand il s'agit du cancer du sein : « Nos conclusions, tirées de huit études prospectives, laissent entendre que la consommation d'œufs pourrait entraîner une modeste augmentation du risque de contracter le cancer du sein [...]. Il a été démontré que le risque de cancer du sein s'accroît de 22 % pour chaque consommation quotidienne supplémentaire de 100 g (environ deux œufs[26]). » (Cette augmentation du risque est de 67 % dans l'Étude sur la santé des infirmières[26].)

Auparavant, toutefois, les chercheurs avaient adopté un point de vue légèrement différent : « Chez les hommes et les femmes en bonne santé, consommer des œufs avec modération peut faire partie d'un régime alimentaire nutritif et équilibré[38]. »

Tout récemment, on citait l'Étude sur la santé des infirmières comme celle ayant le plus encouragé la consommation d'œufs. Voici ce qu'on pouvait lire dans un entrefilet récent : « Manger des œufs à l'adolescence pourrait prévenir le cancer du sein chez les femmes[39]. »

L'article mentionne ensuite un chercheur de Harvard à qui l'on attribue la déclaration suivante : « Les femmes qui, à l'adolescence, ont consommé des œufs en plus grande quantité [...] ont un risque moins grand de contracter le cancer du sein[39]. »

La plupart des gens qui lisent cet article diront sans doute que les œufs ont retrouvé la cote – même s'ils ne savent pas combien d'œufs par jour sont acceptables ou s'il y a des exceptions à la règle. Les œufs semblent davantage valables pour la santé lorsque les éleveurs de volaille y ajoutent leur grain de sel. Mais attendez un instant ! Il a été démontré que la consommation d'œufs chez les adolescentes était acceptable, et peut-être même une bonne chose, mais il a aussi été démontré qu'une plus grande consommation d'œufs accroît le risque global de contracter le cancer du sein. Et à propos, voici autre chose qui donne à réfléchir. De nombreuses études ont démontré de manière plutôt constante que la consommation d'œufs pouvait augmenter le risque de cancer du côlon, chez les femmes encore plus que chez les hommes[40].

Qui devons-nous croire ? Une minute, la consommation d'alcool peut faire diminuer nos risques de contracter une maladie, mais la minute d'après elle les fait augmenter. Un jour, la consommation de poisson peut contribuer à réduire nos risques de contracter une maladie, mais un autre elle est dommageable. Un coup les œufs sont mauvais, un coup ils sont bons pour la santé. Il me semble ici qu'une chose fait défaut : un contexte plus large. Sans ce contexte, nous ne faisons que nager en pleine confusion.

En plus d'affirmer que l'alimentation et l'exercice ne sont aucunement liés à l'incidence du cancer du sein, les chercheurs de Harvard ont réduit petit à petit la portée d'autres croyances populaires concernant le lien entre l'alimentation et le cancer. Par exemple, les études de Harvard n'ont pas réussi à trouver de lien quelconque entre le cancer colorectal et la consommation de fibres ou de fruits et de légumes[4, 41, 42].

Comme les fibres alimentaires ne proviennent que des aliments de source végétale, ces études viennent ébranler l'idée que les fibres, soit les fruits, les légumes et les céréales, préviennent le cancer du côlon. Il faut garder à l'esprit que les études de Harvard traitent de données fournies par des populations carnivores, dont aucune n'a adopté l'alimentation à base d'aliments complets de source végétale qui contiennent naturellement peu de gras et beaucoup de fibres. Il est probable que l'effet protecteur des fibres (fruits et légumes) ne se fasse sentir, dans les cas de cancer colorectal, que lorsqu'on s'écarte radicalement d'une alimentation à base d'aliments de source animale.

Entre les conclusions sur le cancer du côlon et celles sur le cancer du sein, l'Étude sur la santé des infirmières a énormément contribué à semer la confusion, voire à discréditer l'idée que l'alimentation puisse être liée à l'incidence du cancer. Voici ce que dit le professeur Walt Willett après des décennies de travail :

« Augmenter la consommation globale de fruits et de légumes semble un moyen moins prometteur de réduire sensiblement le risque de cancer [...]. Les bienfaits de ces aliments semblent plus importants en ce qui concerne les maladies cardio-vasculaires qu'en ce qui a trait au cancer[4]. »

Cette déclaration semble un peu sinistre. Le cancer du côlon, l'un des premiers cancers dans l'histoire que l'on a prétendu pouvoir prévenir par l'adoption d'un régime à base de végétaux[43-45], n'aurait aujourd'hui plus aucun rapport avec l'alimentation ? Et une alimentation à faible teneur en gras ne préviendrait pas le cancer du sein ? Avec de tels résultats, ce n'est qu'une question de temps avant que l'hypothèse d'un lien entre l'alimentation et le cancer ne s'effrite. En réalité, il m'est déjà arrivé d'entendre des membres de la communauté scientifique affirmer que le régime alimentaire pourrait n'avoir aucun lien avec le cancer.

Voilà pourquoi je crois que l'Étude sur la santé des infirmières a causé bien du tort dans le domaine de la nutrition. Elle a pratiquement réduit à néant bon nombre des percées effectuées au cours des cinquante dernières années, sans vraiment proposer de réponses scientifiquement fiables aux conclusions présentées antérieurement sur la question du lien entre l'alimentation et le cancer.

Le problème qui consiste à étudier une population dont l'alimentation présente constamment des risques élevés pour la santé, et à observer les variations de la consommation d'un seul nutriment à la fois n'est pas unique à l'Étude sur la santé des infirmières. C'est un problème que l'on retrouve dans toutes les études où les volontaires sont de culture occidentale. Qui plus est, il n'y a que peu ou pas de valeur à mettre en commun les résultats de plusieurs grandes études dans le but de les analyser et d'obtenir ainsi un résultat plus fiable, si toutes ces études comportent les mêmes lacunes. On utilise souvent cette stratégie de mise en commun pour déterminer les liens de cause à effet que l'on décèle moins bien et qui sont moins affirmés dans les études prises isolément. C'est une hypothèse fiable lorsque chaque étude est effectuée correctement mais, de toute évidence, elle ne l'est plus lorsque les études présentent toutes la même lacune. La combinaison des résultats ne donnera qu'un tableau plus fiable des lacunes.

Les chercheurs de l'université Harvard ont procédé à plusieurs de ces analyses effectuées à partir des résultats d'études combinées. L'une d'entre elles traitait de la question de savoir si la viande et les produits laitiers influaient d'une manière quelconque sur le cancer du sein[26]. En 1993, une mise en commun des résultats de dix-neuf études[46] avait démontré une augmentation modeste, mais statistiquement significative, de 18 % du risque de contracter le cancer du sein quand on augmentait la consommation de viande, et une augmentation de 17 % quand on augmentait la consommation de lait[46]. Les chercheurs de Harvard ont donc condensé en 2002 un plus récent groupe d'études, cette fois en y ajoutant huit grandes études prospectives dont on jugeait que l'information nutritionnelle était plus fiable et qui portaient sur un groupe beaucoup plus nombreux de femmes. Voici les conclusions auxquelles ils sont arrivés :

« Nous n'avons trouvé aucun lien significatif entre la consommation de viande ou de produits laitiers et le risque de contracter le cancer du sein[26]. »

La plupart des gens diraient : « Il n'y a aucune preuve concluante que la viande et les produits laitiers ont un lien avec le risque de contracter le cancer du sein. » Mais observons de plus près cette analyse supposément plus sophistiquée.

Les huit études en question concernent toutes des volontaires ayant adopté une alimentation riche en aliments de source animale. En effet, chaque étude présentait la lacune dont souffrait l'Étude sur la santé des infirmières. Il est donc absurde et inutile de les combiner. En dépit du fait qu'il y ait eu près de trois cent cinquante et une femmes et sept mille trois cent soixante-dix-neuf cas de cancer du sein répertoriés dans cette gigantesque banque de données, il n'est pas possible, en observant ces résultats, de connaître l'effet réel de l'alimentation riche en viande et en produits laitiers sur le cancer du sein. Même si l'étude portait sur des millions de femmes, cela resterait vrai. Tout comme l'Étude sur la santé des infirmières, ces études ne concernaient que des femmes ayant adopté une alimentation typique des sociétés occidentales, fortement axée sur la consommation d'aliments de source animale, et où les gens ne se préoccupent que de l'apport d'un seul nutriment ou d'un seul aliment à la fois. Aucune n'a tenu compte d'un éventail plus vaste de choix alimentaires, y compris les choix ayant démontré des effets positifs sur le cancer du sein.

On ignore ma critique

Après avoir pris connaissance d'un article sur le lien entre les protéines animales et les maladies du cœur dans l'Étude sur la santé des infirmières[9], il m'est arrivé à une occasion de publier une critique[47] dans laquelle je résumais en partie les arguments énoncés dans le présent chapitre, y compris l'échec de l'Étude sur la santé des infirmières à faire avancer notre compréhension des études de corrélation internationales initiales. On y a répondu, et nos échanges se sont présentés comme suit.

Tout d'abord, voici mon commentaire :

« Dans un régime alimentaire à ce point riche en aliments de source animale, il est à mon avis insensé de croire que l'on peut déceler avec fiabilité de prétendus liens indépendants entre les constituantes individuelles de ce groupe quand on peut s'attendre à les voir aboutir aux mêmes maladies et que l'on sait qu'elles sont exposées à autant de facteurs de risque difficiles à mesurer et qui interagissent entre eux. Quand comprendra-t-on que ce sont l'alimentation dans son ensemble et les effets combinés et globaux de grands groupes de nutriments qui contribuent le mieux au maintien de la santé et à la prévention des maladies ? Cette espèce de réductionnisme inhérent à l'interprétation des données fournies par l'Étude sur la santé des infirmières fait courir le risque de déformer gravement le discours tenu sur les programmes influents de santé publique et de politique publique[47]. »

Puis la réponse du docteur Hu et du professeur Willett :

« Même si nous sommes d'accord pour dire que les habitudes alimentaires en général ont aussi leur importance dans la détermination des maladies, nous croyons que la définition des liens qui existent entre les nutriments pris isolément doit être la première étape, puisque ce sont des composés particuliers ou des groupes de composés qui sont à la base du processus débilitant. Il est possible de modifier les composantes particulières d'un type d'alimentation, et c'est ce que s'appliquent à faire activement les gens et l'industrie alimentaire. Comprendre les effets sur la santé de certaines modifications alimentaires, ce que Campbell qualifie de "réductionnisme", est donc une importante responsabilité[48]. »

Je conviens qu'il peut être louable d'étudier les effets indépendants de différentes substances alimentaires prises isolément (leur nature, leur rôle, leur mode d'action), mais Willett et moi-même sommes en profond désaccord quant à la manière d'interpréter et d'appliquer ces conclusions.

Je m'oppose avec force à ce que suggère Willett, à savoir « qu'il est possible de modifier des composantes particulières d'un type d'alimentation » pour être en meilleure santé. C'est précisément là où ça ne va pas dans ce secteur de la recherche. En fait, si l'Étude sur la santé des infirmières démontre une chose, c'est que modifier la consommation d'un nutriment à la fois, sans remettre en question l'ensemble des habitudes alimentaires, n'améliore pas la santé de manière significative. Les femmes qui modifient leur apport en matières grasses en effectuant certains remplacements, mais qui conservent un régime alimentaire presque entièrement carnivore, ne diminuent pas leur risque de cancer du sein.

Voilà qui est au cœur même du réductionnisme scientifique. Tant et aussi longtemps que les scientifiques étudieront les éléments chimiques et les composants alimentaires isolément, et qu'ils utiliseront l'information hors de son contexte pour formuler des hypothèses à l'emporte-pièce sur les relations complexes qui existent entre l'alimentation et les maladies, la confusion règnera. Les unes de journaux fallacieuses sur tel ou tel élément chimique dans les aliments en relation avec telle ou telle maladie deviendront la norme. Le message plus important sur les bienfaits d'un changement global d'alimentation restera en arrière-plan tant et aussi longtemps que nous prêterons attention à des détails relativement peu importants.

À l'occasion, lorsque nos chemins se sont croisés, le professeur Willett et moi-même avons discuté des conclusions sur les lipides telles qu'elles sont présentées dans notre étude en Chine et dans l'Étude sur la santé des infirmières. Je me suis toujours efforcé de faire valoir la même chose, à savoir que l'alimentation végétarienne à base d'aliments complets et naturellement faibles en gras ne fait pas partie de la cohorte de l'Étude sur la santé des infirmières et que c'est ce genre de régime qui apporte les plus grands bienfaits à notre santé. La réponse du professeur Willett, telle qu'il m'en a fait part à plusieurs reprises, fut la suivante : « Vous avez peut-être raison, Colin, mais les gens ne veulent pas entendre parler de ça. » Ce commentaire a des implications plus que dérangeantes.

Les scientifiques ne doivent pas fermer les yeux sur une idée simplement parce que nous avons l'impression que la population ne veut pas en entendre parler. Trop souvent, au cours de ma carrière, j'ai entendu des commentaires qui tenaient davantage d'une tentative pour plaire au public que d'une volonté à s'engager dans un débat franc et honnête, quelle que soit l'issue des discussions. Cela ne fait aucun sens. Le rôle de la science au sein d'une société consiste à observer, à poser des questions, à formuler et tester des hypothèses, et à interpréter les conclusions sans manifester de parti pris ni se plier aux désirs supposément perçus de la population. Les consommateurs ont le choix ultime d'intégrer ou non nos conclusions à leur mode de vie, mais il est de notre devoir de leur fournir la meilleure information possible pour qu'ils soient en mesure de prendre eux-mêmes cette décision, et non que nous décidions à leur place. Ce sont eux qui ont payé cette recherche et c'est à eux seuls que revient le droit d'en disposer comme bon leur semble.

La perception entretenue dans la communauté scientifique, selon laquelle la population ne recherche que des solutions miracles et des nouveautés alimentaires, est exagérée. J'ai appris en donnant des conférences que les gens manifestent plus d'intérêt à modifier leur régime alimentaire et à changer leur mode de vie que les universitaires ne veulent bien l'admettre.

L'approche qui consiste à enquêter sur des détails sortis de leur contexte, ce que j'appelle le réductionnisme, et à tenter de faire des liens complexes d'après ces résultats est très risquée. Elle cause encore plus de dommages que la mauvaise conduite de la petite minorité de scientifiques dont j'ai parlé au chapitre 13. Malheureusement, cette manière déformée de mener une enquête dans le domaine de la nutrition est devenue la norme. Du coup, partout dans le monde, les scientifiques consciencieux, bien intentionnés et à qui le travail ne fait pas peur sont contraints d'établir des jugements touchant l'ensemble des effets des aliments sur la base d'études visant étroitement des nutriments pris isolément. Le plus grand danger réside dans le fait que la science réductionniste, à l'écart d'un contexte plus large, est désormais perçue comme la référence absolue. Je connais bien des chercheurs qui seraient prêts à affirmer que la « bonne » science, c'est ça.

Ces problèmes sont particulièrement flagrants dans la recherche sur les suppléments vitaminiques. Comme je l'ai fait remarquer au début de ce chapitre, j'ai passé plus de trois ans, au début de la saga des suppléments alimentaires commerciaux, à élaborer un témoignage pour la FDC et l'Académie nationale des sciences lors des poursuites intentées contre General Nutrition. J'ai précisé que les bienfaits spécifiques pour la santé par rapport aux maladies chroniques ne pouvaient être attribués à l'effet de vitamines et de minéraux isolés sous forme de suppléments. Cela me valut d'être vertement critiqué par mes collègues, qui ne partageaient pas mon point de vue. Aujourd'hui, plus de quinze ans plus tard, après des centaines de millions de dollars consacrés à la recherche et des milliards de dollars sortis de la poche des consommateurs, nous disposons d'une conclusion résultant d'une revue récente des preuves à l'appui.

En effet, le groupe de travail des services de prévention des États-Unis (US Preventive Services Task Force, ou USPSTF) a conclu à une insuffisance de preuves permettant d'établir des recommandations en faveur ou non de l'usage de suppléments de vitamines A, C ou E, de multivitamines avec acide folique, ou d'antioxydants destinés à prévenir le cancer ou les maladies cardio-vasculaires[49-50].

Combien de milliards de dollars faudra-t-il dépenser encore avant que nous comprenions les limites de la recherche réductionniste ? Les recherches scientifiques concernant les effets des nutriments isolés sur des maladies complexes ne signifient rien, ou presque, quand le principal effet alimentaire résulte de la consommation d'une extraordinaire variété de nutriments et d'autres substances contenus dans les aliments complets. La chose est particulièrement vraie si l'on considère qu'aucun des sujets de l'étude ne mange d'aliments complets de source végétale, alors que c'est précisément ce régime qui ressort le plus dans les preuves tirées de données biologiques – régime qui est appuyé par le plus vaste éventail de documents professionnels, correspond au taux extrêmement bas de maladie constaté dans les recherches internationales, s'accorde beaucoup mieux aux principes de l'environnement durable, détient le pouvoir de guérir les maladies même à un stade avancé, et a le potentiel sans précédent de soutenir un nouveau système de santé à faible coût. Je rejette catégoriquement l'idée que l'on puisse effectuer de la recherche réductionniste dans ce domaine sans tenir compte du contexte plus global dans lequel elle s'inscrit. L'interminable confusion qui résulte de cette interprétation réductrice est préjudiciable non seulement à la science de la nutrition tout entière, mais aussi à la santé de l'Amérique.

15

La « science » de l'industrie

À quoi chaque Américain consacre-t-il son argent plusieurs fois par jour ? À manger. Et après avoir fait cela toute sa vie, que se passera-t-il ? Il mourra, comme nous tous. La mort est un processus associé à de grandes dépenses, car nous essayons de la repousser aussi longtemps que possible. Comme nous mangeons tous et que nous sommes tous mortels, il y a donc beaucoup d'argent à dépenser et à gagner dans ces deux domaines.

C'est pourquoi les industries de la santé et de l'alimentation aux États-Unis figurent parmi les organisations les plus influentes au monde. Les revenus générés par celles-ci sont stupéfiants. De nombreuses industries alimentaires ont des revenus annuels de plus de dix milliards de dollars. Kraft a des revenus annuels d'environ trente milliards. Le groupe Danone, une entreprise internationale de produits laitiers basée en France et qui possède la filiale Danone, a des revenus annuels de quinze milliards. Et, bien sûr, il y a les très grosses chaînes de restauration comme McDonald's, qui a des revenus annuels de plus de quinze milliards, et Wendy's, qui a des revenus de plus de trois milliards. *Les dépenses totales en nourriture, incluant la nourriture achetée par les individus, le gouvernement et les entreprises, dépassent sept cents milliards de dollars par an*[1].

Pfizer, l'énorme entreprise de produits pharmaceutiques, a eu des revenus de trente-deux milliards de dollars en 2002, et Eli Lilly and Company a récolté plus de onze milliards. Quant à Johnson and Johnson, la vente de ses produits lui a rapporté plus de trente-six milliards de dollars. Il n'est pas exagéré d'affirmer que plus d'un billion de dollars servent chaque année aux États-Unis à l'achat de ce que nous mangeons et aux moyens que nous choisissons pour traiter les maladies et promouvoir la santé. C'est beaucoup d'argent.

Et nombreux sont les acteurs en place qui jouent des coudes pour que ces dollars tombent dans leurs poches. De plus, chaque entreprise fait, bien sûr, tout son possible pour vendre davantage ses produits. Et il y a aussi des groupes industriels qui œuvrent en vue de faire augmenter la demande générale de leurs produits. Les groupes suivants n'en sont que quelques exemples : le Conseil national des produits laitiers (National Dairy Council), le Conseil national de recherches et de promotion des produits laitiers (National Dairy Promotion and Research Board), le Conseil national de promotion et du traitement du lait (National Fluid Milk Processor Promotion Board), l'Association internationale des producteurs de germinations (International Sprout Growers Association), l'Institut américain de la viande (American Meat Institute), l'Association des industries des agrumes de la Floride (Florida Citrus Processors Association) et l'Association des producteurs d'œufs (United Egg Producers). Ayant des opérations qui s'effectuent tout à fait indépendamment de toute industrie particulière, ces organisations exercent une influence très significative et disposent, dans le cas des plus puissantes, de budgets annuels de centaines de millions de dollars.

Ces organisations, associations et entreprises se servent de toutes les méthodes possibles pour augmenter leur part de marché. Une façon de le faire, entre autres, est de vanter les bienfaits nutritionnels des produits alimentaires qu'elles vendent. Parallèlement, elles doivent s'assurer que leurs produits ne sont pas considérés comme malsains, car si un produit est associé au cancer ou à toute autre maladie, les profits et les revenus partiront en fumée. Il est donc dans l'intérêt des industries alimentaires de crier tout haut que leurs produits sont bons pour vous, ou du moins qu'ils ne sont pas mauvais. Ce faisant, la « science » de la nutrition devient une « affaire » de marketing.

Le « Club de l'aéroport »

Alors que notre étude en Chine prenait son envol, j'entendis dire qu'un comité formé de sept grands chercheurs scientifiques avait été créé par l'industrie des aliments d'origine animale (le Conseil national des produits laitiers et l'Institut américain de la viande) pour garder un œil sur les programmes de recherche aux États-Unis pouvant leur causer du tort. Je connaissais six des sept membres de ce comité, dont quatre très bien. Un de mes étudiants, qui avait rendu visite à l'un de ces scientifiques, se trouva en possession d'un dossier sur les activités du comité. Je n'ai jamais appris exactement la raison pour laquelle ce dossier lui était tombé entre les mains – peut-être le scientifique en question avait-il des problèmes de conscience – mais en tout cas il se retrouva finalement entre les miennes.

Ce dossier contenait les comptes-rendus des réunions du comité, les dernières ayant eu lieu à l'aéroport O'Hare de Chicago. C'est pourquoi j'ai appelé ce groupe de scientifiques le « Club de l'aéroport ». À sa tête, il y avait les professeurs E. M. Foster et Michael Pariza, des membres de la faculté de l'université du Wisconsin (où Alf Harper travaillait aussi). Subventionné par l'industrie de la viande et des produits laitiers, ce comité avait pour objectif premier de faire en sorte que ses membres gardent un œil sur des projets pouvant leur causer du tort. Avec une telle surveillance, ces industries sauraient ainsi réagir plus efficacement aux découvertes inattendues des chercheurs, découvertes susceptibles de faire les grands titres des journaux sans crier gare. Je savais pertinemment que, lorsque les enjeux sont importants, les industries n'hésitent pas à donner à une histoire la couleur qui leur convient.

Dans ce dossier, il y avait la liste de neuf projets potentiellement « dangereux », et j'avais l'« honneur » d'être le seul chercheur en charge de deux de ces projets. Mon nom apparaissait d'abord pour notre étude en Chine, qu'un des membres de ce groupe était chargé de surveiller, et une autre fois pour mon association avec l'Institut américain de recherche contre le cancer (AICR). Pour ce qui était de l'AICR, la personne responsable devait surtout surveiller mes décisions en tant que président du comité d'experts. Celui-ci décidait de l'attribution des subventions aux recherches sur le lien entre l'alimentation et le cancer. Un autre scientifique devait surveiller les activités de l'AICR.

Après avoir pris connaissance du Club de l'aéroport et des activités des scientifiques qui en faisaient partie pour me surveiller durant les réunions de l'AICR, j'ai pu à loisir voir comment cet espionnage allait se dérouler. Alors, quand je me suis rendu à la première réunion, c'est moi qui avais l'œil sur l'espion qui avait l'œil sur moi !

On pourrait objecter que cet « espionnage » subventionné par l'industrie n'était pas illégal et qu'il est prudent pour une entreprise de garder un œil sur des renseignements pouvant avoir des répercussions importantes sur son avenir. Je suis entièrement d'accord, même s'il était déconcertant pour moi de me retrouver sur la liste des gens espionnés. Mais l'industrie fait beaucoup plus qu'avoir un œil sur les recherches « dangereuses ». Elle fabrique ses propres versions, peu importent les répercussions potentiellement dangereuses sur la santé des gens et, ce faisant, elle corrompt l'intégrité de la science. Ce qui est particulièrement troublant, c'est que ce sont les scientifiques universitaires qui s'adonnent à cet espionnage et cachent leurs intentions.

L'industrie des produits laitiers, un des commanditaires du Club de l'aéroport, est particulièrement puissante aux États-Unis. Fondé en 1915, le Conseil national des produits laitiers est un groupe bien organisé et bien subventionné. Il fait la promotion du lait depuis plus de cent ans[2]. En 1995, deux groupes majeurs de l'industrie laitière donnèrent un nouveau visage à leur vieil établissement grâce au nom de Dairy Management Inc. Le but de ce nouveau groupe se résumait à « une seule chose : faire augmenter la demande du lait et des produits laitiers aux États-Unis », selon ce qu'on peut lire sur leur site Web[3]. En 2003, il disposait pour cela d'un budget de plus de cent soixante-cinq millions de dollars[4]. Par comparaison, le Conseil national de promotion de la pastèque (National Watermelon Promotion Board) dispose d'un budget de un million six cent mille dollars[5]. Voici les éléments contenus dans un communiqué de presse de Dairy Management Inc.[4] :

Rosemont (Illinois) : les directeurs de productions laitières du pays, des États et des régions ont approuvé un budget de cent soixante-cinq millions sept cent mille dollars en 2003 pour un plan uniformisé de marketing (PUM) conçu en vue d'augmenter la consommation et la demande de lait.

Voici les principaux domaines de ce plan :

Le lait : Les activités actuelles concernant la publicité, la promotion et les relations publiques visant les enfants de six à douze ans ainsi que leur mère se poursuivront, mais, en 2003, les efforts devront porter surtout sur la création et le renforcement des partenariats avec les grands de l'alimentation tels Kellogg's, Kraft et McDonald's.

Marketing dans les écoles : Partie intégrante de notre mouvement pour amener les enfants d'âge scolaire à devenir des consommateurs à vie de produits laitiers, nos activités de 2003 viseront les élèves, les parents, les enseignants et les professionnels des services de cantines scolaires. Des programmes sont en cours dans les salles de classe et les cantines, où des organisations veillent à répéter et amplifier le succès du test pilote du lait effectué en milieu scolaire en 2002.

Image des produits laitiers et confiance en ces derniers : Ce programme permanent vise à assurer et à augmenter la confiance du consommateur en ce qui touche les produits laitiers et l'industrie laitière. Un des principaux éléments de ce programme est la recherche et la communication des résultats de cette recherche en vue de montrer les bienfaits des produits laitiers, ainsi que les problèmes et la gestion de crises qui s'y rattachent.

Permettez-moi de reformuler ici les objectifs de l'industrie laitière : 1) viser le marché des enfants et des mères ; 2) utiliser les écoles comme voie d'accès aux jeunes consommateurs ; 3) mener et rendre publique la recherche favorable à l'industrie.

Bien des gens ne sont pas conscients de la présence de cette industrie dans les écoles américaines. Mais ne vous y laissez pas prendre : en ce qui a trait à l'information sur la nutrition, l'industrie laitière touche les enfants plus efficacement que toute autre industrie.

Cette industrie met le système public d'éducation à contribution comme principal moyen d'augmenter la demande en produits laitiers. Voici ce que mentionne le rapport annuel de 2001 de Dairy Management Inc.[6] :

« Toucher les enfants constitue la meilleure façon d'augmenter la consommation du lait à long terme. C'est pourquoi nous poursuivons nos programmes de commercialisation du lait dans les écoles comme moyen, parmi d'autres, d'augmenter la consommation du lait chez les enfants. »

En 2001, les producteurs laitiers ont mis sur pied deux stratégies innovatrices. D'abord, dans le cadre d'un projet de recherche d'un an commencé à l'automne 2001, on a examiné comment l'emballage, les saveurs ajoutées, les distributeurs réfrigérés et une meilleure régulation de la température pouvaient affecter la consommation du lait et l'attitude des jeunes vis-à-vis du lait, et ce à l'école et en dehors de celle-ci. Ce projet s'est terminé à la fin de l'année scolaire 2001-2002. Ensuite, les entreprises productrices et transformatrices de lait ont travaillé de concert pour mener une étude de cinq mois sur les ventes, par distributrices, dans les écoles élémentaires et secondaires de cinq gros marchés américains. Cette étude a révélé que de nombreux élèves choisiraient le lait au détriment d'autres boissons s'il était disponible quand, où et comment les élèves le voudraient.

De nombreux autres programmes à succès continuent d'encourager les enfants à boire du lait. Les programmes d'éducation en nutrition, comme « Pyramid Explorations » et « Pyramid Café », enseignent aux élèves que les produits laitiers sont la clé d'une alimentation saine. Le programme « Cold is Cool » (Froid, c'est cool) enseigne aux gestionnaires de cafétérias scolaires comment garder le lait froid, ainsi que les enfants l'aiment. Et le programme des petits déjeuners en milieu scolaire permet de favoriser les produits laitiers. Par ailleurs, la célèbre campagne « Got milk » (J'ai du lait) continue de toucher les enfants à l'école et en dehors de celle-ci par le biais d'activités scolaires et de la télévision.

Et il ne s'agit pas d'activités à petite échelle. En 1999, « Les Aventures fantastiques du chef Combo » (Chef Combo's Fantastic Adventures), un ensemble de leçons « éducatives » (lire de commercialisation) produites par l'industrie laitière, furent « instaurées à l'échelle nationale dans 76 % des jardins d'enfants[7] ». Selon un rapport de l'industrie laitière fait au Congrès[8], les programmes d'« éducation en nutrition » de l'industrie laitière ont le vent en poupe.

En effet, les volets « Pyramid Café » et « Pyramid Explorations », qui visent les deuxième et quatrième années du primaire, touchent plus de douze millions d'élèves avec le message que le lait et les produits laitiers sont des éléments clés d'une alimentation saine. Les résultats des sondages continuent de signaler un très haut taux d'utilisation de ces deux programmes ; en effet, 70 % des enseignants s'en servent.

Les États-Unis sont en train de remettre l'éducation des enfants sur la nutrition et la santé entre les mains de l'industrie laitière. En plus des omniprésentes leçons en nutrition et des trousses « éducatives », l'industrie fournit des vidéos, des affiches et des guides d'enseignement sur la nutrition aux écoles secondaires. Elle offre des rabais dans les cafétérias pour augmenter la consommation de lait dans des milliers d'écoles. Elle distribue de l'information aux directeurs d'école présents à des conférences nationales. Elle mène des campagnes de promotion de la rentrée des classes dans plus de vingt mille écoles, ainsi que des programmes sportifs visant les jeunes.

Devrions-nous nous inquiéter de la situation ? Oui. Si vous êtes curieux et désireux de connaître le genre d'« éducation » dispensée par l'industrie laitière, jetez un coup d'œil à son site Web[9]. Lorsque je suis allé sur ce site en juillet 2003, la première information qui m'a sauté aux yeux fut la suivante : « Juillet est le mois national de la crème glacée. » En cliquant pour avoir davantage d'information sur « le mois national de la crème glacée », voici ce qui est apparu sur mon écran : « Si vous vous demandez si vous pouvez manger de la crème glacée tout en vous nourrissant bien, la réponse est oui[9] ! » Et vive l'obésité et le diabète infantiles !

Ce site Web est divisé en trois sections : une pour les éducateurs, une autre pour les parents et une troisième pour les professionnels des services alimentaires. Lorsque j'ai consulté le site en juillet 2003 (un site qui change régulièrement de contenu), il y avait à la section « Éducateurs » des plans de leçons que les enseignants pouvaient télécharger pour aborder la nutrition dans leur salle de classe. Ces plans comprenaient entre autres la fabrication de marionnettes représentant des vaches et des aliments à base de produits laitiers.

Une fois les marionnettes finies, l'enseignant devait dire à ses élèves qu'ils allaient rencontrer cinq amis très spéciaux et que ces amis voulaient que les petits garçons et les petites filles grandissent en étant forts et en bonne santé[9].

Dans un autre plan de leçon, les enfants avaient l'occasion de goûter à du fromage, du pouding, du yogourt, du fromage cottage (aussi appelé fromage blanc en France) et de la crème glacée[9]. Ou bien encore, les enseignants pouvaient faire faire des masques de vache à leurs élèves. Pour les enfants de quatrième année du primaire, les enseignants pouvaient aussi se servir d'une leçon de « Pyramid Explorations » au cours de laquelle les élèves pouvaient explorer les cinq groupes d'aliments suivants[9] :

- le groupe du lait (pour que les os et les dents soient solides) ;
- le groupe de la viande (pour que les muscles soient forts) ;
- le groupe des légumes (pour mieux voir dans le noir) ;
- le groupe des fruits (pour que les coupures et les ecchymoses guérissent mieux) ;
- le groupe des céréales (pour donner de l'énergie).

Si vous vous référez aux preuves que j'ai avancées dans les chapitres précédents, vous savez que si c'est ce que vos enfants apprennent à l'école sur la nutrition et la santé, alors nous entreprenons tous un douloureux périple, et ce grâce à Dairy Management Inc. Il est clair que ni les enfants ni les parents ne sont instruits des liens établis entre le lait et le diabète de type 1, le cancer de la prostate, l'ostéoporose, la sclérose en plaques et d'autres maladies auto-immunes, et de la manière dont la caséine, la principale protéine des produits laitiers, déclenche le cancer et fait augmenter le cholestérol et la plaque artérielle, comme les expériences le prouvent.

En 2002, ce site a diffusé *plus de soixante-dix mille plans de leçons* aux enseignants[8]. En réalité, l'industrie laitière enseigne ainsi sa propre version de la nutrition à la prochaine génération d'Américains.

Cela fait des décennies que cette activité de l'industrie laitière se poursuit, et ce avec succès. J'ai rencontré bien des gens qui, lorsqu'ils entendent parler des effets nocifs des produits laitiers, disent immédiatement : « Le lait ne peut pas être mauvais. » Habituellement, ces gens n'ont aucune preuve de ce qu'ils avancent ; ils ont juste l'impression que le lait est bon. Ils ont toujours su que c'était ainsi, et ils aiment ça. Leur opinion remonte à l'époque de l'école, quand on leur a enseigné qu'il y avait sept continents, que deux plus deux font quatre et que le lait est bon pour la santé. Si vous voyez les choses sous cet angle, vous comprendrez pour quelle raison l'industrie laitière a une telle influence aux États-Unis puisqu'elle se sert du système éducatif à des fins de commercialisation.

Si ce programme de commercialisation n'était pas une menace aussi répandue pour la santé des enfants américains, il serait franchement ridicule qu'un groupe industriel essaie de faire passer ses produits alimentaires par le biais d'un plan « éducatif » à peine camouflé. Les gens ne se demandent-ils pas ce qui se passe quand presque tous les livres pour enfants vantés dans la rubrique « Livres » de ce site tournent autour du lait, du fromage et de la crème glacée[9] ? Pendant tout le mois de juillet 2003, il n'y a jamais eu un seul titre sur les légumes dans cette section ! Les légumes ne seraient-ils pas bons pour la santé ?

À tout le moins, quand l'industrie laitière décrit toutes ces activités parascolaires dans ses rapports officiels au Congrès et dans ses communiqués de presse, elle les qualifie d'activités de marketing.

Mais l'industrie laitière ne s'arrête pas aux enfants. Pour la clientèle adulte, elle met l'accent sur la « science » et la communication des résultats de recherche démontrant les bienfaits de la consommation de produits laitiers. Cette industrie dépense de quatre à cinq millions de dollars par an pour subventionner la recherche qui permettra de trouver les éléments sains à divulguer sur ses produits[7, 10]. De plus, ses promoteurs font appel à un conseil médical constitué de médecins, d'universitaires et d'autres professionnels de la santé. Ce sont ces mêmes scientifiques qui font office de spécialistes médicaux dans les médias et fournissent des données venant appuyer les bienfaits du lait pour la santé.

Le Club de l'aéroport était un bon exemple des efforts déployés par l'industrie pour maintenir une bonne image de ses produits et gagner ainsi la confiance du public. En plus de tenir à l'œil les projets de recherche potentiellement dangereux, le Club a essayé de faire faire de la recherche visant à démontrer que l'on pouvait se prémunir contre le cancer en buvant du lait de vache. Quel impact cela aurait pu avoir ! À cette époque, la tension régnait au sein de l'industrie laitière, car les preuves s'accumulaient montrant plutôt que la consommation de produits d'origine animale était associée aux cancers et à des maladies connexes.

Le fondement de cette recherche reposait sur un groupe inhabituel d'acides gras produits par des bactéries dans la panse des vaches (le plus gros de leurs quatre estomacs). Ce groupe d'acides a reçu la dénomination d'acide linoléique conjugué (ALC), lequel provient de l'acide linoléique que l'on trouve habituellement dans le maïs ingéré par les vaches. L'ALC est absorbé à partir de la panse et emmagasiné dans la viande et le lait de l'animal, qui seront consommés ensuite par les humains.

Le grand jour arriva pour le Club de l'aéroport lorsque les premiers tests effectués sur des souris conclurent que l'ALC pourrait aider à empêcher la formation de tumeurs dans l'estomac déclenchées par une substance cancérigène faible appelée benzopyrène[11, 12]. Mais dans ces tests se cachait un piège puisque les chercheurs avaient d'abord donné l'ALC aux souris, ensuite le cancérigène. Il existe dans le corps un système enzymatique dont la fonction est de minimiser l'étendue du cancer causée par un cancérigène. Quand une substance chimique comme l'ALC est d'abord consommée, le système enzymatique s'active beaucoup plus. L'objectif, c'était donc d'administrer l'ALC en premier lieu, afin d'activer le système enzymatique pour que le corps puisse se débarrasser plus efficacement du cancérigène. Conclusion : on pouvait qualifier l'ALC de substance anticancérigène.

Laissez-moi vous expliquer la situation en raisonnant par analogie. Admettons que vous avez un sac de puissants pesticides dans votre garage sur lequel vous pouvez lire l'avertissement « Ne pas ingérer ! En cas d'ingestion, veuillez appeler le centre antipoison le plus proche de chez vous », ou toute autre inscription de ce genre. Mais disons que vous avez faim et que vous mangez quand même une poignée de ce pesticide. Ce dernier mettra votre corps en alerte, le système enzymatique de toutes vos cellules s'activant pour éliminer l'intrus. Ensuite, si vous rentrez chez vous et mangez une poignée de cacahuètes regorgeant d'aflatoxine, le système enzymatique sera prêt à l'éliminer, de telle façon que vous aurez finalement moins de tumeurs causées par l'aflatoxine. Par conséquent, le pesticide qui en fin de compte causera des dommages à votre corps sera un anticancérigène ! Ce scénario est de toute évidence absurde et les tests sur les souris indiquant que l'ALC était un anticancérigène étaient tout aussi absurdes. Cependant, les résultats finaux semblaient convaincants aux oreilles des gens qui ne connaissaient rien de cette méthodologie, y compris la plupart des scientifiques.

Un des membres du Club de l'aéroport, Michael Pariza, était à la tête de la recherche qui étudia l'ALC en détail[13-15]. Plus tard, au Roswell Park Memorial Institute for Cancer Research, à Buffalo, un très grand chercheur et son groupe poussèrent la recherche et démontrèrent que l'ALC faisait bien plus que bloquer la première étape de la formation des tumeurs. En effet, il semblait également ralentir la croissance subséquente des tumeurs[16, 17] quand on l'administrait après le cancérigène. Il s'agissait là d'une découverte beaucoup plus convaincante des propriétés anticancérigènes de l'ALC que ce qui avait été trouvé dans les études initiales[11, 12], lesquelles indiquaient seulement un arrêt de l'initiation de la tumeur.

Même si ces études sur les souris et les vaches semblaient prometteuses, elles n'en restaient pas moins loin derrière la recherche sur le cancer humain. Tout d'abord, il n'avait pas été démontré que le lait de vache contenant de l'ALC, en tant qu'aliment entier (par opposition à de l'ALC isolé), prévenait le cancer chez les souris. En outre, même si un tel effet existait réellement chez les souris, il fallait également en faire la preuve chez les humains. En fait, comme il en a été précédemment question dans ce livre, si le lait de vache a un effet quelconque, c'est celui d'augmenter le risque de cancer, non pas de le réduire. Le nutriment le plus significatif du lait est la protéine, dont les propriétés cancérigènes ont été corroborées par des expériences menées sur les humains.

Autrement dit, prétendre que l'ALC du lait de vache est bon pour la santé et qu'il a un effet positif sur le cancer chez les humains consisterait à trahir la confiance des consommateurs. Mais il ne faut jamais douter de la ténacité (c'est-à-dire l'argent) de ceux qui aimeraient convaincre le public que le lait de vache peut prévenir le cancer. Et récemment, comme par miracle, on a pu lire à la une de l'*Ithaca Journal*, notre journal local, le titre suivant : « La modification du fourrage des vaches augmente la capacité du lait à combattre le cancer[18]. » Cet article faisait état des études d'un professeur de l'université Cornell, responsable de la mise au point d'une hormone de croissance bovine dont on nourrit maintenant les vaches. Il avait prouvé qu'il pouvait augmenter l'ALC dans le lait des vaches en leur donnant davantage d'huile de maïs.

Cet article, même s'il avait paru dans un quotidien d'une petite ville, était un rêve devenu réalité pour les commanditaires du Club de l'aéroport. En fait, le titre transmet un message très simple mais très puissant au public : le fait de boire du lait réduit le risque de cancer. Je sais d'expérience que les journalistes aiment beaucoup les annonces percutantes et, au début, j'ai pensé que l'auteur de l'article était allé plus loin que ce que le chercheur lui avait dit. Mais dans le corps dudit article, l'enthousiasme exprimé par le professeur Bauman au sujet des implications de cette recherche égalait celui du titre. L'étude mentionnée indiquait seulement que l'ALC était plus élevé dans le lait des vaches ayant été nourries avec de l'huile de maïs. On est donc loin de tout rapport avec le cancer humain. Aucune étude n'avait encore prouvé que les humains, ou même les souris buvant du lait de vache, présentaient un risque moindre de cancer quel qu'il soit. Et pourtant, Bauman, qui est techniquement parlant un chercheur compétent, avait dit, selon le journaliste, que ces découvertes présentaient « un grand potentiel parce que l'ALC s'avère un très puissant anticancérigène ». Le journaliste avait ajouté son grain de sel en affirmant que « l'ALC pourrait supprimer les cancérigènes et empêcher la propagation des cancers du côlon, de la prostate et des ovaires, ainsi que de la leucémie ». Il concluait en ajoutant que « selon tous les éléments, l'ALC est efficace chez les humains même avec des concentrations très basses ». Toujours selon cet article, Bauman aurait déclaré que « la recherche est la clé qui fera des aliments l'élément permettant d'augmenter leurs qualités nutritionnelles et sanitaires ». Cette affirmation ne pourrait être plus grave étant donné l'absence totale de recherches sur les humains.

Bauman, Pariza et leurs nombreux collègues[19] ont poursuivi ce filon de recherche avec vigueur pendant quinze ans et publié un grand nombre de rapports. Même s'ils ont trouvé d'autres effets bénéfiques de l'ALC, la recherche la plus importante, celle qui permet de confirmer si la consommation de lait de vaches nourries à l'huile de maïs réduit bel et bien le risque de cancer chez les humains, n'a pas encore été effectuée.

Plus récemment, Bauman et ses collègues ont tenté de franchir une autre étape pour établir ce lien crucial. Ils ont prouvé que le gras du lait de vaches nourries d'une grande quantité d'huile de maïs (c'est-à-dire l'acide linoléique, un proche parent de l'ALC), au même titre que l'ALC synthétique, pouvait amener une diminution des tumeurs chez les rats traités avec un cancérigène[20]. Mais, ici encore, ils se sont servis de la méthode expérimentale inversée. Ils ont donc administré le gras du lait *avant* le cancérigène, non après. En dépit du recours à ce subterfuge, ils ont proclamé haut et fort que c'était la première fois que l'ALC présent dans la nourriture (le gras) était aussi anticancérigène que la substance chimique isolée. En termes clairs : manger du beurre provenant de vaches nourries à l'huile de maïs, c'était se prémunir contre le cancer !

La science de l'industrie

L'histoire de l'ALC est un bon exemple de la façon dont l'industrie se sert de la science pour augmenter sa crédibilité et sa production dans l'intention d'accroître ses bénéfices. Le moins que l'on puisse dire, c'est que la science de l'industrie sème souvent la confusion dans l'esprit du public (les œufs sont-ils bons pour la santé, ou mauvais ?). Et, plus grave, c'est qu'elle incite les consommateurs à manger des aliments qui sont en réalité mauvais pour eux en prétendant le contraire.

Les conflits d'intérêts foisonnent dans cette science de l'industrie. La recherche sur l'ALC a été mise sur pied et poursuivie grâce à de l'argent provenant de groupes aux intérêts précis. Le Conseil national des produits laitiers[20-22], l'entreprise Kraft[20], le Centre de recherche du Nord-Est sur les produits laitiers[20-21], le Conseil des producteurs de bœufs[23] et l'Association des producteurs de bœufs[23] sont des groupes qui ont fréquemment subventionné cette recherche.

L'influence du monde du commerce sur la recherche universitaire peut adopter bien des formes, de l'abus de pouvoir flagrant aux conflits d'intérêts, le tout étant mené en coulisses naturellement. Il n'est pas nécessaire que cette influence se manifeste par des pots-de-vin donnés aux chercheurs pour qu'ils inventent des données. Cette sorte de manœuvre est rare. La manière la plus courante consiste en une influence directe. Ainsi illustré par l'exemple de l'ALC, les scientifiques se penchent sur un détail pris hors contexte et qui peut servir à élaborer un message favorable que l'industrie exploite à bon escient. Presque personne ne sait d'où l'hypothèse de l'ALC est partie et qui l'a subventionnée.

Très peu de gens remettent en question une telle recherche si celle-ci est publiée dans les meilleures revues. Moins nombreux encore, surtout au sein du public, sont ceux qui savent quelles études « bénéficient » de subventions directes des industries. Une minorité, enfin, sait démêler le vrai du faux dans les données techniques et reconnaître l'information manquante qui replace les choses dans leur contexte. Presque tout le monde, par contre, comprend les titres de journaux.

Si je voulais jouer le même petit jeu et causer du tort à l'industrie laitière en devenant un peu fantaisiste dans mes interprétations de résultats de recherche, je pourrais sortir une autre formule du genre : « Une nouvelle substance chimique de contrôle des naissances découverte dans le lait de vache. » Des recherches récentes ont montré que l'ALC tuait radicalement les embryons de poussins[13] et augmentait le gras saturé dans les tissus pouvant (si l'on utilise notre méthode d'interprétation un peu tordue) accentuer le risque de maladies cardiaques. J'ai bien sûr utilisé ces deux effets sans rapport l'un avec l'autre hors de leur contexte et je ne sais pas réellement si les effets de l'ALC occasionnent vraiment une réduction de la fertilité et davantage de problèmes cardiaques chez les humains, mais si je voulais jouer le jeu des industriels, je pourrais le prétendre. Il y aurait de belles unes dans les journaux et les choses pourraient aller loin.

Tout récemment, j'ai rencontré l'un des membres du Club de l'aéroport, un scientifique qui a pris part aux recherches sur l'ALC, et il m'a confié que l'effet de l'ALC ne sera jamais rien d'autre que médicamenteux. Je vous parie tout ce que vous voulez que ce fait est connu dans ce cercle privé, mais qu'il n'a certainement pas fait l'objet d'un communiqué au public.

L'INDUSTRIE ADORE LA MAGOUILLE

L'histoire du Club de l'aéroport et de l'ALC concerne en grande partie le côté sombre de la science que j'ai décrit en détail au chapitre 13. Mais dans le cas de l'ALC, il s'agit également des dangers du réductionnisme, par lequel on sort des détails de leur contexte pour en faire des vérités sur l'alimentation et la santé, éléments déjà abordés dans le chapitre précédent. Tout comme les universitaires, l'industrie joue un rôle essentiel dans le mécanisme réductionniste scientifique qui vise à miner les connaissances que nous détenons sur les rapports établis entre les maladies et les aliments. Comme vous le voyez, l'industrie aime magouiller. Assurer la sécurité de brevets sur des détails permet des affirmations dans les campagnes de marketing et, au bout du compte, plus de revenus encore.

Dans un document[20] publié récemment par plusieurs chercheurs du dossier de l'ALC (dont le professeur Dale Bauman, ce grand ami de l'industrie alimentaire), on peut trouver la phrase suivante, très révélatrice de l'enthousiasme de l'industrie alimentaire pendant que nous avançons à tâtons pour rester en bonne santé :

« Le concept d'aliments enrichis à l'ALC pourrait être particulièrement intéressant pour les gens désireux d'adopter un régime alimentaire visant la prévention du cancer sans avoir à apporter de changements radicaux dans leurs habitudes alimentaires[20]. »

Je sais que pour Bauman et les autres, apporter des changements radicaux dans ses habitudes alimentaires signifie consommer des aliments d'origine végétale. Au lieu d'éviter les mauvais aliments, nous devrions selon ces chercheurs transformer un peu les aliments problématiques actuels pour corriger le problème. Au lieu d'aller dans le sens de la nature pour garder la santé, ils veulent que nous utilisions la technologie, c'est-à-dire la leur.

Cette foi en la magouille technologique, en la suprématie de l'homme sur la nature, est omniprésente. Elle ne se limite pas à l'industrie laitière, à celle de la viande ou des aliments transformés, elle est dorénavant partie intégrante de toutes les industries de la santé et des aliments aux États-Unis, des oranges aux tomates, des céréales aux suppléments vitaminés.

L'industrie des engrais est partie bille en tête après la découverte d'un nouveau caroténoïde. Vous en avez sans doute entendu parler. Il s'agit du lycopène, cette substance qui donne sa couleur rouge à la tomate. En 1995, la nouvelle a été répandue que les gens qui mangeaient plus de tomates, entendu ici les tomates entières et les aliments en contenant telle la sauce tomate, présentaient un risque plus bas de cancer de la prostate[24], cette idée venant appuyer un rapport précédent[25].

Pour les entreprises qui fabriquent des aliments à base de tomates, c'était la manne ! L'heure du lycopène était venue ! Le message arriva haut et clair aux oreilles des personnes chargées du marketing, mais l'accent fut mis sur les lycopènes et non sur les tomates. Les médias, heureux de collaborer, sautèrent sur l'occasion. Tout d'un coup, le lycopène devint quelque chose à consommer davantage si l'on ne voulait pas avoir le cancer de la prostate. Le monde scientifique se lança dans des recherches détaillées pour décoder la « magie du lycopène ». À ce jour, plus de mille (!) publications scientifiques sur le lycopène sont citées par la Bibliothèque nationale de médecine (National Library of Medicine[26]). Un marché important a vu le jour avec des produits portant des noms comme Lycopene 10 Cold Water Dispersion et Lyco Vit 10 %, vendus comme suppléments alimentaires[27]. Vu les avantages vantés, il se pourrait que nous soyons en passe de bientôt contrôler le cancer de la prostate, un des cancers les plus répandus chez l'homme.

Toutefois, quelques éléments un peu inquiétants sont à prendre en considération. Tout d'abord, après avoir dépensé des millions de dollars en recherche et développement, on commence à douter que le lycopène, en tant que substance chimique isolée, puisse prévenir le cancer de la prostate. Selon une publication récente, six études indiquent une baisse statistiquement significative du risque de cancer de la prostate par une prise plus importante de lycopène, trois études non significatives du point de vue statistique avancent la même chose, et sept études n'établissent aucun lien entre le cancer et le lycopène[28]. Mais ces études ont mesuré l'apport en lycopène à partir d'un aliment entier, *la tomate*. Alors, même si ces études indiquent que la tomate est un aliment sain[28], est-ce à dire que nous pouvons tenir pour acquis que le lycopène à lui seul réduit les risques de cancer de la prostate ? Il existe des centaines, voire des milliers de substances chimiques dans les tomates. Avons-nous la preuve que le lycopène isolé aura le même effet que les tomates, surtout pour ceux qui ne les aiment pas ? La réponse est non[29].

Il n'existe aucune preuve d'un effet spécifique du lycopène sur le cancer de la prostate, et je doute sérieusement que nous obtenions un jour une preuve convaincante. Malgré cela, le commerce du lycopène bat son plein. Des études approfondies sont en cours pour déterminer la dose la plus efficace de lycopène à prendre et si les préparations commerciales de lycopène sont sûres (quand elles sont testées sur des rats et des lapins, j'entends[27]). De plus, on envisage la possibilité de modifier génétiquement les plants de tomate pour élever le taux de lycopène et celui d'autres caroténoïdes[30]. Qualifier cette série de rapports sur le lycopène de science légitime, c'est faire preuve d'un manque de mesure flagrant ! Personnellement, c'est ce que j'appelle de la magouille scientifique et commerciale, pas de la science.

Cinq ans avant la découverte du lycopème, l'un de mes étudiants, Youping He, a comparé quatre caroténoïdes (le bêta-carotène et le lycopène dans les tomates, la canthaxanthine dans les carottes et la cryptoxanthine dans les oranges) pour établir leur potentiel à prévenir le cancer chez les animaux de laboratoire[31, 32]. Selon ce qui était testé et comment cela l'était, les caroténoïdes pouvaient avoir différents potentiels. Alors qu'un caroténoïde est puissant dans une réaction, il l'est beaucoup moins dans une autre. Cette variation se manifeste d'innombrables façons au contact de centaines d'antioxydants et de milliers de réactions, le réseau ainsi créé étant quasiment indéchiffrable. Dès lors, la consommation d'un seul caroténoïde à la fois sous forme de comprimé ne sera jamais comparable à la consommation de l'aliment, lequel fournit cette combinaison naturelle où les nutriments favorisent vraiment la santé.

Cinq ans après notre travail plutôt obscur sur ces antioxydants[32], une étude menée à l'université Harvard donna le coup d'envoi de la campagne sur le lycopène. À mon avis, le lycopène, en tant que substance contre le cancer, est destiné à rejoindre le cimetière des remèdes miracles, en laissant cependant derrière lui un nuage de confusion.

Ces petits jeux ne sont pas non plus étrangers à l'industrie des fruits. Par exemple, quand vous pensez à la vitamine C, quel est l'aliment qui vous vient à l'esprit ? Si ce n'est pas l'orange, ni le jus d'orange, vous sortez du rang. La plupart d'entre nous ont entendu sans arrêt que les oranges sont une excellente source de vitamine C.

Cette croyance n'est cependant que le résultat d'un marketing efficace. Que savez-vous, par exemple, du rapport entre la vitamine C, l'alimentation et la maladie ? Commençons par le début. Même si vous savez probablement que les oranges sont une bonne source de vitamine C, vous serez certainement surpris d'apprendre que d'autres fruits et légumes en contiennent bien plus, à l'instar des poivrons, des fraises, du brocoli ou des petits pois. Une papaye renferme quatre fois plus de vitamine C qu'une orange[34].

Au-delà du fait que bien d'autres fruits et légumes sont de meilleures sources de vitamine C, que pouvons-nous dire de la vitamine C des oranges ? Quelle est la propension de cette vitamine à agir comme un antioxydant ? Dans quelle proportion l'activité de l'antioxydant d'une orange provient-elle de la vitamine C ? Probablement pas plus que 1 ou 2 %[35]. De plus, mesurer l'activité des antioxydants en se servant d'éprouvettes n'a rien à voir avec l'activité de ces mêmes antioxydants dans notre corps.

La plupart de nos impressions sur la vitamine C et les oranges émanent d'un mélange de conjectures et de suppositions qui tournent autour de preuves sorties de leur contexte. Quels sont ceux qui ont d'abord émis ces suppositions ? Les marchands d'oranges. Ont-ils justifié leurs suppositions par des recherches sérieuses et approfondies ? Bien sûr que non ! Ces suppositions (présentées comme des faits) sonnaient-elles bien aux oreilles des spécialistes en marketing ? Bien sûr que oui ! Est-ce que je mangerais une orange pour avoir de la vitamine C ? Non. Est-ce que je mangerais une orange parce que c'est un fruit sain qui contient tout un réseau complexe de substances chimiques qui offrent presque assurément des bienfaits pour la santé. Sans hésiter.

J'ai cependant joué un petit rôle dans cette histoire il y a environ trente ans. Au cours des années 1970 et 1980, une publicité télévisée sur les agrumes, dans laquelle je figurais, a été diffusée. Quelque temps auparavant, le chargé des relations publiques new-yorkais de la Commission des agrumes de la Floride (Florida Citrus Commission) m'avait interviewé sur les fruits, la nutrition et la santé. Je ne le savais pas à l'époque, mais cette entrevue était à l'origine de ma présence dans la publicité. Je n'avais pas vu cette publicité et je n'avais pas non plus été payé pour ça. Je fus cependant une des principales personnes à aider la Commission des agrumes de la Floride à monter son dossier sur le contenu en vitamine C des oranges. Pourquoi ai-je accepté cette entrevue ? Sans doute parce que, à ce moment-là de ma carrière, je pensais que la vitamine C contenue dans les oranges était importante et que, vitamine C mise à part, l'orange était un aliment très sain.

Il est très facile pour les scientifiques de se laisser prendre dans les filets du réductionnisme, même si leurs intentions sont autres. Ce n'est que récemment que j'ai réalisé à quel point cela causait du tort de se servir de détails hors de leur contexte pour formuler des revendications d'ordre alimentaire ou sanitaire. L'industrie sait parfaitement bien se servir de tels détails. Chaque année, de nouveaux produits sont présentés comme étant la clé d'une bonne santé. La situation est si critique que la section dite « santé » des boutiques d'alimentation est souvent plus encombrée de suppléments alimentaires et de préparations à base d'ingrédients magiques que d'aliments véritables. Ne vous laissez pas prendre : le rayon le plus sain de n'importe quel magasin est celui où sont vendus les fruits et les légumes.

Mais le pire, c'est que l'industrie maquille les preuves scientifiques même lorsque son produit a été associé à de sérieux problèmes de santé. Comme les enfants sont la cible la plus convoitée du marketing, le gouvernement américain a légiféré pour empêcher les entreprises de tabac et d'alcool de vendre leurs produits aux enfants. Pourquoi n'en est-il pas de même pour les aliments ? Même si nous savons que la nourriture joue un rôle majeur dans de nombreuses maladies chroniques, nous laissons impunément les industries alimentaires commercialiser leurs produits directement aux enfants et se servir du système scolaire, subventionné par les contribuables, pour le faire. Le fardeau à long terme de notre manquement à court terme est incommensurable.

16

Le gouvernement est-il au service de la population ?

Au cours des vingt ou trente dernières années, nous avons acquis de solides preuves qui nous permettent d'affirmer que la plupart des maladies chroniques aux États-Unis peuvent être en partie attribuées à une mauvaise alimentation. Des comités d'experts gouvernementaux l'ont dit, le responsable fédéral de la santé publique l'a dit et les scientifiques l'ont dit. Plus de gens meurent d'une mauvaise alimentation que du tabagisme, des accidents ou de tout autre mode de vie ou facteur environnemental. Nous savons que l'obésité et le diabète montent actuellement en flèche et que la santé des Américains périclite. Nous savons aussi que la faute en revient à l'alimentation. Alors, la question suivante se pose : le gouvernement ne devrait-il pas aider les Américains à mieux se nourrir ? Il ne pourrait mieux faire que de prévenir les souffrances en demandant sans équivoque aux Américains de manger moins de produits de source animale et hautement raffinés et plus d'aliments entiers d'origine végétale. Il s'agit là d'un message fondé sur des preuves scientifiques, message que le gouvernement pourrait faire passer haut et fort, ainsi qu'il l'a fait pour la cigarette.

La cigarette tue, une mauvaise alimentation aussi. *Mais au lieu de faire passer ce message, le gouvernement nous dit que les produits d'origine animale, à l'instar des produits laitiers et de la viande, du sucre raffiné et du gras, sont bons pour la santé !* Le gouvernement ignore les preuves scientifiques et les millions d'Américains qui souffrent de maladies associées à l'alimentation. Le contrat de confiance entre le gouvernement et ses concitoyens a été rompu. Non seulement le gouvernement des États-Unis est incapable d'éteindre l'incendie, mais il fait office de soufflet en attisant le feu.

Alimentation : le dernier bastion

Le Conseil sur l'alimentation et la nutrition (Food and Nutrition Board, ou FNB) fait partie de l'Institut de médecine de l'Académie nationale des sciences. À ce titre, il est chargé tous les cinq ans environ de revoir et de mettre à jour les recommandations sur la consommation d'aliments. Le FNB rédige ces recommandations depuis 1943, année où il a établi un plan pour les forces armées américaines dans lequel il recommandait les apports quotidiens pour chaque nutriment.

Dans le dernier rapport du FNB[1], publié en 2002, les recommandations des nutriments sont présentées sous forme de fourchettes plutôt que sous forme de chiffres, comme c'était le cas jusqu'à cette date. Pour être en bonne santé, nous devons dorénavant consommer entre 45 et 65 % de nos calories sous forme de glucides. Il y a aussi des fourchettes pour les lipides et les protéines.

Voici quelques extraits du communiqué de presse annonçant la parution de cet énorme rapport de plus de neuf cents pages. Voyez la première phrase[2] :

« Pour combler les besoins quotidiens du corps en énergie et en nutriments tout en réduisant les risques de maladies chroniques, les adultes devraient consommer entre 45 et 65 % de leurs calories sous forme de glucides, entre 20 et 35 % sous forme de lipides, et entre 10 et 35 % sous forme de protéines. »

Voici un autre extrait de ce communiqué de presse :

« Les sucres ajoutés ne devraient pas compter pour plus de 25 % des calories totales consommées. Les sucres ajoutés sont ceux que l'on rajoute aux aliments et aux boissons, comme les boissons gazeuses, les bonbons, les jus de fruits, les pâtisseries et toutes les autres confiseries[2]. »

Regardons la chose de plus près. Qu'est-ce que ces recommandations disent en réalité ? Rappelez-vous que le communiqué de presse commence par l'objectif du rapport, qui est de « minimiser les risques de maladies chroniques[2] ». Selon ce rapport, nous pouvons adopter une alimentation qui comporte jusqu'à 35 % de calories sous forme de lipides, alors que les derniers rapports établissaient ce pourcentage à 30. Il recommande ensuite de consommer jusqu'à 35 % des calories sous forme de protéines, chiffre qui est bien plus élevé que tout ce qui a jamais été proposé par les autorités responsables.

Mais la cerise sur le gâteau, c'est le cas de le dire, concerne la dernière recommandation. Elle nous dit que nous pouvons consommer jusqu'à 25 % des calories sous forme de sucres ajoutés. Rappelez-vous que les sucres constituent le type le plus raffiné de glucides. En effet, même si le rapport recommande un minimum de 45 % de calories provenant des glucides, il avance que plus de la moitié de ce pourcentage (25 %) peut prendre la forme des sucres que l'on trouve dans les bonbons, les boissons gazeuses et les pâtisseries. La position de ce rapport est la suivante : l'alimentation américaine est non seulement la meilleure, mais vous devriez vous sentir libre de manger encore plus gras et sucré, tout en restant confiant sur le fait de « minimiser vos risques de maladies chroniques ». Hors de question de trouver quelque avertissement que ce soit dans ce rapport puisque, avec de telles fourchettes, quasiment n'importe quelle alimentation peut être avancée comme minimisant les risques de maladies.

Il est possible que vous ayez des difficultés à vous représenter ce que ces chiffres signifient au quotidien. Je vous ai donc préparé un exemple de menu qui correspond à ces recommandations (voir figures 16.1 et 16.2[3, 4]).

Figure 16.1 : Exemple de menu correspondant aux fourchettes recommandées par le gouvernement

Repas	Aliments
Matin	1 tasse de céréales Fruit Loops 1 tasse de lait écrémé 1 paquet de pastilles au chocolat M&M's Des suppléments de fibres et de vitamines
Midi	Un hamburger au fromage
Soir	3 parts de pizza au saucisson et une cannette de boisson gazeuse Quelques biscuits au sucre glace

Figure 16.2 : Détails nutritionnels de l'exemple de menu et comparaison avec les recommandations du rapport

Nutriments	Contenu du menu donné en exemple	Fourchettes recommandées
Calories totales	1 800	Varie en fonction du poids et de la taille
Protides (en % des calories totales)	~ 18 %	10-35 %
Lipides (en % des calories totales)	~ 31 %	20-35 %
Glucides (en % des calories totales)	~ 51 %	45-65 %
Sucres (sucreries) et sucres ajou- tés (en % des calories totales)	~ 23 %	Jusqu'à 25 %

Cher ami, je ne blague pas ! Ce menu désastreux correspond aux recommandations du rapport et est censé « minimiser les risques de maladies chroniques » !

Ce qui est effarant, c'est que je pourrais imaginer toute une variété de menus contenant tous des aliments d'origine animale et des sucres ajoutés en quantité, et que ces menus cadreraient encore avec ces recommandations.

Arrivé à ce point-ci du livre, je n'ai pas besoin de vous expliquer que lorsque vous adoptez une telle alimentation, vous vous dirigez non pas à grands pas dans les bras des maladies chroniques, mais bien au pas de course. Ce qui est triste, c'est qu'une grande partie de la population américaine le fait déjà.

Les protéines

Le chiffre le plus choquant est celui qui se rapporte aux protéines. Dans les faits, seulement 5 à 6 % de protéines sont nécessaires pour remplacer celles qui sont rejetées régulièrement par le corps sous forme d'acides aminés. Cependant, au cours des cinquante dernières années, une quantité de 9 à 10 % a été recommandée pour s'assurer que la plupart des gens aient leur quota minimal de 5 à 6 %. Cette recommandation de 9 à 10 % correspond à l'apport quotidien recommandé (AQR) bien connu[5].

Presque tous les Américains excèdent cette recommandation puisqu'ils consomment de 11 à 21 % de protéines, la moyenne tournant autour de 15 ou 16 %. Les rares personnes qui consomment plus de 21 % de protéines sont les haltérophiles et, plus récemment, les gens qui ont adopté des régimes alimentaires à haute teneur en protéines.

Il est extrêmement curieux que ces nouvelles recommandations, émanant du gouvernement en 2002, avancent que nous devrions pouvoir consommer des protéines jusqu'à l'extraordinaire taux de 35 % pour minimiser les maladies chroniques comme le cancer et les maladies cardiaques. Il s'agit d'une mascarade incroyable, étant donné les preuves scientifiques existantes. Les preuves que j'avance dans ce livre indiquent qu'une augmentation de la consommation de protéines de 10 à 20 % est associée à une vaste gamme de problèmes de santé, surtout lorsque la plus grande partie de ces protéines est d'origine animale.

Ainsi que je l'ai souligné plus haut dans cet ouvrage, les régimes alimentaires comportant davantage de protéines d'origine animale se traduisent par un taux de cholestérol plus élevé, un risque plus grand d'athérosclérose, de cancer, d'ostéoporose, de maladie d'Alzheimer et de calculs rénaux, pour ne nommer que quelques-unes des maladies chroniques que le comité du FNB choisit d'ignorer pour une raison mystérieuse.

Qui plus est, le comité d'experts du FNB a l'audace de prétendre que cette recommandation de fourchette de 10 à 35 % est la même que celle des rapports précédents. En effet, leur communiqué de presse dit bien clairement que « les recommandations d'apport en protéines sont les mêmes que dans les rapports précédents ». *Je ne connais aucun rapport ayant jamais suggéré un pourcentage si élevé.*

Au début, quand j'ai vu ce pourcentage, j'ai honnêtement pensé qu'il s'agissait d'une erreur de frappe. Mais non, ce n'en était pas une ! Comme je connais plusieurs personnes siégeant à ce comité et ayant rédigé ce rapport, j'ai décidé de leur téléphoner. Le premier, une vieille connaissance, m'a dit entendre parler pour la première fois de la limite de 35 % de protéines ! Il a émis l'hypothèse que cette recommandation avait peut-être été ajoutée au cours des derniers jours de la rédaction du rapport. En outre, il s'est souvenu qu'il avait été très peu question des preuves apportées contre les protéines et qu'il n'y avait presque pas eu de discussions en faveur ou non d'une consommation élevée de protéines. Il se rappelait cependant que quelques personnes adhérant au régime Atkins étaient présentes. Comme il n'avait pas travaillé dans le domaine ayant trait aux protéines, il ne connaissait pas la documentation sur cette question. En tout cas, cette importante recommandation a fait son bonhomme de chemin au sein du comité sans être vraiment remarquée et en figurant dans la première phrase du communiqué de presse du FNB !

Le deuxième membre du comité que j'ai appelé, un ami et collègue de longue date, était président d'un sous-comité pendant la dernière partie de l'existence de ce comité d'experts. Ce n'est pas un spécialiste de la nutrition, et il fut à son tour surpris d'entendre mes préoccupations au sujet du pourcentage élevé de protéines recommandé. Il ne se souvenait pas non plus de discussions à ce propos. Lorsque je lui ai rappelé certaines des preuves qui établissaient un lien entre les régimes alimentaires à base de produits d'origine animale et les maladies chroniques, il s'est tout d'abord tenu sur la défensive. Tandis que je persistais à lui fournir des preuves, il m'a dit : « Tu sais, Colin, je n'y connais pas grand-chose en nutrition. » Comment diable pouvait-il alors être membre, et même président, de cet important sous-comité ? Mais ce n'est pas tout ! Le président du comité d'évaluation de ces recommandations quitta le comité avant son terme pour occuper un poste plus élevé dans une très grosse industrie alimentaire, laquelle saliva certainement à la lecture de ces nouvelles recommandations.

Un rapport au sucre glace

La recommandation concernant le sucre ajouté est aussi scandaleuse que celle touchant les protéines. À l'époque où ce document du FNB fut diffusé, un comité d'experts, mis sur pied par l'Organisation mondiale de la santé (OMS) et l'Organisation des Nations unies pour l'alimentation et l'agriculture (la FAO, ou Food and Agriculture Organization), mettait la touche finale à un nouveau rapport sur l'alimentation, la nutrition et la prévention des maladies chroniques. Un autre de mes amis, le professeur Phillip James, faisait partie de ce comité d'experts ; il en était le porte-parole sur les recommandations concernant les sucres ajoutés. Des rumeurs avaient couru que l'OMS et la FAO étaient sur le point de recommander une limite sécuritaire de 10 % pour les sucres ajoutés, pourcentage bien plus bas que celui de 25 % avancé par le groupe américain du FNB.

La politique faisait déjà partie de la discussion, comme cela avait aussi été le cas auparavant au sujet des rapports sur les sucres ajoutés[7]. Selon un communiqué de presse du bureau du directeur général de l'OMS[8], l'Association américaine sur le sucre et l'Organisation mondiale des recherches sur le sucre « avaient organisé des groupes de pression pour tenter de discréditer le rapport de l'OMS et en empêcher la diffusion ». Ces gens n'aimaient pas que la limite maximale soit si basse. Selon le quotidien londonien *The Guardian*[7], l'industrie sucrière américaine menaçait de « mettre à genoux l'OMS » si elle n'abandonnait pas ses directives sur les sucres ajoutés. Les gens de l'OMS parlaient de cette menace comme d'un « chantage pire que toute pression exercée par l'industrie du tabac[7] ». Ce groupe industriel américain menaça même publiquement de faire pression sur le Congrès américain pour qu'il réduise sa subvention à l'OMS, alors de quatre cent six millions de dollars, si cette dernière persistait à vouloir garder la limite supérieure à 10 % seulement ! Des rapports ultérieurs, rédigés après qu'une lettre fut envoyée par cette industrie à Tommy Thompson, le secrétaire des Services pour la santé humaine, avancèrent que l'administration Bush était encline à appuyer l'industrie du sucre. À cette époque, de nombreux scientifiques et moi-même avons été encouragés à entrer en communication avec les représentants du Congrès américain pour faire cesser cette tactique outrageuse menée par les entreprises sucrières américaines.

En ce qui a trait aux sucres ajoutés, nous avons maintenant deux limites supérieures différentes : une limite de 10 % pour la communauté internationale et une autre de 25 % pour les États-Unis. Pourquoi cette différence énorme ? Très simplement, tout aujourd'hui est lié à la politique. Le professeur James et ses collègues de l'OMS ont résisté aux pressions du FNB, qui a fini par capituler.

Le comité américain d'experts a reçu des subventions de l'entreprise M&M Mars et d'un consortium d'entreprises de boissons gazeuses. Est-il possible que le comité américain ait senti une obligation envers les entreprises sucrières ? À propos, l'industrie du sucre s'était beaucoup appuyée[7] sur le rapport du FNB pour la limite de 25 % quand elle avait affronté l'OMS. Autrement dit, le comité du FNB fait une recommandation qui convient à l'industrie du sucre, laquelle, à son tour, s'en sert pour soutenir ses revendications contre le rapport de l'OMS.

L'INFLUENCE DE L'INDUSTRIE

Mais la question de savoir comment l'industrie se crée une telle force d'influence demeure sans réponse. En général, elle consulte quelques personnalités connues du milieu universitaire qui prennent ensuite les rênes des lignes de conduite en dehors de ce milieu. Mais ces experts-conseils continuent aussi de porter leur habit d'académiciens. Ils organisent des symposiums et des séminaires, rédigent des revues commanditées, président des groupes établissant des politiques ou deviennent membres de sociétés professionnelles clés. Ils s'acheminent vers des postes de direction dans les organisations scientifiques qui établissent des politiques importantes et font de la publicité pour les médias.

Une fois qu'ils occupent ces postes, ces personnalités peuvent à loisir former les équipes désirées ; ils choisissent les membres de comités, les orateurs de symposiums, le personnel de gestion, etc. Les personnes les plus utiles à l'équipe sont soit des collègues ayant les mêmes idées, soit des collègues complètement inconscients de ce qui se passe. C'est ce qu'on appelle la magouille. Et ça fonctionne !

Dans le cas du FNB, son comité d'experts fut formé alors que son président entretenait des liens très étroits avec l'industrie laitière. Il a aidé à sélectionner les « bonnes » personnes et à dresser les grandes lignes du rapport, les deux rôles les plus importants à jouer. Est-il surprenant que l'industrie laitière, qui doit être aux anges en lisant les recommandations du comité, ait aussi aidé à financer le rapport ?

Vous serez peut-être surpris d'apprendre que les scientifiques universitaires peuvent accepter des gratifications financières de la part de l'industrie, tout en poursuivant des activités d'une importance publique considérable qui sont en outre subventionnées par l'État. Ironiquement, ce sont eux qui peuvent établir des lignes directrices pour les autorités gouvernementales, elles-mêmes depuis longtemps tenues à l'écart de telles associations industrielles. Il y a là un conflit d'intérêts évident qui permet à l'industrie d'exercer son influence par le biais du milieu universitaire. Tout le système est sous le contrôle de l'industrie. Tout en jouant leur rôle respectif, le gouvernement et le milieu universitaire font ce qu'on attend d'eux.

Parmi les commanditaires du rapport du FNB figuraient, à part l'entreprise M&M Mars, des industries alimentaires et pharmaceutiques importantes qui bénéficieront des limites plus élevées de protéines et de sucre[2]. La filiale Danone, un grand consortium de produits laitiers vantant sa propre version d'information nutritionnelle, et l'Institut international des sciences de la vie (International Life Sciences Institute, ou ILSI), qui sert de façade pour un groupe d'environ cinquante entreprises d'aliments, de suppléments et de médicaments, ont tous deux contribué à subventionner le rapport du FNB. Parmi ces entreprises, on compte Coca-Cola, Taco Bell, Burger King, Nestlé, Pfizer et Roche Vitamins[9]. Certaines entreprises pharmaceutiques ont directement parrainé le rapport, en plus d'accorder leur soutien par le truchement de l'ILSI. Je ne me rappelle pas que des entreprises privées aient accordé leur soutien financier au comité d'experts de l'Académie nationale des sciences (NAS) dont je faisais partie.

Il semble que l'histoire soit sans fin. Le président du FNB est un expert-conseil important auprès de plusieurs grandes entreprises apparentées au lait (Conseil national du lait, Mead Johnson Nutritionals, gros vendeur de produits à base de lait, Nestlé et une filiale de yogourt de Danone[10]). En même temps, il était aussi le président du comité des directives alimentaires qui conçoit la pyramide (tableau de la valeur nutritive des aliments) du Guide alimentaire et établit la politique nationale nutritionnelle qui touche le Programme national des cantines scolaires, le Programme des petits déjeuners à l'école, le Programme de bons de nourriture et le Programme d'alimentation supplémentaire pour les femmes, les nourrissons et les enfants[10] (Women, Infants and Children Supplemental Feeding Program, ou WIC). À titre de président de ce dernier comité, il n'a pas fait état de ses liens financiers avec l'industrie alimentaire alors que la loi fédérale l'exige[11]. Mais, à un moment donné, une injonction légale, obtenue par le Comité des médecins pour une médecine responsable[12], fut nécessaire pour les forcer, lui et ses collègues, à révéler leurs liens avec l'industrie alimentaire. Même s'ils s'avéraient plus substantiels, il n'en demeure pas moins que six des onze membres du comité avaient aussi des liens avec l'industrie laitière[10, 11].

Tout le système d'élaboration de l'information sur la nutrition, ainsi que je l'ai observé alors que j'étais président du Comité d'information publique sur la nutrition (voir chapitre 7), a été infiltré et est mené par des industries qui disposent de ressources pour le faire puisque c'est dans leur intérêt. Ce sont ces industries qui mènent le bal. Elles « achètent » quelques malhonnêtes universitaires qui occupent des postes de pouvoir et exercent une influence considérable, aussi bien dans le milieu universitaire que gouvernemental.

Il paraît curieux que, tandis que les scientifiques rattachés au gouvernement n'ont pas le droit de recevoir de compensations personnelles de la part du secteur privé, leurs collègues universitaires en bénéficient. Par ailleurs, ces personnes qui sont en conflit d'intérêts mènent la danse en collaboration avec leurs homologues gouvernementaux.

Cependant, empêcher les universitaires de recevoir des compensations de la part du monde de l'industrie n'est pas la solution, car la chose n'en deviendrait que plus clandestine encore. Il vaudrait mieux que ces associations avec le monde de l'industrie soient publiquement divulguées et que tout le monde connaisse la portée de chacune d'elles. Il en va de l'intérêt de tous que tout soit transparent. Nous ne devrions pas aller devant les tribunaux pour découvrir ces associations.

Un recul magistral

N'allez pas croire que ce rapport du FNB ne fait que l'objet de nouvelles qui durent cinq secondes pour ensuite se retrouver dans la poussière des filières de Washington. Je peux vous assurer que des dizaines de millions de gens sont directement touchés par ces données. Selon le résumé du rapport lui-même[13], les niveaux recommandés de consommation de nutriments décidés par ce comité servent de fondement à l'étiquetage des aliments, à la pyramide alimentaire et à d'autres programmes éducatifs en nutrition. Ils servent à déterminer les types et les quantités d'aliments :

- fournis dans le cadre de divers programmes (Programme d'alimentation supplémentaire pour les femmes, les nourrissons et les enfants, Programme des cantines scolaires) ;
- servis dans les hôpitaux et les centres de soins, et remboursés par les assurances ;
- présents dans les denrées alimentaires auxquelles on devrait ajouter des nutriments précis ;
- utilisés dans une foule d'autres activités et programmes fédéraux et d'États importants (entre autres l'établissement des valeurs de référence dont on se sert dans l'étiquetage des aliments[13]).

Le Programme des cantines scolaires (School Lunch Program) nourrit vingt-huit millions d'enfants chaque jour. Avec de telles recommandations officielles de consommation, nous avons l'entière liberté de mettre toute denrée agricole dans la bouche d'enfants affamés souffrant déjà de taux d'obésité et de diabète sans précédent. À propos, le rapport 2002 du FNB fait une exception pour les enfants : il y est dit qu'ils peuvent consommer jusqu'à 40 % de leurs calories sous forme de lipides, alors que ce pourcentage est de 35 % pour les adultes, tout en « minimisant le risque de maladies chroniques ». Le Programme d'alimentation supplémentaire des femmes, des nourrissons et des enfants touche l'alimentation de sept autres millions d'Américains, et les programmes hospitaliers remboursés par l'assurance-maladie nourrissent des millions de personnes chaque année. On peut affirmer sans exagérer que les aliments fournis par ces programmes gouvernementaux nourrissent au moins trente-cinq millions d'Américains par mois.

Et pour les gens qui ne sont pas nourris directement par le gouvernement, cette information sur l'alimentation a des conséquences significatives. Depuis septembre 2002, les programmes éducatifs en nutrition dans tout le pays ont adopté ces nouvelles directives, entre autres les écoles primaires, les universités, les professionnels de la santé et les organismes communautaires. L'étiquetage des aliments sera également touché par ces changements, ainsi que l'information qui nous arrive par le biais de la publicité.

Presque tous les vastes effets de ce rapport 2002 du FNB seront profondément nuisibles. Dans les écoles, on pourra donner aux enfants davantage de gras, de viande, de lait, de protéines animales et de sucre. Ces enfants apprendront par ailleurs que ces aliments sont synonymes de bonne santé. Les répercussions et les ramifications de ce rapport sont graves car elles poussent une génération entière sur le sentier de l'obésité, du diabète et d'autres maladies chroniques tout en croyant bien faire. Pendant ce temps, le gouvernement et les arnaqueurs universitaires se sentent libres de servir encore plus de viande, de gras, de protéines animales et de sucre dans l'assiette des plus nécessiteux (enfants, nourrissons et femmes). À mon avis, il s'agit purement et simplement d'un mépris irresponsable et brutal envers les citoyens américains. Bien entendu, ces femmes et ces enfants n'ont pas les moyens de payer la recherche, de graisser la patte des politiciens, d'accorder de grandes faveurs aux universitaires ou de subventionner des comités d'experts ! Quant à ceux qui se posent des questions sur l'alimentation, chaque fois qu'ils vont consulter un diététicien, un médecin, un nutritionniste ou le personnel d'un centre communautaire de santé, on leur dit probablement qu'une alimentation à haute teneur en gras, en protéines animales, en viande et en lait est synonyme de bonne santé et qu'ils n'ont pas à s'inquiéter s'ils mangent trop de sucreries. Les affiches des institutions publiques comprendront dorénavant ces directives aussi.

En bref, le rapport 2002 du FNB, qui constitue l'énoncé de politiques sur la nutrition le plus largement rétrograde que j'aie jamais vu, engendrera indirectement ou directement une dégradation de la santé chez nombre d'Américains, et ce pour bien des années à venir. Comme j'ai moi-même fait partie, pendant plus de vingt ans, de plusieurs comités d'experts sur l'établissement de politiques, j'entretenais l'idée que ces cellules étaient vouées à la promotion de la santé des consommateurs. Ce n'est plus le cas aujourd'hui.

L'alimentation non subventionnée

Non seulement le gouvernement échoue à promouvoir la santé par ses recommandations et ses rapports, mais il détruit en plus toute possibilité de promotion de la santé publique par la recherche scientifique. Les instituts nationaux de la santé (National Institutes of Health, ou NIH) sont chargés de subventionner 80 à 90 % de l'ensemble des recherches biomédicales et nutritionnelles qui se retrouvent dans les documents scientifiques. Pour s'occuper des divers sujets concernant la santé, les NIH possèdent vingt-sept instituts et centres divers, y compris leurs deux plus importants, l'Institut national du cancer (National Cancer Institute, ou NCI) et l'Institut national du cœur, des poumons et du sang (National Heart, Lung and Blood Institute[14]). Avec un budget de presque vingt-neuf milliards de dollars en 2005[15], les NIH constituent l'épicentre des activités titanesques du gouvernement dans le domaine de la recherche médicale.

Figure 16.3 : Estimation 2004 des NIH : subventions dans divers domaines de la santé[17]

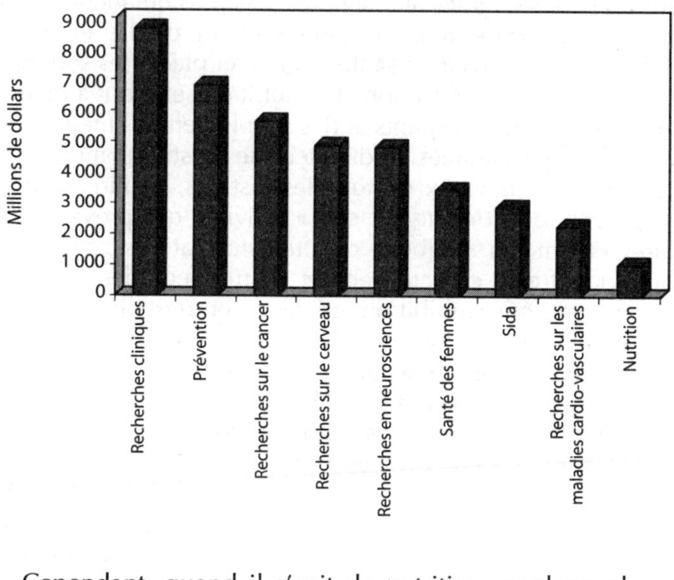

Cependant, quand il s'agit de nutrition, quelque chose ne tourne pas rond. Aucun de ces vingt-sept instituts et centres NIH ne se consacre à la nutrition, malgré le lien évident entre l'alimentation et la santé et malgré l'intérêt du public pour le sujet. Un des arguments avancés pour expliquer cela, c'est que les instituts existants s'occupent déjà de nutrition. Mais ce n'est pas le reflet de la réalité. La figure 16.3 fait état des priorités des subventions pour les divers volets concernant la santé du côté des NIH[16].

Dans un budget de vingt-huit milliards de dollars proposé par les NIH pour 2004, 3,6 % seulement concernent des programmes liés à la nutrition[17] et 24 % portent sur des programmes liés à la prévention. Ce n'est pas si mal, me direz-vous, mais ces chiffres sont trompeurs.

La majeure partie des sommes attribuées à la nutrition et à la prévention n'a rien à voir avec la nutrition et la prévention, ainsi que je l'ai expliqué dans ce livre.

Nous n'entendrons pas parler de recherches intéressantes sur les divers régimes alimentaires, pas plus qu'aucun effort n'aura été consenti pour apprendre au public en quoi l'alimentation affecte la santé. En lieu et place, les sommes allouées pour la prévention et la nutrition serviront à mettre au point des médicaments et des suppléments alimentaires. Il y a quelques années, le directeur de l'Institut national du cancer, le plus vieux de tous les instituts, expliquait que la prévention consiste en des « activités qui préviennent directement ou inhibent des transformations malignes, qui identifient, caractérisent et manipulent des facteurs permettant une inhibition efficace, et qui cherchent à promouvoir des mesures préventives[18] ». Cette prétendue prévention ne concerne rien d'autre que la manipulation de substances chimiques isolées. « Identifier, caractériser et manipuler des facteurs » est un code secret – pas si secret que ça – employé pour parler de la découverte de nouveaux médicaments.

En regardant les choses sous un autre angle, en 1999, l'Institut national du cancer (des NIH) avait un budget de deux milliards quatre-vingt-treize millions de dollars[19]. Dans une « grande » campagne sur la nutrition intitulée « 5 par jour », cet institut a dépensé de cinq cents à un million de dollars pour encourager le public à consommer cinq portions ou plus de fruits et légumes par jour[18].

Il s'agit seulement de 0,0256 % de son budget ou encore de 2,56 dollars pour chaque tranche de 10 000 dollars ! S'ils appellent ça une « grande » campagne, je plains les petites !

L'Institut national du cancer a également subventionné quelques études étalées sur plusieurs années, entre autres l'Étude sur la santé des infirmières menée à l'université Harvard (il en a été question au chapitre 12) et l'Étude sur la santé des femmes, qui se consacrait presque entièrement au contrôle de l'hormonothérapie, de la vitamine D et des suppléments de calcium, ainsi qu'à l'effet des régimes alimentaires à basse teneur en gras sur la prévention du cancer du sein et du côlon. Ces très rares études ayant un rapport avec l'alimentation souffrent malheureusement des mêmes défauts expérimentaux décrits au chapitre 14. Elles sont presque toujours conçues pour miser sur un seul nutriment à la fois, au sein d'une population expérimentale dont le régime alimentaire à haut risque est uniformément composé de produits d'origine animale. Il y a de très fortes probabilités pour que ces études créent une confusion dont nous n'avons aucun besoin.

Si aussi peu de dollars des contribuables américains servent à la recherche sur la nutrition et l'alimentation, alors à quoi servent-ils ? Presque tout l'argent des contribuables (des milliards de dollars) est dépensé chaque année par les NIH pour des projets qui visent la mise au point de médicaments, de suppléments alimentaires et de dispositifs mécaniques. Autrement dit, la majorité de la recherche biomédicale subventionnée par les Américains sert à découvrir des produits que l'industrie pharmaceutique peut fabriquer et mettre sur le marché. En 2000, voici comment le Dr Marcia Angell, ex-rédactrice au *New England Journal of Medicine*, résuma bien les choses[20] :

« L'industrie pharmaceutique bénéficie d'extraordinaires subventions et protections de la part du gouvernement. La plus grande partie de la recherche fondamentale pouvant mener à la mise au point de médicaments est subventionnée par l'Institut national de la santé. Ce n'est que plus tard, une fois que la recherche se montre prometteuse sur le plan pratique, que les entreprises pharmaceutiques entrent en jeu. L'industrie jouit également de grands avantages fiscaux. Non seulement la recherche et le développement sont-ils déductibles d'impôts, mais les dépenses ayant trait à la commercialisation le sont aussi. Le taux d'imposition moyen des industries américaines entre 1993 et 1996 correspondait à 27,3 % de leurs revenus. Durant cette même période, l'industrie pharmaceutique n'a été imposée qu'à 16,2 %. Plus important encore, les entreprises pharmaceutiques jouissent d'un monopole de dix-sept ans garanti par le gouvernement sur leurs nouveaux médicaments. Autrement dit, leurs brevets sont protégés. Une fois qu'un médicament est breveté, personne d'autre ne peut le vendre et l'entreprise qui le fabrique peut le vendre au prix qui lui chante[20]. »

L'argent des contribuables américains sert donc à faire prospérer davantage l'industrie pharmaceutique. On pourrait objecter que c'est pour le bien et la santé du public. En réalité, cette recherche massive sur les médicaments, les gènes, les dispositifs et la technologie *ne guérira jamais les maladies chroniques*. Ces dernières sont le résultat d'une mauvaise alimentation et aucune substance chimique isolée ne pourra jamais se substituer à une alimentation saine. De plus, ces substances chimiques isolées peuvent être très dangereuses. L'Institut national du cancer ne dit-il pas lui-même qu'il est « clair que la plupart de nos traitements actuels auront des effets pervers dans une certaine mesure » ? Par contre, il n'y a aucun danger à manger sainement, et il y a surtout bien plus d'avantages puisqu'on économise sur deux fronts : la prévention des maladies et leur traitement. Alors, pourquoi le gouvernement américain ignore-t-il les nombreuses recherches scientifiques qui vont dans le sens de l'alimentation et pourquoi favorise-t-il à la place des médicaments et des dispositifs inefficaces et potentiellement dangereux la plupart du temps ?

PETITE ANECDOTE PERSONNELLE

Je voudrais clore ce chapitre par une petite anecdote qui en dit long sur les priorités du gouvernement en ce qui concerne les politiques dans le domaine public de l'alimentation. Antonia Demas, l'une de mes anciennes étudiantes à l'université Cornell, a effectué sa recherche de doctorat en éducation. Pour ce faire, elle a enseigné un programme d'alimentation et de nutrition saines[21] à des élèves du primaire, puis elle a mis ces notions en pratique dans les cantines, en y servant des aliments sains. Elle faisait déjà ce genre de travail à titre bénévole dans les écoles de ses propres enfants, dix-sept ans avant d'entreprendre ses études de troisième cycle. J'étais son directeur de thèse pour la partie nutrition.

C'est le Département américain de l'agriculture (l'USDA) qui administre le programme des cantines scolaires pour vingt-huit millions d'enfants, s'appuyant largement sur un inventaire d'aliments subventionnés par le gouvernement. À ce jour, ce programme gouvernemental se sert principalement de produits d'origine animale et exige même que les écoles participantes servent du lait, ce qui veut habituellement dire que la consommation de lait est obligatoire pour les enfants.

La recherche novatrice menée par Antonia Demas sur le Programme des cantines scolaires a remporté un grand succès : les enfants adoraient son style d'enseignement, sans compter les aliments qu'on leur servait. Ils convainquaient même leurs parents de leur servir ces « aliments santé » à la maison. Antonia Demas reçut des prix nationaux pour « l'application la plus créative des directives alimentaires » et « la qualité de son enseignement de la nutrition ». Son approche s'est avérée intéressante pour plus de trois cents programmes de cantines scolaires et de rééducation du comportement partout aux États-Unis, incluant l'État d'Hawaii, la Floride, l'Indiana, la Nouvelle-Angleterre, la Californie et le Nouveau-Mexique. Dans cette démarche, Antonia Demas a créé une organisation à but non lucratif, la Food Studies Institute, à Trumansburg dans l'État de New York, et rédigé un programme d'études, « Food is Elementary ». Et surprise ! Son programme est fondé sur une alimentation totalement végétarienne !

J'ai eu l'occasion d'aller à Washington et de m'entretenir avec Eileen Kennedy qui, à l'époque, était la directrice du Centre des politiques et de la promotion sur la nutrition au Département américain de l'agriculture. Cette femme était très impliquée dans le Programme des cantines scolaires et le Comité des directives alimentaires, comité au sein duquel il fut révélé qu'elle entretenait des liens avec l'industrie laitière. Elle est maintenant sous-secrétaire d'État de la Division de la recherche, de l'éducation et de l'économie de ce même département. Notre discussion porta alors sur le programme novateur d'Antonia Demas et la façon dont celui-ci récoltait l'attention nationale. À la fin de notre entretien, j'ai dit à Eileen Kennedy : « Vous savez sans doute que ce programme est fondé sur une alimentation totalement végétarienne. » Elle m'a regardé, puis elle a pointé un index menaçant comme si j'étais un vilain garnement et m'a répondu : « Nous ne pouvons accepter ce genre de choses ! »

J'en suis venu à la conclusion que lorsqu'il est question de santé, le gouvernement n'est pas du côté du peuple ; il est plutôt du côté des industries alimentaires et pharmaceutiques, au grand détriment du peuple. Il s'agit d'un problème systémique où l'industrie, les universitaires et le gouvernement joignent leurs forces pour déterminer la santé de ce pays. L'industrie fournit les fonds pour la production de rapports sur la santé et les universitaires en relation avec l'industrie jouent un rôle clé dans la rédaction de ces rapports. Il y a recoupement entre les emplois au gouvernement et dans l'industrie. Et les subventions gouvernementales pour la recherche sont attribuées à la mise au point de médicaments et de dispositifs, non à l'alimentation saine. Il s'agit d'un système érigé par des gens qui jouent leur rôle chacun de leur côté et qui, souvent, ne sont pas conscients des décideurs au sommet de l'échelle ni des motivations de ces derniers. Le système conduit à un gaspillage de l'argent des contribuables et à de grands dommages sur le plan de leur santé.

17

La médecine avec un grand M protège la santé de qui ?

À quand remonte la dernière fois où vous êtes allé consulter votre médecin et qu'il ou elle vous a dit quoi manger et ne pas manger ? Je parie que cela ne vous est jamais arrivé. Pourtant, la majorité des Américains seront atteints d'une des maladies chroniques de prospérité dont il est question dans la partie II. Et comme vous avez pu le constater, de nombreuses recherches ont été publiées, laissant entendre que ces maladies sont le résultat d'une mauvaise alimentation, et non de mauvais gènes ou du mauvais sort. Alors, pourquoi le système médical ne prend-il pas l'alimentation et la nutrition au sérieux ?

À cause de ces quatre éléments : l'argent, l'ego, le pouvoir et le contrôle. Certes, il ne serait pas juste de généraliser, mais on peut à tout le moins affirmer que le système au sein duquel les médecins œuvrent – qui doit actuellement préserver la santé des Américains – est en train de nous faire faux bond. Personne ne le sait mieux que cette infime minorité de médecins qui traitent leurs patients en tenant compte de l'alimentation. Deux d'entre eux ont passé de nombreuses années à mettre l'accent sur le lien entre l'alimentation et la santé, aussi bien dans le cadre public de leur profession que dans le cadre privé de leur cabinet médical. Ils ont obtenu des résultats impressionnants en ce qui concerne la santé de leurs patients. Ces deux médecins sont Caldwell B. Esselstyn Jr, dont le travail est décrit au chapitre 5, et John McDougall, un interne. Récemment, mon fils Tom et moi avons eu un entretien avec eux pour discuter de leur expérience : prôner une alimentation végétarienne composée d'aliments complets dans leur milieu de travail.

« Docteur Sprouts » (Docteur Germinations)

Bien avant la fondation de notre pays, des pionniers hollandais s'étaient établis dans la vallée de l'Hudson, au nord de la ville de New York. Parmi eux figurait la famille Esselstyn, qui commença à cultiver la terre en 1675. Neuf générations plus tard, cette ferme appartient toujours à des Esselstyn. Le docteur Esselstyn et sa femme, Ann, possèdent encore cette terre de plusieurs dizaines d'hectares située à deux heures de New York. En 2003, ils ont passé l'été à la ferme, à s'occuper du jardin potager, à accueillir leurs enfants et petits-enfants, et à jouir d'une vie plus détendue que celle qu'ils connaissaient à Cleveland, dans l'État de l'Ohio.

Leur maison est très modeste. C'est en y regardant d'un peu plus près qu'on se rend compte que l'endroit est quelque peu inhabituel. Accroché au mur se trouve un certificat encadré accordé par l'État de New York à la famille Esselstyn en reconnaissance de sa ferme familiale, qui a maintenant traversé cinq siècles. À côté, un aviron est aussi suspendu au mur. C'est celui dont se servait Caldwell Esselstyn en 1955, quand il était à l'université Yale et que leur équipe a battu Harvard de cinq secondes. Le docteur Esselstyn nous a expliqué qu'il possédait trois autres avirons : deux qui lui avaient servi quand ils avaient battu Harvard à d'autres moments et un troisième qui avait valu à l'équipe de Yale la médaille d'or aux jeux Olympiques de 1956.

Dans une autre pièce, on remarque une très vieille photo de l'arrière-arrière-grand-père de Caldwell prise sur les lieux. Un peu plus loin se trouve un impressionnant arbre généalogique de la famille Esselstyn, digne d'un musée. Il y a aussi une grande photo noir et blanc de son père debout devant un micro et qui échange des commentaires avec John F. Kennedy au cours d'une allocution à la Maison-Blanche. Malgré la modeste apparence de cette ferme, il est très clair qu'il s'agit d'un endroit empreint d'une histoire remarquable.

Après avoir fait le tour de ses terres en tracteur, le docteur Esselstyn nous a invités à nous asseoir et nous lui avons posé quelques questions sur son passé. Une fois ses études à Yale terminées, il a été formé comme chirurgien à la clinique de Cleveland et à l'hôpital St. George de Londres. Il se souvient avec affection de ses mentors : le docteur George Crile Jr, le docteur Turnbull et le docteur Brook. Le docteur Crile, un « géant » de la clinique de Cleveland, est devenu le beau-père de Caldwell quand ce dernier a épousé sa fille, Ann. Le docteur Crile, un homme accompli, jouait un rôle très actif dans la remise en question de la chirurgie macabre appelée « mastectomie radicale[1] ». Les docteurs Turnbull et Brook étaient aussi des chirurgiens renommés. De plus, le père de Caldwell était un médecin de réputation nationale. Mais, ainsi que Caldwell s'en souvient, même si ces médecins étaient des « experts de la santé », tous les quatre ont été frappés de maladies cardio-vasculaires, son propre père ayant eu une crise cardiaque à quarante-deux ans, et le docteur Brook à cinquante-deux ans.

C'était des hommes qu'il admirait, mais quand il s'agissait de maladies cardio-vasculaires, tous étaient impuissants. Secouant la tête, Caldwell dit : « Vous ne pouviez pas échapper à ces maladies. Ces gens qui étaient des sommités sont morts juste comme ça dans leurs plus belles années ! » Il fit une pause, puis ajouta : « Une année ou deux avant le décès de mon père, nous avons fait une promenade. Il me disait que nous allions devoir montrer aux gens comment mener une vie plus saine. Il avait mis le doigt sur ce qui était important. Il s'intéressait énormément à la médecine préventive, mais il ne disposait d'aucune information. » C'est ainsi que l'intérêt du père de Caldwell est devenu une motivation puissante dans la vie de son fils.

Suivant les traces de ces hommes, le docteur Esselstyn amassa une impressionnante collection de prix, de titres et de reconnaissances : une médaille d'or en aviron aux jeux Olympiques ; l'Étoile de bronze pour services rendus au Vietnam ; président du personnel, membre du Conseil des gouverneurs, président du Groupe de travail sur le cancer du sein et chef de la section de la chirurgie de la thyroïde et de la parathyroïde à la clinique de Cleveland, une des institutions médicales les plus renommées au monde ; président de l'Association américaine des chirurgiens du système endocrinien ; plus de cent articles professionnels ; et membre de la liste des meilleurs médecins aux États-Unis en 1994-1995[2]. Il se souvint d'avoir été le médecin le mieux payé du Département de chirurgie générale et, en tant que beau-fils du docteur Crile, d'avoir craint de ne pas être à la hauteur. « Je rentrais tard le soir, mais j'avais un emploi sûr. » Quand le président de l'Association médicale américaine a dû subir une chirurgie de la thyroïde, c'est à Esselstyn qu'il a fait appel.

Cependant, malgré toutes les consécrations, tous les titres et les prix, quelque chose ne tournait pas rond. Très souvent, les patients du docteur Esselstyn ne recouvraient pas la santé, malgré tous ses sincères efforts. Comme il le dit lui-même, « une obsédante impression commençait à me tarauder ». Il vérifiait sans cesse comment ses patients s'en tiraient après les opérations. « Quel est le pourcentage de survie du cancer du côlon ? demande-t-il d'un ton exaspéré. Pas très élevé ! » Il se remémora l'opération de l'un de ses meilleurs amis. Durant l'intervention, il vit que le cancer s'était répandu partout dans les intestins. Baissant la voix à ce souvenir, il lance : « On intervient toujours trop tard ! » À la pensée de toutes les chirurgies du sein, ablations de tumeurs et mastectomies, il exprima du dégoût à l'idée d'avoir mutilé ces gens en sachant qu'il n'avait rien pu faire pour augmenter leurs chances de survie.

Il nous raconta qu'il se mit alors à essayer de donner un sens à tout cela. « Cette épitaphe, "Cinq mille mastectomies", allait-elle un jour s'inscrire sur ma tombe ? J'ai mutilé plus de femmes en Ohio que n'importe qui d'autre ! » Laissant tomber ce ton sarcastique, il ajouta : « Je pense que tout le monde aime quitter cette planète en se disant que, peut-être, il a un peu aidé. »

C'est ainsi que le docteur Esselstyn se mit à étudier tous les écrits sur les maladies qu'il traitait. Il lut les ouvrages les plus connus du docteur John McDougall, qui venait juste de publier un livre sur le lien entre l'alimentation et la santé, intitulé *The McDougall Plan*[3]. Il lut des écrits scientifiques où étaient comparés les taux internationaux des maladies et les modes de vie, ainsi qu'une étude d'un pathologiste de l'université de Chicago montrant qu'une alimentation à faible teneur en gras et en cholestérol donnée à des singes pouvait inverser l'athérosclérose. Il en vint à la conclusion que les maladies dont ses patients étaient si souvent atteints étaient dues à une alimentation riche en viande, en lipides et en aliments très raffinés.

Ainsi que j'en parle au chapitre 5, l'idée lui vint de traiter ses patients cardiaques avec une alimentation végétarienne à faible teneur en gras. En 1985, il demanda à parler à la directrice de la clinique de Cleveland au sujet de ce projet. Celle-ci lui dit que personne n'avait jamais réussi à prouver que les maladies cardiaques chez les humains pouvaient être inversées par l'alimentation. Sachant qu'il était sur la bonne piste, Esselstyn mena cette étude dans son coin pendant plusieurs années. Par la suite, le rapport qu'il publia sur ses dix-huit patients prouvait justement le renversement le plus radical des maladies cardiaques dans toute l'histoire de la médecine, et ce en leur faisant adopter une alimentation végétarienne à faible teneur en gras et en leur administrant un minimum de médicaments pour réduire le cholestérol.

Esselstyn est devenu le champion du traitement des maladies par l'alimentation et a accumulé toutes les données qui le prouvent. Mais cela n'a pas été facile. Au lieu de le reconnaître comme un héros, certaines personnes de l'ordre médical établi préféreraient qu'il disparaisse. Au cours de la transition qui l'a vu passer du très grand chirurgien « macho et endurci », ainsi qu'il se décrit, au partisan de l'alimentation, on l'a affublé du sobriquet de « docteur Sprouts ».

Une tâche de taille

Ce qui est intéressant dans cette histoire, c'est qu'un homme au sommet de la gloire dans une profession hautement respectée a osé essayer quelque chose de différent, a réussi et s'est rapidement trouvé en marge de cet ordre établi. Il avait menacé le statu quo en contournant les traitements standard.

Certains des collègues d'Esselstyn ont dénigré son traitement, le qualifiant de trop extrême. Des médecins l'ont rejeté en prétextant qu'à leur avis « la recherche dans ce domaine n'était pas assez solide », ce qui est un commentaire absurde étant donné l'étendue et la profondeur des études internationales menées. Un médecin lui a dit : « D'accord ! Mais personne ne va manger comme ça ! Je ne réussis même pas à convaincre mes patients d'arrêter de fumer ! » Ce à quoi Esselstyn a répondu : « C'est parce que tu n'as aucune formation sur le sujet. Cela exige autant de doigté qu'un pontage. Ça me prend trois heures pour conseiller un patient, sans parler du suivi constant et de la surveillance de sa santé ! » Un jour, un patient a exprimé à son cardiologue le désir de voir Esselstyn et de suivre le programme alimentaire proposé par ce dernier.

Le cardiologue lui a répondu : « Maintenant, écoutez-moi bien ! Il n'existe aucun moyen d'inverser cette maladie. » Ne serait-il pas normal qu'un médecin soit plus enclin à guérir ses patients ?

À propos des médecins et de leur refus d'adopter l'alimentation végétarienne composée d'aliments complets pour soigner leurs patients, Esselstyn dit ceci : « La frustration ne sert à rien. Ce ne sont pas de mauvaises personnes. Il y a soixante cardiologues à la clinique de Cleveland et tous croient, sans l'avouer, à ce que je fais, mais ils craignent le pouvoir en place à la clinique. »

Pour Esselstyn, il était toutefois impossible d'éviter la frustration. Au début, alors qu'il commençait à suggérer le traitement des maladies cardiaques par l'alimentation, ses collègues accueillirent l'idée avec prudence. Esselstyn pensa que leur attitude provenait du fait que les recherches dans ce domaine n'étaient pas encore assez solides. Mais plus tard, des résultats prouvèrent avec succès le bien-fondé de son idée, y compris ceux de l'étude d'Esselstyn. Les données ont toujours été sûres et constantes. Pourtant, les autres sont constamment restés sur la réserve.

« Prenez un cardiologue. Il a appris tout ce qu'il fallait sur les bêta-bloquants et les antagonistes du calcium. Il a appris comment insérer un cathéter dans votre cœur et gonfler des ballons, ou comment passer votre cœur au laser ou y insérer une spire métallique sans vous tuer. Il faut beaucoup de doigté pour faire tout ça. Et il y a toutes ces infirmières, ces lumières et tout le tralala autour. C'est le ballon de l'ego qui enfle la tête du médecin. L'ego de ces gens est énorme. Et puis quelqu'un s'amène en disant : "Vous savez, je pense qu'on peut guérir ça avec des choux de Bruxelles (*sprouts*) et du brocoli." Vous savez ce que le médecin lui répond ? "Quoi ? J'ai appris tous ces trucs, je gagne une fortune et tu voudrais m'enlever tout ça ?" »

Mais quand cette personne arrive, qu'elle réussit effectivement à guérir ses patients avec des choux de Bruxelles et du brocoli, comme l'a fait Esselstyn, et qu'elle obtient de meilleurs résultats qu'avec n'importe quelle pilule ou technique connue, cette personne annonce soudainement que quelque chose fonctionne mieux que tout ce que 99 % de la profession fait. Résumant ses propos, Esselstyn nous dit :

> « Les cardiologues sont censés être les experts des maladies cardiaques, et pourtant ils n'ont aucune formation pour traiter ces maladies. Quand cette réalité leur saute aux yeux, ils se tiennent sur la défensive. Ils peuvent certes traiter les symptômes, prendre soin de l'arythmie cardiaque, vous opérer, mais ils ne savent pas comment traiter la maladie qui a à voir avec l'alimentation. Imaginez un peu un diététicien donnant une formation à un chirurgien ! »

Le docteur Esselstyn a découvert que le seul fait d'affirmer que les patients peuvent avoir la mainmise sur leur santé pose un défi pour bien des médecins. Après tout, ces experts sont formés pour guérir et maintenir leurs patients en bonne santé. « Intellectuellement, cela leur pose un problème majeur de penser que les patients peuvent s'occuper d'eux-mêmes avec davantage d'empressement et de sécurité et qu'il s'agit là de quelque chose de durable. » Au-delà de tous les gadgets, de toutes les technologies et les formations, rien n'est plus efficace que d'amener les patients à choisir le bon mode de vie.

Mais Esselstyn est prompt à préciser que les médecins ne sont pas des gens malicieux engagés dans une conspiration.

> « La seule personne qui aime le changement, c'est le nouveau-né ; c'est naturel, cela fait partie de la nature humaine. Où que vous alliez, 99 % des gens ne se nourrissent pas bien. Les chiffres jouent contre vous. Il est vraiment difficile pour tous ces gens de regarder celui qui fait partie du 1 % et de reconnaître que ce dernier a raison et qu'eux ont tort. »

Autre problème : le manque de connaissances des médecins dans le domaine de la nutrition. Esselstyn a très souvent eu affaire à de nombreux médecins ignares dans ce domaine. Il est « absolument stupéfiant de constater le manque de connaissances des médecins sur le fait que la maladie peut être inversée ; c'est à se demander ce que ces gars lisent ». Telle est son impression.

Les connaissances des médecins se limitent souvent aux traitements standard, soit aux médicaments et à la chirurgie. « Qu'est-ce que la médecine du XXe siècle a à offrir ? Des médicaments et des opérations chirurgicales, non ? » Esselstyn se penche alors vers nous et, avec un léger sourire, comme s'il allait nous dire que l'empereur est nu, il ajoute : « Mais qui a jamais dit : "Nous devrions peut-être arrêter la maladie" ? » Son expérience l'amène à reconnaître qu'une telle suggestion n'est pas très courante dans le statu quo.

Manque de formation

Le statu quo médical se fonde grandement sur les médicaments et la chirurgie, pas du tout sur l'alimentation et le mode de vie. Les médecins n'ont pratiquement aucune formation en nutrition, ni sur ses liens avec la santé. En 1985, le Conseil national de recherche des États-Unis a commandé un rapport d'experts qui se sont penchés sur la quantité et la qualité de la formation en nutrition dans les facultés de médecine[4]. Les conclusions ont été formelles : « Les programmes à cet effet sont tout à fait insuffisants pour répondre aux demandes actuelles et futures de la profession médicale[4]. » Mais ces conclusions n'apportaient rien de neuf. En effet, ce comité a noté qu'en 1961 « le Conseil sur l'alimentation et la nutrition du Conseil médical américain avait rapporté que la nutrition et l'alimentation n'étaient pas suffisamment reconnues, soutenues et utilisées dans les facultés de médecine américaines[4, 5] ». En d'autres termes, il y a plus de cinquante ans, les médecins avaient eux-mêmes reconnu que leur formation en nutrition était inadéquate. Rien n'a changé depuis 1985, et on continue d'écrire des articles soulignant le même manque de formation[6, 7].

La situation est grave car non seulement la formation en nutrition est inadéquate, mais elle est presque inexistante. En 1985, le rapport du Conseil national de la recherche révéla que les médecins recevaient en moyenne vingt et une heures de formation en nutrition seulement au cours de leurs quatre années de formation[4]. La majorité des facultés faisant l'objet de ce rapport donnait en réalité moins de vingt heures de formation en nutrition. En comparaison, un étudiant qui se spécialise en nutrition à l'université Cornell recevra de deux cent cinquante à cinq cents heures de formation, et les diététiciens plus de cinq cents.

Mais les choses se dégradent, car la plus grande partie de ces heures de formation en nutrition sont enseignées durant la première année, comme partie intégrante des autres cours de sciences de base. Les sujets traités dans un cours de biochimie peuvent inclure le métabolisme des nutriments et les réactions biochimiques de certaines vitamines ou certains minéraux. Autrement dit, la nutrition n'est souvent pas enseignée en lien avec les problèmes de santé comme l'obésité, le cancer, le diabète, etc. Voici ce qu'écrit le président de l'Association américaine des étudiants en médecine, William Kassler, parallèlement à ce rapport de 1985[8] :

> Presque tout ce qui est relié à la nutrition est intégré dans d'autres cours du programme. La biochimie, la physiologie et la pharmacologie sont en général les cours qui comprennent des éléments de nutrition. Trop souvent dans ces cours, la nutrition n'est qu'effleurée, tandis que l'accent est mis sur la matière principale. Il est tout à fait possible de terminer un tel cours sans même réaliser que la nutrition n'a pas été couverte. La nutrition enseignée par ceux dont l'intérêt et l'expertise visent autre chose ne vaut rien.

Mais les choses vont plus loin encore ! Lorsque la formation en nutrition établit le lien entre les maladies et l'alimentation, devinez qui fournit le matériel d'enseignement ? L'Institut Danone, le Conseil de nutrition des œufs, l'Association nationale des producteurs de bœufs, le Conseil national du lait, Nestlé Clinical Nutrition, les laboratoires Wyeth-Ayerst, Bristol-Myers Squibb, la corporation Baxter Healthcare, et bien d'autres. Toutes ces entités ont travaillé de concert en vue de mettre sur pied un programme de nutrition dans les facultés de médecine[9, 10]. Pensez-vous vraiment que cette équipe de producteurs d'aliments d'origine animale et de médicaments va objectivement encourager la meilleure nutrition possible, celle que la science révèle être une alimentation végétarienne constituée d'aliments complets, qui minimise le besoin de médicaments ? Ces gens ne vont-ils pas plutôt protéger l'alimentation occidentale, axée sur la consommation de viande, où les individus s'enfilent des pilules à la moindre alerte de maladie ? Cette organisation crée des programmes de nutrition, y compris des cédéroms, et les distribue gratuitement dans les facultés de médecine. En 2003, cent douze d'entre elles utilisaient ces programmes[11]. Si l'on s'en tient à son site Web, cette organisation a l'intention de mettre au point un programme pour les étudiants du premier cycle, la formation continue et d'autres auditoires professionnels du milieu de la santé.

L'industrie laitière a aussi subventionné des recherches concernant les programmes de nutrition dans les facultés de médecine[12] et créé de prestigieux prix[13, 14]. Ces activités démontrent que l'industrie est bien préparée pour s'occuper de ses intérêts financiers chaque fois que l'occasion se présente.

Vous ne devriez pas tenir pour acquis que votre médecin détient plus de connaissances sur l'alimentation et son rapport avec la santé que vos voisins et collègues de travail. Nous sommes confrontés ici à une situation où des médecins non formés en nutrition prescrivent à leurs patients diabétiques obèses du lait et des formules liquides à base de sucre pour remplacer leurs repas, une alimentation à haute teneur en viande et en gras aux patients qui désirent perdre du poids, et du lait à ceux qui souffrent d'ostéoporose. Les dommages qui peuvent être causés par l'ignorance des médecins au sujet de l'alimentation sont stupéfiants.

Un sondage récent a montré que « le manque de médecins spécialisés en alimentation est sans doute la cause première qui explique l'absence d'un cursus nutrition[12] ». Je soupçonne quant à moi que les programmes de médecine manquent de tels médecins tout simplement parce que les universités n'ont pas pour priorité d'en engager. Personne ne sait mieux cela que John McDougall.

Le défi du docteur McDougall

John McDougall préconise une alimentation végétarienne à base d'aliments complets depuis plus longtemps que n'importe quel médecin que je connais. Il a écrit dix livres, dont certains se sont vendus à plus de cinq cent mille exemplaires. Ses connaissances sur le lien entre l'alimentation et la santé sont phénoménales, plus vastes que celles de n'importe quel médecin que j'ai rencontré et que n'importe lequel de mes collègues d'université spécialisés en nutrition. Nous nous sommes rencontrés récemment chez lui, en Californie du Nord. La première chose qu'il m'a montrée dans son bureau, ce sont ses cinq ou six grosses caisses métalliques où sont rangés tous ses documents sur la nutrition. Il n'existe pas beaucoup de gens aux États-Unis dont la banque d'informations sur le lien entre l'alimentation et les maladies peut rivaliser avec celle de cet homme. Mais chose plus importante encore, John McDougall connaît bien le contenu de ces documents. Il lui arrive souvent de passer en revue pendant des heures les plus récents articles de journaux sur Internet.

Si quelqu'un devrait être le médecin modèle spécialisé en nutrition dans un milieu d'enseignement, c'est bien lui.

En grandissant, John McDougall a été nourri à l'occidentale. Comme il le dit lui-même, il festoyait quatre fois par jour : c'était Pâques le matin, l'Action de grâces à midi, Noël le soir et jour d'anniversaire au dessert. Tout cela l'a rattrapé quand, à l'âge de dix-huit ans, alors qu'il était à l'université depuis quelques mois, il eut une attaque d'apoplexie. Après avoir récupéré et s'être découvert un tout nouvel appétit pour la vie, il devint un étudiant sérieux jusqu'à la fin du premier cycle, fréquenta la faculté de médecine du Michigan et fit son internat à Hawaii. Il décida ensuite d'exercer dans cette île pour y soigner des milliers de patients, certains récemment émigrés de Chine ou des Philippines, et d'autres étant des Américains chinois et philippins de quatrième génération.

C'est à ce moment-là que McDougall devint un médecin malheureux. Nombre des problèmes de santé de ses patients résultaient de maladies chroniques telles que l'obésité, le diabète, le cancer, les maladies cardiaques et l'arthrite. Et John les traitait comme on le lui avait appris, c'est-à-dire par des médicaments et de la chirurgie. Mais peu d'entre eux recouvraient la santé. Leurs maladies chroniques perduraient. John prit rapidement conscience qu'il était fort limité en tant que médecin. Il prit aussi conscience de quelque chose en traitant ses patients. Les première et deuxième générations d'Américains asiatiques, ceux qui se nourrissaient davantage à l'orientale de riz et de légumes, étaient minces, en forme et non affligées des maladies chroniques dont étaient atteints ses autres patients. Les troisième et quatrième générations d'Américains asiatiques avaient totalement adopté les habitudes alimentaires américaines et souffraient d'obésité, de diabète et de bien d'autres maladies chroniques. C'est grâce à eux que le docteur Dougall commença à comprendre à quel point l'alimentation était importante pour la santé.

Comme il ne guérissait pas les gens et que les médicaments et la chirurgie ne fonctionnaient pas, il décida de parfaire sa formation et s'inscrivit à un programme de troisième cycle (internat) au centre médical Queens d'Honolulu. C'est là qu'il comprit peu à peu les barrières érigées par l'ordre établi et la façon dont l'enseignement médical dicte aux médecins leur manière de penser.

En arrivant dans ce centre, John espérait découvrir comment perfectionner les médicaments et la chirurgie afin de devenir un meilleur médecin. Mais après avoir observé des médecins aguerris traiter leurs patients à l'aide de médicaments et de chirurgie, il réalisa que ces sommités en la matière ne faisaient pas mieux que lui. Leurs patients ne restaient pas seulement malades, ils allaient plus mal. John comprit alors que ce n'était pas lui qui ne tournait pas rond, mais le système. Comme le docteur Esselstyn, il se mit à lire des documents scientifiques et en vint à la conclusion qu'une alimentation végétarienne à base d'aliments complets avait non seulement le potentiel de prévenir les maladies dont souffraient ses patients, mais aussi celui de les traiter. Il devait découvrir que cette idée n'était pas bien reçue par ses professeurs et ses collègues.

Dans le milieu médical, la nutrition était considérée comme du charlatanisme. Quand John demandait à ses collègues si l'alimentation n'avait pas quelque chose à voir avec les maladies cardiaques, ils lui répondaient invariablement qu'il existait une controverse scientifique à ce sujet. John poursuivait ses lectures et en parlait ensuite à ses collègues, qui le médusaient encore davantage. « Quand je lisais les documents scientifiques, je ne voyais aucune controverse. Les choses étaient claires comme de l'eau de roche. » C'est au cours de ces années que John prit conscience de la raison pour laquelle de si nombreux médecins prétendaient que l'alimentation était un sujet controversé : « Le scientifique est assis devant son petit déjeuner, tenant dans une main un document qui dit que le cholestérol détruira ses artères et le tuera, alors que de l'autre il enfourne du bacon et des œufs en se disant : "Quelque chose ne colle pas. Je suis perdu." Elle est là, la controverse, et pas ailleurs. »

John me raconta qu'un homme de trente-huit ans était venu le consulter en compagnie de sa femme parce qu'il avait eu une deuxième crise cardiaque. En tant qu'interne, il demanda au patient ce qu'il comptait faire pour empêcher qu'une troisième ne survienne. « Vous avez trente-huit ans, une belle femme et cinq enfants. Qu'allez-vous faire pour que votre femme ne devienne pas veuve et vos enfants orphelins ? » Découragé et frustré, l'homme répondit : « Il n'y a rien que je puisse faire. Je ne bois pas. Je ne fume pas. Je fais de l'exercice et je suis le régime alimentaire que le diététicien m'a donné après ma dernière crise cardiaque. Je ne peux rien faire d'autre. »

John raconta alors au couple ce qu'il avait appris au sujet de l'alimentation. Il laissa entendre à cet homme qu'il pouvait combattre sa maladie s'il mangeait les bonnes choses. Le patient et sa femme l'écoutèrent avec enthousiasme. John leur parla longtemps, puis il quitta la pièce satisfait. Il avait enfin aidé quelqu'un ; il avait enfin fait son boulot.

Mais cela ne dura que deux heures. Il fut convoqué par le directeur, qui a tous les droits sur les internes. S'il renvoie un interne, non seulement ce dernier perd son travail mais sa carrière est finie. Tout excité, le couple en question avait raconté au médecin chef ce que John venait de leur expliquer. Ce médecin leur avait rétorqué que tout ce que John leur avait raconté n'était pas vrai, puis il avait immédiatement rédigé un rapport adressé au directeur.

Celui-ci sermonna sérieusement John, lui disant qu'il outrepassait ses devoirs en tant qu'interne, qu'il devait être sérieux en ce qui concerne la médecine et laisser tomber ce non-sens sur le lien entre l'alimentation et la maladie. En outre, il lui fit clairement comprendre que son emploi et sa carrière étaient en jeu. C'est pourquoi John décida de tenir sa langue pendant le reste de ses études.

Mais le jour de la remise des diplômes, le directeur et lui eurent une dernière discussion. John se souvient que cet homme de cœur était intelligent, mais qu'il était totalement prisonnier du statu quo. Le directeur le fit donc asseoir et lui dit : « John, je pense que vous êtes un bon médecin, je veux que vous le sachiez. Je veux que vous sachiez aussi que j'aime beaucoup votre famille. C'est pour cette raison que je vais vous livrer le fond de ma pensée. Je crains que vous ne creviez de faim avec toutes vos idées bizarres sur l'alimentation. Vous n'allez récolter que des patients hippies et des vagabonds. »

John prit le temps de penser à ce qu'il allait répondre, puis il s'adressa au directeur en ces termes : « C'est peut-être ce qui va arriver et je crèverai alors de faim, mais je ne peux pas donner des médicaments et pratiquer la chirurgie car ça ne fonctionne pas. De plus, je pense que vous avez tort. Je ne crois pas que mes patients seront des vagabonds pas plus que des hippies. Ce seront plutôt des gens qui réussissent bien dans la vie et se demanderont pourquoi ils sont si gros. » John baissa les yeux sur le ventre proéminent du directeur et poursuivit : « Ces gens-là me demanderont pourquoi, s'ils réussissent si bien, ils n'ont pas la situation en main en ce qui concerne leur santé et leur avenir. Ils écouteront alors ce que j'ai à dire et me croiront sans problème. »

John termina sa formation médicale avec une seule heure de formation en nutrition, formation sur les laits pour nourrissons. Son expérience confirme bien toutes les études qui ont prouvé que la formation en nutrition des médecins était totalement inadéquate.

Accro aux médicaments

John a aussi touché à un domaine important où la profession médicale a perdu toute crédibilité ; il s'agit de l'industrie pharmaceutique. La formation médicale et les entreprises pharmaceutiques sont inextricablement liées, et ce depuis longtemps. John nous a parlé un peu de la profondeur de ce problème et de la façon dont l'enseignement est corrompu.

« Le problème chez les médecins commence dès leur formation. Tout le système est subventionné par l'industrie pharmaceutique, de la formation à la recherche. L'industrie pharmaceutique a acheté les cerveaux de la profession médicale. Et cela débute le jour où vous entrez à la faculté de médecine. Tout ce qui se passe en ces lieux est subventionné par cette industrie. »

John n'est pas le seul à critiquer le fait que le milieu médical soit devenu le partenaire de l'industrie pharmaceutique. De nombreux et éminents scientifiques ont émis des commentaires cinglants sur la corruption du système. Voici certains de ces commentaires :

- L'industrie pharmaceutique se fait bien voir des étudiants en médecine en leur offrant des cadeaux – y compris des repas, des loisirs et des voyages –, en leur proposant des activités de formation – y compris des cours, qui ne sont rien d'autre que de la publicité pour leurs médicaments – et des conférences données par des orateurs qui ne sont rien d'autre que des porte-parole de l'industrie[15-17].
- Les étudiants en médecine du troisième cycle (internes) et les autres médecins changent en fait leurs habitudes d'ordonnance en raison de l'information fournie par les marchands de médicaments[18-20], même si cette information est connue pour être « trop positive et que ces habitudes d'ordonnance sont donc moins appropriées eu égard aux résultats[17, 21, 22] ».
- La recherche et les universitaires du milieu de la médecine ne sont que des pions qui exécutent les ordres de l'industrie. C'est ainsi parce que ce sont les entreprises pharmaceutiques qui définissent la recherche, non pas les chercheurs, ce qui leur permet

de maquiller les résultats[23, 24]. Les chercheurs ont parfois un enjeu financier direct dans l'entreprise dont ils étudient le produit[15, 25]. L'entreprise est chargée de rassembler et de colliger les données de base, mais elle ne permet pas aux chercheurs de voir toutes les données[23, 26]. L'entreprise s'octroie un droit de veto en ce qui concerne la publication des données et garde des droits d'auteur sur toute publication scientifique résultant des recherches[23, 25, 27]. L'entreprise fera aussi appel aux services d'une firme de communication pour rédiger un article scientifique, puis elle trouvera un chercheur qui acceptera de signer cet article une fois qu'il aura été rédigé[26].

- Les plus grandes revues scientifiques sont devenues en grande partie des instruments de marketing pour les entreprises pharmaceutiques. Les principales revues médicales tirent essentiellement leurs revenus de la publicité de médicaments. Cette publicité n'est pas suffisamment vérifiée par la revue, et les entreprises avancent souvent des faits trompeurs sur les médicaments. Et, plus déconcertant encore, c'est que la majorité des recherches cliniques rapportées dans ces revues sont subventionnées par de l'argent provenant des industries pharmaceutiques et les intérêts financiers des chercheurs impliqués ne sont pas totalement reconnus[24].

Au cours des deux dernières années, certains scandales, qui ont eu lieu dans de grands centres médicaux et ont été largement médiatisés, confirment ces dires. Dans un cas, l'intégrité d'une scientifique a été compromise de diverses façons par une entreprise pharmaceutique et son administration universitaire après que cette femme eut découvert qu'un médicament à l'étude entraînait de sérieux effets secondaires et s'avérait inefficace[27]. Dans un autre cas, un scientifique parlant des effets secondaires possibles des antidépresseurs perdit une possibilité d'emploi à l'université de Toronto[26]. Et l'on pourrait ajouter bien d'autres exemples.

Le docteur Marcia Angell, ex-rédactrice en chef du *New England Journal of Medicine*, a rédigé un article cinglant dont le titre était : « La médecine universitaire est-elle à vendre[15] ? »

« Les liens entre les chercheurs cliniciens et l'industrie ont à voir non seulement avec les subventions mais également avec toute une variété de dispositions financières. Les chercheurs jouent le rôle de conseillers auprès des entreprises dont ils étudient les produits ; ils font partie de conseils consultatifs et de bureaux de porte-parole ; ils concluent des ententes concernant des brevets et des droits d'auteur ; ils acceptent d'être mentionnés comme les auteurs d'articles écrits par des écrivains fantômes, pour des entreprises ; ils vantent des médicaments et des dispositifs médicaux dans des symposiums organisés par les entreprises et s'autorisent à recevoir des cadeaux coûteux et des voyages vers des destinations de luxe. Nombre de ces chercheurs ont également investi de l'argent dans ces entreprises. »

Le docteur Angell ajoute que ces associations financières biaisent souvent de manière significative la recherche par la façon dont celle-ci est faite et diffusée.

Mais ce qui est encore plus dangereux que les résultats biaisés, c'est le fait que la seule recherche à être subventionnée et reconnue est celle qui vise les médicaments. Celle sur les causes des maladies et sur les interventions ne faisant pas appel aux médicaments n'existe tout simplement pas dans le milieu de la formation médicale. Par exemple, un chercheur universitaire fera tout pour trouver une pilule qui traitera le symptôme de l'obésité, mais il ne consacrera ni temps ni argent à enseigner aux gens comment vivre plus sainement. Voici les propos du docteur Angell à ce sujet[15] :

« Dans le domaine de la formation, les étudiants et les autorités, sous la férule constante des représentants de l'industrie, apprennent à se fier aux médicaments et aux dispositifs plus qu'ils ne le devraient. Selon les détracteurs de ce genre de médecine, les jeunes médecins apprennent qu'il existe une pilule pour chaque problème (et une entreprise pharmaceutique pour expliquer pourquoi). Ils s'habituent également à recevoir des cadeaux et des faveurs de la part de l'industrie, laquelle se sert de leur bon vouloir à se laisser influencer dans leur formation. En acceptant de devenir des avant-postes de la recherche pour l'industrie, les centres universitaires médicaux contribuent à mettre encore plus l'accent sur les médicaments et les dispositifs. »

Dans cette situation, est-il possible de considérer l'alimentation et la nutrition avec justesse et honnêteté ? Bien que les maladies tueuses puissent être prévenues et même guéries par une bonne alimentation, entendrez-vous jamais votre médecin vous le dire ? Non, pas tant que cette situation durera dans les facultés de médecine et les hôpitaux. Pas tant que votre médecin n'aura pas conclu que la pratique médicale telle qu'elle est enseignée ne fonctionne pas et qu'il n'aura pas décidé de prendre le temps de se former dans le domaine de la nutrition et de l'alimentation. Et les personnes qui arrivent à le faire sont rares.

Cette situation est si grave que John McDougall dit ceci : « Je ne sais plus qui croire. Quand je lis un document où il est dit que je devrais donner à mes patients cardiaques des bêta-bloquants et des inhibiteurs ACE, deux médicaments pour le cœur, je ne sais pas si c'est vrai. Honnêtement, je ne le sais pas parce que la recherche pharmaceutique est trop biaisée. »

À votre avis, les titres d'articles de journaux suivants sont-ils liés ?

« Les écoles rapportent des conflits d'intérêts au niveau de la recherche (entre les entreprises pharmaceutiques et les chercheurs[28]). »

« L'emploi de médicaments par les enfants se multiplie selon une étude[29]. »

« Sondage : Les directives sont rédigées par des médecins qui sont en lien avec des entreprises[30]. »

« Médicaments prescrits selon les normes : des millions de personnes touchées par des effets secondaires dangereux[31]. »

Nous payons le prix fort lorsque nous tolérons une telle situation. Une étude récente a révélé qu'un nouveau médicament sur cinq se verra adjoindre un avertissement sur son emballage précisant de sérieuses contre-indications inconnues pouvant se traduire par une grave maladie ou la mort, ou qu'il sera retiré du marché dans moins de vingt-cinq ans[32]. 20 % de tous les nouveaux médicaments ont des effets secondaires sérieux, imprévisibles, et plus de cent mille Américains meurent chaque année parce qu'ils prennent correctement les médicaments qu'on leur a prescrits correctement[33]. C'est même là une des principales causes de mortalité aux États-Unis !

Le sort du docteur McDougall

Lorsque John McDougall termina ses études de médecine, il ouvrit un cabinet sur l'île d'Oahu, à Hawaii. Il entreprit d'écrire des livres sur le lien entre l'alimentation et la santé, et se bâtit une réputation nationale. Vers le milieu des années 1980, l'hôpital St. Helena, de Napa Valley en Californie, lui offrit le poste de directeur du centre de santé. Cet hôpital appartenait à un groupe de l'Église adventiste du Septième Jour. Vous vous rappelez peut-être qu'au chapitre 7 je vous ai expliqué que les adventistes encouragent leurs adeptes à adopter une alimentation végétarienne (même s'ils consomment tout de même plus de produits laitiers que la moyenne). Cette occasion était trop belle pour la laisser passer. John quitta donc Hawaii pour s'installer en Californie.

Pendant plusieurs années, il se sentit chez lui dans cet hôpital. Il enseignait la nutrition et se servait de l'alimentation pour traiter ses patients, chose qu'il fit avec grand succès. Il soigna plus de deux mille personnes souffrantes pendant plus de seize ans et ne reçut jamais une seule plainte, ni ne fit jamais l'objet d'une poursuite. Mais plus important encore, John vit une réelle amélioration de leur santé. Entre-temps, il continua de publier des articles et sa réputation nationale grandit. Mais avec le temps, il réalisa que les choses n'étaient pas tout à fait les mêmes qu'au départ. Son mécontentement allait en augmentant.

Voici ce qu'il dit de ces dernières années : « Je sentais que je n'allais nulle part. Je n'avais que cent cinquante à cent soixante-dix personnes à traiter par an. Pas plus. Je n'avais aucun soutien de la part de l'hôpital et les cadres administratifs changeaient continuellement. »

Il avait souvent de petits conflits avec les autres médecins de l'hôpital et, un jour, le Service de cardiologie s'opposa à ce qu'il traite les patients cardiaques comme il le faisait habituellement. John leur fit donc la proposition suivante : « Je vous enverrai chacun de mes patients cardiaques pour qu'ils aient tous une seconde opinion si vous m'envoyez les vôtres. » Même si l'offre était belle, ils la refusèrent. À une autre occasion, il s'était opposé à un cardiologue qui avait conseillé à tort à son patient de subir un pontage. Après plusieurs incidents du genre, John avait atteint les limites de sa patience : il appela le spécialiste en question et lui dit : « J'aimerais vous parler à vous et à mon patient. J'aimerais discuter des recherches scientifiques qui vous poussent à faire cette recommandation. » Le cardiologue répondit qu'il n'en avait pas l'intention, ce à quoi John rétorqua : « Pourquoi pas ? Vous venez juste de recommander à mon patient de se faire ouvrir le cœur ! Et vous allez lui facturer entre cinquante et cent mille dollars pour ça ! Pourquoi ne voulez-vous pas en parler ? Vous ne pensez pas que ce serait plus juste pour lui ? » Le cardiologue déclina la proposition, prétextant que la confusion du patient n'en serait que plus grande. Ce fut néanmoins la dernière fois que ce spécialiste recommanda une chirurgie à un patient de John.

Entre-temps, aucun des autres médecins de l'hôpital ne lui envoya jamais de patients. Pas une seule fois. Ils lui adressaient des membres de leur famille, mais jamais un patient. En voici la raison, selon John :

> « Ils s'inquiétaient de ce qui se passerait quand leurs patients viendraient me voir et leurs craintes se sont révélées justifiées. Chaque fois que ceux-ci venaient à moi de leur propre chef ils souffraient d'une maladie cardiaque, d'hypertension artérielle ou de diabète. Je les mettais à l'alimentation végétarienne, ils arrêtaient leur prise de médicaments et voilà que les chiffres de leurs tests revenaient à la normale. Ensuite, ils allaient voir leur médecin et lui disaient : "Bon sang, pourquoi ne m'avez-vous pas parlé de tout ça avant ? Pourquoi m'avoir laissé souffrir et presque mourir, dépenser tout cet argent, alors que tout ce que j'avais à faire, c'était de manger du gruau d'avoine ?" Les médecins ne voulaient pas entendre tout cela. »

Il y eut d'autres frictions entre John et l'hôpital, mais la goutte qui fit déborder le vase, ce fut l'histoire du docteur Roy Swank et du programme de sclérose en plaques mentionné au chapitre 9.

John avait contacté le docteur Swank quand il avait su que celui-ci allait prendre sa retraite. Comme John le connaissait depuis longtemps et le respectait, il lui proposa de prendre en charge le service de sclérose en plaques et de le placer sous l'égide de sa clinique de santé. Le programme serait aussi préservé en l'honneur du docteur Swank. Au grand plaisir de John, ce dernier accepta. Comme l'explique John, il y avait quatre raisons pour lesquelles cette fusion correspondait à merveille à l'hôpital St. Helena :

- cela correspondait à la philosophie des adventistes, qui traitent les patients par le biais de l'alimentation ;
- ils aideraient des gens qui ont désespérément besoin d'aide ;
- cela doublerait le nombre de leurs patients et aiderait le programme du centre de santé à prendre de l'ampleur ;
- cela ne coûterait presque rien.

En repensant à la situation pendant notre entretien, il me demanda : « Voyez-vous une seule raison pour laquelle on n'aurait pas pu le faire ? » Il alla donc voir la directrice de son service pour lui soumettre cette proposition. Après l'avoir écouté, elle lui dit qu'à son avis l'hôpital n'était pas intéressé. « Je ne pense pas qu'il est dans notre intention d'ajouter un nouveau programme en ce moment. » Médusé, John lui demanda : « Je vous en prie, dites-moi pourquoi. Qu'est-ce que ça veut dire être un hôpital ? Pourquoi sommes-nous ici ? Je pensais que c'était pour soigner les gens malades. »

Elle fit une réponse vague : « Vous savez que c'est ce que nous faisons tous les jours, mais les patients qui ont la sclérose en plaques ne sont pas faciles à soigner. Vous m'avez dit vous-même que la plupart des neurologues n'aiment pas prendre soin d'eux. » John ne pouvait en croire ses oreilles. Avec une émotion intense, il ajouta : « Attendez un peu ! Je suis médecin et nous sommes dans un hôpital. Pour autant que je sache, notre boulot consiste à soulager la souffrance des malades. Et ces gens sont malades. Ce n'est pas parce que d'autres ne peuvent pas les aider que nous ne le pouvons pas. Nous avons la preuve que c'est possible. Je dispose d'un traitement efficace pour les personnes qui ont besoin de mes soins et ceci, je le répète, est un hôpital. Pouvez-vous m'expliquer pourquoi nous ne voulons pas prendre soin de ce genre de patients ? »

Il poursuivit ainsi : « Je veux voir la directrice de l'hôpital. Je veux lui expliquer pourquoi j'ai besoin de lancer ce programme, pourquoi l'hôpital a besoin de ce programme et pourquoi les patients en ont besoin. Je veux que vous me fixiez un rendez-vous avec elle. »

Mais, en fin de compte, la directrice de l'hôpital s'avéra tout aussi réticente. John réfléchit longuement à la situation avec sa femme. Comme il était censé renouveler son contrat quelques semaines plus tard, il décida de ne pas le faire. Il quitta l'hôpital et ses collègues en bons termes et ne leur en veut pas. Il explique la chose en disant que ces médecins avaient pris une direction qui ne correspondait pas à la sienne. John préfère se rappeler St. Helena comme un lieu de travail privilégié pendant seize ans, néanmoins pris dans un engrenage : gagner de l'argent avec les médicaments.

À ce jour, et avec l'aide de sa famille, John dirige un programme recherché de médecine fondée sur le mode de vie. Il rédige un bulletin très apprécié qu'il diffuse gratuitement (http://www.drmcdougall.com), organise des voyages avec ses anciens patients et ses nouveaux amis, et dispose de plus de temps pour aller surfer quand le vent se lève dans la baie de Bodega. C'est un homme riche de connaissances et de qualifications qui pourraient bénéficier à des millions d'Américains. Il n'a jamais été contesté par un collègue pour un manquement et, pourtant, l'ordre établi refuse ses services. Ce fait lui est rappelé tout le temps.

« Les patients se présentent dans mon cabinet affligés de polyarthrite chronique, en chaise roulante, incapables même de tourner la clé de contact de leur voiture. Et je prends soin d'eux. Trois ou quatre semaines plus tard, ils retournent voir leur médecin en marchant normalement et lui serrent la main d'une poigne ferme. Le médecin leur dira alors : "Merveilleux !" Puis, tout excité, le patient dira qu'il est allé consulter le docteur Dougall, qu'il a modifié son alimentation et n'a plus d'arthrite. Ce à quoi le médecin répondra simplement : "Oh, mon Dieu, c'est fantastique ! Quoi que vous fassiez, continuez. Je vous reverrai plus tard." C'est toujours comme ça que les médecins réagissent. Jamais ils ne diront : "Je vous en prie, dites-moi ce que vous faites pour que j'en parle à mes autres patients." Non. Au lieu de ça, ils disent : "Quoi que vous fassiez, c'est fantastique." Si le patient commence à raconter qu'il a adopté une alimentation végétarienne, le médecin lui coupera la parole : "C'est bon, c'est bon ! Vous êtes vraiment quelqu'un de fort. Merci beaucoup, et au revoir." Et hop, il le vire du cabinet aussi vite qu'il peut. C'est très menaçant pour eux. »

La récompense du docteur Esselstyn

En Ohio, le docteur Esselstyn est devenu retraité en juin 2000 ; il n'est plus chirurgien du cœur. Il a accepté le poste de conseiller en cardiologie préventive au service de chirurgie générale de la clinique de Cleveland. Tout en poursuivant ses recherches, il a continué de voir ses patients. Chez lui, il organise des séances d'information de trois heures pour les nouveaux patients cardiaques, leur fournit les preuves scientifiques, et leur offre un délicieux repas santé. De plus, il donne des conférences dans tout le pays et à l'étranger.

En mars 2002, Esselstyn et sa femme, Ann, dont le grand-père est le fondateur de la clinique de Cleveland, ont rédigé une lettre à l'intention du directeur du service de cardiologie et une autre pour le directeur de l'hôpital où se trouve la clinique. Ils commençaient leur lettre en disant à quel point ils étaient fiers de la réputation et de l'excellence de la clinique, ainsi que des novations chirurgicales. Mais ils ajoutaient que tout le monde sait que la chirurgie ne pourra jamais résorber l'épidémie de maladies cardiaques. Esselstyn proposait formellement son aide pour mettre sur pied un programme alimentaire en vue d'arrêter et de vaincre les maladies cardiaques, et ce au sein du service de cardiologie préventive de la clinique de Cleveland. Ce programme serait identique au sien et pourrait être pris en charge par des infirmiers et des assistants médicaux. Idéalement, un jeune médecin passionné par l'idée pourrait prendre en charge le programme. En fin de compte, il proposait que tous les patients de la clinique ayant une maladie cardiaque se voient offrir le choix d'adopter ce programme alimentaire peu coûteux, sans risque, et qui remet entre leurs mains le contrôle de leur vie.

Vous pensez que si une telle possibilité de soigner en profondeur des gens malades et si un des médecins les plus réputés du pays offrait de l'aider, n'importe quel hôpital aurait sauté sur l'occasion. Mais même après avoir été une vedette de la chirurgie à la clinique de Cleveland, après avoir mené une étude sur l'arrêt et la faillite des maladies cardiaques qui s'est révélée le plus grand succès de tout ce qui a jamais été entrepris dans cette clinique, et après avoir gracieusement offert un plan pour guérir davantage de gens, le directeur de l'hôpital et le directeur du service n'eurent même pas la courtoisie d'accuser réception de cette lettre. Pas un coup de fil. Pas un mot. Ils ont complètement ignoré Esselstyn.

Sept semaines plus tard, Esselstyn s'est finalement décidé à téléphoner au directeur du service et au directeur de l'hôpital. Ni l'un ni l'autre n'ont voulu répondre à son appel. Après sept tentatives, le directeur de l'hôpital décrocha. Cet homme, qui avait louangé les recherches du docteur Esselstyn pendant des années et s'était montré intéressé par les résultats de ses recherches, avait changé de discours. Il savait exactement pourquoi Esselstyn appelait et il lui dit que le directeur du service de cardiologie n'était pas intéressé. En d'autres mots, il s'en lavait les mains. Pourtant, si le directeur de l'hôpital voulait que cela se fasse, cela se ferait, quoi qu'en dise le directeur du service de cardiologie. Esselstyn appela ensuite ce dernier, qui répondit lui aussi après plusieurs tentatives. Toutefois, l'homme fut grossier et agressif, précisant clairement qu'il n'était pas du tout intéressé par cette proposition.

Le docteur Esselstyn n'a pas reparlé à ces deux hommes depuis, mais il espère encore les faire changer d'avis car la recherche confirme chaque jour davantage ce qu'il avance. Entre-temps, beaucoup de gens à la clinique apprécient son travail et souhaitent que son programme ait un champ d'application plus vaste. Mais les autorités en place ne veulent pas en entendre parler. Ces gens sont frustrés, tout comme le docteur Esselstyn, parce que le programme actuel de cardiologie préventive est un vrai désastre.

« Les malades mangent encore de la viande et des produits laitiers, et il n'y a aucun objectif pour ce qui est du cholestérol. Tout reste très vague. La cardiologie préventive est toute fière lorsqu'elle réussit à ralentir la progression de la maladie. Pour l'amour du ciel, ne parle-t-on pas ici de cancer ? »

Une situation très intéressante et semblable à celle qu'a connue le docteur McDougall se présente avec le docteur Esselstyn. Les grands pontes, qui ont eux-mêmes des maladies cardiaques, sont allés consulter ce dernier pour se faire soigner et conseiller quant à leur mode de vie. Sachant pertinemment que cela fonctionne, ils recourent eux-mêmes au programme du docteur Esselstyn. Comme celui-ci le dit, la crise à venir pourrait s'avérer fort intéressante.

« À la clinique, j'ai soigné un certain nombre de cadres supérieurs ayant des maladies coronariennes – des médecins haut placés. J'ai aussi soigné des employés. L'un d'eux est au courant de nos difficultés à intégrer ce programme dans la clinique. Voici ce qu'il dit : "Je pense que si le mot circule que le docteur Esselstyn dispose d'un traitement qui arrête et vainc les maladies cardiaques, et qu'il a soigné des médecins alors qu'on ne lui a pas permis de soigner le commun des mortels, nous courons le risque d'être poursuivis." »

Pour l'instant, et avec l'aide de sa femme, Esselstyn continuera de donner des consultations chez lui parce que l'institution à laquelle il a consacré la majeure partie de sa vie ne veut pas avaliser une approche alimentaire qui entre en concurrence avec la panoplie habituelle de médicaments et de chirurgie. L'été dernier, Esselstyn a consacré davantage de temps à sa ferme, dans le nord de l'État de New York, à faire les foins. Même s'il apprécie le fait de mener une vie plus détendue, il aimerait faire plus pour aider les gens malades, en collaboration avec la clinique de Cleveland. Mais on ne le lui permet pas. En ce qui me concerne, cette attitude est criminelle. Les gens se tournent vers les médecins et les hôpitaux dans des moments de grand besoin. Il est donc moralement inexcusable de leur fournir des soins que l'on sait ne pas être optimaux, qui ne protègent en rien leur santé, qui ne guérissent pas leur maladie et qui coûtent des dizaines de milliers de dollars. Voici de quelle façon le docteur Esselstyn résume la situation :

> « Les médecins de la clinique injectent maintenant des cellules souches à leurs patients pour essayer de faire croître de nouveaux vaisseaux cardiaques. Ne serait-il pas plus simple de mettre un terme à la maladie ? C'est révoltant, n'est-ce pas ? Il est incroyable et choquant de penser que nous sommes dirigés par des gens qui refusent de reconnaître l'évidence ! »

Le docteur Esselstyn comme le docteur McDougall se sont vu refuser la réintégration de l'ordre médical établi une fois que leur succès à soigner les gens malades par le biais de l'alimentation a fait la une des journaux. On peut penser que l'argent est le nerf de la guerre. Selon John et Esselstyn, 80 % des revenus de St. Helena et 65 % des revenus de la clinique de Cleveland sont générés par les traitements traditionnels des maladies cardiaques et par des actes chirurgicaux. Mais cela va plus loin que l'argent. Il y a la menace que le patient soit maître de la situation, qu'une chose aussi simple que l'alimentation soit plus puissante que toutes les connaissances sur les médicaments et les opérations de haute technologie. Cela peut aussi être lié au manque de formation crédible en nutrition dans les facultés de médecine, ou à l'influence de l'industrie pharmaceutique. Quoi qu'il en soit, il est clair désormais que l'industrie médicale aux États-Unis ne protège pas la santé des citoyens comme elle le devrait. McDougall ouvre les bras, paumes tournées vers le ciel, et hausse les épaules en disant : « Cela dépasse l'entendement. »

18

L'histoire se répète

En 1985, alors que je passais une année sabbatique à Oxford, en Angleterre, j'ai eu l'occasion d'étudier l'histoire des liens entre l'alimentation et les maladies dans certaines des plus grandes bibliothèques de l'histoire médicale du monde occidental. J'ai entre autres passé beaucoup de temps dans la célèbre bibliothèque Bodlean d'Oxford et les bibliothèques londoniennes du Collège royal des chirurgiens (Royal College of Surgeons) et de la Fondation impériale de la recherche sur le cancer (Imperial Cancer Research Fund). Dans la quiétude de ces sanctuaires au sol de marbre, j'ai découvert avec grand enthousiasme des auteurs qui s'étaient exprimés avec éloquence sur le lien entre l'alimentation et le cancer, il y a environ cent cinquante ans.

Parmi ces auteurs, je citerai George Macilwain, qui écrivit quatorze livres sur la médecine et la santé. Né et élevé en Irlande du Nord, Macilwain partit ensuite s'installer à Londres, où il devint un médecin fort réputé au début des années 1800. Il fit partie du Collège royal des chirurgiens, dont il fut par la suite un membre honoraire. À quarante ans, il devint végétarien après avoir découvert que « le gras, les huiles et l'alcool » étaient les principales causes du cancer[1]. Macilwain rendit populaire la théorie de la « nature constitutionnelle de la maladie », relative aux origines et au traitement du cancer.

En quoi consistait cette théorie ? Selon lui, la maladie n'est pas le résultat du dérèglement d'un organe, d'une cellule ou d'une réaction, ni celui d'une cause extérieure agissant indépendamment. Elle est plutôt le résultat du *dérèglement de plusieurs systèmes dans le corps*. Mais une autre théorie défendait le contraire, à savoir que la maladie est causée par un seul agent externe qui agit à un endroit spécifique du corps. À l'époque déjà, la bataille faisait rage entre ceux qui croyaient à l'alimentation et ceux qui ne juraient que par la chirurgie et l'usage « naissant » des médicaments. Les partisans de la « maladie locale » avançaient que la maladie était causée localement et pouvait être éliminée chirurgicalement ou chimiquement. Quant aux partisans d'une saine alimentation et d'un mode de vie équilibré, ils croyaient que la maladie était un symptôme résultant des caractéristiques « constitutionnelles » de tout le corps.

Je fus extrêmement surpris de trouver dans ces vieux ouvrages les mêmes idées qui avaient refait surface dans les années 1980 sur le lien entre l'alimentation et la santé. En en apprenant davantage sur Macilwain, j'ai découvert qu'il était l'un de mes ancêtres. Le nom de jeune fille de ma grand-mère paternelle était Macilwain, et cette branche avait vécu dans la partie de l'Irlande du Nord d'où venait George Macilwain. Qui plus est, j'avais entendu raconter dans ma famille des histoires sur un fameux Macilwain qui avait quitté la ferme familiale en Irlande pour devenir un célèbre médecin à Londres, au début des années 1800. Je me rappelle que mon père, qui avait quitté l'Irlande du Nord, avait mentionné quand j'étais jeune un certain oncle George, sans que je sache cependant jamais de qui il s'agissait. Après avoir poussé mes recherches généalogiques un peu plus loin, j'en suis venu à la quasi- certitude que George Macilwain était mon arrière-grand-oncle.

Cette découverte est l'une des plus remarquables histoires de ma vie. Ma femme, Karen, me dit souvent que « si la réincarnation existe… ». En effet, si j'ai déjà vécu une vie antérieure, c'est bien celle de George Macilwain. Lui et moi avons eu des carrières semblables, nous sommes tous deux devenus très conscients de l'importance de l'alimentation pour contrer la maladie, et nous avons tous deux adopté une alimentation végétarienne. Certaines de ses idées rédigées il y a plus de cent cinquante ans sont si proches des miennes qu'en les lisant j'ai eu l'impression d'avoir pu les écrire.

Mais j'ai découvert bien plus que ma propre histoire familiale dans ces augustes bibliothèques. J'ai constaté que les érudits entretiennent un débat sur la santé depuis des siècles, des millénaires même. Il y a environ deux mille cinq cents ans, Platon a écrit un dialogue entre deux personnages, Socrate et Glaucon, au cours duquel ils s'entretiennent de l'avenir de leur cité. Socrate affirme que « la cité devrait être simple et ses citoyens devraient se nourrir d'orge et de blé, accompagnés de sel, d'olives, de fromage et d'une quantité d'oignons et de chou bouillis, suivis de desserts constitués de figues, de pois, de haricots, de baies de myrte grillées et de noix de hêtre, ainsi que d'un peu de vin[2] ». Selon lui, « les citoyens pourraient couler des jours heureux, tranquilles et en bonne santé, et s'acheminer ainsi vers un âge avancé ».

Glaucon rétorque cependant à Socrate qu'une telle alimentation n'est digne que des pourceaux et que « les citoyens devraient vivre de manière civilisée, qu'ils devraient s'allonger dans leur canapé pour consommer leurs plats et leurs desserts habituels ». Autrement dit, les citoyens devraient se payer le « luxe » de manger de la viande. Ce à quoi Socrate réplique que c'est la chose à faire si l'on veut voir la cité atteinte d'inflammation. « Nous devrions alors aussi élever en grandes quantités toutes sortes de bestiaux pour ceux qui veulent les manger, n'est-ce pas ? » ajoute Socrate.

« Bien sûr », répond Glaucon. « Mais alors, n'aurons-nous pas davantage besoin d'hommes de médecine que sous l'ancien régime ? » demande Socrate. « Certes », répond Glaucon, qui ne peut nier la chose. Socrate poursuit son raisonnement en précisant que cette cité de luxure finira par être à court de terres puisqu'il en faudra toujours davantage pour élever les animaux de boucherie. Cette pénurie incitera certains citoyens à s'approprier la terre des autres, chose susceptible d'engendrer la violence et la guerre, et par conséquent le besoin de justice. De plus, Socrate écrit ceci : « Quand le chaos et la maladie règnent dans une cité, les procès et les chirurgies ne deviennent-ils pas légion ? » En d'autres termes, dans une telle cité de luxure où règnent la maladie et le malaise, les hommes de loi et les médecins deviendront la norme[2].

Dans ce passage, Platon est on ne peut plus clair : si nous mangeons de la chair animale, c'est à nos propres risques. Bien que je trouve tout à fait fantastique qu'un des plus grands intellectuels de l'histoire du monde occidental ait condamné la consommation de viande il y a environ deux mille cinq cents ans, ce qui m'apparaît encore plus remarquable, c'est que très peu de gens connaissent cette histoire. Presque personne ne sait, par exemple, que le père de la médecine moderne, Hippocrate, prônait l'alimentation comme principal moyen de prévenir et de traiter la maladie, que George Macilwain savait que l'alimentation était le moyen de prévenir et de traiter la maladie, tout comme Frederick L. Hoffman, l'homme qui fonda la Société américaine du cancer.

Comment Platon a-t-il pu prédire l'avenir avec tant de précision ? Il savait que la consommation de chair animale ne conduisait pas vers une bonne santé ni une véritable prospérité. Il savait, au contraire, que ce faux sens du luxe conféré par la consommation de chair animale ne pouvait que mener à une société de maladies, de litiges, d'hommes de loi et de médecins. Cette description correspond sensiblement aux défis que doit affronter l'Amérique moderne !

Comment Sénèque, l'un des plus grands érudits vivant il y a deux mille ans et qui servait de conseiller et de tuteur à l'empereur Néron, savait-il avec une si grande certitude que la consommation de chair animale se traduirait par des problèmes quand il écrivit ce qui suit ?

> « Un bœuf se satisfait d'un hectare de pâturage, et un bois suffit à plusieurs éléphants, alors que l'homme pille la terre et la mer. La nature nous a-t-elle donné des estomacs si insatiables, tandis que nous avons des corps si insignifiants ? Les esclaves du ventre (comme le dit Salluste (historien romain mort en l'an 35 av. J.-C.)) devraient se compter parmi les animaux, pas parmi les hommes. On pourrait inscrire sur leur porte "Ils ont anticipé la mort". »

Comment George Macilwain a-t-il pu prédire l'avenir quand il a affirmé que la théorie locale de la maladie ne conduirait pas à une bonne santé ? Même aujourd'hui, nous ne disposons pas de médicaments ni de chirurgies qui préviennent, éliminent ou même traitent efficacement n'importe quelle maladie chronique. Mais il a été prouvé que les traitements et la prévention les plus prometteurs pour la santé étaient l'alimentation et le mode de vie.

Comment avons-nous pu oublier les leçons du passé ? Comment avons-nous pu oublier que les meilleurs athlètes des olympiades de la Grèce antique devaient avoir une alimentation végétarienne ? Comment pouvons-nous craindre aujourd'hui que les végétariens ne consomment pas assez de protéines ? Comment avons-nous fait pour arriver au point où les guérisseurs de notre temps – les médecins – ne savent presque rien de la nutrition, où les institutions médicales dénigrent la nutrition, où l'usage des médicaments et des soins hospitaliers est la troisième cause de mortalité ? Comment avons-nous fait pour arriver au point où prôner une alimentation végétarienne peut ruiner une carrière et où les scientifiques passent plus de temps à maîtriser la nature qu'à la respecter ? Comment avons-nous fait pour arriver au point où les entreprises qui profitent de nos maladies sont celles qui nous disent ce que nous devons faire pour être en bonne santé, où les entreprises qui profitent de nos choix alimentaires sont celles qui nous disent quoi manger, où l'argent durement gagné par les contribuables est dépensé par le gouvernement pour bonifier les profits de l'industrie pharmaceutique, et où la méfiance cède le pas à la confiance quand il est question des politiques gouvernementales sur les aliments, les médicaments et la santé ? Comment avons-nous fait pour arriver au point où les Américains sont si perdus quant à ce qui est sain que, dorénavant, ils s'en foutent ?

La population des États-Unis (presque trois cents millions de personnes) est malade[3] :

- 82 % des Américains ont au moins un facteur de risque de maladie cardiaque[4] ;
- 81 % des Américains prennent au moins un médicament par semaine[5] ;
- 50 % des Américains prennent au moins un médicament délivré sur ordonnance par semaine[5] ;
- 65 % des Américains adultes souffrent d'embonpoint[6] ;
- 31 % des Américains adultes sont obèses[6] ;
- environ cent cinq millions d'Américains ont des taux de cholestérol dangereusement élevés[7] (plus de 200 mg/dl ; un taux de cholestérol sans danger pour le cœur se situe en dessous de 150 mg/dl) ;
- environ un jeune Américain sur trois (de six à dix-neuf ans) a déjà de l'embonpoint ou risque d'en avoir ;
- environ cinquante millions d'Américains souffrent d'hypertension artérielle[8] ;
- plus de soixante-trois millions d'Américains adultes ont des douleurs lombaires pendant une période de trois mois, peu importe laquelle (douleurs liées à la circulation et à l'excès de poids, deux facteurs découlant de l'alimentation et de l'inactivité[9]) ;

- plus de trente-trois millions d'Américains adultes souffrent de migraines ou de graves maux de tête au cours de n'importe quelle période de trois mois[9] ;
- vingt-trois millions d'Américains avaient eu une maladie cardiaque en 2001[9] ;
- au moins seize millions d'Américains ont le diabète ;
- plus de sept cent mille Américains sont morts d'une maladie cardiaque en 2000 ;
- plus de cinq cent cinquante mille Américains sont morts d'un cancer en 2000 ;
- plus de deux cent quatre-vingt mille Américains sont morts d'une maladie cérébro-vasculaire (attaque d'apoplexie), de diabète ou de la maladie d'Alzheimer en 2000.

Au risque d'ignorer les avertissements de Platon et ceux d'autres érudits, l'Amérique a, comme le dit Sénèque, « anticipé la mort ». La famine, l'insalubrité et les maladies contagieuses, autant de symboles de l'appauvrissement, ont été grandement minimisées dans le monde occidental. Actuellement, c'est la course à l'excès et certains des pays jusqu'ici moins développés pressent le pas pour nous rattraper. Jamais auparavant tant de gens ne sont décédés de maladies de la prospérité. Est-ce l'« abondance » prédite par Socrate il y a deux mille cinq cents ans, celle d'une société de médecins et d'hommes de loi aux prises avec les problèmes générés par des gens vivant dans la luxure et se nourrissant de chair animale ? Jamais auparavant autant d'individus n'ont souffert d'obésité et de diabète. Jamais auparavant le fardeau financier des soins de santé n'a autant pesé sur chacun des secteurs de notre société, du monde des entreprises à l'éducation, du gouvernement aux familles sans couverture sociale. Si nous devons choisir entre l'assurance-maladie pour les enseignants et les livres de classe pour nos enfants, que choisirons-nous ?

Jamais nous n'avons autant abîmé notre milieu naturel à un point tel que nous perdons les terres cultivables, les nappes d'eau nord-américaines et les forêts pluviales[10]. Nous poussons le climat à changer si rapidement que nombre des grands scientifiques mondiaux craignent pour le futur. Jamais auparavant nous n'avons fait disparaître de la surface de la planète autant d'espèces animales et végétales que maintenant. Jamais nous n'avons introduit dans l'environnement autant de variétés de plantes génétiquement modifiées sans en connaître les répercussions. Tous ces changements découlent fortement de ce que nous choisissons de manger[11].

Pendant que les milliards de personnes des pays en voie de développement accumulent de plus en plus de richesses et adoptent le régime alimentaire et le mode de vie des Occidentaux, les problèmes découlant des excès alimentaires deviennent de plus en plus marqués, et ce chaque année qui passe. En 1997, le directeur général de l'Organisation mondiale de la santé, le docteur Hiroshi Nakajima, a qualifié le futur fardeau chronique des maladies dans les pays en voie de développement de « crise de souffrance à l'échelle mondiale[12] ».

Depuis deux mille cinq cents ans, nous avançons à tâtons pour bâtir l'insoutenable énormité que nous appelons aujourd'hui la société moderne. Nous ne disposerons malheureusement pas de deux mille autres années pour nous rappeler les enseignements de Platon, Pythagore, Sénèque et Macilwain. Nous ne disposerons même pas de deux cent cinquante ans. L'urgence de la situation donnera lieu à de nouvelles ouvertures et c'est ce qui m'apporte de l'espoir. Les gens commencent à ressentir le besoin de changer et à remettre en question certains des concepts de base fondamentaux entretenus sur le lien entre l'alimentation et la santé. Ils comprennent petit à petit les conclusions des rapports scientifiques et optent pour des changements en vue d'améliorer leur vie.

Jamais il n'y a eu autant de recherches empiriques en faveur des aliments complets et des régimes végétariens. À ce jour, par exemple, il est possible d'obtenir des images des artères du cœur qui montrent, comme l'ont fait les docteurs Dean Ornish et Caldwell Esselstyn Jr, qu'un régime alimentaire constitué d'aliments végétaux complets peut inverser les maladies cardiaques[13]. Nous détenons maintenant les connaissances qui nous permettent de comprendre comment cela peut se faire. Les protéines animales, bien plus que le gras saturé et le cholestérol alimentaire, font augmenter le taux de cholestérol chez les animaux de laboratoire, les humains et les populations entières. Les comparaisons établies entre un grand nombre de pays permettent de conclure que les populations qui ont une alimentation végétarienne ont beaucoup moins de maladies cardiaques. Et les études menées sur certains peuples montrent que les individus qui se nourrissent ainsi ont non seulement moins de cholestérol, mais aussi moins de maladies cardiaques. *Nous détenons toute une gamme de preuves indiquant qu'une alimentation végétarienne faite d'aliments complets est meilleure pour le cœur.*

Jamais nous n'avons eu une telle compréhension approfondie de l'incidence de l'alimentation sur le cancer, tant sur le plan cellulaire que dans la population. Les données déjà publiées indiquent que les protéines animales stimulent la croissance des tumeurs.

Les protéines animales augmentent le taux d'une hormone, l'IGF-1 (*Insulin-like Growth Factor*), facteur de risque pour le cancer. Et une alimentation comportant beaucoup de caséine (la principale protéine du lait de vache) permet à davantage de cancérigènes d'entrer dans les cellules, ce qui permet à plus de dangereuses substances de se lier à l'ADN et qui permet à plus de réactions mutagènes de se produire et de former des cellules cancéreuses, lesquelles, à leur tour, entraînent une croissance encore plus rapide des tumeurs une fois qu'elles sont formées. Les données indiquent qu'une alimentation à base de produits animaux augmente la production d'hormones reproductives chez la femme, phénomène susceptible de conduire au cancer du sein. *Nous détenons aujourd'hui un vaste ensemble de preuves démontrant que des aliments complets d'origine végétale sont ce qu'il y a de mieux pour traiter le cancer.*

Jamais nous n'avons disposé d'autant de technologies pour mesurer les biomarqueurs associés au diabète, ni d'autant de preuves indiquant que les taux de sucre, de cholestérol et d'insuline dans le sang s'améliorent plus avec un régime alimentaire végétarien composé d'aliments complets qu'avec tout autre traitement. Les études d'intervention confirment que les diabétiques atteints du diabète de type 2 peuvent vaincre leur maladie et arrêter leur prise de médicaments quand ils sont soignés par une alimentation végétarienne composée d'aliments complets. De nombreuses études internationales prouvent que le diabète de type 1, une grave maladie auto-immune, est lié à la consommation de lait de vache et à un sevrage prématuré. Nous savons que notre système immunitaire peut attaquer notre propre corps par un processus d'imitation moléculaire induit par les protéines animales qui se retrouvent dans notre sang. Nous disposons aussi d'importantes preuves établissant un lien entre la sclérose en plaques et la consommation de produits d'origine animale, en particulier les produits laitiers. Les études faisant intervenir la nutrition ont établi que l'alimentation peut aider à ralentir, voire à arrêter la sclérose en plaques. *Nous détenons dorénavant un grand ensemble de preuves indiquant qu'un régime alimentaire végétarien composé d'aliments complets est ce qu'il y a de mieux pour contrer le diabète et les maladies auto-immunes.*

Jamais auparavant nous n'avons disposé d'autant de preuves attestant que les régimes alimentaires comportant un excès de protéines animales peuvent détruire nos reins. Les calculs rénaux se forment parce que la consommation de protéines animales crée un excès de calcium et d'oxalate dans les reins. Nous savons aujourd'hui qu'il est possible de se prémunir contre les cataractes et la dégénérescence maculaire par la consommation d'aliments renfermant beaucoup d'antioxydants. De plus, les recherches ont prouvé que les dysfonctions cognitives, la démence vasculaire causée par les petites attaques d'apoplexie et la maladie d'Alzheimer ont toutes à voir avec les aliments que nous ingérons. Les sondages menés auprès de populations humaines indiquent que les fractures de la hanche et l'ostéoporose sont aggravées par une alimentation à forte teneur en produits d'origine animale. Les protéines animales prélèvent le calcium des os en créant un milieu acide dans le sang. *Nous détenons maintenant tout un ensemble de preuves qui indiquent qu'une alimentation végétarienne composée d'aliments complets est ce qu'il y a de mieux pour nos reins, nos os, nos yeux et notre cerveau.*

Certes, davantage de recherches pourraient – et devraient – être effectuées. Mais l'idée que les aliments végétariens complets peuvent empêcher et même soigner de nombreuses maladies chroniques ne peut plus être niée. Il ne s'agit plus de quelques personnes seulement qui prétendent qu'une telle alimentation est bonne, et ce en se fondant sur leur expérience personnelle, leur philosophie ou une étude scientifique isolée. Des centaines d'études détaillées, bien réalisées et exhaustives affirment désormais la même chose.

Qui plus est, j'ai espoir en l'avenir parce que nous avons maintenant la capacité d'échanger des informations sur le plan national et international. Un plus grand pourcentage de la population mondiale est alphabétisé et une forte proportion a le luxe de pouvoir choisir ce qu'elle mange parmi une large variété d'aliments. Les gens peuvent être végétariens et manger des aliments variés, intéressants, succulents et pratiques. J'ai de l'espoir car les personnes qui vivent dans les petites villes et les endroits autrefois isolés ont dorénavant accès à une information récente sur la santé, qu'ils peuvent utiliser et exploiter dans leur quotidien.

Tout cela mis ensemble crée une atmosphère qui, comme aucune autre, exige des changements. Contrairement à la situation de 1982, quand quelques collègues ont essayé de détruire la réputation de scientifiques qui osaient avancer que l'alimentation avait quelque chose à voir avec le cancer, il est à ce jour plus communément accepté que ce que vous mangez peut déterminer votre risque de souffrir d'un cancer. J'ai aussi vu l'image publique du végétarisme évoluer : ce qui était considéré comme une mode passagère et dangereuse est devenu un choix de vie sain et durable. La cote des régimes végétariens a grimpé et la variété et la disponibilité d'aliments végétariens ont progressé[14]. Aux États-Unis, les restaurants proposent de plus en plus fréquemment des plats sans viande et sans produits laitiers[15]. Les scientifiques publient de plus en plus d'articles sur le végétarisme et les avantages d'une alimentation végétarienne pour la santé[16]. Aujourd'hui, quelque cent cinquante ans après que mon arrière-grand-oncle a écrit sur le lien entre l'alimentation et la santé, j'écris ce livre sur le lien entre l'alimentation et la santé avec mon plus jeune fils, Tom. Le deuxième prénom de Tom est McIlwain (la famille a modifié l'orthographe depuis deux générations), ce qui veut dire que non seulement j'écris au sujet des idées que George Macilwain avait à cœur, mais qu'un parent lointain portant son nom en est aussi le coauteur. L'histoire peut se répéter, mais cette fois le message ne sera pas oublié ni relégué sur les tablettes des bibliothèques, car je crois que le monde est enfin prêt à l'entendre. Plus que ça, je crois que le monde est enfin prêt à changer. Nous avons atteint un point de l'histoire où nos mauvaises habitudes ne peuvent plus être tolérées. En tant que société, nous sommes au bord du précipice : soit nous faisons un pas en avant vers la maladie, la pauvreté et la dégradation, soit nous nous engageons sur le chemin de la santé, de la longévité et de l'abondance. Tout ce qu'il faut pour cela, c'est le courage de changer. Qu'adviendra-t-il de nos petits-enfants et de nos descendants dans cent ans ? Seul le temps le dira. J'espère que l'histoire dont nous sommes les témoins et notre avenir seront bénéfiques à tous.

Annexe A

Questions et réponses : effets des protéines sur les rats de laboratoire

L'effet des protéines sur les rats pourrait-il être dû à d'autres nutriments ?

Réduire les protéines de 20 à 5 % veut dire trouver autre chose pour compenser les 15 % qui manquent. Nous avons utilisé des hydrates de carbone pour remplacer la caséine parce qu'ils avaient le même contenu énergétique. Nous avons donc remplacé les protéines par un mélange de glucose et de féculents. Dans la nourriture à faible teneur en protéines, les suppléments de féculents et de glucose n'auraient pu être responsables d'un développement moindre de foyers. En effet, quand ils sont testés isolément, ces hydrates de carbone augmentent la formation de foyers[1]. En réalité, un petit supplément d'hydrates de carbone dans l'alimentation à faible teneur en protéines ferait augmenter l'incidence du cancer et bloquerait l'effet de l'alimentation à faible teneur en protéines. C'est ce qui rend la prévention du cancer par l'alimentation à faible teneur en protéines encore plus impressionnante.

L'effet des protéines sur les rats recevant une alimentation à faible teneur en protéines pourrait-il être dû au fait que ces rats mangent moins (qu'ils consomment moins de calories) ?

De nombreuses études réalisées dans les années 1930, 1940 et 1950[2] ont démontré que la réduction de nourriture, par conséquent de calories, ralentissait le développement des tumeurs. Un examen de nos expériences a cependant révélé que les animaux recevant une alimentation à faible teneur en protéines ne consommaient pas moins de calories, mais, en moyenne, plus[3, 4]. Ici encore, cela n'a fait que renforcer l'effet activant sur les tumeurs observé avec la caséine.

Quel était l'état de santé général des rats recevant une alimentation à faible teneur en protéines ?

De nombreux chercheurs ont longtemps tenu pour acquis que des animaux nourris avec si peu de protéines ne seraient pas en bonne santé. Cependant, nos rats étaient sains selon plusieurs critères. Ils vivaient plus longtemps, ils étaient physiquement plus actifs et plus minces et avaient une plus belle fourrure à la centième semaine, alors que les rats nourris avec plus de protéines étaient tous morts. Aussi, les animaux recevant une alimentation faible en caséine consommaient-ils plus de calories, mais en brûlaient davantage. Ils consommaient plus d'oxygène, élément requis pour brûler les calories, et ils avaient plus de tissus adipeux bruns[5, 6], lesquels sont particulièrement efficaces pour brûler les calories. Cela s'effectue grâce au phénomène de la thermogénèse, où les calories sont brûlées en produisant de la chaleur. Ce phénomène a déjà été prouvé il y a bien des années[7-11]. Une alimentation à faible teneur en protéines permet de brûler davantage de calories. Par conséquent, il y a moins de calories pour la prise de poids et peut-être aussi pour le développement des tumeurs.

Quelle activité physique correspondait à la consommation d'une alimentation à faible teneur en protéines ?

Pour mesurer l'activité de chaque groupe de rats, nous avons comparé l'exercice que ces rats faisaient volontairement dans une roue accrochée dans leur cage. Un moniteur a enregistré le nombre de tours que les animaux effectuaient dans la roue. Les rats nourris avec peu de caséine de lait[12] faisaient environ deux fois plus d'exercice que les autres sur une période de deux semaines ! Cette observation est similaire à celle des humains qui mangent un repas chargé en protéines : ils ont sommeil et traînent la patte. J'ai entendu dire qu'un des effets secondaires du régime Atkins, surchargé de protéines, est une grande lassitude. Avez-vous déjà remarqué cet effet chez vous après un repas riche en protéines ?

Quelle activité physique correspondait à la consommation d'une alimentation à faible teneur en protéines ?

[illegible]

Annexe B

Concept expérimental de l'étude en Chine

Soixante-cinq comtés de vingt-quatre provinces (sur vingt-sept) ont été sélectionnés en vue de cette étude. Ces comtés représentaient un vaste échantillon des taux de mortalité pour sept des cancers les plus communs. Ils couvraient un grand territoire et se trouvaient à moins de quatre heures de route d'un laboratoire central. Ces comtés représentaient diverses zones de la Chine :

- zones côtières semi-tropicales du Sud-Est ;
- zones septentrionales froides, près de la Sibérie ;
- zones proches du désert de Gobi et des steppes septentrionales ;
- zones proches des montagnes de l'Himalaya, ou dans celles-ci, du nord-ouest au sud-est du pays.

Sauf dans le cas des comtés de la banlieue de Shanghai, la plupart des comtés étaient situés en Chine rurale, où les gens avaient vécu au même endroit toute leur vie et consommaient des aliments produits localement. La densité de la population variait énormément, allant de vingt mille résidents nomades dans les comtés les plus reculés près du désert de Gobi à un million trois cent mille personnes dans ceux voisins de Shanghai.

On dit que la conception de cette étude est de nature écologique ou corrélative, c'est-à-dire que nous avons comparé l'alimentation, le mode de vie et les caractéristiques des maladies d'un certain nombre de Chinois, dans ce cas-ci originaires de soixante-cinq comtés. Nous avons déterminé comment ces caractéristiques, en moyenne par comté, étaient associées les unes aux autres. Par exemple, comment le gras alimentaire était-il relié au cancer du sein. Ou comment le cholestérol était-il associé aux maladies coronariennes. Ou encore, comment un certain type d'acide gras dans les globules rouges était-il associé à la consommation de riz. Nous avons aussi comparé les taux de testostérone ou d'œstrogènes dans le sang au taux de risque de cancer du sein. En définitive, nous avons effectué des milliers de comparaisons de ce type.

Dans une telle étude, il est important de noter que l'on compare seulement les valeurs moyennes des gens de ces comtés. On ne compare pas les individus les uns aux autres (pas plus que ne le fait n'importe quelle étude épidémiologique). En tant qu'étude écologique, celle-ci était parti-culièrement vaste, avec ses soixante-cinq comtés. La plupart des études n'ont en général pas plus de dix ou vingt groupes sous observation.

Pour chacun des soixante-cinq comtés, on comptait cent adultes, une moitié d'hommes, une autre de femmes. Ils étaient âgés de trente-cinq à soixante-quatre ans. Voici comment les données ont été colligées :

- chaque personne a donné un échantillon de sang et rempli un questionnaire sur son alimentation et son mode de vie ;
- la moitié des personnes a fourni un échantillon d'urine ;
- les équipes se sont rendues dans 30 % des maisons pour mesurer avec précision les quantités de nourriture ingérées par la famille sur une période de trois jours ;

- des échantillons de nourriture représentant l'alimentation typique ont été recueillis sur chaque lieu visité au marché local pour être ensuite analysés afin de déterminer les facteurs alimentaires et nutritionnels.

Une des questions les plus importantes qui a surgi au début de la planification a été de savoir comment on allait colliger les informations. L'estimation de mémoire de la consommation de nourriture et de nutriments est une méthode courante mais très imprécise, surtout si l'on consomme plusieurs plats en même temps. Réussissez-vous à vous rappeler ce que vous avez mangé la semaine passée ou même hier ? En quelle quantité ? Un autre moyen encore plus rudimentaire d'estimer la quantité d'aliments ingérés est de vérifier la quantité de chaque aliment vendu au marché. Ces chiffres peuvent donner des estimations raisonnables des tendances alimentaires dans le temps par rapport à une population donnée. Par contre, ils ne tiennent pas compte des aliments jetés, ni de la consommation individuelle.

Même si ces méthodes un peu rudimentaires peuvent servir dans certains cas, elles sont sujettes à de considérables erreurs techniques et à des points de vue subjectifs. Et plus les erreurs techniques sont importantes, plus il est difficile de déceler des associations de cause à effet significatives.

Désireux de faire mieux que simplement mesurer quels aliments étaient ingérés et en quelle quantité, nous avons décidé d'évaluer les conditions alimentaires en analysant le sang et l'urine afin d'y trouver des indicateurs (biomarqueurs) des multiples apports en nutriments. Ces analyses seraient beaucoup plus objectives que la mémoire des gens.

Les prises de sang et leurs analyses n'ont cependant pas été aisées à organiser, du moins pas comme nous le souhaitions. Le problème a d'abord été de se procurer suffisamment de sang. Pour des raisons culturelles, les

Chinois étaient peu disposés à en donner. Une piqûre sur un doigt semblait être la seule possibilité, mais ce n'était pas assez. Une éprouvette normale nous donnerait cent fois plus de sang pour analyser toutes sortes de facteurs.

C'est au docteur Junshi Chen, de l'Institut de nutrition et d'hygiène alimentaire du ministère de la Santé, qu'a incombé la tâche peu enviable de convaincre les volontaires de fournir une éprouvette de sang. Et il a réussi. Sir Richard Peto, de l'université d'Oxford, a fait une suggestion très pratique : regrouper les échantillons de sang pour chaque sexe et en faire un gros échantillon pour chaque village. Cette stratégie a permis d'avoir plus de mille deux cents à mille trois cents fois plus de sang que si l'on avait utilisé la méthode qui consiste à piquer le doigt.

Les grands regroupements des échantillons de sang ont eu des effets majeurs, en plus de rendre possible notre étude en Chine. Ils ont également permis d'effectuer l'analyse de bien d'autres indicateurs liés à l'alimentation et à la santé. Ainsi, nous avons pu envisager les associations selon une approche plus globale encore. Pour plus de détails sur les fondements théoriques et pratiques de la collecte de sang et de l'analyse, je recommande la lecture de l'étude détaillée originale[1].

Après avoir recueilli les échantillons de sang, une décision s'imposait, à savoir qui ferait toutes les analyses possibles. Nous voulions ce qu'il y avait de mieux. Certaines analyses ont donc été réalisées à l'université Cornell et au laboratoire du docteur Chen à Pékin. Le reste des analyses, en particulier les analyses spécialisées, ont été faites dans environ vingt-quatre laboratoires situés dans six pays, sur quatre continents. Les laboratoires ont été sélectionnés en fonction de leur expérience et de leur intérêt pour notre étude ; ils sont énumérés dans l'étude détaillée[1].

Quelle est la valeur de cette étude ?

Puisque cette étude représentait une occasion particulière, nous avons voulu qu'elle soit la meilleure du genre jamais entreprise. Il s'agissait d'une étude d'envergure, de haute qualité, dont l'unicité offrait de nouvelles possibilités de se pencher sur le lien entre l'alimentation et la santé. Ces caractéristiques ont grandement accentué la crédibilité et la fiabilité des résultats. Et comme je l'ai déjà précisé, le *New York Times* a qualifié notre étude de « Grand Prix de l'épidémiologie ».

Données exhaustives

Cette étude a été, et reste, la plus vaste jamais entreprise. Une fois que les échantillons de sang, d'urine et de nourriture ont été rassemblés, entreposés et analysés, et après que les résultats ont été transposés sous forme de tableaux et évalués sur le plan de la qualité (quelques résultats suspects n'ont pas été inclus dans la publication finale), nous avons pu étudier trois cent soixante-sept variables. Celles-ci représentaient une grande variété de caractéristiques d'alimentation, de mode de vie et de maladie, toutes regroupées dans une étude détaillée de près de neuf cents pages[1]. Parmi ces variables, il y avait :

- des taux de mortalité pour plus de quarante-huit types de maladies[2] ;
- cent neuf indicateurs nutritionnels, viraux, hormonaux et autres dans le sang ;
- plus de vingt-quatre indicateurs urinaires ;
- presque trente-six composantes alimentaires (nutriments, pesticides, métaux lourds) ;
- plus de trente-six mesures des apports en nutriments et en aliments dans le sondage des foyers familiaux ;

- soixante facteurs d'alimentation et de mode de vie obtenus par les questionnaires ;
- dix-sept facteurs géographiques et climatiques.

Cette étude a été exhaustive non seulement en raison du nombre de variables, mais aussi parce que ces dernières présentaient elles-mêmes de grandes variations, comme ce fut le cas pour la mortalité due au cancer. Ces variations nous ont permis de détecter d'importantes associations de variables jamais décelées auparavant.

Qualité des données

Des éléments ont participé à la qualité de cette étude :

- les adultes sélectionnés avaient strictement entre trente-cinq et soixante-quatre ans, car c'est dans cette tranche d'âge que les maladies qui nous intéressaient sont les plus communes. Les informations figurant sur les certificats de décès des gens âgés de plus de soixante-quatre ans n'ont pas été incluses parce que jugées moins fiables ;
- dans chacun des soixante-cinq comtés visés par l'étude, deux villages ont été sélectionnés pour la collecte d'informations. Le fait d'en avoir deux au lieu d'un seul nous donnait une moyenne par comté beaucoup plus fiable. Lorsque les valeurs de deux villages étaient plus proches entre elles que les valeurs de tous les autres comtés, cela signifiait que les données étaient de plus haute qualité[3] ;
- lorsque cela a été possible, les variables ont été mesurées par plus d'un type de méthode. Par exemple, le fer a été mesuré de six façons, la riboflavine (vitamine B2) de trois façons, etc. Aussi, dans bien des cas, avons-nous pu évaluer la qualité et la fiabilité

des données en comparant les variables connues afin d'obtenir des corrélations biologiques plausibles ;
- les populations étudiées se sont avérées très stables. En moyenne, de 93 à 94 % des hommes étaient nés dans le comté où ils vivaient à l'époque de l'étude. Quant aux femmes, ce pourcentage était de 89 %. En outre, selon les données publiées par la Banque mondiale[4], les divers régimes alimentaires au moment de notre étude étaient très semblables à ceux qui existaient à une époque antérieure. C'était l'idéal, car celle-ci représentait justement le moment où les maladies ont commencé à apparaître.

Des données uniques

Une idée qui a rendu notre étude unique est l'emploi d'un genre écologique d'étude. Les détracteurs de ce type d'étude tiennent pour acquis, avec raison, qu'il n'est pas efficace pour déterminer les associations de cause à effet quand on s'intéresse aux effets de causes isolées sur des effets isolés. Mais l'alimentation ne fonctionne pas ainsi. En effet, elle est source de maladies ou nous prémunit contre celles-ci, car de multiples nutriments et d'autres substances chimiques agissent de concert. Une étude dite écologique est presque idéale si nous souhaitons apprendre comment un ensemble de facteurs alimentaires agissent ensemble pour causer la maladie.

C'est l'effet conjugué des nutriments et des autres facteurs sur l'apparition de la maladie qui permet d'en apprendre le plus. Pour étudier ces effets conjugués, il a donc fallu noter autant de facteurs alimentaires et comportementaux que possible pour ensuite pouvoir formuler des hypothèses et interpréter les données de ces effets conjugués.

La caractéristique la plus unique qui classe cette étude à part a peut-être à voir avec les caractéristiques alimentaires en Chine rurale. Quasiment toutes les autres études effectuées sur le lien entre l'alimentation et la santé, quel que soit leur concept, ont fait entrer en jeu des sujets qui avaient une alimentation occidentale riche. Et cela est encore vrai, même si des végétariens sont inclus dans l'étude, puisque 90 % de ces derniers consomment encore de grandes quantités de lait, de fromage et d'œufs, et qu'un nombre significatif d'entre eux consomme encore du poisson et de la volaille. Comme il est indiqué dans la figure B.1[5] ci-dessous, la différence est infime entre les propriétés nutritionnelles des régimes végétariens et non végétariens des pays occidentaux.

Figure B.1 : Comparaison entre l'alimentation végétarienne et non végétarienne chez les Occidentaux

Nutriments	Régimes végétariens	Régimes non végétariens
Gras (en % des calories)	30-36	34-38
Cholestérol (g/jour)	150-300	300-500
Hydrates de carbone (en % des calories)	50-55	< 50
Total des protéines (en % des calories)	12-14	14-18
Protéines animales (en % des protéines totales)	40-60	60-70

La situation alimentaire était totalement différente en Chine. Aux États-Unis, de 15 à 17 % de nos calories totales sont fournies par les protéines et plus de 80 % de ces protéines proviennent de source animale. Autrement dit, nous nous gavons de protéines, la majeure partie provenant de la viande et des produits laitiers. Mais en Chine rurale, les gens consomment beaucoup moins de protéines en moyenne (de 9 à 10 % du total des calories), 10 % seulement de celles-ci étant de source animale. Cela signifie qu'il existe bien d'autres différences nutritionnelles majeures entre l'alimentation chinoise et l'alimentation américaine, ainsi que le montre la figure B2[1].

Figure B.2 : Apports alimentaires chez les Chinois et les Américains

Nutriments	Chine	États-Unis
Calories (kcal/kg/jour)	40,6	30,6
Gras total (en % des calories)	14,5	34-38
Fibres alimentaires (g/jour)	33	12
Total des protéines (g/jour)	64	91
Protéines animales (en % des calories totales)	0,8*	10-11
Total de fer (mg/jour)	34	18

* Protéines autres que le poisson

C'était la première et la seule vaste étude qui se penchait sur cette large gamme d'alimentations et leurs conséquences sur la santé. Les divers régimes alimentaires chinois étaient riches, ou très riches, en aliments de source végétale. Dans d'autres études menées sur des sujets occidentaux, les divers régimes alimentaires étaient riches, ou très riches, en aliments de source animale. C'est cette différence qui singularisa tant notre étude en Chine.

Sur le terrain

L'organisation et la réalisation d'une étude de cette envergure et de cette qualité ont été rendues possibles grâce aux exceptionnels talents du docteur Junshi Chen. Les lieux d'étude ont été répartis dans des coins éloignés de la Chine. Les distances parcourues entre ces divers lieux sont comparables aux suivantes : de Florida Keys à Seattle (Washington), et de San Diego (Californie) à

Bangor (Maine). Les progressions entre les lieux d'étude ont été beaucoup plus difficiles que si nous nous étions déplacés aux États-Unis. Par ailleurs, les fournitures et les instructions devaient être sur place et standardisées pour tous les lieux de collecte d'échantillons. Et tout cela a été accompli avant l'avènement du courriel, du fax et du téléphone portable !

Il était important que les vingt-quatre équipes sanitaires, chacune comprenant de douze à quinze personnes, soient bien formées pour procéder à la collecte des échantillons de sang, d'urine et d'aliments, et pour faire remplir les questionnaires de manière systématique et standardisée. Afin de normaliser la collecte de l'information, le docteur Chen a divisé le pays en régions. Chaque région a envoyé des responsables à Pékin pour qu'ils y soient formés. Ces gens sont ensuite retournés dans leurs provinces respectives pour former les équipes.

Même si c'est l'Institut national du cancer, des Instituts nationaux de la santé, qui a fourni les fonds de départ pour lancer l'étude, c'est le ministère chinois de la Santé qui a payé les salaires d'environ trois cent cinquante personnes. J'évalue la contribution du gouvernement chinois à environ six millions de dollars. Cela se rapproche de la contribution de deux millions neuf cent mille dollars sur dix ans du gouvernement américain. Si celui-ci avait dû payer pour un tel service aux États-Unis, il lui aurait fallu débourser au moins dix fois plus, c'est-à-dire entre cinquante et soixante millions de dollars.

Annexe C

La vitamine D en réseau

La preuve la plus impressionnante que l'alimentation végétarienne est la solution, c'est la manière dont tant de facteurs alimentaires et de processus biologiques travaillent de concert pour maximiser la santé et minimiser la maladie. Bien que ces processus biologiques soient exceptionnellement complexes, ces facteurs travaillent tout de même de concert, en un réseau joliment chorégraphié qui a la faculté de se corriger lui-même. Ce qui est vraiment impressionnant ici, c'est la coordination et le contrôle qui sont à l'œuvre.

Je pense que quelques analogies pourraient aider à bien saisir ce processus. Les vols d'oiseaux ou les bancs de poissons peuvent changer de direction en une microseconde sans jamais se heurter. Ils semblent avoir une conscience collective qui sait où ils vont et quand ils se reposeront. Les colonies de fourmis et les essaims d'abeilles travaillent ensemble avec une grande efficacité pour accomplir des tâches qui bénéficient à tous. Les activités de ces animaux sont incroyables. Mais ce qui l'est encore plus, c'est la façon dont leurs comportements se coordonnent avec tant de finesse. Je vois ces mêmes caractéristiques, et même plus, dans la façon dont les innombrables facteurs des aliments à base de végétaux œuvrent magiquement pour créer la santé à tous les niveaux de notre corps, de nos organes, de nos cellules, de nos enzymes et dans toutes les particules de nos cellules.

Figure C1 : La vitamine D en réseau

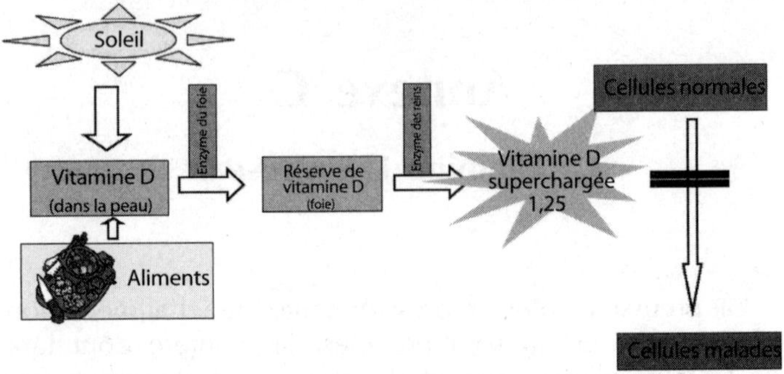

À ceux qui n'ont jamais mis les pieds dans un laboratoire de recherche biomédicale, j'aimerais dire que les murs de ces laboratoires sont souvent placardés de grandes affiches où figurent les milliers de réactions biochimiques qui se produisent dans notre corps. Il ne s'agit là que des réactions connues. Bien d'autres restent à découvrir. L'interdépendance de ces réactions nous en dit beaucoup et impressionne par ses implications.

Un exemple de cet énorme enchevêtrement de réactions est l'effet de la vitamine D et de ses métabolites sur plusieurs des maladies dont il est question dans ce livre. Cet enchevêtrement particulier illustre la complexité des interconnexions qui ont lieu entre le fonctionnement de nos cellules, les aliments que nous ingérons et le milieu dans lequel nous vivons (voir figure C1). Même si une partie de la vitamine D présente dans notre corps peut provenir de la nourriture, nous pouvons en général avoir toute la vitamine D dont nous avons besoin en nous exposant quelques heures au soleil chaque semaine. En fait, c'est notre capacité à produire nous-mêmes cette vitamine qui fait dire aux scientifiques qu'il ne s'agit pas d'une vitamine mais d'une hormone (une substance fabriquée par une partie de notre corps, mais utilisée dans une autre partie de celui-ci). Les rayons ultraviolets du soleil synthétisent la vitamine D à partir d'un précurseur chimique présent dans notre peau. Si nous prenons suffisamment de soleil, nous avons toute la vitamine D nécessaire[1]. Bien sûr, nous pouvons aussi en trouver dans le lait enrichi, certaines huiles de poisson et des suppléments vitaminiques.

La vitamine D produite par notre peau se déplace ensuite vers le foie, où une enzyme la convertit en métabolite de vitamine D. La principale fonction de ce métabolite est de servir d'« entrepôt » à la vitamine D (surtout dans le foie, mais aussi dans les parties adipeuses du corps).

La prochaine étape est cruciale. Quand le besoin se fait sentir, une partie de la vitamine D entreposée dans le foie est transportée vers les reins, où une autre enzyme la convertit en métabolite de vitamine D surchargé, lequel est appelé 1,25 D. Le rythme auquel la forme entreposée de vitamine D est convertie en vitamine D superchargée 1,25 constitue un élément crucial dans cet enchevêtrement de processus biochimiques. C'est le métabolite 1,25 D qui fait presque tout le travail important de la vitamine D dans notre corps.

Le métabolite superchargé 1,25 D est environ mille fois plus actif que la vitamine D mais ne survit que de six à huit heures une fois qu'il a été fabriqué. Par contre, notre réserve de vitamine D peut survivre vingt jours ou plus[2, 3]. Ce processus montre un principe important que l'on retrouve typiquement dans cet enchevêtrement de phénomènes, à savoir qu'une activité plus grande, une durée de vie plus courte et des quantités moindres de 1,25 D donnent un système très actif où la vitamine 1,25 D peut rapidement ajuster ses activités instant après instant et microseconde après microseconde, tant et aussi longtemps qu'il y a assez de vitamine D en réserve. De petits changements qui font une grande différence peuvent se produire rapidement.

Le rapport entre la forme entreposée de vitamine D et la vitamine superchargée 1,25 D est comparable au fait de posséder un gros réservoir de gaz naturel enfoui dans le jardin (réserve de vitamine D) et de n'en utiliser qu'une très petite quantité à la fois pour allumer la cuisinière. Il est essentiel dans ce cas que la quantité de gaz (1,25 D) et le moment où celui-ci arrive soient bien réglés, peu importe la quantité de gaz disponible dans le réservoir. Par contre, il est aussi important de toujours maintenir une quantité adéquate de gaz dans le réservoir. Il est donc essentiel que l'enzyme des reins dans cette réaction soit précise et qu'elle ne produise que la bonne quantité de 1,25 D au bon moment, afin de bien faire son travail.

L'une des choses les plus importantes que la vitamine D accomplit, principalement en se convertissant en vitamine superchargée 1,25 D, c'est de contrôler l'apparition de toutes sortes de maladies graves. Par souci de simplicité, ce processus est représenté schématiquement pour montrer l'inhibition de la conversion de tissus sains en tissus malades par la 1,25 D[4-12].

Jusqu'ici, nous pouvons voir comment une bonne exposition au soleil peut assurer une réserve suffisante de vitamine D et aider à empêcher les cellules de devenir malades. Cela laisse entendre que certaines maladies sont plus communes dans certaines zones du monde où il y a moins d'ensoleillement, soit dans les pays plus près des pôles Nord et Sud. Cela a effectivement été prouvé. Dans l'hémisphère Nord, les populations qui vivent plus au nord ont tendance à avoir davantage de diabète de type 1, de sclérose en plaques, de polyarthrite chronique, d'ostéoporose, de cancer du sein, de cancers de la prostate et du côlon, ainsi que d'autres maladies.

Depuis huit ans, les chercheurs savent que la sclérose en plaques, par exemple, est associée à une latitude plus septentrionale[13]. Comme vous pouvez le constater sur la figure C2, le taux de sclérose en plaques augmente beaucoup au fur et à mesure qu'on s'éloigne de l'équateur, puisqu'il est cent fois plus présent dans le nord qu'à l'équateur[14]. Il en va de même en Australie, où il y a moins de soleil à mesure que l'on descend vers le sud (r = 91 %[15]). La sclérose en plaques est environ sept fois plus importante dans le sud (43 °S) de l'Australie que dans le nord de l'Australie (19 °S[16]). Mais ce n'est pas seulement le manque de soleil qui cause ces maladies. Il faut voir les choses dans un contexte élargi. La première chose à noter, c'est le contrôle et la coordination des réactions en lien avec la vitamine D. Le contrôle s'effectue à plusieurs endroits du réseau, mais comme je l'ai déjà mentionné, c'est la conversion de la vitamine D en réserve en vitamine D superchargée 1,25 dans les reins qui est particulièrement importante. Dans une large mesure, ce contrôle est exercé par un autre réseau complexe de réactions faisant entrer en jeu une hormone de type « gestionnaire » produite par la glande parathyroïde (voir figure C3).

Figure C2 : Répartition mondiale de la sclérose en plaques dans 120 pays

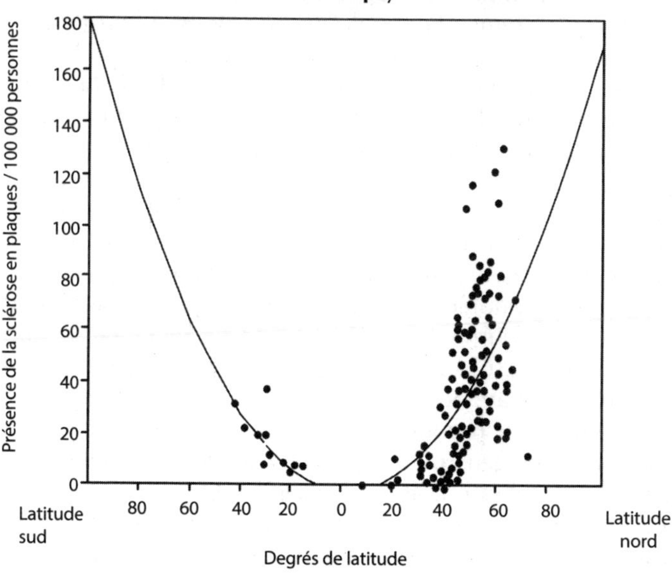

Figure C3 : Rôle de l'hormone de la parathyroïde dans la régulation de la vitamine D 1,25 superchargée

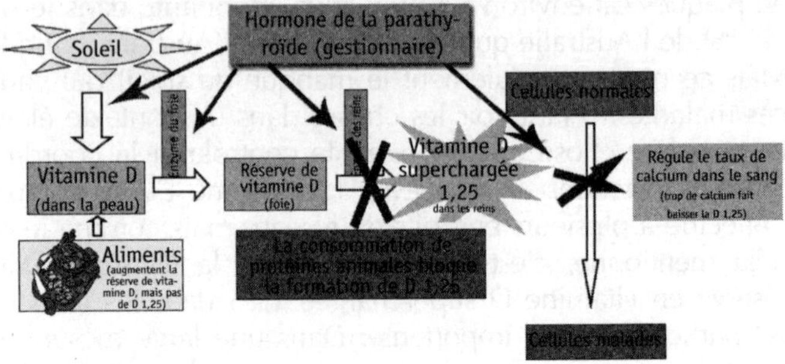

Par exemple, quand nous avons besoin de plus de vitamine 1,25 D, l'hormone de la parathyroïde incite l'enzyme des reins à en produire davantage. Lorsqu'il y a suffisamment de vitamine 1,25 D, la même hormone fait ralentir la même enzyme. En quelques secondes, l'hormone de la parathyroïde gère la quantité de vitamine 1,25 D qu'il y aura à chaque moment et à chaque endroit du corps. L'hormone de la parathyroïde agit également comme un conducteur à plusieurs autres endroits de ce réseau, ainsi que l'indiquent les flèches (de la figure C1). En étant consciente du rôle de chacun des musiciens de son orchestre, elle coordonne, contrôle et ajuste précisément ces réactions à la manière d'un chef d'orchestre.

Dans des conditions optimales, l'exposition au soleil peut à elle seule fournir toute la quantité de vitamine D dont nous avons besoin pour produire au bon moment cette si importante vitamine 1,25 D. Même les personnes âgées, qui ne peuvent produire autant de vitamine D à partir du soleil que les gens plus jeunes, ne doivent pas s'inquiéter de savoir si elles ont assez de soleil ou pas[17]. Que signifie « assez » ? Si vous savez quelle quantité de soleil cause une très légère rougeur sur votre peau, alors sachez que le quart de cette quantité, à raison de deux ou trois fois par semaine, est plus que suffisant pour combler vos besoins en vitamine D et entreposer celle-ci dans votre foie et dans vos tissus adipeux[17]. Si votre peau devient légèrement rouge après environ trente minutes d'exposition au soleil, alors dix minutes trois fois par semaine suffisent pour emmagasiner suffisamment de vitamine D.

Quand nous ne prenons pas assez de soleil, il peut être utile de prendre un supplément de vitamine D par le biais de nos aliments. Presque toute la vitamine D présente dans nos aliments a été artificiellement ajoutée (lait et céréales). Cette quantité de vitamine D et celle qui provient de suppléments vitaminiques peuvent être fort significatives et, dans certaines circonstances, il s'avère que cela peut être bénéfique[18-21].

Le soleil et l'hormone de la parathyroïde travaillent de concert d'une façon merveilleusement orchestrée pour que ce phénomène se manifeste sans anicroche et remplisse notre réservoir de vitamine D et pour que la quantité exacte de vitamine 1,25 D dont nous avons besoin soit produite de temps en temps au moment opportun. Pour cet apport en vitamine D, il vaut toujours mieux se fier au soleil qu'à la vitamine D ajoutée aux aliments.

Du sable dans l'engrenage

Plusieurs études ont montré que si le taux de vitamine 1,25 D reste bas en permanence, le risque de plusieurs maladies augmente. La question qui se pose alors est la suivante : quelle est la cause d'une baisse de vitamine 1,25 D ? Les aliments qui contiennent des protéines animales[22]. Ces protéines créent un milieu acide dans le sang qui empêche l'enzyme des reins de produire le très important métabolite[23].

Un autre élément agit sur la vitamine D : le calcium. Il est important que le sang renferme une certaine quantité de calcium afin d'optimiser les fonctionnements nerveux et musculaire. Il ne faut cependant pas qu'il y en ait trop. C'est la vitamine 1,25 D qui maintient le taux de calcium dans le sang à un niveau optimal en contrôlant et en déterminant la quantité de calcium absorbée à partir des aliments digérés dans l'intestin, la quantité de calcium rejetée dans l'urine et les matières fécales, et la quantité à redonner aux os, lesquels constituent la grande réserve de calcium. Par exemple, s'il y a trop de calcium dans le sang, la vitamine 1,25 D devient moins active, moins de calcium est absorbé et plus de calcium est rejeté. Il s'agit là d'un phénomène d'équilibrage très raffiné.

Quand le calcium augmente dans le sang, la vitamine 1,25 D diminue ; quand le calcium baisse, la vitamine 1,25 D augmente[10, 24]. Mais attention ! Si la consommation de calcium est inutilement élevée, elle fait baisser l'activité de l'enzyme des reins et, par conséquent, le taux de vitamine 1,25 D[1, 25]. Autrement dit, avoir une alimentation qui comporte quotidiennement de grandes quantités de calcium n'est pas dans notre intérêt.

Le taux de vitamine 1,25 D est donc réduit par la consommation d'une trop grande quantité de protéines animales et de calcium. Le lait de vache, par contre, contient beaucoup de protéines et de calcium. En fait, dans l'une des études les plus fouillées où la sclérose en plaques est associée à de faibles taux de vitamine 1,25 D, on a déterminé que le lait de vache était un facteur aussi important que la latitude[26]. Par exemple, l'association de la sclérose en plaques à la latitude et au soleil figurant sur la figure C2 se retrouve aussi avec les aliments de source animale, comme l'indique la figure C4[14].

On pourrait émettre l'hypothèse que les maladies comme la sclérose en plaques sont dues, du moins en partie, à un manque de soleil et à un taux bas de vitamine D. Cette hypothèse se vérifie par le fait que les gens qui vivent dans des zones plus septentrionales le long des côtes (Norvège et Japon[26]) et qui consomment beaucoup de poissons riches en vitamine D ont moins de sclérose en plaques que ceux qui vivent à l'intérieur des terres. Cependant, parmi ces populations qui s'alimentent de poissons, on boit également beaucoup moins de lait de vache. La consommation de lait de vache est depuis longtemps associée à la sclérose en plaques[26] et au diabète de type 1[27], peu importe la consommation de poisson.

Figure C4 : Distribution mondiale de la consommation de calories sous forme de protéines animales dans 120 pays[14]

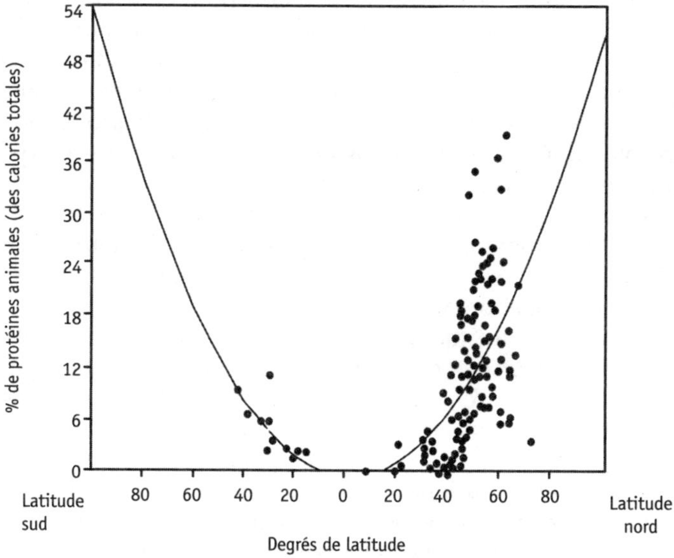

Dans une autre réaction associée à ce réseau, une augmentation de l'apport en protéines animales intensifie également le facteur de croissance semblable à l'insuline IGF-1 (voir chapitre 8), ce qui augmente la croissance des cellules cancéreuses[5]. En effet, de nombreuses réactions s'enchaînent d'une manière coordonnée et constante pour causer la maladie lorsqu'il y a consommation d'une grande quantité de protéines animales. Lorsque le taux de vitamine 1,25 D dans le sang est bas, l'hormone IGF-1 devient immédiatement plus active. Ensemble, ces facteurs augmentent l'apparition de nouvelles cellules tout en empêchant l'élimination des vieilles cellules, ce qui favorise le développement du cancer (sept études citées[28]). Par exemple, les gens ayant un taux plus élevé que la normale d'IGF-1 dans le sang ont eu 5,1 fois plus de risques de cancer de la prostate à un âge avancé[28]. Conjugué à des taux sanguins peu élevés de la protéine qui désactive l'IGF (c'est-à-dire plus d'activité de l'hormone IGF-1) il y a neuf fois et demie plus de risques de souffrir d'un stade avancé de cancer de la prostate. Ce taux est alarmant. Cela revient à dire que les aliments de source animale comme la viande et les produits laitiers[30-32] entraînent la production de plus d'IGF-1 et de moins de vitamine D 1,25 – ce qui augmente le risque de cancer.

Et il ne s'agit que de quelques-uns des nombreux facteurs et phénomènes associés à ce réseau de la vitamine D. Quand on mange les bons aliments, ces réactions et phénomènes collaborent avec harmonie et se traduisent par la santé. Par contre, quand on mange les mauvais aliments, les effets adverses de ces derniers se répercutent non pas en une seule réaction, mais en plusieurs. Par ailleurs, de nombreux facteurs dans ces mauvais aliments, mis à part les protéines et le calcium, participent aussi au problème. Et finalement, plusieurs maladies apparaissent.

Ce qui m'impressionne à propos de ce réseau et d'autres, c'est que beaucoup de facteurs de maladie convergent par de très nombreuses réactions, pour laisser place à un résultat commun. Lorsque ce résultat commun représente plus d'une maladie, c'est encore plus impressionnant. Lorsque ces divers facteurs se trouvent dans un type d'aliment et que cet aliment est épidémiologiquement associé à une ou plusieurs de ces maladies, les associations deviennent encore plus impressionnantes, et cela explique pourquoi les produits laitiers causeraient une augmentation de risque de ces maladies. Il est impossible que de si nombreux mécanismes aussi complexes et fonctionnant avec un tel synchronisme pour conduire au même résultat soient uniquement le fruit du hasard.

La nature ne pourrait être tortueuse au point de créer un chaos interne aussi inutile et conflictuel. De tels réseaux existent dans tout le corps et toutes les cellules. Mais la chose la plus importante à prendre en considération, c'est qu'ils font partie d'une dynamique beaucoup plus vaste appelée « la vie ».

Remerciements

De sa conception initiale à sa forme finale, ce livre s'est élaboré au fil de nombreuses années. Toutefois, c'est au cours des trois dernières années qu'il a pris sa véritable forme, car Karen, ma femme bien-aimée depuis quarante ans, l'a voulu ainsi. Mais elle a voulu encore plus, c'est-à-dire que ce livre soit écrit pour tous les enfants du monde. Elle a su rendre cette idée séduisante à mes yeux et m'a poussé et pressé dans cette direction. Plusieurs fois, elle en a lu chaque mot, ceux qui ont été conservés et ceux qui ont été éliminés.

Mais la chose la plus importante qu'elle ait faite, c'est me suggérer au départ de travailler avec Tom, le plus jeune de nos trois enfants. Ses talents pour l'écriture, son insistance à vouloir maintenir une intégrité dans notre message et son exceptionnelle faculté à apprendre rapidement la matière du livre ont rendu ce projet réalisable. Il a écrit lui-même plusieurs chapitres et a révisé en profondeur de nombreux autres chapitres pour clarifier davantage mon message.

Nos autres enfants (Nelson et sa femme Kim, LeAnne, Keith et Dan) et nos petits-enfants (Whitney, Colin, Steven, Nelson et Laura) nous ont également beaucoup encouragés. Les mots ne peuvent exprimer leur amour et leur soutien dans cette entreprise de taille.

Je dois aussi beaucoup à une autre famille, mes nombreux étudiants de maîtrise, mes étudiants et associés de recherches postdoctorales, et mes collègues du corps professoral qui ont travaillé dans mes groupes de recherche et ont été un élément fondamental dans ma carrière. Je regrette de n'avoir pu citer dans ce livre qu'une partie de leurs découvertes, alors que bien d'autres auraient pu s'ajouter.

Et d'autres amis, associés et membres de ma famille ont grandement contribué à cet ouvrage par la lecture méticuleuse de diverses versions du manuscrit et par leurs commentaires. Je les nomme ici, par ordre alphabétique : Nelson Campbell, Ron Campbell, Kent Carroll, Antonia Demas, Mark Epstein, John et Martha Ferger, Kimberly Kathan, Doug Lisle, John Robbins, Paul Sontrop et Glenn Yeffeth. Les conseils, l'aide et le soutien se sont aussi manifestés sous d'autres formes de la part de Neal Barnard, Jodi Blanco, Junshi Chen, Robert Goodland, Michael Jacobson, Ted Lange, Howard Lyman, Bob Mecoy, John Allen Mollenhauer, Jeff Nelson, Sushma Palmer, Jeff Prince, Frank Rhodes, Bob Richardson et Kathy Ward.

Bien sûr, je tiens à remercier tous les collaborateurs de la maison d'édition BenBella Books, dont Glenn Yeffeth, Shanna Caughey, Meghan Kuckelman, Laura Watkins et Leah Wilson, qui ont su faire d'un chaotique document Word ce livre que vous tenez entre vos mains. Merci également à Kent Carroll, qui a su ajouter professionnalisme, compréhension et clarté grâce à son talent de relectrice.

L'âme de ce livre est dans cette étude chinoise appelée China Study. Même si elle n'en représente pas toute l'histoire, elle a été le point fort du développement de mes idées. Cette étude n'aurait pu avoir lieu sans l'enthousiasme extraordinaire et le travail dévoué de Junshi Chen et Li Junyao de Pékin, de sir Richard Peto et Jillian Boreham de l'université d'Oxford en Angleterre, et de Linda Youngman, Martin Root et Banoo Parpia de mon propre groupe à l'université Cornell. Le docteur Chen a dirigé plus de deux cents professionnels tandis qu'ils étaient sur le terrain, dans toute la Chine. Son professionnalisme et sa personnalité ont été une grande source d'inspiration pour moi. Le genre de personne qu'il est et le travail qu'il accomplit font en effet de ce monde un monde meilleur.

Je veux aussi remercier les docteurs Caldwell Esselstyn Jr et John McDougall (ainsi que leurs femmes respectives, Ann et Mary), qui ont généreusement accepté de participer à la préparation de ce livre. Leur dévouement et leur courage sont également une grande source d'inspiration.

Et, bien sûr, tout cela a été possible grâce à l'exceptionnel départ dans la vie que m'ont donné mes parents, Tom et Betty Campbell, à qui j'ai dédié ce livre. Leur amour et leur dévouement nous ont donné, à moi et à mes frères et sœurs, plus de possibilités dans la vie qu'eux-mêmes n'ont jamais pu rêver d'avoir.

Je dois également reconnaître tous ceux qui ont essayé de discréditer mes idées et, assez souvent, de me discréditer. Ces gens m'ont inspiré d'une autre façon et m'ont poussé à me demander pourquoi il y a tant d'hostilité envers des idées qui devraient faire partie du discours scientifique. En cherchant des réponses, j'ai découvert une perspective plus unique et plus sage que je n'aurais pu voir autrement.

Enfin, je dois remercier les contribuables américains qui subventionnent mon travail depuis plus de quarante ans. J'espère pouvoir payer ma dette envers eux en leur relatant les leçons que j'ai apprises.

– T. Colin CAMPBELL

À la liste de toutes les personnes énumérées ci-dessus, je veux ajouter mes parents et les remercier. Ma participation à l'élaboration de ce livre a été, et est, un cadeau du ciel que je chérirai pour le restant de mes jours. Les mots ne peuvent décrire la chance que j'ai eue d'avoir des parents qui sont de si merveilleux maîtres et qui m'ont soutenu et motivé.

Je veux aussi remercier Kimberly Kathan pour son soutien, ses conseils, sa présence et son enthousiasme à participer à la réalisation de ce projet. Elle a su rendre les bas tolérables et les hauts exceptionnels dans les montagnes russes de cette aventure.

– Thomas M. CAMPBELL

Références

PARTIE I

Chapitre 1

1 American Cancer Society. "Cancer Facts and Figures – 1998." Atlanta, GA : American Cancer Society, 1998.
2 Flegal KM, Carroll MD, Ogden CL, et al. "Prevalence and trends in obesity among U.S. adults, 1999-2000." *JAMA* 288 (2002) : 1723-1727.
3 National Center for Health Statistics. "Obesity still on the rise, new data show. The U.S. Department of Health and Human Services News Release." October 10, 2003. Washington, DC : 2002. Accessed at http://www.cdc.gov/nchs/releases/02news/obesityonrise.htm
4 Lin B-H, Guthrie J, and Frazao E. "Nutrient Contribution of Food Away from Home." *In* : E. Frazao (ed.), *America's Eating Habits : Changes and Consequences*. Washington, DC : Economic Research Service, USDA, 1999. Cited on p. 138 in : Information Plus. *Nutrition : a key to good health*. Wylie, TX : Information Plus, 1999.
5 Mokdad AH, Ford ES, Bowman BA, et al. "Diabetes trends in the U.S. : 1990-1998." *Diabetes Care* 23 (2000) : 1278-1283.
6 Centers for Disease Control and Prevention. "National Diabetes Fact Sheet : National Estimates and General Information on

Diabetes in the United States, Revised Edition." Atlanta, GA : Centers for Disease Control and Prevention, 1998.
7 American Diabetes Association. "Economic consequences of diabetes mellitus in the U.S. in 1997." *Diabetes Care* 21 (1998) : 296-309. Cited In : Mokdad AH, Ford ES, Bowman BA, et al. "Diabetes trends in the U.S. : 1990-1998." *Diabetes Care* 23 (2000) : 1278-1283.
8 American Heart Association. "Heart Disease and Stroke Statistics – 2003 Update." Dallas, TX : American Heart Association, 2002.
9 Ornish D, Brown SE, Scherwitz LW, et al. "Can lifestyle changes reverse coronary heart disease ?" Lancet 336 (1990) : 129-133.
10 Esselstyn CB, Ellis SG, Medendorp SV, et al. "A strategy to arrest and reverse coronary artery disease : a 5-year longitudinal study of a single physician's practice." *J. Family Practice* 41 (1995) : 560-568.
11 Starfield B. "Is U.S. health really the best in the world ?" JAMA 284 (2000) : 483-485.
12 Anderson RN. "Deaths : leading causes for 2000." *National Vital Statistics Reports* 50(16) (2002) :
13 Phillips D, Christenfeld N, and Glynn L. "Increase in U.S. medication-error death between 1983 and 1993." Lancet 351 (1998) : 643-644.
14 U.S. Congressional House Subcommittee Oversight Investigation. "Cost and quality of health care : unnecessary surgery." Washington, DC : 1976. Cited by : Leape, L. "Unnecessary surgery." *Ann. Rev. Publ. Health* 13 (1992) : 363-383.
15 Lazarou J, Pomeranz B, and Corey PN. "Incidence of adverse drug reactions in hospitalized patients." JAMA 279 (1998) : 1200-1205.
16 World Health Organization. Technical Report Series No. 425. "International Drug Monitoring : the Role of the Hospital." Geneva, Switzerland : World Health Organization, 1966.
17 Health Insurance Association of America. *Source Book of Health Insurance Data : 1999-2000*. Washington, DC, 1999.
18 National Center for Health Statistics. *Health, United States, 2000 with Adolescent Health Chart-book*. Hyattsville, MD : National Center for Health Statistics, 2000.

19 Starfield B. *Primary Care : Balancing Health Needs, Services, and Technology*. New York, NY : Oxford University Press, 1998.
20 World Health Organization. World Health Report 2000 : Press release. "World Health Organization assesses the world's health systems." June 21, 2000. Geneva. Accessed at http://www.who.int
21 Coble YD. American Medical Association press release. "AMA decries rise in number of uninsured Americans." September 30, 2003. Chicago, IL. Accessed at http://www.ama-assn.org/ama/pub/article/1617-8064.html
22 Campbell TC. "Present day knowledge on aflatoxin." Phil J Nutr 20 (1967) : 193-201.
23 Campbell TC, Caedo JP, Jr., Bulatao-Jayme J, et al. "Aflatoxin M_1 in human urine." *Nature* 227 (1970) : 403-404.
24 This program was conducted in collaboration with the Philippine Department of Health and was funded by the United States Agency for International Development (USAID). USAID paid my full salary for six years and resulted in 110 "mother craft centers" distributed around much of the Philippines. Progress on this contract was prepared as monthly reports to USAID by Associate Dean C.W. Engel at Virginia Tech.
25 Hu J, Zhao X, Jia J, et al. "Dietary calcium and bone density among middle-aged and elderly women in China." *Am. J. Clin. Nutr.* 58 (1993) : 219-227.
26 Hu J, Zhao X, Parpia B, et al. "Dietary intakes and urinary excretion of calcium and acids : a cross-sectional study of women in China." *Am. J. Clin. Nutr.* 58 (1993) : 398-406.
27 Hu J, Zhao X, Parpia B, et al. "Assessment of a modified household food weighing method in a study of bone health in China." *European J. Clin. Nutr.* 48 (1994) : 442-452.
28 Potischman N, McCulloch CE, Byers T, et al. "Breast cancer and dietary and plasma concentrations of carotenoids and vitamin A." *Am. J. Clin. Nutr.* 52 (1990) : 909-915.
29 Potischman N, McCulloch CE, Byers T, et al. "Associations between breast cancer, triglycerides and cholesterol." *Nutr. Cancer* 15 (1991) : 205-215.
30 Chen J, Campbell TC, Li J, et al. *Diet, life-style and mortality in China. A study of the characteristics of 65 Chinese counties*. Oxford, UK ; Ithaca, NY ; Beijing, PRC : Oxford University

Press ; Cornell University Press ; People's Medical Publishing House, 1990.
31 Campbell TC, and Chen J. "Diet and chronic degenerative diseases : perspectives from China." *Am. J. Clin. Nutr.* 59 (Suppl.) (1994) : 1153S-1161S.
32 Campbell TC. "The dietary causes of degenerative diseases : nutrients vs foods." *In :* N. J. Temple and D. P. Burkitt (eds.), *Western diseases : their dietary prevention and reversibility*, pp. 119-152. Totowa, NJ : Humana Press, 1994.
33 Campbell TC, and Chen J. "Diet and chronic degenerative diseases : a summary of results from an ecologic study in rural China." *In :* N. J. Temple and D. P. Burkitt (eds.), *Western diseases : their dietary prevention and reversibility*, pp. 67-118. Totowa, NJ : Humana Press, 1994.
34 Chittenden RH. Physiological economy in nutrition. New York : F.A. Stokes, 1904.
35 Chittenden RH. The nutrition of man. New York : F. A. Stokes, 1907.

Chapitre 2

1 Stillings BR. "World supplies of animal protein." *In :* J. W. G. Porter and B. A. Rolls (eds.), *Proteins in Human Nutrition*, pp. 11-33. London : Academic Press, 1973.
2 Campbell TC, Warner RG, and Loosli JK. "Urea and biuret for ruminants." *In :* Cornell Nutrition Conference, Buffalo, NY, 1960, pp. 96-103.
3 Campbell TC, Loosli JK, Warner RG, et al. "Utilization of biuret by ruminants." *J. Animal Science* 22 (1963) : 139-145.
4 Autret M. "World protein supplies and needs. Proceedings of the Sixteenth Easter School in Agricultural Science, University of Nottingham, 1969." *In :* R. A. Laurie (ed.), *Proteins in Human Food*, pp. 3-19. Westport, CT. : Avi Publishing Company, 1970.
5 Scrimshaw NS, and Young VR. "Nutritional evaluation and the utilization of protein resources." *In :* C. E. Bodwell (ed.), *Evaluation of Proteins for Humans*, pp. 1-10. Westport, CT : The Avi Publishing Co., 1976.
6 Jalil ME, and Tahir WM. "World supplies of plant proteins." *In :* J. W. G. Porter and B. A. Rolls (eds.), *Proteins in Human Nutrition*, pp. 35-46. London : Academic Press, 1973.

7 Blount WP. "Turkey "X" Disease." *Turkeys* 9 (1961) : 52, 55-58, 61, 77.
8 Sargeant K, Sheridan A, O'Kelly J, et al. "Toxicity associated with certain samples of groundnuts." *Nature* 192 (1961) : 1096-1097.
9 Lancaster MC, Jenkins FP, and Philp JM. "Toxicity associated with certain samples of groundnuts." *Nature* 192 (1961) : 1095-1096.
10 Wogan GN, and Newberne PM. "Dose-response characteristics of aflatoxin B_1 carcinogenesis in the rat." Cancer Res. 27 (1967) : 2370-2376.
11 Wogan GN, Paglialunga S, and Newberne PM. "Carcinogenic effects of low dietary levels of aflatoxin B_1 in rats." Food Cosmet. Toxicol. 12 (1974) : 681-685.
12 Campbell TC, Caedo JP, Jr., Bulatao-Jayme J, et al. "Aflatoxin M_1 in human urine." *Nature* 227 (1970) : 403-404.
13 Madhavan TV, and Gopalan C. "The effect of dietary protein on carcinogenesis of aflatoxin." *Arch. Path.* 85 (1968) : 133-137.

Chapitre 3

1 Natural Resources Defense Council. "Intolerable risk : pesticides in our children's food." New York : Natural Resources Defense Council, February 27, 1989.
2 Winter C, Craigmill A, and Stimmann M. "Food Safety Issues II. NRDC report and Alar." *UC Davis Environmental Toxicology Newsletter* 9(2) (1989) : 1.
3 Lieberman AJ, and Kwon SC. "Fact versus fears : a review of the greatest unfounded health scares of recent times." New York : American Council on Science and Health, June, 1998.
4 Whelan EM, and Stare FJ. *Panic in the pantry : facts and fallacies about the food you buy*. Buffalo, NY : Prometheus Books, 1992.
5 U.S. Apple Association. "News release : synopsis of U.S. Apple Press Conference." McLean, VA : U.S. Apple Association, February 25, 1999.
6 Cassens RG. *Nitrite-cured meat : a food safety issue in perspective*. Trumbull, CT : Food and Nutrition Press, Inc., 1990.

7 Lijinsky W, and Epstein SS. "Nitrosamines as environmental carcinogens." *Nature* 225 (1970) : 21-23.
8 National Toxicology Program. "Ninth report on carcinogens, revised January 2001." Washington, DC : U.S. Department of Health and Human Services, Public Health Service, January, 2001. Accessed at http://ehis.niehs.nih.gov/roc/toc9.html#viewe
9 International Agency for Cancer Research. *IARC Monographs on the Evaluation of the Carcinogenic Risk of Chemicals to Humans : Some N-Nitroso Compounds*. Vol. 17 Lyon, France : International Agency for Research on Cancer, 1978.
10 Druckrey H, Janzowski R, and Preussmann R. "Organotrope carcinogene wirkungen bei 65 verschiedenen N-nitroso-verbindungen an BD-ratten." *Z. Krebsforsch.* 69 (1967) : 103-201.
11 Thomas C, and So BT. "Zur morphologie der durch N-nitroso-verbindungen erzeugten tumoren im oberen verdauungstrakt der ratte." *Arzneimittelforsch.* 19 (1969) : 1077-1091.
12 Eisenbrand G, Spiegelhalder B, Janzowski C, et al. "Volatile and non-volatile N-nitroso compounds in foods and other environmental media." *IARC Sci. Publi.* 19 (1978) : 311-324.
13 National Archives and Records Administration. "Code of Federal Regulations : Title 9, Animals and Animal Products, Section 319.180 (9CFR319.180)." Washington, DC : Government Printing Office, 2001.
14 Kanfer S. October 2, 1972. "The decline and fall of the American hot dog." Time : 86.
15 Newberne P. "Nitrite promotes lymphoma incidence in rats." *Science* 204 (1979) : 1079-1081.
16 Madhavan TV, and Gopalan C. "The effect of dietary protein on carcinogenesis of aflatoxin." *Arch. Path.* 85 (1968) : 133-137.
17 If this defect becomes part of the first round of daughter cells, then this will be passed on to all subsequent generations of cells, with the potential to eventually become clinically detectable cancer. However, this is an oversimplification of a very complex process. Perhaps two of the more significant omissions are the hypotheses that 1) more than one mutation may be required to initiate and promote cancer, and 2) not all genetic defects result in cancer.

18 Mgbodile MUK, and Campbell TC. "Effect of protein deprivation of male weanling rats on the kinetics of hepatic microsomal enzyme activity." *J. Nutr.* 102 (1972) : 53-60.
19 Hayes JR, Mgbodile MUK, and Campbell TC. "Effect of protein deficiency on the inducibility of the hepatic microsomal drug-metabolizing enzyme system. I. Effect on substrate interaction with cytochrome P-450." *Biochem. Pharmacol.* 22 (1973) : 1005-1014.
20 Mgbodile MUK, Hayes JR, and Campbell TC. "Effect of protein deficiency on the inducibility of the hepatic microsomal drug-metabolizing enzyme system. II. Effect on enzyme kinetics and electron transport system." *Biochem. Pharmacol.* 22 (1973) : 1125-1132.
21 Hayes JR, and Campbell TC. "Effect of protein deficiency on the inducibility of the hepatic microsomal drug-metabolizing enzyme system. III. Effect of 3-methylcholanthrene induction on activity and binding kinetics." *Biochem. Pharmacol.* 23 (1974) : 1721-1732.
22 Campbell TC. "Influence of nutrition on metabolism of carcinogens (Martha Maso Honor's Thesis)." *Adv. Nutr. Res.* 2 (1979) : 29-55.
23 Preston RS, Hayes JR, and Campbell TC. "The effect of protein deficiency on the in vivo binding of aflatoxin B_1 to rat liver macromolecules." Life Sci. 19 (1976) : 1191-1198.
24 Portman RS, Plowman KM, and Campbell TC. "On mechanisms affecting species susceptibility to aflatoxin." *Biochim. Biophys. Acta* 208 (1970) : 487-495.
25 Prince LO, and Campbell TC. "Effects of sex difference and dietary protein level on the binding of aflatoxin B_1 to rat liver chromatin proteins in vivo." *Cancer Res.* 42 (1982) : 5053-5059.
26 Mainigi KD, and Campbell TC. "Subcellular distribution and covalent binding of aflatoxins as functions of dietary manipulation." *J Toxicol. Eviron. Health* 6 (1980) : 659-671.
27 Nerurkar LS, Hayes JR, and Campbell TC. "The reconstitution of hepatic microsomal mixed function oxidase activity with fractions derived from weanling rats fed different levels of protein." *J. Nutr.* 108 (1978) : 678-686.
28 Gurtoo HL, and Campbell TC. "A kinetic approach to a study of the induction of rat liver microsomal hydroxylase after

pretreatment with 3,4-benzpyrene and aflatoxin B_1." Biochem. Pharmacol. 19 (1970) : 1729-1735.
29 Adekunle AA, Hayes JR, and Campbell TC. "Interrelationships of dietary protein level, aflatoxin B_1 metabolism, and hepatic microsomal epoxide hydrase activity." *Life Sci.* 21 (1977) : 1785-1792.
30 Mainigi KD, and Campbell TC. "Effects of low dietary protein and dietary aflatoxin on hepatic glutathione levels in F-344 rats." *Toxicol. Appl. Pharmacol.* 59 (1981) : 196-203.
31 Farber E, and Cameron R. "The sequential analysis of cancer development." *Adv. Cancer Res.* 31 (1980) : 125-226.
32 Foci response for the various charts in this chapter mostly reflect "% of liver volume," which integrates "number of foci" and "size of foci," both of which indicate tumor-forming tendency. So that the responses from individual experiments can be compared among each other, the data are adjusted to a common scale that reflects the response produced by a standard dose of aflatoxin and by feeding a 20 % protein diet.
33 Appleton BS, and Campbell TC. "Inhibition of aflatoxin-initiated preneoplastic liver lesions by low dietary protein." *Nutr. Cancer* 3 (1982) : 200-206.
34 Dunaif GE, and Campbell TC. "Relative contribution of dietary protein level and Aflatoxin B_1 dose in generation of presumptive preneoplastic foci in rat liver." *J. Natl. Cancer Inst.* 78 (1987) : 365-369.
35 Youngman LD, and Campbell TC. "High protein intake promotes the growth of preneoplastic foci in Fischer #344 rats : evidence that early remodeled foci retain the potential for future growth." J. *Nutr.* 121 (1991) : 1454-1461.
36 Youngman LD, and Campbell TC. "Inhibition of aflatoxin B1-induced gamma-glutamyl transpeptidase positive (GGT+) hepatic preneoplastic foci and tumors by low protein diets : evidence that altered GGT+ foci indicate neoplastic potential." *Carcinogenesis* 13 (1992) : 1607-1613.
37 Dunaif GE, and Campbell TC. "Dietary protein level and aflatoxin B1-induced preneoplastic hepatic lesions in the rat." *J. Nutr.* 117 (1987) : 1298-1302.
38 Horio F, Youngman LD, Bell RC, et al. "Thermogenesis, low-protein diets, and decreased development of AFB1-induced preneoplastic foci in rat liver." *Nutr. Cancer* 16 (1991) : 31-41.

39 About 12 % dietary protein is required to maximize growth rate, according to the National Research Council of the National Academy of Sciences.
40 Subcommittee on Laboratory Animal Nutrition. *Nutrient requirements of laboratory animals. Second revised edition, number 10.* Washington, DC : National Academy Press, 1972.
41 National Research Council. *Recommended dietary allowances. Tenth edition.* Washington, DC : National Academy Press, 1989.
42 Schulsinger DA, Root MM, and Campbell TC. "Effect of dietary protein quality on development of aflatoxin B1-induced hepatic preneoplastic lesions." *J. Natl. Cancer Inst.* 81 (1989) : 1241-1245.
43 Youngman LD. *The growth and development of aflatoxin B1-induced preneoplastic lesions, tumors, metastasis, and spontaneous tumors as they are influenced by dietary protein level, type, and intervention.* Ithaca, NY : Cornell University, Ph.D. Thesis, 1990.
44 Beasley RP. "Hepatitis B virus as the etiologic agent in hepatocellular carcinoma-epidemiologic considerations." Hepatol. 2 (1982) : 21S-26S.
45 Blumberg BS, Larouze B, London WT, et al. "The relation of infection with the hepatitis B agent to primary hepatic carcinoma." *Am. J. Pathol.* 81 (1975) : 669-682.
46 Chisari FV, Ferrari C, and Mondelli MU. "Hepatitis B virus structure and biology." *Microbiol. Pathol.* 6 (1989) : 311-325.
47 Hu J, Cheng Z, Chisari FV, et al. "Repression of hepatitis B virus (HBV) transgene and HBV-induced liver injury by low protein diet." *Oncogene* 15 (1997) : 2795-2801.
48 Cheng Z, Hu J, King J, et al. "Inhibition of hepatocellular carcinoma development in hepatitis B virus transfected mice by low dietary casein." *Hepatology* 26 (1997) : 1351-1354.
49 Hawrylewicz EJ, Huang HH, Kissane JQ, et al. "Enhancement of the 7,12-dimethylbenz(a)a nthracene (DMBA) mammary tumorigenesis by high dietary protein in rats." *Nutr. Reps. Int.* 26 (1982) : 793-806.
50 Hawrylewicz EJ. "Fat-protein interaction, defined 2-generation studies." *In :* C. Ip, D. F. Birt, A. E. Rogers and C. Mettlin (eds.), *Dietary fat and cancer,* pp. 403-434. New York : Alan R. Liss, Inc., 1986.

51 Huang HH, Hawrylewicz EJ, Kissane JQ, et al. "Effect of protein diet on release of prolactin and ovarian steroids in female rats." *Nutr. Rpts. Int.* 26 (1982) : 807-820.
52 O'Connor TP, Roebuck BD, and Campbell TC. "Dietary intervention during the post-dosing phase of L-azaserine-induced preneoplastic lesions." *J Natl Cancer Inst* 75 (1985) : 955-957.
53 O'Connor TP, Roebuck BD, Peterson F, et al. "Effect of dietary intake of fish oil and fish protein on the development of L-azaserine-induced preneoplastic lesions in rat pancreas." *J Natl Cancer Inst* 75 (1985) : 959-962.
54 He Y. *Effects of carotenoids and dietary carotenoid extracts on aflatoxin B_1-induced mutagenesis and hepatocarcinogenesis.* Ithaca, NY : Cornell University, PhD Thesis, 1990.
55 He Y, and Campbell TC. "Effects of carotenoids on aflatoxin B_1-induced mutagenesis in S. typhimurium TA 100 and TA 98." *Nutr. Cancer* 13 (1990) : 243-253.

Chapitre 4

1 Li J-Y, Liu B-Q, Li G-Y, et al. "Atlas of cancer mortality in the People's Republic of China. An aid for cancer control and research." *Int. J. Epid.* 10 (1981) : 127-133.
2 Higginson J. "Present trends in cancer epidemiology." *Proc. Can. Cancer Conf.* 8 (1969) : 40-75.
3 Wynder EL, and Gori GB. "Contribution of the environment to cancer incidence : an epidemiologic exercise." *J. Natl. Cancer Inst.* 58 (1977) : 825-832.
4 Doll R, and Peto R. "The causes of cancer : Quantitative estimates of avoidable risks of cancer in the Unites States today." *J Natl Cancer Inst* 66 (1981) : 1192-1265.
5 Fagin D. News release. "Breast cancer cause still elusive study : no clear link between pollution, breast cancer on LI." August 6, 2002. Newsday. com. Accessed at http://www.newsday.com/news/ local/longisland/ny-licanc062811887aug06.story?coll=ny%2Dtop%2Dheadlines
6 There were 82 mortality rates, but about a third of these rates were duplicates of the same disease for different aged people.
7 Calorie intake in China is for a 65 kg adult male doing "light physical work." Comparable data for the American male is adjusted for a body weight of 65 kg.

8 SerVaas C. "Diets that protected against cancers in China." *The Saturday Evening Post* October 1990 : 26-28.
9 All the available disease mortality rates were arranged in a matrix so that it was possible to readily determine the relationship of each rate with every other rate. Each comparison was then assigned a plus or minus, depending on whether they were directly or inversely correlated. All plus correlations were assembled in one list and all minus correlations were assembled in a second list. Each individual entry in either list was therefore positively related to entries in its own list but inversely related to diseases in the opposite list. Most, but not all, of these correlations were statistically significant.
10 Campbell TC, Chen J, Brun T, et al. "China : from diseases of poverty to diseases of affluence. Policy implications of the epidemiological transition." *Ecol. Food Nutr.* 27 (1992) : 133-144.
11 Chen J, Campbell TC, Li J, et al. *Diet, life-style and mortality in China. A study of the characteristics of 65 Chinese counties.* Oxford, UK ; Ithaca, NY ; Beijing, PRC : Oxford University Press ; Cornell University Press ; People's Medical Publishing House, 1990.
12 Lipid Research Clinics Program Epidemiology Committee. "Plasma lipid distributions in selected North American Population. The Lipid Research Clinics Program Prevalence Study." *Circulation* 60 (1979) : 427-439.
13 Campbell TC, Parpia B, and Chen J. "Diet, lifestyle, and the etiology of coronary artery disease : The Cornell China Study." *Am. J. Cardiol.* 82 (1998) : 18T-21T.
14 These data are for villages SA, LC and RA for women and SA, QC and NB for men, as seen in the monograph (Chen, et al. 1990)
15 Sirtori CR, Noseda G, and Descovich GC. "Studies on the use of a soybean protein diet for the management of human hyperlipoproteinemias." *In :* M. J. Gibney and D. Kritchevsky (eds.), *Current Topics in Nutrition and Disease, Volume 8 : Animal and Vegetable Proteins in Lipid Metabolism and Atherosclerosis.*, pp. 135-148. New York, NY : Alan R. Liss, Inc., 1983.
16 Carroll KK. "Dietary proteins and amino acids — their effects on cholesterol metabolism." In : M. J. Gibney and D. Kritchevsky

(eds.), *Animal and Vegetable Proteins in Lipid Metabolism and Atherosclerosis*, pp. 9-17. New York, NY : Alan R. Liss, Inc., 1983.
17 Terpstra AHM, Hermus RJJ, and West CE. "Dietary protein and cholesterol metabolism in rabbits and rats." *In :* M. J. Gibney and D. Kritchevsky (eds.), *Animal and Vegetable Proteins in Lipid Metabolism and Athersclerosis*, pp. 19-49. New York : Alan R. Liss, Inc., 1983.
18 Kritchevsky D, Tepper SA, Czarnecki SK, et al. "Atherogenicity of animal and vegetable protein. Influence of the lysine to arginine ratio." *Atherosclerosis* 41 (1982) : 429-431.
19 Dietary fat can be expressed as percent of total weight of the diet or as percent of total calories. Most commentators and researchers express fat as percent of total calories because we primarily consume food to satisfy our need for calories, not our need for weight. I will do the same throughout this book.
20 National Research Council. *Diet, Nutrition and Cancer*. Washington, DC : National Academy Press, 1982.
21 United States Department of Health and Human Services. *The Surgeon General's Report on Nutrition and Health*. Washington, DC : Superintendant of Documents, U.S. Government Printing Office, 1988.
22 National Research Council, and Committee on Diet and Health. *Diet and health : implications for reducing chronic disease risk*. Washington, DC : National Academy Press, 1989.
23 Expert Panel. *Food, nutrition and the prevention of cancer, a global perspective*. Washington, DC : American Institute for Cancer Research/World Cancer Research Fund, 1997.
24 Exceptions include those foods artificially stripped of their fat, such as non-fat milk.
25 Armstrong D, and Doll R. "Environmental factors and cancer incidence and mortality in different countries, with special reference to dietary practices." *Int. J. Cancer* 15 (1975) : 617-631.
26 U.S. Senate. "Dietary goals for the United States, 2nd Edition." Washington, DC : U.S. Government Printing Office, 1977.
27 Committee on Diet Nutrition and Cancer. *Diet, nutrition and cancer : directions for research*. Washington, DC : National Academy Press, 1983.

28 There also were a number of other policy statements and large human studies that were begun at about this time that were to receive much public discussion and that were founded and/or interpreted in relation to dietary fat and these diseases. These included the initiation of the U.S. Dietary Guidelines report series begun in 1980, the Harvard Nurses' Health Study in 1984, the initial reports of the Framingham Heart Study in the 1960s, the Seven Countries Study of Ancel Keys, the Multiple Risk Factor Intervention Trial (MRFIT) and others.
29 Carroll KK, Braden LM, Bell JA, et al. "Fat and cancer." Cancer 58 (1986) : 1818-1825.
30 Drasar BS, and Irving D. "Environmental factors and cancer of the colon and breast." *Br. J. Cancer* 27 (1973) : 167-172.
31 Haenszel W, and Kurihara M. "Studies of Japanese Migrants : mortality from cancer and other disease among Japanese and the United States." J Natl Cancer Inst 40 (1968) : 43-68.
32 Higginson J, and Muir CS. "Epidemiology in Cancer." *In :* J. F. Holland and E. Frei (eds.), *Cancer Medicine*, pp. 241-306. Philadelphia, PA : Lea and Febiger, 1973.
33 The correlation of fat intake with animal protein intake is 84 % for grams of fat consumed and 70 % for fat as a percent of calories.
34 Kelsey JL, Gammon MD, and Esther MJ. "Reproductive factors and breast cancer." Epidemiol. Revs. 15 (1993) : 36-47.
35 de Stavola BL, Wang DY, Allen DS, et al. "The association of height, weight, menstrual and reproductive events with breast cancer : results from two prospective studies on the island of Guernsey (United Kingdom)." *Cancer Causes and Control* 4 (1993) : 331-340.
36 Rautalahti M, Albanes D, Virtamo J, et al. "Lifetime menstrual activity – indicator of breast cancer risk." (1993) : 17-25.
37 It was not possible to statistically detect an association of blood hormone levels with breast cancer risk within this group of women because their blood samples were taken at random times of their menstrual cycles and breast cancer rates were so low, thus minimizing the ability to detect such an association, even when real.
38 Key TJA, Chen J, Wang DY, et al. "Sex hormones in women in rural China and in Britain." Brit. J. Cancer 62 (1990) : 631-636.

39 These biomarkers include plasma copper, urea nitrogen, estradiol, prolactin, testosterone and, inversely, sex hormone binding globulin, each of which has been known to be associated with animal protein intake from previous studies.

40 For the total dietary fiber (TDF), the averages for China and the U.S. were 33.3 and 11.1 grams per day, respectively. The range of the county averages are 7.7-77.6 grams per day in China, compared with a range of 2.4-26.6 grams per day for the middle 90 % of American males.

41 The correlation for plant protein was +0.53*** and for animal protein was +0.12.

42 In principle, using "cancer prevalence within families" as the outcome measurement more effectively controls for the various causes of cancer that associate with different kinds of cancer, thus permitting study of an isolated effect of the dietary factor.

43 Guo W, Li J, Blot WJ, et al. "Correlations of dietary intake and blood nutrient levels with esophageal cancer mortality in China." *Nutr. Cancer* 13 (1990) : 121-127.

44 The full effects of these fat-soluble antioxidants can be demonstrated only when antioxidant concentrations are adjusted for the levels of LDL for individual subjects. This was not known at the time of the survey, thus provisions were not made for this adjustment.

45 Kneller RW, Guo W, Hsing AW, et al. "Risk factors for stomach cancer in sixty-five Chinese counties." *Cancer Epi. Biomarkers Prev.* 1 (1992) : 113-118.

46 Information Plus. Nutrition : a key to good health. Wylie, TX : Information Plus, 1999.

47 Westman EC, Yancy WS, Edman JS, et al. "Carbohydrate Diet Program." *Am. J. Med.* 113 (2002) : 30-36.

48 Atkins RC. *Dr. Atkins' New Diet Revolution*. New York, NY : Avon Books, 1999.

49 Wright JD, Kennedy-Stephenson J, Wang CY, et al. "Trends in Intake of Energy and Macronutrients — United States, 1971-2000." *Morbidity and mortality weekly report* 53 (February 6, 2004) : 80-82.

50 Noakes M, and Clifton PM. "Weight loss and plasma lipids." *Curr. Opin. Lipidol.* 11 (2000) : 65-70.

51 Bilsborough SA, and Crowe TC. "Low-carbohydrate diets : what are the potential short- and long-term health implications ?" *Asia Pac. J. Clin. Nutr.* 12 (2003) : 396-404.
52 Stevens A, Robinson DP, Turpin J, et al. "Sudden cardiac death of an adolescent during dieting." South. Med. J. 95 (2002) : 1047-1049.
53 Patty A. "Low-carb fad claims teen's life -Star diet blamed in death." *The Daily Telegraph (Sidney, Australia)* November 2, 2002 : 10.
54 Atkins, 1999. Page 275.
55 Atkins claims that an antioxidant cocktail can protect against heart disease, cancer and aging, a claim refuted by several large trials recently completed (see chapter 11).
56 Atkins, 1999. Page 103.
57 Bone J. "Diet doctor Atkins 'obese', had heart problems : coroner : Widow angrily denies that opponents' claims that heart condition caused by controverial diet." *Ottawa Citizen* February 11, 2004 : A11.
58 Campbell TC. "Energy balance : interpretation of data from rural China." *Toxicological Sciences* 52 (1999) : 87-94.
59 Horio F, Youngman LD, Bell RC, et al. "Thermogenesis, low-protein diets, and decreased development of AFB1-induced preneoplastic foci in rat liver." *Nutr. Cancer* 16 (1991) : 31-41.
60 Krieger E, Youngman LD, and Campbell TC. "The modulation of aflatoxin(AFB1) induced preneoplastic lesions by dietary protein and voluntary exercise in Fischer 344 rats." *FASEB J.* 2 (1988) : 3304 Abs.
61 The cited associations of total animal and plant protein intakes are taken from manuscript under review.
62 Campbell TC, Chen J, Liu C, et al. "Non-association of aflatoxin with primary liver cancer in a cross-sectional ecologic survey in the People's Republic of China." *Cancer Res.* 50 (1990) : 6882-6893.

PARTIE II

Chapitre 5

1 Adams CF. "How many times does your heart beat per year ?" Accessed October 20, 2003. Accessed at http://www.straightdope.com/classics/a1_088a.html

2 National Heart, Lung, and Blood Institute. "Morbidity and Mortality : 2002 Chart Book on Cardiovascular, Lung, and Blood Diseases." Bethesda, MD : National Institutes of Health, 2002.

3 American Heart Association. "Heart Disease and Stroke Statistics-2003 Update." Dallas, TX : American Heart Association, 2002.

4 Braunwald E. "Shattuck lecture-cardiovascular medicine at the turn of the millenium : triumphs, concerns and opportunities." *New Engl. J. Med.* 337 (1997) : 1360-1369.

5 American Cancer Society. "Cancer Facts and Figures-1998." Atlanta, GA : American Cancer Society, 1998.

6 Anderson RN. "Deaths : leading causes for 2000." *National Vital Statistics Reports* 50(16) (2002) :

7 Enos WE, Holmes RH, and Beyer J. "Coronary disease among United States soldiers killed in action in Korea." *JAMA* 152 (1953) : 1090-1093.

8 Esselstyn CJ. "Resolving the coronary artery disease epidemic through plant-based nutrition." *Prev. Cardiol.* 4 (2001) : 171-177.

9 Antman EM, and Braunwald E. "Acute myocardial infarction." *In :* E. Braunwald (ed.), *Heart disease, a textbook of cardiovascular disease,* Vol. II (Fifth Edition), pp. 1184-1288. Philadelphia : W.B. Saunders Company, 1997.

10 Esselstyn CJ. "Lecture : Reversing heart disease." December 5, 2002. Ithaca, NY : Cornell University, 2002.

11 Ambrose JA, and Fuster V. "Can we predict future acute coronary events in patients with stable coronary artery disease ?" *JAMA* 277 (1997) : 343-344.

12 Forrester JS, and Shah PK. "Lipid lowering versus revascularization : an idea whose time (for testing) has come." *Circulation* 96 (1997) : 1360-1362.

13 Now named the National Heart, Lung, and Blood Institute of the National Institutes of Health in Bethesda, Maryland.

14 Gofman JW, Lindgren F, Elliot H, et al. "The role of lipids and lipoproteins in atherosclerosis." Science 111 (1950) : 166.
15 Kannel WB, Dawber TR, Kagan A, et al. "Factors of risk in the development of coronary heart disease — six-year follow-up experience." Ann. Internal Medi. 55 (1961) : 33-50.
16 Jolliffe N, and Archer M. "Statistical associations between international coronary heart disease death rates and certain environmental factors." *J. Chronic Dis.* 9 (1959) : 636-652.
17 Scrimgeour EM, McCall MG, Smith DE, et al. "Levels of serum cholesterol, triglyceride, HDL cholesterol, apolipoproteins A-1 and B, and plasma glucose, and prevalence of diastolic hypertension and cigarette smoking in Papua New Guinea Highlanders." *Pathology* 21 (1989) : 46-50.
18 Campbell TC, Parpia B, and Chen J. "Diet, lifestyle, and the etiology of coronary artery disease : The Cornell China Study." *Am. J. Cardiol.* 82 (1998) : 18T-21T.
19 Kagan A, Harris BR, Winkelstein W, et al. "Epidemiologic studies of coronary heart disease and stroke in Japanese men living in Japan, Hawaii and California." *J. Chronic Dis.* 27 (1974) : 345-364.
20 Kato H, Tillotson J, Nichaman MZ, et al. "Epidemiologic studies of coronary heart disease and stroke in Japanese men living in Japan, Hawaii and California : serum lipids and diet." *Am. J. Epidemiol.* 97 (1973) : 372-385.
21 Morrison LM. "Arteriosclerosis." JAMA 145 (1951) : 1232-1236.
22 Morrison LM. "Diet in coronary atherosclerosis." JAMA 173 (1960) : 884-888.
23 Lyon TP, Yankley A, Gofman JW, et al. "Lipoproteins and diet in coronary heart disease." California Med. 84 (1956) : 325-328.
24 Gibney MJ, and Kritchevsky D, eds. *Current Topics in Nutrition and Disease, Volume 8 : Animal and Vegetable Proteins in Lipid Metabolism and Atherosclerosis.* New York, NY : Alan R. Liss, Inc., 1983.
25 Sirtori CR, Noseda G, and Descovich GC. "Studies on the use of a soybean protein diet for the management of human hyperlipoproteinemias." *In :* M. J. Gibney and D. Kritchevsky (eds.), *Current Topics in Nutrition and Disease, Volume 8 : Animal and Vegetable Proteins in Lipid Metabolism and Atherosclerosis.*, pp. 135-148. New York, NY : Alan R. Liss, Inc., 1983.

26 G.S. Myers, personal communication, cited by Groom, D. "Population studies of atherosclerosis." Ann. Internal Med. 55(1961) : 51-62.
27 Centers for Disease Control. "Smoking and Health : a national status report." *Morbidity and Mortality Weekly Report* 35 (1986) : 709-711.
28 Centers for Disease Control. "Cigarette smoking among adults – United States, 2000." *Morbidity and Mortality Weekly Report* 51 (2002) : 642-645.
29 Age-adjusted, ages 25-74.
30 Marwick C. "Coronary bypass grafting economics, including rehabilitation. Commentary." *Curr. Opin. Cardiol.* 9 (1994) : 635-640.
31 Page 1319 in Gersh BJ, Braunwald E, and Rutherford JD. "Chronic coronary artery disease." In : E. Braunwald (ed.), Heart Disease : A Textbook of cardiovascular Medicine, Vol. 2(Fifth Edition), pp. 1289-1365. Philadelphia, PA : W.B. Saunders, 1997.
32 Ornish D. "Avoiding revascularization with lifestyle changes : the Multicenter Lifestyle Demonstration Project." *Am. J. Cardiol.* 82 (1998) : 72T-76T.
33 Shaw PJ, Bates D, Cartlidge NEF, et al. "Early intellectual dysfunction following coronary bypass surgery." *Quarterly J. Med.* 58 (1986) : 59-68.
34 Cameron AAC, Davis KB, and Rogers WJ. "Recurrence of angina after coronary artery bypass surgery. Predictors and prognosis (CASS registry)." *J. Am. Coll. Cardiol.* 26 (1995) : 895-899.
35 Page 1320 in Gersh BJ, Braunwald E, and Rutherford JD. "Chronic coronary artery disease." In : E. Braunwald (ed.), Heart Disease : A Textbook of cardiovascular Medicine, Vol. 2(Fifth Edition), pp. 1289-1365. Philadelphia, PA : W.B. Saunders, 1997.
36 Kirklin JW, Naftel DC, Blackstone EH, et al. "Summary of a consensus concerning death and ischemic events after coronary artery bypass grafting." *Circulation* 79(Suppl 1) (1989) : I81-I91.
37 Page 1368-9 in Lincoff AM, and Topol EJ. "Interventional catherization techniques." In : E. Braunwald (ed.), Heart

Disease : A Textbook of Cardiovascular Medicine, pp. 1366-1391. Philadelphia, PA : W.B. Saunders, 1997.
38 Hirshfeld JW, Schwartz JS, Jugo R, et al. "Restenosis after coronary angioplasty : a multivariate statistical model to relate lesion and procedure variables to restenosis." J. *Am. Coll. Cardiol.* 18 (1991) : 647-656.
39 Information Plus. Nutrition : a key to good health. Wylie, TX : Information Plus, 1999.
40 Naifeh SW. *The Best Doctors in America, 1994-1995*. Aiken, S.C. : Woodward & White, 1994.
41 Esselstyn CB, Jr. "Foreward : changing the treatment paradigm for coronary artery disease." *Am. J. Cardiol.* 82 (1998) : 2T-4T.
42 Esselstyn CB, Ellis SG, Medendorp SV, et al. "A strategy to arrest and reverse coronary artery disease : a 5-year longitudinal study of a single physician's practice." J. *Family Practice* 41 (1995) : 560-568.
43 Esselstyn CJ. "Introduction : more than coronary artery disease." *Am. J. Cardiol.* 82 (1998) : 5T-9T.
44 The flow of blood is related to the fourth power of the radius. Thus, a reduction of seven percent is approximately related to a 30 % greater blood flow, although it is not possible to obtain by calculation a more precise determination of this number.
45 Personal communication with Dr. Esselstyn, 9/15/03.
46 Ornish D, Brown SE, Scherwitz LW, et al. "Can lifestyle changes reverse coronary heart disease ?" Lancet 336 (1990) : 129-133.
47 Ratliff NB. "Of rice, grain, and zeal : lessons from Drs. Kempner and Esselstyn." Cleveland Clin. J. Med. 67 (2000) : 565-566.
48 American Heart Association. "AHA Dietary Guidelines. Revision 2000 : A Statement for Healthcare Professionals from the Nutrition Committee of the American Heart Association." *Circulation* 102 (2000) : 2296-2311.
49 National Cholesterol Education Program. "Third report of the National Cholesterol Education Program (NCEP) expert panel on detection, evaluation and treatment of high blood cholesterol in adult (adult treatment panel III) : executive summary." Bethesda, MD : National Institutes of Health, 2001.
50 Castelli W. "Take this letter to your doctor." *Prevention* 48 (1996) : 61-64.

51 Schuler G, Hambrecht R, Schlierf G, et al. "Regular physical exercise and low-fat diet." *Circulation* 86 (1992) : 1-11.

Chapitre 6

1 Flegal KM, Carroll MD, Ogden CL, et al. "Prevalence and trends in obesity among U.S. adults, 1999-2000." JAMA 288 (2002) : 1723-1727.
2 Ogden CL, Flegal KM, Carroll MD, et al. "Prevalence and trends in overweight among U.S. children and adolescents." *JAMA* 288 (2002) : 1728-1732.
3 Dietz WH. "Health consequences of obesity in youth : childhood predictors of adult disease." Pediatrics 101 (1998) : 518-525.
4 Fontaine KR, and Barofsky I. "Obesity and health-related quality of life." *Obesity Rev.* 2 (2001) : 173-182.
5 Colditz GA. "Economic costs of obesity and inactivity." *Med. Sci. Sports Exerc.* 31 (1999) : S663-S667.
6 Adcox S. "New state law seeks to cut down obesity." Ithaca Journal Sept. 21, 2002 : 5A.
7 Ellis FR, and Montegriffo VME. "Veganism, clinical findings and investigations." *Am. J. Clin. Nutr.* 23 (1970) : 249-255.
8 Berenson, G., Srinivasan, S., Bao, W., Newman, W. P. r., Tracy, R. E., and Wattigney, W. A. "Association between multiple cardiovascular risk factors and atherosclerosis to children and young adults. The Bogalusa Heart Study." *New Engl. J. Med.*, 338 : 1650-1656, 1998.
9 Key TJ, Fraser GE, Thorogood M, et al. "Mortality in vegetarians and nonvegetarians : detailed findings from a collaborative analysis of 5 prospective studies." *Am. J. Clin. Nutri.* 70(Suppl.) (1999) : 516S-524S.
10 Bergan JG, and Brown PT. "Nutritional status of "new" vegetarians." *J. Am. Diet. Assoc.* 76 (1980) : 151-155.
11 Appleby PN, Thorogood M, Mann J, et al. "Low body mass index in non-meat eaters : the possible roles of animal fat, dietary fibre, and alcohol." *Int J. Obes.* 22 (1998) : 454-460.
12 Dwyer JT. "Health aspects of vegetarian diets." *Am. J. Clin. Nutr.* 48 (1988) : 712-738.
13 Key TJ, and Davey G. "Prevalence of obesity is low in people who do not eat meat." *Brit. Med. Journ.* 313 (1996) : 816-817.

14 Shintani TT, Hughes CK, Beckham S, et al. "Obesity and cardiovascular risk intervention through the ad libitum feeding of traditional Hawaiian diet." *Am. J. Clin. Nutr.* 53 (1991) : 1647S-1651S.
15 Barnard RJ. "Effects of life-style modification on serum lipids." *Arch. Intern. Med.* 151 (1991) : 1389-1394.
16 McDougall J, Litzau K, Haver E, et al. "Rapid reduction of serum cholesterol and blood pressure by a twelve-day, very low fat, strictly vegetarian diet." *J. Am. Coll. Nutr.* 14 (1995) : 491-496.
17 Ornish D, Scherwitz LW, Doody RS, et al. "Effects of stress management training and dietary changes in treating ischemic heart disease." *JAMA* 249 (1983) : 54-59.
18 Shintani TT, Beckham S, Brown AC, et al. "The Hawaii diet : ad libitum high carbohydrate, low fat multi-cultural diet for the reduction of chronic disease risk factors : obesity, hypertension, hypercholesterolemia, and hyperglycemia." *Hawaii Med. Journ.* 60 (2001) : 69-73.
19 Nicholson AS, Sklar M, Barnard ND, et al. "Toward improved management of NIDDM : a randomized, controlled, pilot intervention using a lowfat, vegetarian diet." *Prev. Med.* 29 (1999) : 87-91.
20 Ornish D, Scherwitz LW, Billings JH, et al. "Intensive lifestyle changes for reversal of coronary heart disease." *JAMA* 280 (1998) : 2001-2007.
21 Astrup A, Toubro S, Raben A, et al. "The role of low-fat diets and fat substitutes in body weight management : what have we learned from clinical studies ?" *J. Am. Diet. Assoc.* 97(suppl) (1997) : S82-S87.
22 Duncan KH, Bacon JA, and Weinsier RL. "The effects of high and low energy density diets on satiety, energy intake, and eating time of obese and nonobese subjects." *Am. J. Clin. Nutr.* 37 (1983) : 763-767.
23 Heaton KW. "Food fibre as an obstacle to energy intake." Lancet (1973) : 1418-1421.
24 Levin N, Rattan J, and Gilat T. "Energy intake and body weight in ovo-lacto vegetarians." *J. Clin. Gastroenterol.* 8 (1986) : 451-453.
25 Campbell TC. "Energy balance : interpretation of data from rural China." *Toxicological Sciences* 52 (1999) : 87-94.

26 Poehlman ET, Arciero PJ, Melby CL, et al. "Resting metabolic rate and postprandial thermogenesis in vegetarians and nonvegetarians." *Am. J. Clin. Nutr.* 48 (1988) : 209-213.
27 The study by Poehlman et al. showed high oxygen consumption and higher resting metabolic rate but was badly misinterpreted by the authors. We had very similar results with experimental rats.
28 Fogelholm M, and Kukkonen-Harjula K. "Does physical activity prevent weight gain — a systematic review." *Obesity Rev.* 1 (2000) : 95-111.
29 Ravussin E, Lillioja S, Anderson TE, et al. "Determinants of 24-hour energy expenditure in man. Methods and results using a respiratory chamber." *J. Clin. Invest.* 78 (1986) : 1568-1578.
30 Thorburn AW, and Proietto J. "Biological determinants of spontaneous physical activity." *Obesity Rev.* 1 (2000) : 87-94.
31 Krieger E, Youngman LD, and Campbell TC. "The modulation of aflatoxin(AFB1) induced preneoplastic lesions by dietary protein and voluntary exercise in Fischer 344 rats." *FASEB J.* 2 (1988) : 3304 Abs.
32 Heshka S, and Allison DB. "Is obesity a disease ?" *Int. J. Obesity Rel. Dis.* 25 (2001) : 1401- 1404.
33 Kopelman PG, and Finer N. "Reply : is obesity a disease ?" *Int J. Obes.* 25 (2001) : 1405-1406.
34. Campbell TC. "Are your genes hazardous to your health ?" *Nutrition Advocate* 1 (1995) : 1-2, 8.
35 Campbell TC. "Genetic seeds of disease. How to beat the odds." *Nutrition Advocate* 1 (1995) : 1-2, 8.
36 Campbell TC. "The 'Fat Gene' dream machine." Nutrition Advocate 2 (1996) : 1-2.

Chapitre 7

1 Mokdad AH, Ford ES, Bowman BA, et al. "Diabetes trends in the U.S. : 1990-1998." *Diabetes Care* 23 (2000) : 1278-1283.
2 Centers for Disease Control and Prevention. "National Diabetes Fact Sheet : General Information and National Estimates on Diabetes in the United States, 2000." Atlanta, GA : Centers for Disease Control and Prevention.
3 Griffin KL. "New lifestyles : new lifestyles, hope for kids with diabetes." *Milwaukee Journal Sentinel* 22 July 2002 : 1G.

4 American Diabetes Association. "Type 2 diabetes in children and adolescents." *Diabetes Care* 23 (2000) : 381-389.
5 Himsworth HP. "Diet and the incidence of diabetes mellitus." Clin. Sci. 2 (1935) : 117-148.
6 West KM, and Kalbfleisch JM. "Glucose tolerance, nutrition, and diabetes in Uruguay, Venezuela, Malaya, and East Pakistan." Diabetes 15 (1966) : 9-18.
7 West KM, and Kalbfleisch JM. "Influence of nutritional factors on prevalence of diabetes." Diabetes 20 (1971) : 99-108.
8 Fraser GE. "Associations between diet and cancer, ischemic heart disease, and all-cause mortality in non-Hispanic white California Seventh-day Adventists." *Am. J. Clin. Nutr.* 70(Suppl.) (1999) : 532S-538S.
9 Snowdon DA, and Phillips RL. "Does a vegetarian diet reduce the occurrence of diabetes ?" Am. J. Publ. Health 75 (1985) : 507-512.
10 Tsunehara CH, Leonetti DL, and Fujimoto WY. "Diet of second generation Japanese-American men with and without non-insulin-dependent diabetes." *Am. J. Clin. Nutri.* 52 (1990) : 731-738.
11 Marshall J, Hamman RF, and Baxter J. "High-fat, low-carbohydrate diet and the etiology of non-insulin-dependent diabetes mellitus : the San Luis Valley Study." *Am. J. Epidemiol.* 134 (1991) : 590-603.
12 Kittagawa T, Owada M, Urakami T, et al. "Increased incidence of non-insulin-dependent diabetes mellitus among Japanese schoolchildren correlates with an increased intake of animal protein and fat." *Clin. Pediatr.* 37 (1998) : 111-116. 13 Trowell H. "Diabetes mellitus death-rates in England and Wales 1920-1970 and food supplies." Lancet 2 (1974) : 998-1002.
14 Meyer KA, Kushi LH, Jacobs DR, Jr., et al. "Carbohydrates, dietary fiber, and incident Type 2 diabetes in older women." Am. J. Clin. Nutri. 71 (2000) : 921-930.
15 Anderson JW. "Dietary fiber in nutrition management of diabetes." *In :* G. Vahouny, V. and D. Kritchevsky (eds.), *Dietary Fiber : Basic and Clinical Aspects*, pp. 343-360. New York : Plenum Press, 1986.
16 Anderson JW, Chen WL, and Sieling B. "Hypolipidemic effects of high-carbohydrate, high-fiber diets." *Metabolism* 29 (1980) : 551-558.

17 Story L, Anderson JW, Chen WL, et al. "Adherence to high-carbohydrate, high-fiber diets : long-term studies of non-obese diabetic men." *Journ. Am. Diet. Assoc.* 85 (1985) : 1105-1110.
18 Barnard RJ, Lattimore L, Holly RG, et al. "Response of non-insulin-dependent diabetic patients to an intensive program of diet and exercise." *Diabetes Care* 5 (1982) : 370-374.
19 Barnard RJ, Massey MR, Cherny S, et al. "Long-term use of a high-complex-carbohydrate, high-fiber, low-fat diet and exercise in the treatment of NIDDM patients." *Diabetes Care* 6 (1983) : 268-273.
20 Anderson JW, Gustafson NJ, Bryant CA, et al. "Dietary fiber and diabetes : a comprehensive review and practical application." *J. Am. Diet. Assoc.* 87 (1987) : 1189-1197.
21 Jenkins DJA, Wolever TMS, Bacon S, et al. "Diabetic diets : high carbohydrate combined with high fiber." *Am. J. Clin. Nutri.* 33 (1980) : 1729-1733.
22 Diabetes Prevention Program Research Group. "Reduction in the incidence of Type 2 diabetes with lifestyle intervention or Metformin." *New Engl. J. Med.* 346 (2002) : 393-403.
23 Tuomilehto J, Lindstrom J, Eriksson JG, et al. "Prevention of Type 2 diabetes mellitus by changes in lifestyle among subjects with impaired glucose tolerance." *New Engl. J. Med.* 344 (2001) : 1343-1350.

Chapitre 8

1 Estrogen present in its free, unbound form.
2 Estrogen activity is due to more than one analogue, but usually refers to estradiol. I will use the general term "estrogen" to include all steroid and related female hormones whose effects parallel estradiol activity. A small amount of testosterone in women also shows the same effect.
3 Wu AH, Pike MC, and Stram DO. "Meta-analysis : dietary fat intake, serum estrogen levels, and the risk of breast cancer." *J. Nat. Cancer Inst.* 91 (1999) : 529-534.
4 Bernstein L, and Ross RK. "Endogenous hormones and breast cancer risk." *Epidemiol. Revs.* 15 (1993) : 48-65.
5 Pike MC, Spicer DV, Dahmoush L, et al. "Estrogens, progestogens, normal breast cell proliferation, and breast cancer risk." *Epidemiol. Revs.* 15 (1993) : 17-35.

6 Bocchinfuso WP, Lindzey JK, Hewitt SC, et al. "Induction of mammary gland development in estrogen receptor-alpha knockout mice." *Endocrinology* 141 (2000) : 2982-2994.
7 Atwood CS, Hovey RC, Glover JP, et al. "Progesterone induces side-branching of the ductal epithelium in the mammary glands of peripubertal mice." *J. Endocrinol.* 167 (2000) : 39-52.
8 Rose DP, and Pruitt BT. "Plasma prolactin levels in patients with breast cancer." Cancer 48 (1981) : 2687-2691.
9 Dorgan JF, Longcope C, Stephenson HE, Jr., et al. "Relation of prediagnostic serum estrogen and androgen levels to breast cancer risk." *Cancer Epidemiol Biomarkers Prev* 5 (1996) : 533-539.
10 Dorgan JF, Stanczyk FZ, Longcope C, et al. "Relationship of serum dehydroepiandrosterone (DHEA), DHEA sulfate, and 5-androstene-3 beta, 17 beta-diol to risk of breast cancer in postmenopausal women." *Cancer Epidemiol Biomarkers Prev* 6 (1997) :
11 Thomas HV, Key TJ, Allen DS, et al. "A prospective study of endogenous serum hormone concentrations and breast cancer risk in post-menopausal women on the island of Guernsey." *Brit. J. Cancer* 76 (1997) : 410-405.
12 Hankinson SE, Willett W, Manson JE, et al. "Plasma sex steroid hormone levels and risk of breast cancer in postmenopausal women." *J. Nat. Cancer Inst.* 90 (1998) : 1292-1299.
13 Rosenthal MB, Barnard RJ, Rose DP, et al. "Effects of a high-complex-carbohydrate, low-fat, low-cholesterol diet on levels of serum lipids and estradiol." *Am. J. Med.* 78 (1985) : 23-27.
14 Adlercreutz H. "Western diet and Western diseases : some hormonal and biochemical mechanisms and associations." Scand. J. Clin. Lab. Invest. 50(Suppl.201) (1990) : 3-23.
15 Heber D, Ashley JM, Leaf DA, et al. "Reduction of serum estradiol in postmenopausal women given free access to low-fat high-carbohydrate diet." *Nutrition* 7 (1991) : 137-139.
16 Rose DP, Goldman M, Connolly JM, et al. "High-fiber diet reduces serum estrogen concentrations in premenopausal women." *Am. J. Clin. Nutr.* 54 (1991) : 520-525.
17 Rose DP, Lubin M, and Connolly JM. "Efects of diet supplementation with wheat bran on serum estrogen levels

in the follicular and luteal phases of the menstrual cycle." *Nutrition* 13 (1997) : 535-539.
18 Tymchuk CN, Tessler SB, and Barnard RJ. "Changes in sex hormone-binding globulin, insulin, and serum lipids in postmenopausal women on a low-fat, high-fiber diet combined with exercise." *Nutr. Cancer* 38 (2000) : 158-162.
19 Key TJA, Chen J, Wang DY, et al. "Sex hormones in women in rural China and in Britain." Brit. J. Cancer 62 (1990) : 631-636.
20 Prentice R, Thompson D, Clifford C, et al. "Dietary fat reduction and plasma estradiol concentration in healthy postmenopausal women." J. Natl. Cancer Inst. 82 (1990) : 129-134.
21 Boyar AP, Rose DP, and Wynder EL. "Recommendations for the prevention of chronic disease : the application for breast disease." *Am. J. Clin. Nutr.* 48(3 Suppl) (1988) : 896-900.
22 Nandi S, Guzman RC, and Yang J. "Hormones and mammary carcinogenesis in mice, rats and humans : a unifying hypothesis." *Proc. National Acad. Sci* 92 (1995) : 3650-3657.
23 Peto J, Easton DF, Matthews FE, et al. "Cancer mortality in relatives of women with breast cancer, the OPCS study." *Int. J. Cancer* 65 (1996) : 275-283.
24 Colditz GA, Willett W, Hunter DJ, et al. "Family history, age, and risk of breast cancer. Prospective data from the Nurses' Health Study." *JAMA* 270 (1993) : 338-343.
25 National Human Genome Research Institute. "Learning About Breast Cancer." Accessed at http://www.genome.gov/10000507#ql
26 Futreal PA, Liu Q, Shattuck-Eidens D, et al. "BRCA1 mutations in primary breast and ovarian carcinomas." *Science* 266 (1994) : 120-122.
27 Miki Y, Swensen J, Shatttuck-Eidens D, et al. "A strong candidate for the breast and ovarian cancer susceptibility gene BRCA1." Science 266 (1994) : 66-71.
28 Wooster R, Bignell G, Lancaster J, et al. "Identification of the breast cancer susceptibility gene BRCA2." *Nature* 378 (1995) : 789-792.
29 Tavtigian SV, Simard J, Rommens J, et al. "The complete BRCA2 gene and mutations in chromosome 13q-linked kindreds." *Nat. Genet.* 12 (1996) : 333-337.
30 Ford D, Easton D, Bishop DT, et al. "Risks of cancer in BRCA1 mutation carriers." Lancet 343 (1994) : 692-695.

31 Antoniou A, Pharoah PDP, Narod S, et al. "Average risks of breast and ovarian cancer associated with BRCA1 or BRCA2 mutations detected in case series unselected for family history : a combined analysis of 22 studies." *Am. J. Hum. Genet.* 72 (2003) : 1117-1130.
32 Newman B, Mu H, Butler LM, et al. "Frequency of breast cancer attributable to BRCA1 in a population-based series of American women." JAMA 279 (1998) : 915-921.
33 Peto J, Collins N, Barfoot R, et al. "Prevalence of BRCA1 and BRCA2 gene mutations in patients with early-onset breast cancer." *J. Nat. Cancer Inst.* 91 (1999) : 943-949.
34 Tabar L, Fagerberg G, Chen HH, et al. "Efficacy of breast cancer screening by age. New results from the Swedish Two-County Trial." *Cancer* 75 (1995) : 2507-2517.
35 Bjurstram N, Bjorneld L, Duffy SW, et al. "The Gothenburg Breast Cancer Screening Trial : first results on mortality, incidence, and mode of detection for women ages 39-49 years at randomization." *Cancer* 80 (1997) : 2091-2099.
36 Frisell J, Lidbrink E, Hellstrom L, et al. "Follow-up after 11 years : update of mortality results in the Stockholm mammographic screening trial." *Breast Cancer Res. Treat 1997* 45 (1997) : 263-270.
37 Greenlee RT, Hill-Harmon MB, Murray T, et al. "Cancer statistics, 2001." *CA Cancer J. Clin.* 51 (2001) : 15-36.
38 Cairns J. "The treatment of diseases and the War against Cancer." *Sci. Am.* 253 (1985) : 31-39.
39 Cuzick J, and Baum M. "Tamoxifen and contralateral breast cancer." Lancet 2 (1985) : 282.
40 Cuzick J, Wang DY, and Bulbrook RD. "The prevention of breast cancer." *Lancet* 1 (1986) : 83-86.
41 Fisher B, Costantino JP, Wickerham DL, et al. "Tamoxifen for prevention of breast cancer : report of the National Surgical Adjuvant Breast and Bowel Project P-1 Study." *J. Nat. Cancer Inst.* 90 (1998) : 1371-1388.
42 Freedman AN, Graubard BI, Rao SR, et al. "Estimates of the number of U.S. women who could benefit from tamoxifen for breast cancer chemoprevention." *J. Nat. Cancer Inst.* 95 (2003) : 526-532.
43 Powles T, Eeles R, Ashley S, et al. "Interim analysis of the incidence of breast cancer in the Royal Marsden Hospital

tamoxifen randomised chemoprevention trial." *Lancet* 352 (1998) : 98-101.

44 Veronesi U, Maisonneuve P, Costa A, et al. "Prevention of breast cancer with tamoxifen : preliminary findings from the Italian randomised trial among hysterectomised women." *Lancet* 352 (1998) : 93-97.

45 Cuzick J. "A brief review of the current breast cancer prevention trials and proposals for future trials." *Eur J Cancer* 36 (2000) : 1298-1302.

46 Cummings SR, Eckert S, Krueger KA, et al. "The effect of raloxifene on risk of breast cancer in postmenopausal women : results from the MORE randomized trial." *JAMA* 281 (1999) : 2189-2197.

47 Dorgan JF, Hunsberger S, A., McMahon RP, et al. "Diet and sex hormones in girls : findings from a randomized controlled clinical trial." *J. Nat. Cancer Inst.* 95 (2003) : 132-141.

48 Ornish D, Scherwitz LW, Billings JH, et al. "Intensive lifestyle changes for reversal of coronary heart disease." *JAMA* 280 (1998) : 2001-2007.

49 Esselstyn CB, Ellis SG, Medendorp SV, et al. "A strategy to arrest and reverse coronary artery disease : a 5-year longitudinal study of a single physician's practice." *J. Family Practice* 41 (1995) : 560-568.

50 Hildenbrand GLG, Hildenbrand LC, Bradford K, et al. "Five-year survival rates of melanoma patients treated by diet therapy after the manner of Gerson : a retrospective review." *Alternative Therapies in Health and Medicine* 1 (1995) : 29-37.

51 Youngman LD, and Campbell TC. "Inhibition of aflatoxin B1-induced gamma-glutamyl transpeptidase positive (GGT+) hepatic preneoplastic foci and tumors by low protein diets : evidence that altered GGT+ foci indicate neoplastic potential." *Carcinogenesis* 13 (1992) : 1607-1613.

52 Ronai Z, Gradia S, El-Bayoumy K, et al. "Contrasting incidence of ras mutations in rat mammary and mouse skin tumors induced by anti-benzo[c]phenanthrene-3,4-diol-1,2-epoxide." *Carcinogensis* 15 (1994) : 2113-2116.

53 Jeffy BD, Schultz EU, Selmin O, et al. "Inhibition of BRCA-1 expression by benzo[a]pyrene and diol epoxide." *Mol. Carcinogenesis* 26 (1999) : 100-118.

54 Gammon MD, Santella RM, Neugut AI, et al. "Environmental toxins and breast cancer on Long Island. I. Polycyclic aromatic hydrocarbon DNA adducts." *Cancer Epidemiol Biomarkers Prev* 11 (2002) : 677-685.
55 Gammon MD, Wolff MS, Neugut AI, et al. "Environmental toxins and breast cancer on Long Island. II. Organchlorine compound levels in blood." *Cancer Epidemiol Biomarkers Prev* 11 (2002) : 686-697.
56 Humphries KH, and Gill S. "Risks and benefits of hormone replacement therapy : the evidence speaks." Canadian Med. Assoc. Journ. 168 (2003) : 1001-1010.
57 Writing Group for the Women's Health Initiative Investigators. "Risks and benefits of estrogen plus progestin in healthy postmenopausal women : principal results from the Women's Health Initiative Randomized Controlled Trial." *JAMA* 288 (2002) : 321-333.
58 Hulley S, Grady D, Bush T, et al. "Randomized trial of estrogen plus progestin for secondary prevention of coronary heart disease in postmenopausal women. Heart and Estrogen/progestin Replacement Study (HERS) Research Group." *JAMA* 280 (1998) : 605-613.
59 While this finding is not statistically significant, its consistency with the WHI finding is striking.
60 International Agency for Cancer Research. "Globocan" (accessed 18 October 2002), http://www-dep.iarc/globocan.html.
61 Kinzler KW, and Vogelstein B. "Lessons from Heredity. Colorectal Cancer." *Cell* 87 (1996) : 159-170.
62 Ferlay J, Bray F, Pisani P, et al. *GLOBOCAN 2000 : Cancer Incidence, mortality and prevalence worldwide, Version 1.0*. Lyon, France : IARCPress, 2001.
63 Limited version of Ferlay et al. document available at http://www.dep.iarc.fr/globocan/globocan.htm, last updated on 03/02/2001.
64 Expert Panel. *Food, nutrition and the prevention of cancer, a global perspective*. Washington, DC : American Institute for Cancer Research/World Cancer Research Fund, 1997.
65 Armstrong D, and Doll R. "Environmental factors and cancer incidence and mortality in different countries, with special

reference to dietary practices." *Int. J. Cancer* 15 (1975) : 617-631.
66 Burkitt DP. "Epidemiology of cancer of the colon and the rectum." Cancer 28 (1971) : 3-13.
67 Jansen MCJF, Bueno-de-Mesquita HB, Buzina R, et al. "Dietary fiber and plant foods in relation to colorectal cancer mortality : The Seven Countries Study." *Int. J. Cancer* 81 (1999) : 174-179.
68 Whiteley LO, and Klurfeld DM. "Are dietary fiber-induced alterations in colonic epithelial cell proliferation predictive of fiber's effect on colon cancer ?" *Nutr. Cancer* 36 (2000) : 131-149.
69 Most of these associations were not statistically significant, but the consistency of the inverse association between fiber and colorectal cancer was impressive.
70 Campbell TC, Wang G, Chen J, et al. "Dietary fiber intake and colon cancer mortality in The People's Republic of China." *In :* D. Kritchevsky, C. Bonfield and J. W. Anderson (eds.), *Dietary Fiber*, pp. 473-480. New York, NY : Plenum Publishing Corporation, 1990.
71 Trock B, Lanza E, and Greenwald P. "Dietary fiber, vegetables, and colon cancer : critical review and meta-analysis of the epidemiologic evidence." *J. Nat. Cancer Inst.* 82 (1990) : 650-661.
72 Howe GR, Benito E, Castelleto R, et al. "Dietary intake of fiber and decreased risk of cancers of the colon and rectum : evidence from the combined analysis of 13 case-control studies." *J. Nat. Cancer Inst.* 84 (1992) : 1887-1896.
73 Bingham SA, Day NE, Luben R, et al. "Dietary fibre in food and protection against colorectal cancer in the European Prospective Investigation into Cancer and Nutrition (EPIC) : an observational study." *Lancet* 361 (2003) : 1496-1501.
74 O'Keefe SJD, Ndaba N, and Woodward A. "Relationship between nutritional status, dietary intake patterns and plasma lipoprotein concentrations in rural black South Africans." *Hum. Nutr. Clin. Nutr.* 39 (1985) : 335-341.
75 Sitas F. "Histologically diagnosed cancers in South Africa, 1988." *S. African Med. J.* 84 (1994) : 344-348.
76 O'Keefe SJD, Kidd M, Espitalier-Noel G, et al. "Rarity of colon cancer in Africans is associated with low animal product

consumption, not fiber." *Am. J. Gastroenterology* 94 (1999) : 1373-1380.
77 McKeown-Eyssen G. "Epidemiology of colorectal cancer revisited : are serum triglycerides and/or plasma glucose associated with risk ?" *Cancer Epidemiol Biomarkers Prev* 3 (1994) : 687-695.
78 Giovannucci E. "Insulin and colon cancer." *Cancer Causes and Control* 6 (1995) : 164-179.
79 Bruce WR, Giacca A, and Medline A. "Possible mechanisms relating diet and risk of colon cancer." *Cancer Epidemiol Biomarkers Prev* 9 (2000) : 1271-1279.
80 Kono S, Honjo S, Todoroki I, et al. "Glucose intolerance and adenomas of the sigmoid colon in Japanese men (Japan)." *Cancer Causes and Control* 9 (1998) : 441-446.
81 Schoen RE, Tangen CM, Kuller LH, et al. "Increased blood glucose and insulin, body size, and incident colorectal cancer." J. *Nat. Cancer Inst.* 91 (1999) : 1147-1154.
82 Bruce WR, Wolever TMS, and Giacca A. "Mechanisms linking diet and colorectal cancer : the possible role of insulin resistance." *Nutr. Cancer* 37 (2000) : 19-26.
83 Lipkin M, and Newmark H. "Development of clinical chemoprevention trials." *J. Nat. Cancer Inst.* 87 (1995) : 1275-1277.
84 Holt PR, Atillasoy EO, Gilman J, et al. "Modulation of abnormal colonic epithelial cell proliferation and differentiation by low-fat dairy foods. A randomized trial." *JAMA* 280 (1998) : 1074-1079.
85 Mobarhan S. "Calcium and the colon : recent findings." *Nutr. Revs.* 57 (1999) : 124-126.
86 Alberts DS, Ritenbuagh C, Story JA, et al. "Randomized, double-blinded, placebo-controlled study of effect of wheat bran fiber and calcium on fecal bile acids in patients with resected adenomatous colon polyps." J. *Nat. Cancer Inst.* 88 (1996) : 81-92.
87 Chen J, Campbell TC, Li J, et al. *Diet, life-style and mortality in China. A study of the characteristics of 65 Chinese counties.* Oxford, UK ; Ithaca, NY ; Beijing, PRC : Oxford University Press ; Cornell University Press ; People's Medical Publishing House, 1990.

88 Jass JR. "Colon cancer : the shape of things to come." Gut 45 (1999) : 794-795.
89 Burt RW. "Colon cancer screening." *Gastroenterology* 119 (2000) : 837-853.
90 Winawer SJ, Zauber AG, Ho MN, et al. "Prevention of colorectal cancer by colonoscopic polypectomy." *New Engl. J. Med.* 329 (1993) : 1977-1981.
91 Pignone M, Rich M, Teutsch SM, et al. "Screening for colorectal cancer in adults at average risk : a summary of the evidence for the U.S. Preventive Services Task Force." *Ann. Internal Med.* 137 (2002) : 132-141.
92 Scott RJ, and Sobol HH. "Prognostic implications of cancer susceptibility genes : Any news ?" *Recent Results in Cancer Research* 151 (1999) : 71-84.
93 Lee ML, Wang R-T, Hsing AW, et al. "Case-control study of diet and prostate cancer in China." *Cancer Causes and Control* 9 (1998) : 545-552.
94 Villers A, Soulie M, Haillot O, et al. "Prostate cancer screening (III) : risk factors, natural history, course without treatment." *Progr. Urol.* 7 (1997) : 655-661.
95 Stanford JL. "Prostate cancer trends 1973-1995." Bethesda, MD : SEER Program, National Cancer Institute, 1998.
96 Chan JM, and Giovannucci EL. "Dairy products, calcium, and vitamin D and risk of prostate cancer." *Epidemiol. Revs.* 23 (2001) : 87-92.
97 Giovannucci E. "Dietary influences of 1,25 $(OH)_2$ vitamin D in relation to prostate cancer : a hypothesis." *Cancer Causes and Control* 9 (1998) : 567-582.
98 Chan JM, Stampfer MJ, Ma J, et al. "Insulin-like growth factor-I (IGF-I) and IGF binding protein-3 as predictors of advanced-stage prostate cancer." *J Natl Cancer Inst* 94 (2002) : 1099-1109.
99 Doi SQ, Rasaiah S, Tack I, et al. "Low-protein diet suppresses serum insulin-like growth factor-1 and decelerates the progresseion of growth hormone-induced glomerulosclerosis." *Am. J. Nephrol. 21 (2001) : 331-339.*
100 Heaney RP, McCarron DA, Dawson-Hughes B, et al. "Dietary changes favorably affect bond remodeling in older adults." *J. Am. Diet. Assoc.* 99 (1999) : 1228-1233.

101 Allen NE, Appleby PN, Davey GK, et al. "Hormones and diet : low insulin-like growth factor-I but normal bioavailable androgens in vegan men." *Brit. J. Cancer* 83 (2000) : 95-97.
102 Cohen P, Peehl DM, and Rosenfeld RG. "The IGF axis in the prostate." *Horm. Metab. res.* 26 (1994) : 81-84.

Chapitre 9

1 Mackay IR. "Tolerance and immunity." Brit. Med. Journ. 321 (2000) : 93-96.
2 Jacobson DL, Gange SJ, Rose NR, et al. "Short analytical review. Epidemiology and estimated population burden of selected autoimmune diseases in the United States." *Clin. Immunol. Immunopath.* 84 (1997) : 223-243.
3. Davidson A, and Diamond B. "Autoimmune diseases." *New Engl. J. Med.* 345 (2001) : 340-350.
4 Aranda R, Sydora BC, McAllister PL, et al. "Analysis of intestinal lymphocytes in mouse colitis mediated by transfer of $CD4^+$, $CD45RB^{high}$ T cells to SCID recipients." *J. Immunol.* 158 (1997) : 3464-3473.
5 Folgar S, Gatto EM, Raina G, et al. "Parkinsonism as a manifestation of multiple sclerosis." *Movement Disorders* 18 (2003) : 108-113.
6 Cantorna MT. "Vitamin D and autoimmunity : is vitamin D status an environmental factor affecting autoimmune disease prevalence ?" *Proc. Soc. Exp. Biol. Med.* 223 (2000) : 230-233.
7 DeLuca HF, and Cantorna MT. "Vitamin D : its role and uses in immunology." *FASEB J.* 15 (2001) : 2579-2585.
8 Winer S, Astsaturov I, Cheung RK, et al. "T cells of multiple sclerosis patients target a common environmental peptide that causes encephalitis in mice." *J. Immunol.* 166 (2001) : 4751-4756.
9 Davenport CB. "Multiple sclerosis from the standpoint of geographic distribution and race." *Arch. Neurol. Pschiatry* 8 (1922) : 51-58.
10 Alter M, Yamoor M, and Harshe M. "Multiple sclerosis and nutrition." *Arch. Neurol.* 31 (1974) : 267-272.
11 Carroll M. "Innate immunity in the etiopathology of autoimmunity." *Nature Immunol.* 2 (2001) : 1089-1090.

12 Karjalainen J, Martin JM, Knip M, et al. "A bovine albumin peptide as a possible trigger of insulin-dependent Diabetes Mellitus." New Engl. Journ. Med. 327 (1992) : 302-307.
13 Akerblom HK, and Knip M. "Putative environmental factors and Type 1 diabetes." Diabetes/ Metabolism Revs. 14 (1998) : 31-67.
14 Naik RG, and Palmer JP. "Preservation of beta-cell function in Type 1 diabetes." *Diabetes Rev.* 7 (1999) : 154-182.
15 Virtanen SM, Rasanen L, Aro A, et al. "Infant feeding in Finnish children less than 7 yr of age with newly diagnosed IDDM. Childhood diabetes in Finland Study Group." *Diabetes Care* 14 (1991) : 415-417.
16 Savilahti E, Akerblom HK, Tainio V-M, et al. "Children with newly diagnosed insulin dependent diabetes mellitus have increased levels of cow's milk antibodies." *Diabetes Res.* 7 (1988) : 137-140.
17 Yakota A, Yamaguchi T, Ueda T, et al. "Comparison of islet cell antibodies, islet cell surfact antibodies and anti-bovine serum albumin antibodies in Type 1 diabetes." *Diabetes Res. Clin. Pract.* 9 (1990) : 211-217.
18 Hammond-McKibben D, and Dosch H-M. "Cow's milk, bovine serum albumin, and IDDM : can we settle the controversies ?" *Diabetes Care* 20 (1997) : 897-901.
19 Akerblom HK, Vaarala O, Hyoty H, et al. "Environmental factors in the etiology of Type 1 diabetes." Am. J. Med. Genet. (Semin. Med. Genet.) 115 (2002) : 18-29.
20 Gottlieb MS, and Root HF. "Diabetes mellitus in twins." Diabetes 17 (1968) : 693-704.
21 Barnett AH, Eff C, Leslie RDG, et al. "Diabetes in identical twins : a study of 200 pairs." Diabetologia 20 (1981) : 87-93.
22 Borch-Johnsen K, Joner G, Mandrup-Poulsen T, et al. "Relation between breast feeding and incidence rates of insulin-dependent diabetes mellitus : a hypothesis." *Lancet* 2 (1984) : 1083-1086.
23 Perez-Bravo F, Carrasco E, Gutierrez-Lopez MD, et al. "Genetic predisposition and environmental factors leading to the development of insulin-dependent diabetes mellitus in Chilean children." *J. Mol. Med.* 74 (1996) : 105-109.
24 Kostraba JN, Cruickshanks KJ, Lawler-Heavner J, et al. "Early exposure to cow's milk and solid foods in infancy, genetic

predisposition, and risk of IDDM." *Diabetes* 42 (1993) : 288-295.
25 Pyke DA. "The genetic perspective : putting research into practice." *In :* Diabetes 1988, Amsterdam, 1989, pp. 1227-1230.
26 Kaprio J, Tuomilehto J, Koskenvuo M, et al. "Concordance for Type 1 (insulin-dependent) and Type 2 (non-insulin-dependent) diabetes mellitus in a population-based cohort of twins in Finland." *Diabetologia* 35 (1992) : 1060-1067.
27 Dahl-Jorgensen K, Joner G, and Hanssen KF. "Relationship between cow's milk consumption and incidence of IDDM in childhood." *Diabetes Care* 14 (1991) : 1081-1083.
28 The proportion of Type 1 diabetes due to the consumption of cow's milk, the r2 value, is 96 %.
29 LaPorte RE, Tajima N, Akerblom HK, et al. "Geographic differences in the risk of insulin-dependent diabetes mellitus : the importance of registries." *Diabetes Care* 8(Suppl. 1) (1985) : 101-107.
30 Bodansky HJ, Staines A, Stephenson C, et al. "Evidence for an environmental effect in the aetiology of insulin dependent diabetes in a transmigratory population." *Brit. Med. Journ.* 304 (1992) : 1020-1022.
31 Burden AC, Samanta A, and Chaunduri KH. "The prevalence and incidence of insulin-dependent diabetes in white and Indian children in Leicester city (UK)." *Int. J. Diabetes Dev. Countries* 10 (1990) : 8-10.
32 Elliott R, and Ong TJ. "Nutritional genomics." Brit. Med. Journ. 324 (2002) : 1438-1442.
33 Onkamo P, Vaananen S, Karvonen M, et al. "Worldwide increase in incidence of Type 1 diabetes — the analysis of the data on published incidence trends." *Diabetologia* 42 (1999) : 1395-1403.
34 Gerstein HC. "Cow's milk exposure and Type 1 diabetes mellitus : a critical overview of the clinical literature." *Diabetes Care* 17 (1994) : 13-19.
35 Kimpimaki T, Erkkola M, Korhonen S, et al. "Short-term exclusive breastfeeding predisposes young children with increased genetic risk of Type 1 diabetes to progressive beta-cell autoimmunity." *Diabetologia* 44 (2001) : 63-69.

36 Virtanen SM, Laara E, Hypponen E, et al. "Cow's milk consumption, HLA-DQB1 genotype, and Type 1 diabetes." *Diabetes* 49 (2000) : 912-917.
37 Monetini L, Cavallo MG, Stefanini L, et al."Bovine beta-casein antibodies in breast- and bottle-fed infants : their relevance in Type 1 diabetes." *Diabetes Metab. Res. Rev.* 17 (2001) : 51-54.
38 Norris JM, and Pietropaolo M. "Review article. Controversial topics series : milk proteins and diabetes." J. Endocrinol. Invest. 22 (1999) : 568-580.
39 Reingold SC. "Research Directions in Multiple Sclerosis." National Multiple Sclerosis Society, November 25, 2003. Accessed at http://www.nationalmssociety.org/%5CBrochuresResearch.asp
40 Ackermann A. "Die multiple sklerose in der Schweiz." *Schweiz. med. Wchnschr.* 61 (1931) : 1245-1250.
41 Swank RL. "Multiple sclerosis : correlation of its incidence with dietary fat." *Am. J. Med. Sci.* 220 (1950) : 421-430.
42 Dip JB. "The distribution of multiple sclerosis in relation to the dairy industry and milk consumption." New Zealand Med. J. 83 (1976) : 427-430.
43 McDougall JM. 2002. *Multiple sclerosis stopped by McDougall/Swank Program*. http://www.nealhendrickson.com/McDougall/McDnewannouncementSwank021112.htm. Accessed Nov. 16, 2002.
44 McLeod JG, Hammond SR, and Hallpike JF. "Epidemiology of multiple sclerosis in Australia. With NSW and SA survey results." *Med. J. Austr* 160 (1994) : 117-122.
45 Lawrence JS, Behrend T, Bennett PH, et al. "Geographical studies of rheumatoid arthritis." Ann. Rheum. Dis. 25 (1966) : 425-432.
46 Keen H, and Ekoe JM. "The geography of diabetes mellitus." *Brit. Med. Journ.* 40 (1984) : 359-365.
47 Swank RL. "Effect of low saturated fat diet in early and late cases of multiple sclerosis." Lancet 336 (1990) : 37-39.
48 Swank RL. "Treatment of multiple sclerosis with low fat diet." *A.M.A. Arch. Neurol. Psychiatry* 69 (1953) : 91-103.
49 Swank RL, and Bourdillon RB. "Multiple sclerosis : assessment of treatment with modified low fat diet." *J. Nerv. Ment. Dis.* 131 (1960) : 468-488.

50 Swank RL. "Multiple sclerosis : twenty years on low fat diet." *Arch. Neurol.* 23 (1970) : 460-474.
51 Agranoff BW, and Goldberg D. "Diet and the geographical distribution of multiple sclerosis." Lancet 2(7888) (November 2 1974) : 1061-1066.
52 Malosse D, Perron H, Sasco A, et al. "Correlation between milk and dairy product consumption and multiple sclerosis prevalence : a worldwide study." *Neuroepidemiology* 11 (1992) : 304-312.
53 Malosse D, and Perron H. "Correlation analysis between bovine populations, other farm animals, house pets, and multiple sclerosis prevalence." *Neuroepidemiology* 12 (1993) : 15-27.
54 Lauer K. "Diet and multiple sclerosis." *Neurology* 49(suppl 2) (1997) : S55-S61.
55 Swank RL, Lerstad O, Strom A, et al. "Multiple sclerosis in rural Norway. Its geographic distribution and occupational incidence in relation to nutrition." *New Engl. J. Med.* 246 (1952) : 721-728.
56 Dalgleish AG. "Viruses and multiple sclerosis." *Acta Neurol. Scand.* Suppl. 169 (1997) : 8-15.
57 McAlpine D, Lumsden CE, and Acheson ED. *Multiple sclerosis : a reappraisal*. Edinburgh and London : E &S Livingston, 1965.
58 Alter M, Liebowitz U, and Speer J. "Risk of multiple sclerosis related to age at immigration to Israel." *Arch. Neurol.* 15 (1966) : 234-237.
59 Kurtzke JF, Beebe GW, and Norman JE, Jr. "Epidemiology of multiple sclerosis in U.S. veterans : 1. Race, sex, and geographic distribution." *Neurology* 29 (1979) : 1228-1235.
60 Ebers GC, Bulman DE, Sadovnick AD, et al. "A population-based study of multiple sclerosis in twins." New Engl. J. Med. 315 (1986) : 1638-1642.
61 Acheson ED, Bachrach CA, and Wright FM. "Some comments on the relationship of the distribution of multiple sclerosis to latitude solar radiation and other variables." *Acta Psychiatrica Neurologica Scand.* 35 (Suppl.147) (1960) : 132-147.
62 Warren S, and Warren KG. "Multiple sclerosis and associated diseases : a relationship to diabetes mellitus." J. *Canadian Sci. Neurol.* 8 (1981) : 35-39.

63 Wertman E, Zilber N, and Abransky O. "An association between multiple sclerosis and Type 1 diabetes mellitus." J. *Neurol.* 239 (1992) : 43-45.
64 Marrosu MG, Cocco E, Lai M, et al. "Patients with multiple sclerosis and risk of Type 1 diabetes mellitus in Sardinia, Italy : a cohort study." *Lancet* 359 (2002) : 1461-1465.
65 Buzzetti R, Pozzilli P, Di Mario U, et al. "Multiple sclerosis and Type 1 diabetes." Diabetologia 45 (2002) : 1735-1736.
66 Lux WE, and Kurtzke JF. "Is Parkinson's disease acquired ? Evidence from a geographic comparison with multiple sclerosis." *Neurology* 37 (1987) : 467-471.
67 Prahalad S, Shear ES, Thompson SD, et al. "Increased Prevalence of Familial Autoimmunity in Simplex and Multiplex Families with Juvenile Rheumatoid Arthritis." *Arthritis Rheumatism* 46 (2002) : 1851-1856.
68 Cantorna MT, Munsick C, Bemiss C, et al. "1,25-Dihydroxycholecalciferol Prevents and Ameliorates Symptoms of Experimental Murine Inflammatory Bowel Disease." *J. Nutr.* 130 (2000) : 2648-2652.
69 Cantorna MT, Woodward WD, Hayes CE, et al. "1,25-Dihydroxyvitamin D_3 is a positive regulator for the two anti-encephalitogenic cytokines TGF-B1 and IL-4." *J Immunol.* 160 (1998) : 5314-5319.
70 Cantorna MT, Humpal-Winter J, and DeLuca HF. "Dietary calcium is a major factor in 1,25dihydroxycholecalciferol suppression of experimental autoimmune encephalomyelitis in mice." *J. Nutr.* 129 (1999) : 1966-1971.
71 Multiple Sclerosis International Federation. "Alternative Therapies." November 25, 2003. Accessed at http://www.msif.org/en/symptoms_treatments/treatment_overview/ alternative.html

Chapitre 10

1 Frassetto LA, Todd KM, Morris C, Jr., et al. "Worldwide incidence of hip fracture in elderly women : relation to consumption of animal and vegetable foods." *J. Gerontology* 55 (2000) : M585-M592.
2 Abelow BJ, Holford TR, and Insogna KL. "Cross-cultural association between dietary animal protein and hip fracture : a hypothesis." *Calcif. Tissue Int.* 50 (1992) : 14-18.

3. Wachsman A, and Bernstein DS. "Diet and osteoporosis." *Lancet* May 4, 1968 (1968) : 958-959.
4 Barzel U.S. "Acid loading and osteoporosis." J. *Am. Geriatr. Soc.* 30 (1982) : 613.
5 Sherman HC. "Calcium requirement for maintenance in man." *J. Biol. Chem.* 39 (1920) : 21-27.
6 Animal protein includes more of the sulphur-containing amino acids. When digested and metabolized, these amino acids produce the acid-forming sulphate ion, which must be excreted by the kidney. A recent report showed a remarkable 84 % correlation between animal protein consumption and urinary acid excretion of sulphate.
7 Brosnan JT, and Brosnan ME. "Dietary protein, metabolic acidosis, and calcium balance." In : H. H. Draper (ed.), *Advances in Nutritional Research*, pp. 77-105. New York : Plenum Press, 1982.
8 Frassetto LA, Todd KM, Morris RC, Jr., et al. "Estimation of net endogenous noncarbonic acid production in humans from diet potassium and protein contents." *Am. J. Clin. Nutri.* 68 (1998) : 576-583.
9 Margen S, Chu J-Y, Kaufmann NA, et al. "Studies in calcium metabolism. I. The calciuretic effect of dietary protein." *Am. J. Clin. Nutr.* 27 (1974) : 584-589.
10 Hegsted M, Schuette SA, Zemel MB, et al. "Urinary calcium and calcium balance in young men as affected by level of protein and phosphorus intake." J. *Nutr.* 111 (1981) : 553-562.
11 Kerstetter JE, and Allen LH. "Dietary protein increases urinary calcium." *J. Nutr.* 120 (1990) : 134-136.
12 Westman EC, Yancy WS, Edman JS, et al. "Carbohydrate Diet Program." *Am. J. Med.* 113 (2002) : 30-36.
13 Sellmeyer DE, Stone KL, Sebastian A, et al. "A high ratio of dietary animal to vegetable protein increases the rate of bone loss and the risk of fracture in postmenopausal women." *Am. J. Clin. Nutr. 73 (2001) : 118-122.*
14 Hegsted DM. "Calcium and osteoporosis." *J. Nutr.* 116 (1986) : 2316-2319.
15 Heaney RP. "Protein intake and bone health : the influence of belief systems on the conduct of nutritional science." *Am. J. Clin. Nutr.* 73 (2001) : 5-6.

16 Cummings SR, and Black D. "Bone mass measurements and risk of fracture in Caucasian women : a review of findings for prospective studies." *Am. J. Med.* 98(Suppl 2A) (1995) : 2S-24S.

17 Marshall D, Johnell O, and Wedel H. "Meta-analysis of how well measures of bone mineral density predict occurrence of osteoporotic fractures." *Brit. Med. Journ.* 312 (1996) : 1254-1259.

18 Lips P. "Epidemiology and predictors of fractures associated with osteoporosis." *Am. J. Med.* 103(2A) (1997) : 3S-11S.

19 Lane NE, and Nevitt MC. "Osteoarthritis, bone mass, and fractures : how are they related ?" Arthritis Rheumatism 46 (2002) : 1-4.

20 Lucas FL, Cauley JA, Stone RA, et al. "Bone mineral density and risk of breast cancer : differences by family history of breast cancer." *Am. J. Epidemiol.* 148 (1998) : 22-29.

21 Cauley JA, Lucas FL, Kuller LH, et al. "Bone mineral density and risk of breast cancer in older women : the study of osteoporotic fractures." *JAMA* 276 (1996) : 1404-1408.

22 Mincey BA. "Osteoporosis in women with breast cancer." *Curr. Oncol. Rpts.* 5 (2003) : 53-57.

23 Riis BJ. "The role of bone loss." Am. J. Med. 98(Suppl 2A) (1995) : 2S-29S.

24 Ho SC. "Body measurements, bone mass, and fractures : does the East differ from the West ?" Clin. Orthopaed. Related Res. 323 (1996) : 75-80.

25 Aspray TJ, Prentice A, Cole TJ, et al. "Low bone mineral content is common but osteoporotic fractures are rare in elderly rural Gambian women." *J. Bone Min. Res.* 11 (1996) : 1019-1025.

26 Tsai K-S. "Osteoporotic fracture rate, bone mineral density, and bone metabolism in Taiwan."
J. Formosan Med. Assoc. 96 (1997) : 802-805.

27 Wu AH, Pike MC, and Stram DO. "Meta-analysis : dietary fat intake, serum estrogen levels, and the risk of breast cancer." *J. Nat. Cancer Inst.* 91 (1999) : 529-534.

28 UCLA Kidney Stone Treatment Center. "Kidney Stones–Index." March, 1997. Accessed at http://www.radsci.ucla.edu:8000/gu/stones/kidneystone.html

29 Stamatelou KK, Francis ME, Jones CA, et al. "Time trends in reported prevalence of kidney stones." Kidney Int. 63 (2003) : 1817-1823.
30 This genetically rare type of kidney stone results from an inability of the kidney to reabsorb cysteine, an amino acid.
31 Ramello A, Vitale C, and Marangella M. "Epidemiology of nephrolothiasis." *J. Nephrol.* 13(Suppl 3) (2000) : S65-S70.
32 Robertson WG, Peacock M, and Hodgkinson A. "Dietary changes and the incidence of urinary calculi in the U.K. between 1958 and 1976." *Chron. Dis.* 32 (1979) : 469-476.
33 Robertson WG, Peacock M, Heyburn PJ, et al. "Risk factors in calcium stone disease of the urinary tract." *Brit. J. Urology* 50 (1978) : 449-454.
34 Robertson WG. "Epidemiological risk factors in calcium stone disease." *Scand. J. Urol. Nephrol. Suppl.* 53 (1980) : 15-30.
35 Robertson WG, Peacock M, Heyburn PJ, et al. "Should recurrent calcium oxalate stone formers become vegetarians ?" *Brit. J. Urology* 51 (1979) : 427-431.
36 This information was shown in Dr. Robertson's seminar in Toronto.
37 Robertson WG. "Diet and calcium stones." *Miner Electrolyte Metab.* 13 (1987) : 228-234.
38 Cao LC, Boeve ER, de Bruijn WC, et al. "A review of new concepts in renal stone research." *Scanning Microscopy* 7 (1993) : 1049-1065.
39 Friedman DS, Congdon N, Kempen J, et al. "Vision problems in the U.S. : prevalence of adult vision impairment and age-related eye disease in America." Bethesda, MD : Prevent Blindness in America. National Eye Institute, 2002.
40 Foote CS. *Photosensitized oxidation and singlet oxygen : consequences in biological systems*. Vol. 2 New York : Academic Press, 1976.
41 Seddon JM, Ajani UA, Sperduto RD, et al. "Dietary carotenoids, vitamins A, C, and E, and advanced age-related macular degeneration." *JAMA* 272 (1994) : 1413-1420.
42 Eye Disease Case-Control Study Group. "Antioxidant status and neovascular age-related macular degeneration." *Arch. Ophthalmol.* 111 (1993) : 104-109.
43 The other four food groups were broccoli, carrot, sweet potato, and winter squash, showing disease reductions of 53 %,

28 %, 33 % and 44 %, respectively. Each reduction was only approaching or was marginally statistically significant.
44 Berman ER. *Biochemistry of the eye. (Perspectives in vision research)*. New York, N.Y. : Plenum Publishing Corporation, 1991.
45 Lyle BJ, Mares-Perlman JA, Klein BEK, et al. "Antioxidant Intake and Risk of Incident Age-related Nuclear Cataracts in the Beaver Dam Eye Study." *Am. J. Epidemiol.* 149 (1999) : 801-809.
46 Bates CJ, Chen SJ, Macdonald A, et al. "Quantitation of vitamin E and a carotenoid pigment in cataracterous human lenses, and the effect of a dietary supplement." *Int. J. Vitam. Nutr. Res.* 66 (1996) : 316-321.
47 Varma SD, Beachy NA, and Richards RD. "Photoperoxidation of lens lipids : prevention by vitamin E." Photochem. Photobiol. 36 (1982) : 623-626.
48 Talan J. "Alzheimer's diagnoses can be two years late." Ithaca Journal : 8A.
49 Petersen RC, Smith GE, Waring SC, et al. "Mild cognitive impairment." *Arch. Neurol.* 56 (1999) : 303-308.
50 Kivipelto M, Helkala E-L, Hanninen T, et al. "Midlife vascular risk factors and late-life mild cognitive impairment. A population based study." *Neurology* 56 (2001) : 1683-1689.
51 Breteler MMB, Claus JJ, Grobbee DE, et al. "Cardiovascular disease and distribution of cognitive function in elderly people : the Rotterdam Study." *Brit. Med. Journ.* 308 (1994) : 1604-1608.
52 Haan MN, Shemanski L, Jagust WJ, et al. "The role of APOE e4 in modulating effects of other risk factors for cognitive decline in elderly persons." JAMA 282 (1999) : 40-46.
53 Sparks DL, Martin TA, Gross DR, et al. "Link between heart disease, cholesterol, and Alzheimer's Disease : a review." *Microscopy Res. Tech.* 50 (2000) : 287-290.
54 Slooter AJ, Tang MX, van Duijn CM, et al. "Apolipoprotein E e4 and risk of dementia with stroke. A population based investigation." *JAMA* 277 (1997) : 818-821.
55 Messier C, and Gagnon M. "Glucose regulation and cognitive functions : relation to Alzheimer's disease and diabetes." *Behav. Brain Res.* 75 (1996) : 1-11.

56 Ott A, Stolk RP, Hofman A, et al. "Association of diabetes mellitus and dementia : the Rotterdam Study." *Diabetologia* 39 (1996) : 1392-1397.
57 Kannel WB, Wolf PA, Verter J, et al. "Epidemiologic assessment of the role of blood pressure in stroke." *JAMA* 214 (1970) : 301-310.
58 Launer LJ, Masaki K, Petrovitch H, et al. "The association between midlife blood pressure levels and late-life cognitive function." JAMA 274 (1995) : 1846-1851.
59 White, L., Petrovitch, H., Ross, G. W., Masaki, K. H., Abbott, R. D., Teng, E. L., Rodriquez,
B. L., Blanchette, P. L., Havlik, R., Wergowske, G., Chiu, D., Foley, D. J., Murdaugh, C., and Curb, J. D. "Prevalence of dementia in older Japanese-American men in Hawaii. The Honolulu-Asia Aging Study." *JAMA*, 276 : 955-960, 1996.
60 Hendrie HC, Ogunniyi A, Hall KS, et al. "Incidence of dementia and Alzheimer Disease in 2 communities : Yoruba residing in Ibadan, Nigeria and African Americans residing in Indianapolis, Indiana." *JAMA* 285 (2001) : 739-747.
61 Chandra V, Pandav R, Dodge HH, et al. "Incidence of Alzheimer's disease in a rural community in India : the Indo-U.S. Study." *Neurology* 57 (2001) : 985-989.
62 Grant WB. "Dietary links to Alzheimer's Disease : 1999 Update." J. *Alzheimer's Dis* 1 (1999) : 197-201.
63 Grant WB. "Incidence of dementia and Alzheimer disease in Nigeria and the United States." JAMA 285 (2001) : 2448.
64 This recently published study is more interesting than the others because vitamin E was measured in a way that is more discriminating by considering the fact that vitamin E is carried in the blood fat. That is, a high level of blood vitamin E may, at times, be due to high levels of blood fat. (*Am. J. Epidemiol.* 150 (1999) ; 37-44)
65 The effects of vitamin C and selenium in a study by Perkins (Am. J. Epidemiol. 150 (1999) : 37-44) were not statistically significant in a logistic regression model, according to the authors. I disagree with their conclusion because the inverse "dose-response" trend (high antioxidant blood levels, less memory loss) was impressive and clearly significant. The authors failed to address this finding in their analysis.

66 Ortega RM, Requejo AM, Andres P, et al. "Dietary intake and cognitive function in a group of elderly people." *Am. J. Clin. Nutr.* 66 (1997) : 803-809.
67 Perrig WJ, Perrig P, and Stahelin HB. "The relation between antioxidants and memory performance in the old and very old." *J. Am. Geriatr. Soc.* 45 (1997) : 718-724.
68 Gale CR, Martyn CN, and Cooper C. "Cognitive impairment and mortality in a cohort of elderly people." Brit. Med. Journ. 312 (1996) : 608-611.
69 Goodwin JS, Goodwin JM, and Garry PJ. "Association between nutritional status and cognitive functioning in a healthy elderly population." JAMA 249 (1983) : 2917-2921.
70 Jama JW, Launer LJ, Witteman JCM, et al. "Dietary antioxidants and cognitive function in a population-based sample of older persons : the Rotterdam Study." *Am. J. Epidemiol.* 144 (1996) : 275-280.
71 Martin A, Prior R, Shukitt-Hale B, et al. "Effect of fruits, vegetables or vitamin E-rich diet on vitamins E and C distribution in peripheral and brain tissues : implications for brain function." *J. Gerontology* 55A (2000) : B144-B151.
72 Joseph JA, Shukitt-Hale B, Denisova NA, et al. "Reversals of age-related declines in neuronal signal transduction, cognitive, and motor behavioral deficits with blueberry, spinach, or strawberry dietary supplementation." *J. Neurosci.* 19 (1999) : 8114-8121.
73 Gillman MW, Cupples LA, Gagnon D, et al. "Protective effect of fruits and vegetables on development of stroke in men." *JAMA* 273 (1995) : 1113-1117.
74 Kalmijn S, Launer LJ, Ott A, et al. "Dietary fat intake and the risk of incident dementia in the Rotterdam Study." *Ann. Neurol.* 42 (1997) : 776-782.
75 Alzheimer's trend was not statistically significant, perhaps due to the small number of disease cases.
76 Clarke R, Smith D, Jobst KA, et al. "Folate, vitamin B12, and serum total homocysteine levels in confirmed Alzheimer disease." *Arch. Neurol.* 55 (1998) : 1449-1455.
77 McCully KS. "Homocysteine theory of arteriosclerosis : development and current status." In : A. M. Gotto, Jr. and R. Paoletti (eds.), *Athersclerosis reviews*, Vol. 11, pp. 157-246. New York : Raven Press, 1983.

78 There is a potential snag in this logic, however. Homocysteine levels are regulated in part by B vitamins, most notably folic acid and vitamin B_{12}, and people who are deficient in these vitamins may have higher homocysteine levels. People who do not consume animal-based foods are at risk for having low B_{12} levels, and thus high homocysteine levels. However, as described in chapter eleven, this has more to do with our separation from nature, and not a deficiency of plant-based diets.

PARTIE III

1 http://www.southbeachdiet.com, accessed 4/26/04

Chapitre 11

1 Atkins RC. *Dr. Atkins' New Diet Revolution*. New York, NY : Avon Books, 1999.
2 The Alpha-Tocopherol Beta Carotene Cancer Prevention Study Group. "The effect of vitamin E and beta carotene on the incidence of lung cancer and other cancers in male smokers." *New Engl. J. Med.* 330 (1994) : 1029-1035.
3 Omenn GS, Goodman GE, Thornquist MD, et al. "Effects of a combination of beta carotene and vitamin A on lung cancer and cardiovascular disease." *New Engl. J. Med.* 334 (1996) : 1150-1155.
4 U.S. Preventive Services Task Force. "Routine vitamin supplementation to prevent cancer and cardiovascular disease : recommendations and rationale." *Ann. Internal Med.* 139 (2003) : 51-55.
5 Morris CD, and Carson S. "Routine vitamin supplementation to prevent cardiovascular disease : a summary of the evidence for the U.S. Preventive Services Task Force." *Ann. Internal Med.* 139 (2003) : 56-70.
6 Kolata G. "Vitamins : more may be too many (Science Section)." The *New York Times* April 29, 2003 : 1, 6.
7 U.S. Department of Agriculture. "USDA Nutrient Database for Standard Reference." Washington, DC : U.S. Department of

Agriculture, Agriculture Research Service, 2002. Accessed at http://www.nal.USDA.gov/fnic/foodcomp
8 Holden JM, Eldridge AL, Beecher GR, et al. "Carotenoid content of U.S. foods : an update of the database." J. Food Comp. Anal. 12 (1999) : 169-196.
9 The exact food listings in the database were : Ground Beef, 80 % lean meat/20 % fat, raw ; Pork, fresh, ground, raw ; Chicken, broilers or fryers, meat and skin, raw ; Milk, dry, whole ; Spinach, raw ; Tomatoes, red, ripe, raw, year-round average ; Lima Beans, large, mature seeds, raw ; Peas, green, raw ; Potatoes, russet, flesh and skin, raw.
10 Mozafar A. "Enrichment of some B-vitamins in plants with application of organic fertilizers." Plant and Soil 167 (1994) : 305-311.
11 Brand D, and Segelken R. "Largest scientific effort in Cornell's history announced." *Cornell Chronicle* May 9, 2002.
12 Ashrafi K, Chang FY, Watts JL, et al. "Genome-wide RNAi analysis of Caenorhabitis elegans fat regulatory genes." *Nature* 421 (2003) : 268-272.
13 Shermer M. "Skeptical sayings. Wit and wisdom from skeptics past and present." Skeptic 9 (2002) : 28.
14 I've never really liked putting such specific cutoff points on initiation, promotion and progression of chronic disease, because these cutoff points for each stage of chronic disease are completely arbitrary. What's important to know is that a chronic disease can be with us for most of our lives, and if it progresses, it will do so in a very fluid, continuous manner.
15 Hildenbrand GLG, Hildenbrand LC, Bradford K, et al. "Five-year survival rates of melanoma patients treated by diet therapy after the manner of Gerson : a retrospective review." *Alternative Therapies in Health and Medicine* 1 (1995) : 29-37.
16 McDougall JA. *McDougall's Medicine, A Challenging Second Opinion*. Piscataway, NJ : New Century Publishers, Inc., 1985.
17 Swank RL. "Multiple sclerosis : twenty years on low fat diet." *Arch. Neurol.* 23 (1970) : 460-474.
18 Swank RL. "Effect of low saturated fat diet in early and late cases of multiple sclerosis." Lancet 336 (1990) : 37-39.

Chapitre 13

1 Colen BD. "To die in Tijuana ; a story of faith, hope and laetrile." The *Washington Post Magazine,* September 4, 1977 : 10.
2 Burros M. "The sting ? America's supplements appetite ; scientists are dubious, but America's appetite for food supplements keeps growing." The *Washington Post* August 2, 1979 : E1.
3 Hilgartner S. *Science on Stage. Expert advice as public drama.* Stanford, CA : Stanford University Press, 2000.
4 National Research Council. *Diet, Nutrition and Cancer.* Washington, DC : National Academy Press, 1982.
5 U.S. Senate. "Dietary goals for the United States, 2nd Edition." Washington, DC : U.S. Government Printing Office, 1977.
6 American Council of Science and Health. 01/08/04. Accessed at http://www.achs.org/about/index.html
7 Mindfully.org. 01/08/2004. Accessed at http://www.mindfully.org/Pesticide/ACSH-koop.htm
8 American Society for Nutritional Sciences. 01/08/04. Accessed at http://www.asns.org

Chapitre 14

1 National Research Council. *Diet, Nutrition and Cancer.* Washington, DC : National Academy Press, 1982.
2 United States Federal Trade Commission. "Complaint counsel's proposed findings of fact, conclusions of law and proposed order (Docket No. 9175)." Washington, DC : United States Federal Trade Commission, December 27, 1985.
3 Associated Press. "Company news ; General Nutrition settles complaint." The *New York Times* June 14, 1988 : D5.
4 Willett W. "Diet and cancer : one view at the start of the millennium." *Cancer Epi. Biom. Prev.* 10 (2001) : 3-8.
5 Belanger CF, Hennekens CH, Rosner B, et al. "The Nurses' Health Study." *Am. J. Nursing* (1978) : 1039-1040.

6 Marchione M. "Taking the long view ; for 25 years, Harvard's Nurses' Health Study has sought answers to women's health questions." *Milwaukee Journal-Sentinel* July 16, 2001 : 01G.
7 Carroll KK. "Experimental evidence of dietary factors and hormone-dependent cancers." Cancer Res. 35 (1975) : 3374-3383.
8 Chen J, Campbell TC, Li J, et al. *Diet, life-style and mortality in China. A study of the characteristics of 65 Chinese counties.* Oxford, UK ; Ithaca, NY ; Beijing, PRC : Oxford University Press ; Cornell University Press ; People's Medical Publishing House, 1990.
9 Hu FB, Stampfer MJ, Manson JE, et al. "Dietary protein and risk of ischemic heart disease in women." *Am. Journ. Clin. Nutr.* 70 (1999) : 221-227.
10 Holmes MD, Hunter DJ, Colditz GA, et al. "Association of dietary intake of fat and fatty acids with risk of breast cancer." *JAMA* 281 (1999) : 914-920.
11 U.S. Department of Agriculture. "Agriculture Fact Book." Washington, DC : U.S. Department of Agriculture, 1998. cited in : Information Plus *Nutrition : a key to good health*. Wylie, TX : Information Plus, 1999.
12 While the average percentage of calories derived from fat has gone down slightly, average daily fat intake, in grams, has stayed the same or has gone up.
13 Information Plus. Nutrition : a key to good health. Wylie, TX : Information Plus, 1999.
14 Wegmans. com. 01/19/04. Accessed at http://www.wegmans.com/recipes
15 Mardiweb.com. "Cheesecake." 01/19/04. Accessed at http://mardiweb.com/lowfat/dessert.htm#Recipe000857
16 Anonymous. "Center to Coordinate Women's Health Study." *Chicago Sun-Times* October 12, 1992 : 14N.
17 Prentice RL, Kakar F, Hursting S, et al. "Aspects of the rationale for the Women's Health Trial." *J. Natl. Cancer Inst.* 80 (1988) : 802-814.
18 Henderson MM, Kushi LH, Thompson DJ, et al. "Feasibility of a randomized trial of a low-fat diet for the prevention of breast cancer : dietary compliance in the Women's Health Trail Vanguard Study." *Prev. Med.* 19 (1990) : 115-133.

19 Self S, Prentice R, Iverson D, et al. "Statistical design of the Women's Health Trial." *Controlled Clin. Trials* 9 (1988) : 119-136.
20 Armstrong D, and Doll R. "Environmental factors and cancer incidence and mortality in different countries, with special reference to dietary practices." *Int. J. Cancer* 15 (1975) : 617-631.
21 Campbell TC. "The dietary causes of degenerative diseases : nutrients vs foods." *In* : N. J. Temple and D. P. Burkitt (eds.), *Western diseases : their dietary prevention and reversibility*, pp. 119-152. Totowa, NJ : Humana Press, 1994.
22 White E, Shattuck AL, Kristal AR, et al. "Maintenance of a low-fat diet : follow-up of the Women's Health Trial." *Cancer Epi. Biom. Prev.* 1 (1992) : 315-323.
23 Willett WC, Hunter DJ, Stampfer MJ, et al. "Dietary fat and fiber in relation to risk of breast cancer. An 8-year follow-up." *J. Am. Med. Assoc.* 268 (1992) : 2037-2044.
24 Willett W. "Dietary fat and breast cancer." *Toxicol. Sci.* 52[Suppl] (1999) : 127-146.
25 Hunter DJ, Spiegelman D, Adami H-O, et al. "Cohort studies of fat intake and the risk of breast cancer – a pooled analysis." *New Engl. J. Med.* 334 (1996) : 356-361.
26 Missmer SA, Smith-Warner SA, Spiegelman D, et al. "Meat and dairy consumption and breast cancer : a pooled analysis of cohort studies." *Int. J. Epidemiol.* 31 (2002) : 78-85.
27 Rockhill B, Willett WC, Hunter DJ, et al. "Physical activity and breast cancer risk in a cohort of young women." J. Nat. Cancer Inst. 90 (1998) : 1155-1160.
28 Smith-Warner SA, Spiegelman D, Adami H-O, et al. "Types of dietary fat and breast cancer : a pooled analysis of cohort studies." *Int. J. Cancer* 92 (2001) : 767-774.
29 Hunter DJ, Morris JS, Stampfer MJ, et al. "A prospective study of selenium status and breast cancer risk." JAMA 264 (1990) : 1128-1131.
30 Smith-Warner SA, Spiegelman D, Yaun S-S, et al. "Intake of fruits and vegetables and risk of breast cancer : a pooled analysis of cohort studies." *JAMA* 285 (2001) : 769-776.
31 Mukamal KJ, Conigrave KM, Mittleman MA, et al. "Roles of drinking pattern and type of alcohol consumed in coronary

heart disease in men." *New Engl. J. Med.* 348 (2003) : 109-118.
32 Tanasescu M, Hu FB, Willett WC, et al. "Alcohol consumption and risk of coronary heart disease among men with Type 2 diabetes mellitus." J. *Am. Coll. Cardiol.* 38 (2001) : 1836-1842.
33 Smith-Warner SA, Spiegelman D, Yaun S-S, et al. "Alcohol and breast cancer in women. A pooled analysis of cohort studies." *JAMA* 279 (1998) : 535-540.
34 He K, Rimm EB, Merchant A, et al. "Fish consumption and risk of stroke in men." JAMA 288 (2002) : 3130-3136.
35 Albert CM, Hennekens CH, O'Donnell CJ, et al. "Fish consumption and risk of sudden cardiac death." JAMA 279 (1998) : 23-28.
36 U.S. Department of Agriculture. "USDA Nutrient Database for Standard Reference." Washington, DC : U.S. Department of Agriculture, Agriculture Research Service, 2002. Accessed at http://www.nal.usda.gov/fnic/foodcomp
37 Hu FB, Stampfer MJ, Rimm EB, et al. "A prospective study of egg consumption and risk of cardiovascular disease in men and women." *JAMA* 281 (1999) : 1387-1394.
38 Hu FB, Manson JE, and Willett WC. "Types of dietary fat and risk of coronary heart disease : a critical review." *J. Am. Coll. Nutr.* 20 (2001) : 5-19.
39 Mitchell S. "Eggs might reduce breast cancer risk." *United Press International* Feb. 21, 2003.
40 Steinmetz, K. A. and Potter, J. D. "Egg consumption and cancer of the colon and rectum." *Eur. J. Cancer Prev., 3 : 237-245, 1994.*
41 Giovannucci E, Rimm EB, Stampfer MJ, et al. "Intake of fat, meat, and fiber in relation to risk of colon cancer in men." Cancer Res. 54 (1994) : 2390-2397.
42 Fuchs CS, Giovannucci E, Colditz GA, et al. "Dietary fiber and the risk of colorectal cancer and adenoma in women." New Engl. J. Med. 340 (1999) : 169-176.
43 Higginson J. "Present trends in cancer epidemiology." *Proc. Can. Cancer Conf.* 8 (1969) : 40-75.
44 Burkitt DP. "Epidemiology of cancer of the colon and the rectum." Cancer 28 (1971) : 3-13.
45 Trowell HC, and Burkitt DP. *Western diseases : their emergence and prevention*. London : Butler & Tanner, Ltd., 1981.

46 Boyd NF, Martin LJ, Noffel M, et al. "A meta-analysis of studies of dietary-fat and breast cancer risk." Brit. J. Cancer 68 (1993) : 627-636.
47 Campbell TC. "Animal protein and ischemic heart disease." *Am. J. Clin. Nutr.* 71 (2000) : 849-850.
48 Hu FB, and Willett W. "Reply to TC Campbell." *Am. J. Clin. Nutr.* 71 (2000) : 850.
49 Morris CD, and Carson S. "Routine vitamin supplementation to prevent cardiovascular disease : a summary of the evidence for the U.S. Preventive Services Task Force." *Ann. Internal Med.* 139 (2003) : 56-70.
50 U.S. Preventive Services Task Force. "Routine vitamin supplementation to prevent cancer and cardiovascular disease : recommendations and rationale." *Ann. Internal Med.* 139 (2003) : 51-55.

Chapitre 15

1 Putman JJ, and Allshouse JE. "Food Consumption, Prices, and Expenditures, 1970-95." Washington, DC : United States Department of Agriculture, 1997. Cited in : Information Plus. *Nutrition : a key to good health*. Wylie, TX : Information Plus, 1999.
2 National Dairy Council. July 15, 2003. Accessed at http://www.nationaldairycouncil.org/aboutus.asp
3 Dairy Management Inc. "What is Dairy Management Inc. ?" February 12, 2004. Accessed at http://www.dairycheckoff.com/whatisdmi.htm
4 Dairy Management Inc. Press release. "Dairy checkoff 2003 unified marketing plan budget geared to help increase demand in domestic and international markets." Rosemont, IL : January 24, 2003. Accessed at http://www.dairycheckoff.com/news/release-012403.asp
5 National Watermelon Promotion Board. January 12, 2004. Accessed at http://www.watermelon.org
6 Dairy Management Inc. "2001 Annual Report." Dairy Management, Inc., 2001. Accessed at http://www.dairycheckoff.com/annualreport.htm/
7 United States Department of Agriculture. "Report to Congress on the National Dairy Promotion and Research Program and

the National Fluid Milk Processor Promotion Program." 2000. Accessed at http://www.ams.usda.gov/dairy/prb_intro.htm.IN
8 United States Department of Agriculture. "Report to Congress on the National Dairy Promotion and Research Program and the National Fluid Milk Processor Promotion Program." 2003. Accessed at http://www.ams.usda.gov/dairy/prb/prb_rept_2003.htm
9 Nutrition Explorations. July, 2003. Accessed at http://www.nutritionexplorations.com
10 Powell A. "School of Public Health hosts food fight : McDonald's, dairy industry, dietary reformers face off at symposium." *Harvard Gazette* : 24 October 2002. Accessed at http://www.news.harvard.edu/gazette/2002/10.24/09-food.html
11 Ha YL, Grimm NK, and Pariza MW. "Anticarcinogens from fried ground beef : heat-altered derivatives of linoleic acid." *Carcinogensis* 8 (1987) : 1881-1887.
12 Ha YL, Storkson J, and Pariza MW. "Inhibition of benzo(a) pyrene-induced mouse forestomach neoplasia by conjugated denoic derivatives of linoleic acid." *Cancer Res.* 50 (1990) : 1097-1101.
13 Aydin R, Pariza MW, and Cook ME. "Olive oil prevents the adverse effects of dietary conjugated linoleic acid on chick hatchability and egg quality." *J. Nutr.* 131 (2001) : 800-806.
14 Peters JM, Park Y, Gonzalez FJ, et al. "Influence of conjugated linoleic acid on body composition and target gene expression in peroxisome proliferator-activated receptor alpha-null mice." *Biochim. Biophys. Acta* 1533 (2001) : 233-242.
15 Ntambi JM, Choi Y, Park Y, et al. "Effect of conjugated linoleic acid (CLA) on immune responses, body composition and stearoyl-CoA desaturase." *Can. J. Appl. Physiol.* 27 (2002) : 617-627.
16 Ip C, Chin SF, Scimeca JA, et al. "Mammary cancer prevention by conjugated dienoic derivative of linoleic acid." Cancer Res. 51 (1991) : 6118-6124.
17 Ip C, Cheng J, Thompson HJ, et al. "Retention of conjugated linoleic acid in the mammary gland is associated with tumor inhibition during the post-initiation phase of carcinogenesis." *Carcinogensis* 18 (1997) : 755-759.
18 Yaukey J. "Changing cows' diets elevates milks' cancer-fighting." *Ithaca Journal* November 12, 1996 : 1.

19 Belury MA. "Inhibition of carcinogenesis by conjugated linoleic acid : potential mechanisms of action." *J. Nutr.* 132 (2002) : 2995-2998.
20 Ip C, Banni S, Angioni E, et al. "Conjugated linoleic acid-enriched butter fat alters mammary gland morphogenesis and reduces cancer risk in rats." *J. Nutr.* 129 (1999) : 2135-2142.
21 Griinari JM, Corl BA, Lacy SH, et al. "Conjugated linoleic acid is synthesized endogenously in lactating dairy cows by D^9-desaturase." J. Nutr. 130 (2000) : 2285-2291.
22 Ip C, Dong Y, Thompson HJ, et al. "Control of rat mammary epithelium proliferation by conjugated linoleic acid." *Nutr. Cancer* 39 (2001) : 233-238.
23 Ip C, Dong Y, Ip MM, et al. "Conjugated linoleic acid isomers and mammary cancer prevention." *Nutr. Cancer* 43 (2002) : 52-58.
24 Giovannucci E. "Insulin and colon cancer." *Cancer Causes and Control* 6 (1995) : 164-179.
25 Mills PK, Beeson WL, Phillips RL, et al. "Cohort study of diet, lifestyle, and prostate cancer." Cancer 64 (1989) : 598-604.
26 Search for keyword "lycopene" at http://www.ncbi.nlm.nih.gov
27 Christian MS, Schulte S, and Hellwig J. "Developmental (embryo-fetal toxicity/teratogenecity) toxicity studies of synthetic crystalline lycopene in rats and rabbits." *Food Chem. Toxicol.* 41 (2003) : 773-783.
28 Giovannucci E, Rimm E, Liu Y, et al. "A prospective study of tomato products, lycopene, and prostate cancer risk." J. *Nat. Cancer Inst.* 94 (2002) : 391-398.
29 Gann PH, and Khachik F. "Tomatoes or lycopene versus prostate cancer : is evolution anti-reductionist ?" *J. Nat. Cancer Inst.* 95 (2003) : 1563-1565.
30 Tucker G. "Nutritional enhancement of plants." *Curr. Opin.* 14 (2003) : 221-225.
31 He Y. *Effects of carotenoids and dietary carotenoid extracts on aflatoxin B_1-induced mutagenesis and hepatocarcinogenesis.* Ithaca, NY : Cornell University, PhD Thesis, 1990.
32 He Y, and Campbell TC. "Effects of carotenoids on aflatoxin B_1-induced mutagenesis in S. typhimurium TA 100 and TA 98." *Nutr. Cancer* 13 (1990) : 243-253.
33 Giovannucci E, Ascherio A, Rimm EB, et al. "Intake of carotenoids and retinol in relation to risk of prostate cancer." *J. Nat. Cancer Inst.* 87 (1995) : 1767-1776.

34 U.S. Department of Agriculture. "USDA Nutrient Database for Standard Reference." Washington, DC : U.S. Department of Agriculture, Agriculture Research Service, 2002. Accessed at http://www.nal.usda.gov/fnic/foodcomp
35 Eberhardt MV, Lee CY, and Liu RH. "Antioxidant activity of fresh apples." *Nature* 405 (2000) : 903-904.

Chapitre 16

1 Food and Nutrition Board, and Institute of Medicine. "Dietary reference intakes for energy, carbohydrates, fiber, fat, fatty acids, cholesterol, protein, and amino acids (macronutrients)." Washington, DC : The National Academy Press, 2002. Accessed at http://www.nap.edu/catalog/10490.html?onpi_newsdoc090502
2 National Academy of Sciences. Press Release. "Report offers new eating and physical activity targets to reduce chronic disease risk." Sept. 5, 2002. Washington, DC : National Research Council, Institute of Medicine. Accessed at http://www4.nationalacademies.org/news.nsf/isbn/0309085373?OpenDocument
3 Wegmans Company. *Recipe and nutrient facts*. Accessed 2003. Available from http://www.wegmans.com.
4 U.S. Department of Agriculture. "USDA Nutrient Database for Standard Reference." Washington, DC : U.S. Department of Agriculture, Agriculture Research Service, 2002. Accessed at http://www.nal.usda.gov/fnic/foodcomp5.The RDA has been expressed as a singular quantity of protein, as 0.8 grams of protein per kilogram of body weight. Assuming a daily intake of 2,200 calories for a 70 kg person, this 0.8 grams is equivalent to about 10-11 % of total calories : 70 kg X 0.8 gm/kg X 4 cal/gm X 1/2200 cal X 100 = 10.2 %
5 Wright JD, Kennedy-Stephenson J, Wang CY, et al. "Trends in Intake of Energy and Macronutrients - United States, 1971-2000." *Morbidity and mortality weekly report* 53 (February 6, 2004) : 80-82.
6 Boseley S. "Sugar industry threatens to scupper WHO." *The Guardian* April 21, 2003.
7 Brundtland GH. "Sweet and sour ; The WHO is accused by the sugar industry of giving unscientific nutrition advice. But

its recommendations are based on solid evidence, says Gro Harlem Brundtland." *New Scientist,* May 03, 2003 : 23.
8 International Life Sciences Institute. *ILSI North America*. Accessed February 13, 2004. Available from http://www.ilsina.org.
9 Kursban M. *Commentary : conflicted panel makes for unfit guidelines*. Physicians Committee for Responsible Medicine. Accessed June, 2003. Available from http://www.pcrm.org/health/ commentary/commentary0004.html.
10 Chaitowitz S. *Court rules against USDA's secrecy and failure to disclose conflict of interest in setting nutrition policies*. Physicians Committee for Responsible Medicine. Accessed January 27, 2004. Available from http://www.pcrm.org/news/health001002.html.
11 I have been for several years on the science advisory board of PCRM.
12 National Academy of Sciences, and Institute of Medicine. "Dietary Reference Intakes for Energy, Carbohydrates, Fiber, Fat, Fatty Acids, Cholesterol, Protein, and Amino Acids [summary statement]." Washington, DC : National Academy Press, September, 2002.
13 National Institutes of Health. February 2004. Accessed at http://www.nih.gov
14 National Institutes of Health. "National Institutes of Health. Summary of the FY 2005 President's Budget." February 2, 2004. Accessed at http://www.nih.gov/news
15 National Institutes of Health. *NIH Disease Funding Table : Special Areas of Interest*. Accessed August 18, 2003. Available from http://www.nih.gov/news/findingresearchareas.htm.
16 Calculated from NIH Disease Funding Table : Special Areas of Interest. See previous reference.
17 National Cancer Institute. "FY 1999 Questions and Answers provided for the record for the FY 1999 House Appropriations Subcommitee." July 15, 2003. Accessed at http://www3.cancer.gov/admin/fmb/1999QAs.htm
18 National Cancer Institute. *FY 2001 Congressional Justification*. Accessed March 2, 2004. Available from http://www3.cancer.gov/admin/fmb/index.html.
19 Angell M. "The pharmaceutical industry – to whom is it accountable ?" *New Engl. J. Med.* 342 (2000) : 1902-1904.

20 National Cancer Institute. *FY 2004 Congressional Justification*. Accessed 2003. Available from http://www3.cancer.gov/admin/fmb/index/html.
21 Demas A. *Food Education in the Elementary Classroom as a Means of Gaining Acceptance of Diverse Low Fat Foods in the School Lunch Program* [PhD Dissertation]. Ithaca, NY : Cornell University, 1995 : 325pp.

Chapitre 17

1 Austoker J. "The 'treatment of choice' : breast cancer surgery 1860-1985." *Soc. Soc. Hist. Med. Bull.(London)* 37 (1985) : 100-107.
2 Naifeh SW. *The Best Doctors in America, 1994-1995*. Aiken, S.C. : Woodward & White, 1994.
3 McDougall JA, and McDougall MA. *The McDougall Plan*. Clinton, NJ : New Win Publishing, Inc., 1983.
4 Committee on Nutrition in Medical Education. "Nutrition Education in U.S. Medical Schools." Washington, DC : National Academy of Sciences, 1985.
5 White PL, Johnson OC, and Kibler MJ. "Council on Foods and Nutrition, American Medical Association—its relation to physicians." *Postgraduate Med.* 30 (1961) : 502-507.
6 Lo C. "Integrating nutrition as a theme throughout the medical school curriculum." *Am. J. Clin. Nutr.* 72(Suppl) (2000) : 882S-889S.
7 Pearson TA, Stone EJ, Grundy SM, et al. "Translation of nutrition science into medical education : the Nutrition Academic Award Program." *Am. J. Clin. Nutr.* 74 (2001) : 164-170.
8 Kassler WJ. "Appendix F : Testimony of the American Medical Student Association." Washington, DC : National Academy of Sciences, 1985.
9 Zeisel SH, and Plaisted CS. "CD-ROMs for Nutrition Education." *J. Am. Coll. Nutr.* 18 (1999) : 287.
10 Two or three reputable agencies have also sponsored this program, but I suspect that the administrators of these agencies felt it necessary to associate with a project in medical education for their own purposes, regardless of the dubious list of other organizations.

11 http://www.med.unc.edu/nutr/nim/FAQ.htm#anchor197343
12 Weinsier RL, Boker JR, Brooks CM, et al. "Nutrition training in graduate medical (residency) education : a survey of selected training programs." *Am. J. Clin. Nutr.* 54 (1991) : 957-962.
13 Young EA. "National Dairy Council Award for Excellence in Medical/Dental Nutrition Education Lecture, 1992 : perspectives on nutrition in medical education." *Am. J. Clin. Nutr.* 56 (1992) : 745-751.
14 Kushner RF. "Will there be a tipping point in medical nutrition education ?" *Am. J. Clin. Nutr.* 77 (2003) : 288-291.
15 Angell M. "Is academic medicine for sale ?" New Engl. J. Med. 342 (2000) : 1516-1518.
16 Moynihan R. "Who pays for the pizza ? Redefining the relationships between doctors and drug companies 1 : Entanglement." Brit. Med. Journ. 326 (2003) : 1189-1192.
17 Moynihan R. "Who pays for the pizza ? Redefining the relationships between doctors and drug companies. 2. Disentanglement." Brit. Med. Journ. 326 (2003) : 1193-1196.
18 Avorn J, Chen M, and Hartley R. "Scientific versus commercial sources of influence on the prescribing behavior of physicians." *Am. J. Med.* 73 (1982) : 4-8.
19 Lurie N, Rich EC, Simpson DE, et al. "Pharmaceutical representatives in academic medical centers : interaction with faculty and housestaff." *J. Gen. Intern. Med.* 5 (1990) : 240-243.
20 Steinman MA, Shlipak MG, and McPhee SJ. "Of principles and pens : attitudes and practices of medicine housestaff toward pharmaceutical industry promotions." *Am. J. Med.* 110 (2001) : 551-557.
21 Lexchin J. "Interactions between physicians and the pharmaceutical industry : what does the literature say ?" *Can. Med. Assoc. J.* 149 (1993) : 1401-1407.
22 Lexchin J. "What information do physicians receive from pharmaceutical representatives ?" Can. Fam. Physician 43 (1997) : 941-945.
23 Baird P. "Getting it right : industry sponsorship and medical research." *Can. Med. Assoc. Journ.* 168 (2003) : 1267-1269.
24 Smith R. "Medical journals and pharmaceutical companies : uneasy bedfellows." *Brit. Med. Journ.* 326 (2003) : 1202-1205.

25 Chopra SS. "Industry funding of clinical trials : benefit or bias ?" JAMA 290 (2003) : 113-114.
26 Healy D. "In the grip of the python : conficts at the university-industry interface." *Sci. Engineering Ethics* 9 (2003) : 59-71.
27 Olivieri NF. "Patients' health or company profits ? The commericalization of academic research." *Sci. Engineering Ethics* 9 (2003) : 29-41.
28 Johnson L. "Schools report research interest conflicts." The *Ithaca Journal* October 24, 2002 : 3A.
29 Agovino T. "Prescription use by children multiplying, study says." The *Ithaca Journal* Sept. 19, 2002 : 1A.
30 Associated Press. "Survey : many guidelines written by doctors with ties to companies." The Ithaca Journal Feb. 12, 2002
31 Weiss R. "Correctly prescribed drugs take heavy toll ; millions affected by toxic reactions." The *Washington Post* Apr. 15, 1998 : A01.
32 Lasser KE, Allen PD, Woolhandler SJ, et al. "Timing of new black box warnings and withdrawals for prescription medications." *JAMA* 287 (2002) : 2215-2220.
33 Lazarou J, Pomeranz B, and Corey PN. "Incidence of adverse drug reactions in hospitalized patients." JAMA 279 (1998) : 1200-1205.

Chapitre 18

1 Macilwain G. *The General Nature and Treatment of Tumors*. London, UK : John Churchill, 1845.
2 Williams H. *The Ethics of Diet. A Catena of Authorities Deprecatory of the Practice of Flesh-Eating*. London : F. Pitman, 1883.
3 U.S. Census Bureau. "U.S. Popclock Projection." March, 2004. Accessed at http://www.census.gov/cgi-bin/popclock
4 Centers for Disease Control. "Prevalence of adults with no known risk factors for coronary heart disease-behavioral risk factor surveillance system, 1992." *Morbidity and mortality weekly report* 43 (February 4, 1994) : 61-63,69.
5 Kaufman DW, Kelly JP, Rosenberg L, et al. "Recent patterns of medication use in the ambulatory adult population of the United States : the Slone survey." J. *Am. Med. Assoc.* 287 (2002) : 337-344.

6 Flegal KM, Carroll MD, Ogden CL, et al. "Prevalence and trends in obesity among U.S. adults, 1999-2000." JAMA 288 (2002) : 1723-1727.
7 American Heart Association. "High blood cholesterol and other lipids – statistics." March, 2004. Accessed at http://www.americanheart.org/presenter.jhtml ? identifier=2016
8 Wolz M, Cutler J, Roccella EJ, et al. "Statement from the National High Blood Pressure Education Program : prevalence of hypertension." *Am. J. Hypertens.* 13 (2000) : 103-104.
9 Lucas JW, Schiller JS, and Benson V. "Summary health statistics for U.S. Adults : National Health Interview Survey, 2001." National Center for Health Statistics. Vital Health Stat. 10(218). 2004.
10 Robbins J. The Food Revolution. Berkeley, California : Conari Press, 2001.
11 I strongly recommend reading John Robbins' "The Food Revolution," which convincingly details the connection between your diet and the environment.
12 World Health Organization. "The World Health Report 1997 : Press Release. Human and social costs of chronic diseases will rise unless confronted now, WHO Director-General says." Geneva, Switzerland : World Health Organization, 1997. Accessed at http://www.who.int/whr2001/2001/archives/1997/presse.htm
13 Ornish, D., Brown, S. E., Scherwitz, L. W., Billings, J. H., Armstrong, W. T., Ports, T. A., McLanahan, S. M., Kirkeeide, R. L., Brand, R. J., and Gould, K. L. "Can lifestyle changes reverse coronary heart disease ?" *Lancet*, 336 : 129-133, 1990. Esselstyn, C. B., Ellis, S. G., Medendorp, S. V., and Crowe, T. D. "A strategy to arrest and reverse coronary artery disease : a 5-year longitudinal study of a single physician's practice." *J. Family Practice, 41 : 560-568, 1995.*
14 Vegetarian Resource Group. "How Many Vegetarians Are There ?" March, 2004. Accessed at http://www.vrg.org/journal/vj2003issue3/vj2003issue3poll.htm
15 Herman-Cohen V. "Vegan revolution." *Ithaca Journal (reprinted from LA Times)* Aug 11, 2003 : 12A.
16 Sabate J, Duk A, and Lee CL. "Publication trends of vegetarian nutrition articles in biomedical literature, 1966-1995." *Am. J. Clin. Nutr.* 70 (Suppl) (1999) : 601S-607S.

Annexe A

1 Boyd JN, Misslbeck N, Parker RS, et al. "Sucrose enhanced emergence of aflatoxin B_1 (AFB_1)induced GGt positive rat hepatic cell foci." Fed. Proc. 41 (1982) : 356 Abst.
2 Tannenbaum A, and Silverstone H. "Nutrition in relation to cancer." *Adv. Cancer Res.* 1 (1953) : 451-501.
3 Youngman LD. *The growth and development of aflatoxin B1-induced preneoplastic lesions, tumors, metastasis, and spontaneous tumors as they are influenced by dietary protein level, type, and intervention.* Ithaca, NY : Cornell University, Ph.D. Thesis, 1990.
4 Youngman LD, and Campbell TC. "Inhibition of aflatoxin B1-induced gamma-glutamyl transpeptidase positive (GGT+) hepatic preneoplastic foci and tumors by low protein diets : evidence that altered GGT+ foci indicate neoplastic potential." *Carcinogenesis* 13 (1992) : 1607-1613.
5 Horio F, Youngman LD, Bell RC, et al. "Thermogenesis, low-protein diets, and decreased development of AFB1-induced preneoplastic foci in rat liver." *Nutr. Cancer* 16 (1991) : 31-41.
6 Bell RC, Levitsky DA, and Campbell TC. "Enhanced thermogenesis and reduced growth rates do not inhibit GGT+ hepatic preneoplastic foci development." *FASEB J.* 6 (1992) : 1395 Abs.
7 Miller DS, and Payne PR. "Weight maintenance and food intake." *J. Nutr.* 78 (1962) : 255-262.
8 Stirling JL, and Stock MJ. "Metabolic origins of thermogenesis by diet." *Nature* 220 (1968) : 801-801.
9 Donald P, Pitts GC, and Pohl SL. "Body weight and composition in laboratory rats : effects of diets with high or low protein concentrations." *Science* 211 (1981) : 185-186.
10 Rothwell NJ, Stock MJ, and Tyzbir RS. "Mechanisms of thermogenesis induced by low protein diets." Metabolism 32 (1983) : 257-261.
11 Rothwell NJ, and Stock MJ. "Influence of carbohydrate and fat intake on diet-induced thermogenesis and brown fat activity in rats fed low protein diets." *J Nutr* 117 (1987) : 1721-1726.
12 Krieger E, Youngman LD, and Campbell TC. "The modulation of aflatoxin(AFB1) induced preneoplastic lesions by dietary protein and voluntary exercise in Fischer 344 rats." *FASEB J.* 2 (1988) : 3304 Abs.

Annexe B

1 Chen J, Campbell TC, Li J, et al. *Diet, life-style and mortality in China. A study of the characteristics of 65 Chinese counties.* Oxford, UK ; Ithaca, NY ; Beijing, PRC : Oxford University Press ; Cornell University Press ; People's Medical Publishing House, 1990.

2 There were eight-two mortality rates, but about a third of these rates were duplicates of the same disease for people of different ages.

3 This also means that very little or no useful information is obtained by including the values of all the individuals in the county. There is only one disease rate for each county ; thus it is only necessary to have one number for any of the variables being compared with the disease rate.

4 Piazza A. *Food consumption and nutritional status in the People's Republic of China.* London : Westview Press, 1986.

5 Messina M, and Messina V. *The Dietitian's Guide to Vegetarian Diets. Issues and Applications.* Gaithersburg, MD : Aspen Publishers, Inc., 1996.

Annexe C

1 Holick MF. *In :* M. E. Shils, J. A. Olson, M. Shike and e. al (eds.), *Modern nutrition in health and disease, 9th ed.*, pp. 329-345. Baltimore, MD : Williams and Wilkins, 1999.

2 Barger-Lux MJ, Heaney R, Dowell S, et al. "Vitamin D and its major metabolites : serum levels after graded oral dosing in healthy men." *Osteoporosis Int.* 8 (1998) : 222-230.

3 The biological half-life of storage vitamin D is 10-19 days, the time it takes for half of it to disappear.

4 Colston KW, Berger U, and Coombes RC. "Possible role for vitamin D in controlling breast cancer cell proliferation." *Lancet* 1 (1989) : 188-191.

5 Nieves J, Cosman F, Herbert J, et al. "High prevalence of vitamin D deficiency and reduced bone mass in multiple sclerosis." *Neurology* 44 (1994) : 1687-1692.

6 Al-Qadreh A, Voskaki I, Kassiou C, et al. "Treatment of osteopenia in children with insulin-dependent diabetes mellitus : the effect of 1-alpha hydroxyvitamin D3." *Eur. J. Pediatr.* 155 (1996) : 15-17.

7 Cantorna MT, Hayes CE, and DeLuca HF. "1,25-Dihydroxyvitamin D_3 reversibly blocks the progression of relapsing encephalomyelitis, a model of multiple sclerosis." *Proc. National Acad. Sci* 93 (1996) : 7861-7864.
8 Rozen F, Yang X-F, Huynh H, et al. "Antiproliferative action of vitamin D-related compounds and insulin-like growth factor-binding protein 5 accumulation." *J. Nat. Cancer Inst.* 89 (1997) : 652-656.
9 Cosman F, Nieves J, Komar L, et al. "Fracture history and bone loss in patients with MS." *Neurology* 51 (1998) : 1161-1165.
10 Giovannucci E, Rimm E, Wolk A, et al. "Calcium and fructose intake in relation to risk of prostate cancer." *Cancer Res.* 58 (1998) : 442-447.
11 Peehl DM, Krishnan AV, and Feldman D. "Pathways mediating the growth-inhibitory action of vitamin D in prostate cancer." *J. Nutr.* 133(Suppl) (2003) : 2461S-2469S.
12 Zella JB, McCary LC, and DeLuca HF. "Oral administration of 1,25-dihydroxyvitamin D_3 completely protects NOD mice from insulin-dependent diabetes mellitus." *Arch. Biochem Biophys.* 417 (2003) : 77-80.
13 Davenport CB. "Multiple sclerosis from the standpoint of geographic distribution and race." *Arch. Neurol. Pschiatry* 8 (1922) : 51-58.
14 Alter M, Yamoor M, and Harshe M. "Multiple sclerosis and nutrition." *Arch. Neurol.* 31 (1974) : 267-272.
15 Van der Mei IA, Ponsonby AL, Blizzard L, et al. "Regional variation in multiple sclerosis prevalence in Australia and its association with ambivalent ultraviolet radiaion." *Neuroepidemiology* 20 (2001) : 168-174.
16 McLeod JG, Hammond SR, and Hallpike JF. "Epidemiology of multiple sclerosis in Australia. With NSW and SA survey results." *Med. J. Austr* 160 (1994) : 117-122.
17 Holick MF. "Vitamin D : a millenium perspective." J. Cell. Biochem. 88 (2003) : 296-307.
18 MacLaughlin JA, Gange W, Taylor D, et al. "Cultured psoriatic fibroblasts from involved and uninvolved sites have a partial, but not absolute resistance to the proliferation-inhibtion activity of 1,25-dihydroxyvitamin D_s." Proc. National Acad. Sci 52 (1985) : 5409-5412.

19 Goldberg P, Fleming MC, and Picard EH. "Multiple sclerosis : decreased relapse rate through dietary supplementation with calcium, magnesium and vitamin D." *Med. Hypoth.* 21 (1986) : 193-200.
20 Andjelkovic Z, Vojinovic J, Pejnovic N, et al. "Disease modifying and immunomodulatory effects of high dose 1a(OH)D_3 in rheumatoid arthritis patients." *Clin. Exp. Rheumatol.* 17 (1999) : 453-456.
21 Hypponen E, Laara E, Reunanen A, et al. "Intake of vitamin D and risk of Type 1 diabetes : a birth-cohort study." *Lancet* 358 (2001) : 1500-1503.
22 Breslau NA, Brinkley L, Hill KD, et al. "Relationship of animal protein-rich diet to kidney stone formation and calcium metabolism." J. Clin. Endocrinol. Metab. 66 (1988) : 140-146.
23 Langman CB. "Calcitriol metabolism during chronic metabolic acidosis." *Semin. Nephrol.* 9 (1989) : 65-71.
24 Chan JM, Giovannucci EL, Andersson S-O, et al. "Dairy products, calcium, phosphorus, vitamin D, and risk of prostate cancer (Sweden)." *Cancer Causes and Control* 9 (1998) : 559-566.
25 Byrne PM, Freaney R, and McKenna MJ. "Vitamin D supplementation in the elderly : review of safety and effectiveness of different regimes." *Calcified Tissue Int.* 56 (1995) : 518-520.
26 Agranoff BW, and Goldberg D. "Diet and the geographical distribution of multiple sclerosis." Lancet 2(7888) (November 2 1974) : 1061-1066.
27 Akerblom HK, Vaarala O, Hyoty H, et al. "Environmental factors in the etiology of Type 1 diabetes." Am. J. Med. Genet. (Semin. Med. Genet.) 115 (2002) : 18-29.
28 Chan JM, Stampfer MJ, Ma J, et al. "Insulin-like growth factor-I (IGF-I) and IGF binding protein-3 as predictors of advanced-stage prostate cancer." *J Natl Cancer Inst* 94 (2002) : 1099-1109.
29 Cohen P, Peehl DM, and Rosenfeld RG. "The IGF axis in the prostate." *Horm. Metab. res.* 26 (1994) : 81-84.
30 Doi SQ, Rasaiah S, Tack I, et al. "Low-protein diet suppresses serum insulin-like growth factor-1 and decelerates the progresseion of growth hormone-induced glomerulosclerosis." *Am. J. Nephrol. 21 (2001) : 331-339.*

31 Heaney RP, McCarron DA, Dawson-Hughes B, et al. "Dietary changes favorably affect bond remodeling in older adults." J. *Am. Diet. Assoc.* 99 (1999) : 1228-1233.
32 Allen NE, Appleby PN, Davey GK, et al. "Hormones and diet : low insulin-like growth factor-I but normal bioavailable androgens in vegan men." *Brit. J. Cancer* 83 (2000) : 95-97.

Table des matières

10674

Composition
NORD COMPO

Achevé d'imprimer en Slovaquie
par NOVOPRINT
le 4 février 2020

Dépôt légal mars 2020
EAN 9782290228753
OTP L21EPBN000528N001
1er dépôt légal dans la collection : mars 2014

ÉDITIONS J'AI LU
87, quai Panhard-et-Levassor, 75013 Paris

Diffusion France et étranger : Flammarion